U0295088

临床口袋书

外科备忘录

人民卫生出版社

图书在版编目（CIP）数据

外科备忘录：临床口袋书 /（美）洛恩·H. 布莱克
伯恩（Lorne H. Blackbourne）主编；莫俊，董鑫主译
. —北京：人民卫生出版社，2019

ISBN 978-7-117-27989-5

Ⅰ.①外…　Ⅱ.①洛…②莫…③董…　Ⅲ.①外科－
疾病－诊疗　Ⅳ.①R6

中国版本图书馆 CIP 数据核字（2019）第 019532 号

| 人卫智网　**www.ipmph.com** | 医学教育、学术、考试、健康，购书智慧智能综合服务平台 |
| 人卫官网　**www.pmph.com** | 人卫官方资讯发布平台 |

外科备忘录：临床口袋书

主　　译：莫　俊　董　鑫
出版发行：人民卫生出版社（中继线 010-59780011）
地　　址：北京市朝阳区潘家园南里 19 号
邮　　编：100021
E - mail：pmph @ pmph.com
购书热线：010-59787592　010-59787584　010-65264830
印　　刷：北京画中画印刷有限公司
经　　销：新华书店
开　　本：889×1194　1/32　印张：23.5
字　　数：767 千字
版　　次：2019 年 7 月第 1 版　2019 年 7 月第 1 版第 1 次印刷
标准书号：ISBN 978-7-117-27989-5
定　　价：128.00 元

外科备忘录

Surgical Recall

第 7 版

主　编　Lorne H. Blackbourne

主　审　吴育连　张建民

主　译　莫　俊　董　鑫

译　者（按姓名汉语拼音排序）

陈毅力　杜静波　范福祥　冯　强　黄光毅
荆小伟　李爱武　楼炎波　穆维靖　穆云川
彭竞锋　孙宏慧　王　琛　王　帅　吴黎红
徐成才　徐建红　徐江锋　杨　甜　杨晓晖
张晓彤　张永远　赵　亮　周慧江　周　萍
朱　琳

人民卫生出版社

Lorne H. Blackbourne: Surgical Recall, ISBN: 978-1-4511-9291-9

致　谢

　　此书献给弗吉尼亚大学外科副主任 Leslie E. Rudolf 教授。Rudolf 教授 1927 年 11 月 12 日出生于纽约州新罗谢尔市,第二次世界大战结束后服役于美国陆军反情报局。

　　1951 年,Rudolf 医生从联合学院毕业后考入康奈尔医学院,1955 年获得医学博士学位,在马萨诸塞州波士顿市的布莱根妇女医院开始并完成外科住院医生培训,并于 1961 年担任住院总医生。

　　1963 年,Rudolf 医生担任弗吉尼亚大学外科学助理教授,很快就晋升为教授,1974 年担任外科学副主任,1966—1971 年期间担任 *Academic Medicine* 杂志的核心学者。Rudolf 医生主要从事于组织器官移植和保存的研究,在他的推动下,弗吉尼亚大学健康科学中心开始进行肾脏移植。他积极参与夏洛茨维尔的社区活动,早期就加入夏洛茨维尔/阿尔比马尔的救援队,1980 年曾获得弗吉尼亚急救医疗服务联邦的政府嘉奖。

　　弗吉尼亚大学健康科学中心的同事,包括教师和住院医生,都高度认可他在医学生教学、住院医生培训、年轻外科医生培养方面的工作。他在医学生教学方面具有浓厚兴趣,并且十分推崇自己的教学模式,作为查房和教科书的一种补充,被人尊称为 Rudolf 圣经。

　　除了杰出的学术成就外,Rudolf 医生还有很多的兴趣和爱好,并且非常博学有才,他在中餐和兰花培育方面的建议被很多朋友和仰慕者所采纳。

　　这本书是 Rudolf 医生在教学上的一种延伸,尽管没有一本书、一台手术或一次查房可以回答所有的外科问题,但我们一点一滴不断地努力,一定会让他感到欣慰。

John B. Hanks, M.D.
Professor of Surgery
University of Virginia
Charlottesville, Virginia

序

　　《外科备忘录》是 Lorne Blackbourne 和他的朋友多年来一起努力的成果，他们在医学院 3 年级时就开始了这本书的编写工作。Lorne 在弗吉尼亚大学完成了普外科住院医师培训，和其他外科住院医师、医学生一起每年对该书的内容进行更新。

　　这本书体现了我们学校在医学生教育、住院医生培养方面的兴趣和热情。同这些执着的年轻人一起共事使我感到非常荣幸，祝贺所有参与这一项目的住院医生和医学生，并真诚感谢外科部门发挥的领导作用。如果每一个学习者都将教与学视为己任，那教学的终极目标就实现了。

　　这本书的内容涵盖了我们学校实习生需要轮转的普通外科及各个亚专科，后期总结并增加了部分选修内容。书中内容从读者的角度考虑，包括对疾病描述、体征、症状、基本病理生理机制、治疗及预后。这本手册采用苏格拉底发难式的提问方式，左侧列出问题，右侧列出答案。另外，本书还包括大量对医学生和低年资住院医师的建议，帮助他们更为高效地管理病人。此书非常适合学习外科核心课程及初级专科学生学习。

R. Scott Jones, M.D.
University of Virginia
Charlottesville, Virginia

前　言

　　《外科备忘录》是我在弗吉尼亚大学医学院外科实习期间知识的总结,目标是以快速重点、简明扼要的形式为医学院高年级学生提供需要掌握的知识点。

　　《外科备忘录》是以背诵和反馈为基础,这种形式有利于记忆外科基本知识点,只要你坚持按问题 - 答案的模式记忆,就一定能获得成功。

　　我们编写此书以纪念 Leslie E. Rudolf 教授,希望所有认识他的人能永远记住他,不认识他的人能去了解他。

Lorne H. Blackbourne, MD, FACS
Trauma, Burn, and Critical Care Surgeon
San Antonio, Texas

编者名录

Advisor
Curtis G. Tribble, M.D.
Professor of Surgery
University of Mississippi
Jackson, Mississippi

Editor
Jon D. Simmons, M.D., F.A.C.S.
Associate Residency Director
Department of Surgery
Division of Trauma, Burn, Acute Care
  Surgery, & Surgical Critical Care
University of South Alabama

Associate Editors
Kimberly A. Donnellan, M.D.
IMC Otolaryngology Facial Plastics
  and Reconstructive Surgery
Mobile, Alabama

Andrew C. Gaugler, D.O.
Resident
University of Mississippi Medical
  Center
Department of Surgery
Jackson, MS

Louis Pizano M.D., F.A.C.S.
Director, Burns
Surgical Critical Care Fellowship
  Director
University of Miami

Charles M Robertson, M.D.
Assistant Professor of Anesthesiology
University of Mississippi

Contributors
Luke Cusimano, M.D.
Resident
University of Mississippi Medical
  Center
Department of Surgery
Jackson, MS

John P. Davis, M.D.
Resident – General Surgery
University of Virginia Health System

Brannon Harrison
Medical student
University of Mississippi Medical
  Center
Department of Surgery
Jackson, MS

Meagan E. Mahoney, M.D.
Resident
University of Mississippi Medical
  Center
Department of Surgery
Jackson, MS

Andrew C. Mallette, M.D.
Resident
University of Mississippi Medical
  Center
Department of Surgery
Jackson, MS

Anna Kate Moen
Medical student
University of Mississippi Medical
  Center
Department of Surgery
Jackson, MS

Michael W. Morris, Jr, M.D.
Resident
University of Mississippi Medical
  Center
Department of Surgery
Jackson, MS

Jack Neill, M.S.
Resident
University of Mississippi Medical
  Center
Department of Surgery
Jackson, MS

Rishi A. Roy, M.D.
Resident
University of Mississippi Medical
  Center
Department of Surgery
Jackson, MS

Miguel Urencio, M.D.
Resident
University of Mississippi Medical
  Center
Department of Surgery
Jackson, MS

Debbie R. Walley, M.D.
Resident
University of Mississippi Medical
  Center
Department of Surgery
Jackson, MS

Georgios Ziakas, M.D., F.A.C.S.
Resident
University of Mississippi Medical
  Center
Department of Surgery
Jackson, MS

International Editors
Mohammad Azfar, M.B.B.S., F.R.C.S.
General Surgeon
Abu Dhabi, United Arab Emirates

Gwinyai Masukume, M.B.,Ch.B.
University of Zimbabwe
College of Health Sciences
Harare, Zimbabwe

目　录

第一部分　外科概论

第二部分　普通外科

第三部分　外科专科

第四部分　重点回顾及小案例

重点快速回顾

第一部分　外科概论

第1章　本书介绍

准备开始外科见习

如何使用本书

本书是一本非常适合陪伴我们外科见习的学习手册,是我们根据学生们多年来的反馈编写而成,其内容也不断地进行了更新。有鉴于此,我们真诚希望得到您的反馈(包括赞同和反对)及改进建议。本书以问与答的形式编排,目的是让读者可以快速查阅外科见习过程中遇到的常见问题。你可以用书签盖住右侧的答案,尝试通过回答问题来评估自己对这些问题的理解程度;也可以随身携带此书,在任何空闲的时候都可以阅读一页或几个问题。许多学生甚至在外科见习开始之前就将本书作为入门级书籍来阅读。

你的外科见习目标可以归纳为以下四点:

1. 手术室的问与答

2. 病房的问与答

3. 口试

4. 笔试

最合理的学习计划就是每天阅读教科书、每台手术前都复习解剖以及阅读本书。但一定记住,这本书只是帮助你回忆外科的基本知识点,每天都要阅读。高年级同学可以参考 *Advanced Surgical Recall*。

为了加强对一个主题的理解,我们将每个主题分解为以下几个小问题,依次阅读并理解掌握:

1. 定义

2. 发病率

3. 危险因素

4. 症状与体征

1

　　5. 实验室检查与影像学检查

　　6. 诊断标准

　　7. 鉴别诊断

　　8. 内科治疗与外科治疗

　　9. 术后管理

　　10. 并发症

　　11. 分期与预后

　　当然,在手术室忙了一整天的你很难集中精力去阅读,你可以改变一下策略:马上睡觉,然后第二天提前几个小时起床,在去医院**之前**完成阅读。这听起来很疯狂,但确实有用。

　　记住——不断重复是成年人学习记忆的关键

仪表

为什么你的仪表很重要?　　　　患者能看到的只有敷料、伤口和你,你可以穿任何你想穿的衣服,**但必须看上去很干净。不要穿具有宗教及政治色彩的衣服**,因为这对信仰不同的患者不尊重!

查房的时候可以发短信吗?　　　绝对不能!这样对患者不尊重,而且显得你很傲慢自大。

优秀的外科医学生白大褂口袋里会放什么?

　　　　听诊器

　　　　瞳孔笔

　　　　剪刀

　　　　药物小手册(包括药物商品名、剂量)

　　　　胶带

　　　　用来练习打结的缝线

　　　　笔 / 便条纸 / 用来记录要点的笔记本

　　　　带有患者信息资料的笔记本或文档夹板(记录一些琐事并在前面画一个小框,完成后就在框内打钩,确保所有的事情都完成)

　　　　小计算器

　　　　常用电话号码(如:放射科)

（当然,还包括《外科备忘录》）

查房前的准备

和你的患者交流（主诉、疼痛、患者的想法）

和管床护士交流（如:上一班患者有没有什么特殊情况? ）

给患者查体（如:心 / 肺 / 腹 / **伤口**）

记录生命体征（如:最高体温）

记录入量（如:静脉输液、口服入量）

记录出量（如:尿量、引流量）

检查实验室指标

检查微生物学指标（如:细菌培养报告,革兰氏染色结果）

检查 X 线结果

检查病理结果

了解患者过敏史

了解其他治疗进展情况（如:物理治疗、康复治疗）

查看病历

核对药物

检查患者营养状态

查房前和实习生一起完成琐碎的工作,了解患者病情进展情况,并掌握最新的信息

查房时汇报病情

你的病情汇报应该像"冰山一角"。陈述重点（冰山浮在海面上的尖部）,但你必须了解你的上级可能会问起的关于该患者其他的**所有情况**（冰山在海面下的部分）,通常包括:

姓名

术后第几天

简明扼要评估患者整体情况

生命体征 / 体温 / 抗生素使用天数

出入量——尿量、引流量、静脉入量、经口入量

体征变化

所有的抱怨（不是你的,是你的患者的）

计划

你的汇报必须简要,同时要有眼神交流（不能只是照着记事本上

的读)。对自己不确定的不能过于自信,如果你对某个问题不了解,正确的回答应该是"我不知道,但我会去弄清楚"。绝对不要说谎或敷衍,因为这只会让你在接下来的查房里感觉更糟糕。另外,尽可能地积极一些,**千万不要有牢骚抱怨**。记住**自己是团队的一员**,不要让你的同学(或实习生、住院医生)难堪,否则你的上级医师也会让你难堪。

优秀的外科医学生

绝不发牢骚

绝不说同学、住院医生或主治医师的坏话

绝不抱怨

从来不会饿、渴、累

时刻充满激情

喜欢做无聊的粗活,而且从来不会觉得多

绝不让他的同学难堪

时刻保持干净(患者只会注意到敷料、伤口和你)

从来不迟到

爱笑且具有幽默感

让事情有进展

并不是一个"百事通"

查房的时候不会去纠正其他人,除非影响患者的治疗

如果可能,多给实习生、住院医生、上级医生面子

比其他人更了解自己的患者

喜欢去手术室

喜欢待在医院

虚心地接受批评、指导、指示

称呼年资较长的护士、麻醉医生为"老师"(对其他科室相关人员也可以这样,除非被纠正)

对于自己可以查资料解决的问题绝不问别人

去手术室之前了解患者的诊断、手术名称、手术适应证,并复习解剖学知识

第一个到达医院,最后一个离开

每次到达手术室首先将患者的 X 线片挂起

每天阅读外科教科书

具有团队精神

寻求反馈

不是一个爱吵架的人

喜欢缝合

诚实且敢于承认错误

知道自己的患者什么时候去手术室(如:电话通知)

自信但不自大

有"**能做到**"的态度,且自己能将事情理清楚

需要的时候积极请求别人的帮助

在患者需要帮助时绝不说"**不**"或"**可能**"

尊重每一个人(如:护士、同学)

尊重患者隐私(如:在创伤急救室给患者腹股沟区盖上床单)

按上级指示行事

适当的时候表扬别人

查房前和实习生一起检查患者资料(如:化验结果)

查房时如果需要,跑步去拿患者资料、实验室检验结果、各种检查结果,比其他人都要快

表扬该表扬的人

查房的时候打开/盖上敷料

有钢一样的膀胱、铁打的胃、金子般的心

经常书写手术记录,不问为什么

查房结束后常常和实习生一起处理日常事务

确保每个患者都有相应的医学生负责管理

手术后和患者一起去复苏室

手术室里获得许可后再提问题

去手术室前常常会复习解剖

完成实习生分配的工作(你的表现会通过实习生反馈到上级医生)

做一个"锤头"

什么是"锤头"?　　　　"锤头"是指低头粉碎一切阻力去完成工作,同时主动要求更多工作的人,付出 110% 努力却从不抱怨,非常热爱工作

手术室

你在手术室的主要工作就是拉钩和回答住院医生及主治医生的提问。拉钩其实很简单,不要试图去揣测主刀医生下一步操作,就按主刀的要求坚持住即可。手术室里 75% 的提问和解剖有关,所以术前了解相关的解剖及病理生理非常重要,可以减少"我不知道"的次数。

不要和洗手护士去争辩,因为大多数情况下他们都是对的。在无菌手上台上他们常常处于紧张忙碌的工作状态(他们是手术室无菌区无私的卫士),你的争吵只会**让事情变得更糟糕**。

没有许可,**绝不能触碰**或从 Mayo 托盘(跨在患者脚上方,用于盛放手术器械)上拿手术器械。每次进入手术室之前记得**停**下来问问自己:洗手了吗? 口罩戴好了吗? 帽子戴好了吗? 避免出现手术室人员对你吼叫的情况。尽可能戴护目镜。进入手术室后首先向洗手护士介绍自己,并询问是否可以戴手套及穿手术衣。如果你想提问,要先得到许可,因为手术有可能不顺利。

如果你感到头晕,询问是否可以坐下来(进手术室前最好吃点东西)。如果你的脚容易肿胀,尽量穿压力袜。如果你有背痛,上台前可以服用布洛芬(吃饭时一起服用)。平时用仰卧起坐锻炼腹肌,可以减少背部疼痛的发生。手术结束后,向洗手护士要一些剩下的干净缝线用于练习打结。如果还有时间,开始写手术记录。

手术室常见问题

如果忍不住要打喷嚏怎么办?	直接后退,不要转头,因为喷嚏可以从口罩侧面漏出来
如果感到头晕怎么办?	不要逞能,向上级报告"我头晕,可以去坐一会吗?"。这很常见,没有什么大不了的(注意:手术前吃点东西对这个有帮助)
第一次去手术室应该说什么?	介绍自己是一名学生,说明你已经被允许上台,是否需要自己准备手套及手术衣
我要戴胸卡(ID 卡)进手术室吗?	要
我可以涂指甲油吗?	可以,但必须确保是完整的

洗手时我可以戴戒指和手表吗？	不可以
我可以戴耳环吗？	不可以
洗手后我的后背是无菌的吗？	不是
穿上手术衣后我的手垂下去的地方是无菌的吗？	不是，不要将手垂下去
手术衣无菌区域下界到哪里？	腰部
手术衣无菌区域上界到哪里？	乳头
在等待手术开始时我的手放哪里？	双手交叉重叠置于胸前、腰部以上

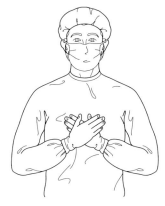

我可以不戴手套帮别人系手术衣吗（当我没有洗手的时候）？	可以（记住：手术衣后背不是无菌的）
洗手护士和巡回护士有什么区别？	洗手护士洗手后，帮外科医生传递手术缝线、器械之类的东西，通常被认为是手术室的技术员 巡回护士在手术台下巡回，在术前及术中提供一切需要的东西
手术室无菌区域包括哪些物品？	器械台、Mayo 托盘及患者表面的无菌单

放置器械的托盘叫什么?　　　Mayo 托盘

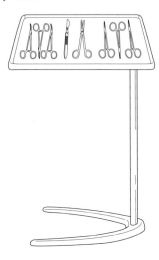

我可以自己从 Mayo 托盘上拿东西吗?

不可以,拿之前需得到洗手护士的许可

如何用纱布擦血?

轻蘸,不要用力擦,因为会擦掉已经形成的血凝块

可以用无齿镊来提夹皮肤吗?

不可以。提夹皮肤必须用有齿的器械(例如:有齿镊)

"宁愿切割也不要挤压皮肤"

打结后如何剪缝线?

1. 用另一只手托住拿剪刀的手
2. 剪刀顺着缝线滑到线结处,然后将剪刀倾斜 45°,避免剪到线结

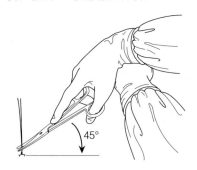

洗手上台后,如果有人打结你应该怎么做?	向洗手护士要一把剪刀,准备随时剪线
为什么手术之后要擦掉聚维酮碘?	聚维酮碘具有刺激性,会引起皮肤发痒

外科记录

病史及查体记录

　　病史和查体记录可以决定患者的生与死,所以你要非常严肃对待并负起责任来。致命性的错误包括诊断错误、左右错误、用药记录错误、过敏史记录错误、既往手术史记录不详。患者既往手术报告资料非常重要! 外科病史及查体记录要准确、简明,为了节约空间,阴性症状 / 体征可以用"—"表示,阳性症状 / 体征可以用"+"表示。

容易弄错的问题

术中发现膀胱"肿瘤"最常见的原因是什么?	导尿管!
Ranson 标准包含淀粉酶这个指标吗?	不包含!
休克患者的生命体征会不会是"稳定的"?	会——生命体征稳定是指生命体征变化不大,并不一定是正常;所以常常说生命体征"正常",而不是生命体征"稳定"
引起胰腺炎最罕见的原因是什么?	蝎子咬伤(见于特立尼达岛)
在哪里可以给一个严重肥胖达 600 斤的人做腹部 CT?	动物园(过去曾用过,但现在由于法律限制很少使用)

　　病史及查体示例(非常简短,只作示范用,下一节可以查看缩写的意思)

Mr. Smith,22 岁,男性,非裔美国人,既往体健,1 天前出现脐周疼痛,疼痛持续约 4 小时后转移至右下腹,活动时加重,伴有呕吐、厌食,没有发热及泌尿道症状,无大便习惯改变、便秘,直肠指检阴性,无黑便、腹泻

用药史:	布洛芬 prn 头痛
过敏史:	无已知药物过敏
既往病史:	无
既往手术史:	无
个人史:	饮酒 / 吸烟
家族史:	无家族癌症病史
系统回顾:	无呼吸道疾病、无心脏疾病、无肾脏疾病
查体:	生命体征:120/80 85 12 T 37℃ 头部正常,无创伤,鼓膜清晰 窦性节律,无杂音、摩擦音、奔马律 双肺呼吸音清 腹部无膨隆,肠鸣音(+),右下腹压痛(+),反跳痛(+) 直肠指检指套无带血,张力正常,未触及肿块 四肢无触痛,无发绀、杵状指、红斑 神经系统查体正常
检验:	尿常规正常,生化、凝血、血常规结果待回报
X 线:	无
评估:	22 岁,男性,结合病史及右下腹腹膜炎体征,诊断符合阑尾炎
诊疗计划:	禁食 签署知情同意书 静脉输注乳酸钠林格液 静脉给予头孢西丁 送手术室行阑尾切除术

Wilson Tyler 实习医生

术前小结

术前小结应在手术前一天病程中书写

示例：

术前诊断：	结肠癌
检验：	血常规、生化、凝血
胸部 X 线：	无浸润性改变
备血：	交叉配血 2 单位
心电图：	窦性节律，正常范围心电图
麻醉：	全麻
知情同意书：	已签署并放在病历夹首页
医嘱：	1. 进手术室前排空大小便
	2. 进手术室时给予 1g 头孢西丁
	3. 下午用氯己定擦洗备皮
	4. 今天开始肠道准备
	5. 午夜后禁食

手术记录

手术记录必须在患者进入麻醉复苏室（PACU）之前完成

示例：

术前诊断：	急性阑尾炎
术后诊断：	同上
手术名称：	阑尾切除术
术者：	Halsted
助手：	Cushing，Tribble
术中发现：	没有穿孔
麻醉：	气管插管全身麻醉
* 入 / 出量：	1000ml 乳酸钠林格 / 尿量 600ml
* 估计出血量：	50ml
标本：	阑尾送病理检查
引流：	无

并发症:	无(如果有,要请示该如何书写)

患者情况稳定,送复苏室

* 这些信息需要询问麻醉师或注册麻醉护士

如何记住手术记录要书写的内容?

按 "PPP SAFE DISC" 缩写记忆:

Preop Dx 术前诊断

Postop Dx 术后诊断

Procedure 手术名称

Surgeon 术者(包括助手)

Anesthesia 麻醉

Fluids 尿量

Estimated blood loss 估计失血量

Drains 引流

IV fluid 静脉输液量

Specimen 标本

Complication 并发症

术后记录

术后记录在手术当天病程记录中书写

示例:

手术名称:	阑尾切除术
神经系统:	神志清醒,定向正常次数 ×3
生命体征:	正常 / 无发热
入 / 出量:	1000ml 乳酸钠林格 / 尿量 600ml
化验:	术后 Hct:36
查体:	心率及节律正常
	双侧呼吸音清
	腹部伤口敷料干燥完整
引流:	JP 管引流 30ml 淡血性液体
评估:	术后病情稳定

计划：	1. 静脉补液
	2. 头孢西丁 1g q8h

入院医嘱

入院医嘱在患者入院、转科、术后时于医嘱栏书写

示例

5E 床 DeBakey 医生负责

诊断：	腹主动脉瘤
一般情况：	稳定
生命体征：	q4h 或每次交班时；如果是手术后，q15min×2 小时，然后 q1h×4 小时，再 q4h
过敏史：	无已知药物过敏
活动：	卧床休息或坐在椅子上
护理：	每日体重；出入量；每次交班时更换敷料
以下情况通知医生：	1. 体温大于 38.5 度
	2. 尿量小于 30ml/h
	3. 收缩压 >180 或 <90
	4. 舒张压 >100
	5. 心率 <60 或 >110
饮食：	禁食
静脉输液：	D5 1/2 NS+20mmol/L KCl
药物：	头孢唑林
化验：	血常规

入院医嘱 / 术后医嘱

"AC/DC AVA PAIN DUD"

Admit to 5E 床位

Care provider 主管医生

Diagnosis 诊断

Condition 一般情况

Allergies 过敏史

Vitals 生命体征

Activity 活动

Pain meds 止痛药

Antibiotics 抗生素

IVF/Incentive spirometry 静脉输液 / 鼓励呼吸

Nursing（Drains, etc.）护理（引流等）

DVT prophylaxis 预防深静脉血栓

Ulcer prophylaxis 预防溃疡

Diet 饮食

日常病程记录

病程是从"SOAP"（主观、客观、评估、计划）四个方面来记录的,绝不能按流水账那样去写。你的记录必须非常客观,同时作为学生,你写的病程中不要提到出院,因为可能会引起误解。

示例:

1990-10-1

阑尾炎穿孔行阑尾切除术后第 4 天

甲硝唑 / 环丙沙星使用第 5 天（总疗程 7 天）

患者无特殊主诉

生命体征:120/80　76　12　无发热（$T_{max}38℃$）

入 / 出量:1000/600

引流:JP 管 60ml

查体:窦性心律,无杂音、奔马律、心包摩擦音

　　　双侧呼吸音对称

　　　腹部软,肠鸣音(+),放屁(+)

　　　四肢无压痛、发绀、无红斑

评估:术后第 4 天,使用抗生素情况下病情稳定

计划:1. 增加经口摄入量

　　　2. 增加下床活动量

　　　3. 注意培养结果

Grayson Stuart 实习医生（第 3 年）

重点:注意日期、时间,及时签字,并留空白区域给上级医师签字
(注意:术后第 1 天是从手术日往后第 1 天开始计算,不包含手术当天;
但是:抗生素使用第 1 天是从使用抗生素当天开始计算的)

以下是每天查房前你需要了解的患者信息,可以简写为 "AVOID WTE"

Appearance 面容——包括患者的任何主诉

Vital signs 生命体征

Output 出量(包括尿量 / 引流量)

Intake 入量(输液 / 口服)

Drains 引流管数量 / 引流量 / 性质

Wound/dressing/weight 伤口、敷料、体重

Temperature 体温

Exam 查体——心、肺、腹等

监护室记录

这个是按系统顺序来写的:

神经系统(GCS、MAE)

肺(呼吸机参数等)

目前生命体征(升压药、Swan 值等)

血液系统(血常规)

水电解质营养(如:生化、营养)

肾脏(如:尿量、尿素氮、肌酐)

切口及引流(如:体温、白细胞、抗生素)

评估

计划

转科记录

转科记录是给接诊医生的关于患者病情的介绍,应该包括以下几个方面:

1. 患者姓名、治疗经过、入院日期

2. 简短病史、目前主诉 / 症状

　　3. 查体、化验、X 线检查

　　4. 评估

　　5. 计划

如何书写处方?　　　　　泰诺®500mg 散装片剂 ×100 片

　　　　　　　　　　　　　　用法:1~2 片 / 次 需要时口服

你需要知道的常见缩写

（不同医院可能有些差异）

ā	之前
AAA	腹主动脉瘤 abdominal aortic aneurysm
ABD	军用敷料 army battle dressing
ABG	血气分析 arterial blood gas
ABI	踝肱指数 ankle to brachial index
AKA	膝关节平面以上截肢 above the knee amputation
a.k.a	又可以叫作 also known as
Ao	主动脉 aorta
APR	经腹会阴直肠切除术 abdominoperineal resection
ARDS	急性呼吸窘迫综合征 acute respiratory distress syndrome
ASA	阿司匹林 aspirin
AXR	腹部 x 线 abdominal x-ray
B1	毕 I 氏胃十二指肠吻合术
B2	毕 II 氏胃空肠吻合术
BCP	避孕药 birth control pill
BE	钡剂灌肠 barium enema
BIH	双侧腹股沟疝 bilateral inguinal hernia
BKA	膝关节平面以下截肢 below the knee amputation
BRBPR	经肛门直肠指检见鲜血 bright red blood per rectum
BS	肠鸣音 bowel sounds
	呼吸音 breath sounds

	血糖 blood sugar
BSE	自己行乳房检查 breast self-examination
ĉ	和 with
CA	癌症 cancer
CABG	冠状动脉搭桥术 coronary artery bypass graft
CBC	全血红细胞计数 complete blood cell count
CBD	胆总管 common bile duct
c/o	主诉 complains of
COPD	慢性阻塞性肺病 chronic obstructive pulmonary disease
CP	胸痛 chest pain
CTA	听诊呼吸音清 clear to auscultation
	CT 血管造影 CT angiogram
CVA	脑血管意外 cerebral vascular accident
CVAT	肋脊角压痛 costovertebral angle tenderness
CVP	中心静脉压 central venous pressure
CXR	胸部 x 线 chest x-ray
Dx	诊断 diagnosis
DDx	鉴别诊断 differential diagnosis
DI	尿崩症 diabetes insipidus
DP	足背动脉 dorsalis pedalis
DPL	诊断性腹腔灌洗 diagnostic peritoneal lavage
DPC	延迟一期缝合 delayed primary closure
DT	震颤性谵妄 delirium tremens
DVT	深静脉血栓 deep venous thrombosis
EBL	估计失血量 estimated blood loss
ECMO	体外膜氧和 extracorporeal membrane oxygenation
EGD	食管胃十二指肠镜检查 esophagogastroduodenoscopy

EKG（或 ECG）	心电图	electrocardiogram
ELAP	开腹探查术	exploratory laparotomy
EOMI	眼外肌无受损	extraocular muscles intact
ERCP	经内镜逆行胰胆管造影	endoscopic retrograde cholangiopancreatography
EtOH	酒精	alcohol
EUA	麻醉状态下的查体	exam under anesthesia
EX LAP	开腹探查术	exploratory laparotomy
FAP	家族性腺瘤样息肉病	familial adenomatous polyposis
FAST	创伤患者聚焦腹部的超声学检查	focused abdominal sonogram for trauma
FEN	液体、电解质、营养	fluids，electrolytes，nutrition
FNA	细针抽吸	fine needle aspiration
FOBT	粪便潜血试验	fecal occult blood test
GCS	格拉斯哥评分	Glasgow coma scale
GERD	胃食管反流病	gastroesophageal reflux disease
GET(A)	气管插管全身麻醉	general endotracheal (anesthesia)
GU	泌尿生殖系统	genitourinary
HCT	红细胞比容	hematocrit
HEENT	头眼耳鼻喉	head，eyes，ears，nose，and throat
HO	实习医生	house officer
Hx	病史	history
IABP	主动脉内球囊反搏	intra-aortic balloon pump
IBD	炎症性肠病	inflammatory bowel disease
ICU	重症监护病房	intensive care unit
I&D	切口和引流	incision and drainage
I&O	入量和出量	ins and outs

IMV	间歇指令通气 intermittent mandatory ventilation
IVC	下腔静脉 inferior vena cava
IVF	静脉输液 intravenous fluids
IVP	静脉肾盂造影 intravenous pyelography
IVPB	Y 型借道输液 intravenous piggyback
JVD	颈静脉怒张 jugular venous distention
Ⓛ	左侧 left
LE	下肢 lower extremity
LES	食管下端括约肌 lower esophageal sphincter
LIH	左侧腹股沟疝 left inguinal hernia
LLQ	左下腹部 left lower quadrant
LR	乳酸林格液 lactated ringer's
LUQ	左上腹 left upper quadrant
MAE	移动四肢 moving all extremities
MAST	军用抗休克裤 military antishock trousers
MEN	多发性内分泌瘤 multiple endocrine neoplasia
MI	心肌梗死 myocardial infarction
NGT	鼻胃管 nasogastric tube
NPO	禁食 nothing per os
NS	生理盐水 normal saline
OBR	肠道调整常规 ortho bowel routine
OCTOR	进手术室前打电话通知 on call to O.R.
OOB	起床活动 out of bed
ORIF	手术复位内固定 open reduction internal fixation
p̄	之后
PCWP	肺毛细血管楔压 pulmonary capillary wedge pressure
PE	肺栓塞、查体 pulmonary embolism; physical examination

PEEP	呼气末正压 positive end-expiratory pressure
PEG	经皮内镜下胃造瘘术 percutaneous endoscopic gastrostomy
PERRL	双侧瞳孔等大,对光反应存在 pupils equal and react to light
PFT	肺功能检查 pulmonary function tests
PICC	经外周插入的中心静脉导管 peripherally inserted central catheter
PGV	近端胃迷走神经切断术 proximal gastric vagotomy (即:保留幽门的神经支配,保留胃的排空功能)
PID	盆腔炎症性疾病 pelvic inflammatory disease
PO	经口 per os
POD	手术后天数 postoperative day
PR	经直肠 per rectum
PRN	需要时 as needed, literally, *pro re nata*
PT	物理治疗 physical therapy
	患者 patient
	胫后 posterior tibial
	凝血酶原时间 prothrombin time
PTC	经皮经肝胆管造影 percutaneous transhepatic cholangiogram
PTCA	经皮冠状动脉腔内成形术 percutaneous transluminal coronary angioplasty
PTX	气胸 pneumothorax
q	每 every
Ⓡ	右侧 right
RIH	右侧腹股沟疝 right inguinal hernia
RLQ	右下腹 right lower quadrant
Rx	治疗 treatment
RTC	门诊复诊 return to clinic

s̄	没有 without
SBO	小肠梗阻 small bowel obstruction
SCD	间隙充气加压装置 sequential compression device
SIADH	抗利尿激素分泌异常综合征 syndrome of inappropriate antidiuretic hormone
SICU	外科重症监护病房 surgical intensive care unit
SOAP	主观、客观、评估、计划 subjective，objective，assessment，and plan
S/P	术后状态 status post
STSG	皮瓣移植 split thickness skin graft
SVC	上腔静脉 superior vena cava
Sx	症状 symptoms
TEE	经食管的超声心动图 transesophageal echocardiography
T&C	血型及交叉配血 type and cross
T&S	血型及输血前筛查 type and screen
T_{max}	最高体温 maximal temperature
TPN	全肠外营养 total parenteral nutrition
TURP	经尿道前列腺切除 transurethral resection of the prostate
UE	上肢 upper extremity
UGI	上消化道 upper gastrointestinal
UO	尿量 urine output
U/S	超声 ultrasound
UTI	尿路感染 urinary tract infection
VAD	心室辅助装置 ventricular assist device
VOCTOR	排空大小便准备去手术室 void on call to O.R.
W → D	湿 - 干敷料 wet-to-dry dressing
XRT	X 线治疗 X-ray therapy
-	没有、阴性 no; negative

+	有、阳性 yes; positive
↑	增加、更多 increase; more
↓	减少、更少 decrease; less
<	小于 less than
>	大于 greater than
≈	大约 approximately

你需要知道的外科术语

Abscess	脓肿,身体上任何部位的局部积脓,周围被炎性组织包裹
Achlorhydria	胃酸缺乏症,胃内盐酸缺乏
Acholic stool	无胆汁粪便,由于缺乏胆汁,粪便颜色较淡
Adeno-	描述腺体的前缀
Adhesion	粘连,正常情况下分开的组织粘附在一起
Adnexa	附件,邻近的组织器官,通常指卵巢/输卵管
Adventitia	外膜,静脉或动脉壁的外膜(由疏松结缔组织组成)
Afferent	输入的
-algia	描述疼痛的后缀
Amaurosis fugax	一过性黑矇,一只眼睛短暂性视觉缺失
Ampulla	壶腹,管道末端膨大或扩张的部位
Analgesic	镇痛剂,止痛的药物
Anastomosis	吻合,连接两个管状器官
Angio-	描述血管或淋巴管的前缀
Anomaly	任何的不正常(如:先天性的或发育缺陷)

Apnea	窒息,停止呼吸
Atelectasis	肺不张,肺泡塌陷
Bariatric	肥胖治疗,减肥手术用于治疗病态性肥胖
Bifurcation	分叉,分为两个分支的地方
Bile salts	胆汁盐,用于乳化脂肪的碱性胆汁盐
Bili-	描述胆汁的前缀
Boil	疖子,发炎肿胀的皮肤,里面包含脓液
Bovie	电凝刀
Calculus	结石
Carbuncle	痈,多个疖子融合到一起,有多个脓头
Cauterization	热灼,直接通过高温来损伤组织
Celiotomy	开腹手术
Cephal-	描述头的前缀
Chole-	描述胆汁的前缀
Cholecyst-	描述胆囊的前缀
Choledocho-	描述胆总管的前缀
Cleido-	描述锁骨的前缀
Colic	绞痛,间断性的腹部疼痛,通常提示管状器官病变(如:小肠)
Colloid	胶体,含有大分子的液体(如:白蛋白)
Colonoscopy	结肠镜,用于检查结肠的内镜
Colostomy	结肠造瘘术,手术将部分结肠拉到腹壁形成一个造口
Constipation	便秘,解大便困难或大便次数少
Cor pulmonale	肺心病,肺部疾病及肺动脉高压引起的右心室增大
Curettage	刮除术,用勺子样的器械刮除器官或体腔内表面的组织

Cyst	囊肿,内附上皮细胞的异常囊肿或密闭的腔隙,充满液体或半固体样物质
Direct bilirubin	直接胆红素,又叫结合胆红素
-dynia	描述疼痛的后缀
Dys-	描述困难 / 疼痛 / 异常的前缀
Dyspareunia	性交痛
Dysphagia	吞咽困难
Ecchymosis	瘀斑,指青肿、皮下出血
-ectomy	描述手术切除部分或全部器官(如:gastrectomy 胃切除)
Efferent	输出的
Endarterectomy	动脉内膜切除术,手术切除动脉粥样硬化斑块及血管壁内膜,(如:颈动脉内膜剥脱术)
Enteritis	肠炎,小肠的炎症,通常会引起腹泻
Enterolysis	肠粘连松解,松解腹腔内的粘连,不要和 enteroclysis 灌肠造影相混淆
Eschar	焦痂,皮肤热损伤或腐蚀性损伤后引起的结痂
Excisional biopsy	切除活检,将整个肿瘤切下来活检
Fascia	筋膜,强度很大的结缔组织层
Fistula	瘘管,空腔脏器之间或与皮肤之间形成的异常的交通
Foley	导尿管
Frequency	频率异常增加(如:小便次数过多)
Furuncle	疖,皮下毛囊的金黄色葡萄球菌感染
Gastropexy	胃固定术,手术将胃和腹壁固定
Hemangioma	血管瘤,血管的良性肿瘤
Hematemesis	呕血

Hematoma	血肿,组织内积血,血凝块形成一个实性肿块
Hemoptysis	咯血,咳嗽时将血咳出
Hemothorax	血胸,血液进入胸膜腔
Hepato-	描述肝脏疾病的前缀
Herniorrhaphy	疝气修补术
Hesitancy	尿等待,排尿的时候需要等待很长时间才可以排出来
Hiatus	裂孔
Hidradenitis	汗腺炎,顶浆分泌腺体的炎症,通常是由于梗阻引起的
Icterus	黄疸,同 Jaundice
Ileostomy	回肠造瘘术,手术将回肠拉到腹壁形成一个造口
Ileus	肠梗阻,通常指肠道动力不足引起的(麻痹性肠梗阻)
Incisional biopsy	切取活检,切取部分肿瘤行病理检查
Induration	硬化,组织或器官异常的坚硬
Inspissated	坚硬的
Intussusceptions	肠套叠,部分肠管套入另外一部分
-itis	描述某个器官或组织发生炎症的后缀(如:gastritis 胃炎)
Lap appy	腹腔镜阑尾切除
Laparoscopy	腹腔镜检查,用腹腔镜探查腹腔
Laparotomy	剖腹手术,手术切开进入腹腔
Lap chole	腹腔镜胆囊切除
Leiomyoma	平滑肌瘤,起源于平滑肌的良性肿瘤
Leiomyosarcoma	平滑肌肉瘤,起源于平滑肌的恶性肿瘤

Lieno-	描述脾脏疾病的前缀
Melena	黑便
Necrotic	坏死的
Obstipation	便秘,排便困难
Odynophagia	吞咽困难
-orraphy	描述修补术的后缀(如:herniorrhaphy 疝气修补术)
-ostomy	描述造瘘术的后缀,指通过手术在两个空腔脏器之间或内脏和腹壁皮肤之间形成一个人工开口,以达到引流(如:结肠造瘘)或喂养(如:胃造瘘术)的目的
-otomy	描述切开术的后缀,指切开某个器官
Percutaneous	经皮的,穿透皮肤的操作
-pexy	描述固定术的后缀
Phleb-	描述静脉或静脉相关疾病的前缀
Phlebolith	静脉结石,静脉里的钙化斑块—结石
Phlegmon	蜂窝织炎,软组织弥漫性炎症,引起组织肿胀(最常见于胰腺组织)
Plica	皱襞
Plicae circulares	环状襞,小肠管腔内环形的皱褶
Plicae semilunares	半月襞,结肠内半环形皱褶
Pneumaturia	气尿,排出的尿里面含有气体
Pneumothorax	气胸,胸膜腔内有气体,将肺压扁
Pseudocyst	假性囊肿,液体积在一个腔里面,就像一个囊肿一样,但里面没有上皮覆盖
Pus	脓液,炎症反应的产物,包含有死亡的白细胞及其他炎症反应性液体成分
Rubor	发红,是炎症反应的典型表现之一

Steatorrhea	脂肪泻,由于脂肪吸收减少,导致粪便里出现脂肪成分
Stenosis	狭窄,通道或开口异常狭窄
Sterile field	无菌区域,无菌单覆盖或用消毒剂消毒过的区域
Succus	体液,液体(如:肠液是肠管里面的液体)
Tenesmus	里急后重,想解大便但没有大便解出来
Thoracotomy	胸廓切开术,手术打开胸腔
Transect	横断面,横向分开(切成两半)
Trendelenburg	盆腔高于头部的体位,倾斜角度约 45°
Urgency	尿急,突然有排尿的冲动,见于泌尿道感染
Wet-to-dry dressing	湿 - 干敷料,湿的敷料覆盖伤口,干了之后再拿掉,可以清除一些坏死组织碎片

你需要知道的外科体征、三联征等

黑色素瘤的 ABCDE 指的是什么?	黑色素瘤的征象: Asymmetric 不对称 Border irregular 边缘不规则 Color variation 颜色变化 Diameter>0.6cm and Dark color 直径>0.6cm 及颜色深 Evolution(即病变进展)
什么是 Allen 试验?	经桡动脉的操作或做血气分析前用于评估手的尺动脉侧支循环情况:患者握拳,检查者压住桡动脉和尺动脉,然后患者松拳,检查者松开尺动脉,评估手掌充血的情况

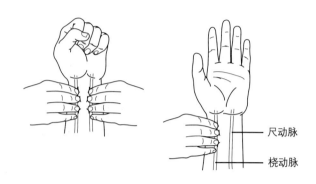

尺动脉

桡动脉

解释以下术语：

Ballance 征	左侧腰部 / 左上腹部叩诊时恒定为浊音,右侧叩诊为移动性浊音,见于脾破裂 / 血肿
Barrett 食管	食管远端上皮发生柱状上皮化生(和 GERD 相关)
Battle 征	乳突表面的瘀斑,见于颅底骨折患者

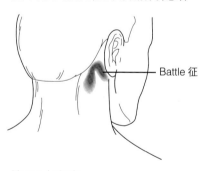

Battle 征

Beck 三联征　　　　　　　见于心包积液:

颈静脉怒张 ↑

心音减弱或心音遥远

血压降低

Bergman 三联征	脂肪栓塞引起的综合征： 1. 神志改变 2. 瘀点（常见于腋窝／胸部） 3. 呼吸困难
Blumer shelf	肿瘤转移种植于直肠子宫陷窝（Douglas 窝）或直肠膀胱陷窝，摸上去像"隔板"一样，肛门指检时可以触及
Borchardt 三联征	见于胃扭转： 1. 呕吐之后伴随干呕 2. 上腹胀 3. 下胃管困难
类癌三联征	见于类癌综合征： 1. 脸部潮红 2. 腹泻 3. 右心衰
Charcot 三联征	见于胆管炎： 1. 发热（寒战） 2. 黄疸 3. 右上腹疼

Chvostek 征	低血钙患者在敲击面神经时会出现面部肌肉抽搐
Courvoisier 征	胆总管梗阻引起的无痛性胆囊增大，常见于胰腺癌患者 **注意:**胆囊结石引起的梗阻不会出现，因为伴有慢性结石的胆囊会形成瘢痕
Cullen 征	脐周皮肤变蓝，是后腹膜出血顺着筋膜流至前腹壁所致(如:急性出血性胰腺炎)

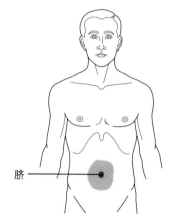

脐

Cushing 三联征	颅内压增高的征象: 1. 高血压 2. 心动过缓 3. 呼吸不规则
Dance 征	儿童发生回盲部肠套叠时,右下腹摸上去空空的
Fothergill 征	用于鉴别肿块是位于腹腔还是位于腹壁,如果肿块可以摸到并且肌肉张力很高,则肿块位于腹壁
Fox 征	腹股沟韧带区域出现瘀斑,见于后腹膜出血患者

Goodsall 规律	经肛门中间画一条横线,如果内口在线前面,肛瘘管为直行,外口也在前面;反之,瘘管为弯行,外口位于后方(想象狗前面有直的鼻子,后面有弯的尾巴)

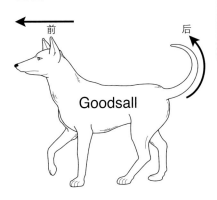

Grey Turner 征	腰部皮肤瘀斑或颜色改变,是后腹膜出血的表现
Hamman 征	由于纵隔气肿引起的心脏听诊时的噼啪音,见于 Boerhaave 综合征、纵隔气肿等
Homans 征	下肢深静脉血栓患者足部被动背屈时出现小腿疼痛
Howship-Romberg 征	大腿内侧面疼痛,闭孔疝引起神经压迫所致
Kehr 征	脾破裂患者伴有严重的左肩疼痛(膈肌刺激引起的牵涉性疼痛)
Kelly 征	挤压或牵拉时可以看到输尿管的蠕动,用于术中识别输尿管
Krukenberg 肿瘤	卵巢的转移瘤(典型的见于胃癌)
Laplace 规律	壁张力 = 压力 × 半径(所以结肠穿孔常见于回盲部,因为这个部位半径大,壁张力也大)

McBurney 点	髂前上棘和脐连线的外三分之一分界点
McBurney 征	阑尾炎患者 McBurney 点有压痛
Meckel 憩室的几个 "2"	2% 的人有 Meckel 憩室,其中 2% 有症状,发生于距离回盲部约 2 英尺 (61cm) 处
Mittelschmerz	排卵的时候下腹部疼痛
Murphy 征	触诊右下肋缘时出现呼吸暂停现象;患者无法继续深呼吸,因为深呼吸会挤压发炎的胆囊(见于急性胆囊炎患者)
闭孔征	患者屈膝屈髋,腿内旋时出现疼痛,见于阑尾炎 / 盆腔脓肿患者

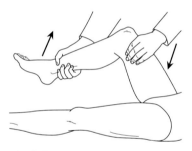

嗜铬细胞瘤三联征	记忆嗜铬细胞瘤英文单词 Pheochromocytoma 的前三个字母 "P-H-E": Palpitation 心慌 Headache 头痛 Episodic diaphoresis 发作性出汗
嗜铬细胞瘤的几个 "10"	10% 为双侧,10% 为恶性,10% 为小孩,10% 发生于肾上腺外,10% 为多发肿瘤
腰大肌征	完全伸膝后再伸展髋关节时诱发疼痛,见于阑尾炎及腰大肌炎症

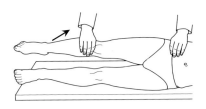

熊猫眼征	颅底骨折时出现双侧眼眶瘀青

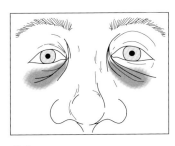

Reynold 五联征	1. 发热 2. 黄疸 3. 右上腹疼 4. 神志改变 5. 休克 / 败血症 即 Charcot 三联征加上 4 和 5, 见于**化脓性**胆管炎患者
Rovsing 征	触诊左下腹时出现右下腹疼痛, 见于阑尾炎患者
Saint 三联征	1. 胆石症 2. 食管裂孔疝 3. 憩室病
丝绸手套征	见于儿童腹股沟斜疝者, 疝囊摸起来就像戴了丝质手套一样
Sister Mary Joseph 征	肿瘤转移至脐周淋巴结
Virchow 淋巴结	肿瘤转移至左侧锁骨上淋巴结(多见于胃癌)

Virchow 三联征	血栓形成的高危因素:
	1. 血流速度变慢
	2. 血管内皮异常
	3. 高凝状态

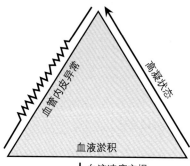

Trousseau 征	袖带阻断上臂血流后引起手腕痉挛,见于低血钙患者
Valentino 征	消化道溃疡穿孔后引起右下腹疼痛,是消化液或脓液流向右下腹所致
Westermark 征	胸部 X 线上肺血管纹理减少,见于肺动脉栓塞者
Whipple 三联征	胰岛细胞瘤的征象: 1. 低血糖(< 2.8mmol/L) 2. 神经系统症状及血管舒张症状(如:晕厥、发汗) 3. 补充糖后症状缓解

第 2 章　外科综合征

什么是输入袢综合征?	Billroth Ⅱ式胃空肠吻合术后输入袢发生梗阻
ARDS 指的是什么?	急性呼吸窘迫综合征(毛细血管渗漏引起的氧饱和度低)Acute Respiratory Distress Syndrome
什么是盲袢综合征?	肠内容物瘀积,引起细菌的过度生长
什么是 Boerhaave 综合征?	自发性食管穿孔
什么是 Budd-Chiari 综合征?	肝静脉血栓形成
什么是类癌综合征?	支气管痉挛 面部潮红 腹泻 右心衰(类癌肿瘤释放产物引起的)
什么是骨筋膜室综合征?	由于肌肉坏死、水肿,引起骨筋膜室高压,多见于小腿,病人肢体远端脉搏可能存在
什么是 Cushing 综合征?	皮质醇分泌过多
什么是倾倒综合征?	多见于迷走神经切断和胃引流(幽门成形/胃空肠吻合术)术后,大量高渗性的食糜进入小肠,导致自主神经功能紊乱、腹痛及腹泻
什么是Fitz-Hugh-Curtis 综合征?	淋病感染引起的肝周炎症(肝周粘连)
什么是 Gardner 综合征?	消化道息肉合并**皮脂腺囊肿**、**骨瘤**、**硬纤维瘤**,这种息肉具有高度恶变倾向
什么是 HITT 综合征?	肝素诱导性血小板减少及血栓形成综合征:肝素诱导血小板抗体产生,可以引起血管栓塞,导致肢体缺血甚至威胁生命

什么是 Leriche 综合征？ 臀部和大腿跛行、阳痿、下肢萎缩（见于髂血管闭塞性疾病）

什么是 Mallory-Weiss 综合征？ 呕吐/干呕后胃黏膜撕裂（靠近胃食管交界处）

什么是 Mendelson 综合征？ 胃内容物误吸后引起的化学性肺炎

什么是 Mirizzi 综合征？ 胆囊或胆囊管内结石压迫引起肝总管梗阻

什么是 Munchausen 综合征？ 自己假装有病，以此获得周围人的关注和同情

什么是 Ogilvie 综合征？ 严重的非梗阻性结肠扩张

什么是 Peutz-Jeghers 综合征？ 消化道良性息肉和口颊部黏膜色素沉着

什么是 Plummer-Vinson 综合征？ 由以下几种征象组成：
1. 食管蹼
2. 缺铁性贫血
3. 吞咽困难
4. 反甲
5. 舌和口腔黏膜萎缩

一般多见于老年女性，其中 10% 发展为鳞状细胞癌

什么是红人综合征？ 快速注射万古霉素时引起皮肤红斑

什么是再喂养综合征？ 禁食病人重新开始进食后出现低血钾、低血镁和低血磷

什么是 Rendu-Osler-Weber 综合征？ 消化道毛细血管扩张/动静脉畸形

什么是短肠综合征？ 有功能的小肠小于 200cm，导致营养不良

什么是 SIADH？ 抗利尿激素分泌异常综合征（Syndrome of Inappropriate AntiDiuretic Hormone）

Sipple 综合征又叫什么？	多发性内分泌腺瘤综合征（Multiple Endocrine Neoplasia Syndrome，MENS）Ⅱ型
什么是上腔静脉综合征？	上腔静脉梗阻（如：肿瘤／血栓形成）
什么是胸廓出口综合征？	胸廓出口部位受压所引起的一系列症状
什么是 Tietze 综合征？	肋软骨非感染性炎症（用 NSAID 治疗）
什么是中毒性休克综合征？	金黄色葡萄球菌毒素引起一系列征象，包括发热、低血压、器官衰竭及**皮疹**（脱屑以掌部和足底明显）
什么是 Trousseau 综合征？	癌症相关性的深静脉血栓形成
Wermer 综合征又叫什么？	多发性内分泌腺瘤综合征（Multiple Endocrine Neoplasia Syndrome，MENS）Ⅰ型
什么是卓 - 艾综合征？	胃泌素瘤和消化道溃疡

第 3 章 外科之最常见

以下情况最常见的是：

克罗恩病最常见的手术指征？	小肠梗阻
黑色素瘤最常见的类型？	表浅扩散型
乳腺癌最常见的类型？	浸润性导管癌
乳腺癌的好发部位？	外上象限
十二指肠溃疡出血的责任血管？	胃十二指肠动脉
胆总管梗阻的最常见原因？	胆总管结石
胆管炎的最常见原因？	胆总管结石引起的胆道梗阻

粪便里的最常见细菌？	脆弱拟杆菌
在美国引起成人小肠梗阻的最常见原因？	术后腹腔内粘连
引起儿童小肠梗阻的最常见原因？	疝气
在美国腹部急诊手术的最常见原因？	急性阑尾炎
消化道类癌最常见的发生部位？	阑尾
小肠梗阻时最常见的 X 线征象？	气液平面
引起肠梗阻的最常见电解质紊乱类型？	低钾血症
导致输血溶血的最常见原因？	记录错误
输血致死的最常见原因？	记录错误（血型写错）
肉瘤远处转移的最常见部位？	肺
外科病人休克的最常见原因？	容量不足
肛裂的最常见位置？	后部
急性胰腺炎的最常见原因？	胆囊结石
慢性胰腺炎的最常见原因？	饮酒
大肠梗阻的最常见原因？	结肠癌
结肠扭转的最常见类型？	乙状结肠扭转
术后 48 小时内发热的最常见原因？	肺不张
泌尿道感染的最常见细菌类型？	大肠杆菌

创伤性胸主动脉损伤时最常见胸部 X 线表现?	纵隔增宽
腹部钝挫伤时最容易受损的脏器?	肝脏(最近的研究证实不是脾脏)
腹部穿透伤时最容易受损的脏器?	小肠
肝脏良性肿瘤的最常见类型?	血管瘤
肝脏恶性肿瘤的最常见类型?	转移瘤
引起 ICU 病人肺炎的最常见细菌类型?	革兰阴性菌感染
引起硬膜外血肿的最常见原因?	脑膜中动脉损伤
下消化道出血的最常见原因?	上消化道出血
疝气的最常见类型?	腹股沟斜疝(右侧多于左侧)
食管穿孔的最常见原因?	医源性损伤(如:食管胃十二指肠镜)
女性癌症的最常见类型?	肺癌
男性癌症的最常见类型?	前列腺癌
钝挫伤最易导致哪根颅神经损伤?	嗅神经
引起死亡的最常见癌症类型?	肺癌
膈下游离气体的最常见原因?	消化道溃疡穿孔
胃癌的最常见症状?	体重下降
结肠癌血行转移的最常见部位?	肝脏
引起 1~44 岁的人死亡的最常见原因?	创伤

第4章 外科之百分比

在美国,急性阑尾炎发生概率是多少?	≈ 7%
因误诊阑尾炎而行阑尾切除术的比例在多少范围之内可以接受?	高达20%,急性阑尾炎可能引起阑尾穿孔,所以宁愿切除正常的阑尾,也不能漏诊
B超能确诊的胆结石比例是多少?	98%
下消化道出血自行停止的比例是多少?	≈ 90%
上消化道出血自行停止的比例是多少?	≈ 80%
开腹手术后患者将来发生肠梗阻的比例是多少?	≈ 5%
在美国,女性乳腺癌的发生率是多少?	≈ 12%
急性阑尾炎患者腹部X线检查发现阳性粪石的比例是多少?	只有5%左右
胆囊结石患者腹部X线检查为阳性结石的比例是多少?	≈ 10%
肾结石在X检查时为阳性结石的比例是多少?	≈ 90%
术后6周,伤口强度恢复到什么程度?	≈ 90%
ARDS患者的死亡率是多少?	≈ 40%
Meckel憩室的发生概率是多少?	2%

阑尾炎起病后 24 小时内发生穿孔的概率是多少？	≈ 25%
结肠绒毛状腺瘤中恶性的比例是多少？	≈ 40%
1单位红细胞可以提高Hct多少？	3%
鼻导管吸氧流量每增加 1L，FiO_2 可以提高多少？	3%
瓷胆囊为恶性的概率多大？	5%~15%（比以前报道的要低）
胃溃疡活检时确诊为胃癌的比例是多少？	10%

第 5 章 外科历史

说说以下历史：

最先使用抗菌剂（苯酚）的人	Lister（英国外科医生）
最先主张使用外科手套的人	Halsted（由 GOODYEAR 公司生产）
无菌手术之父	Lister（1827—1912）
美国神经外科之父	Harvey Cushing
血管移植的鼻祖	DeBakey（他用的是手工缝合）
和 Cushing 一起发明电凝刀的人	Bovie（1928）
梅奥兄弟的洗手护士	Joseph（圣母玛利亚医院）
体外循环的创始人	Gibbon

说说以下手术首次实施的时间及术者：

肾移植	1954；Murray
心脏搭桥	1962；Sabiston
颈动脉内膜剥脱	1953；DeBakey

心脏移植	1967；Barnard
人工心脏瓣膜置换	1960；Starr
肝移植	1963；Starzl
全肠外营养	1968；Rhoades
血管吻合	1902；Carrel
肺移植	1964；Hardy
胰腺移植	1966；Najarian
心肺联合移植	1982；Reitz
腹主动脉瘤手术	1951；Dubost
首例腹腔镜胆囊切除术	1987；Mouret 和 Dubois 在法国进行
首例阑尾切除术	1848；Hancock
首例胃切除术	1881；Billroth
首例腹腔镜阑尾切除术	1983；Semm（妇产科医生！）
唯一一位获得普利策奖的外科医生是谁？	Cushing（是因为他写的关于 Osler 的传记）
哪些外科医生曾获得过诺贝尔奖？（共 9 位）	Kocher 1909（甲状腺手术） Gullstrand 1911（眼科） Carrel 1912（移植 / 血管吻合） Barany 1914（内耳疾病 / 前庭疾病） Banting 1922（胰岛素） Hess 1949（脑生理学） Forssman 1956（心导管） Huggins 1966（肿瘤） Murray 1990（肾移植）
Dakin 溶液是什么时候出现的？	第一次世界大战期间出现的，用来消毒处理战伤（其主要成分为漂白剂和水）

第 6 章 手术器械

怎样拿剪刀 / 持针器 / 血管钳? 用大拇指和无名指套入持针环,食指放在柄部起稳定作用

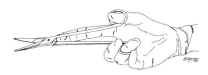

用哪个提夹皮肤更好:DeBakey、Adson、有齿组织镊? 最好用 Adson 或有齿组织镊,宁愿切割皮肤也不要去挤压皮肤

如何使拿剪刀或电刀的手更稳定? 将其托放到另外一只手上

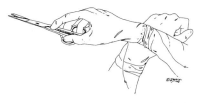

剪线时如何确保不剪到线结? 将剪刀沿线向下滑向线结,然后倾斜 45°后再剪断

如何正确持拿镊子? 像拿铅笔一样

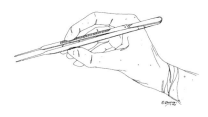

镊子(Forceps)又叫什么? "Pickups"

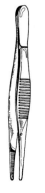

说出以下手术器械名称：

锬子

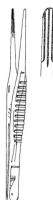

DeBakey 镊
（译者注：无创镊，对夹持的组织损伤
很小，多用于血管外科手术）

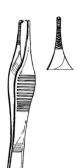

Adson 镊
（译者注：又叫按捏镊，使用灵活，用于
缝皮时对合皮肤、换药、拆线等）

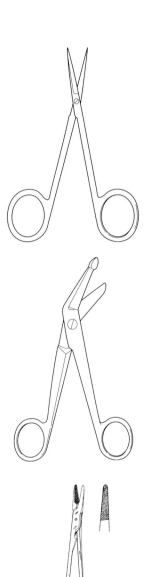

Iris 剪
(译者注:我国临床俗称眼科剪或小剪
刀)

绷带剪

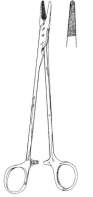

持针器

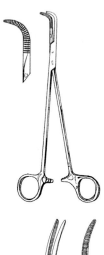

右直角钳

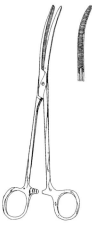

Kelly 钳
(译者注:弯血管钳,用于夹持深部组织或内脏血管出血)

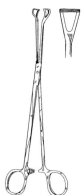

Babcock 钳
(译者注:阑尾钳,用于夹提、固定阑尾)

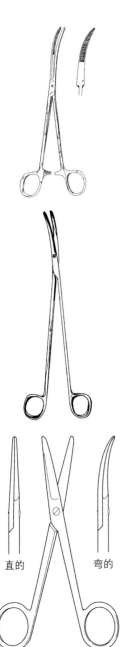

扁桃体钳

Metzenbaum 剪
(译者注:用于剪比较精细的组织)

Mayo 剪
(译者注:用于剪比较厚、韧的组织筋膜,也用于剪缝线)

直的   弯的

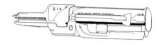

胃肠吻合器

GIA 是什么的缩写？

胃肠吻合器（GastroIntestinal Anastomosis）

TA 缝合器

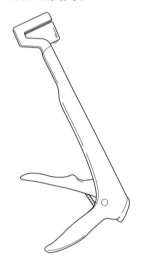

TA 是什么的缩写？

胸腹的（ThoracoAbdominal）

Poole 吸引器

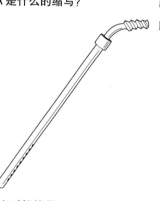

什么时候使用 Poole 吸引器？   吸腹腔内液体（常在冲洗时用）

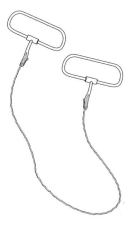

Gigli 锯

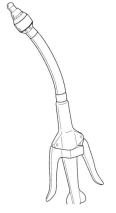

端端吻合器

EEA 是什么的缩写？

端端吻合（End-to-End Anastomosis）

Pott 剪

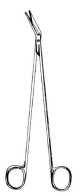

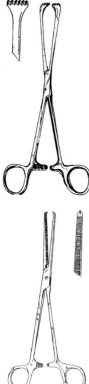

Allis 钳

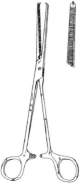

Kocher 钳,用于夹持非常厚的组织（如:筋膜）

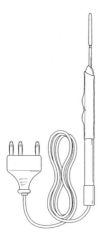

Bovie 电凝刀

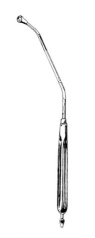

Yankauer 吸引器

说出以下刀片的规格：

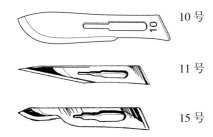

10 号

11 号

15 号

拉钩（你对这个肯定会很熟悉）

将拉钩"钩进去"是什么意思？ 调整拉钩角度，使拉钩尖端钩进去

说出以下器械名字：

Deaver 拉钩

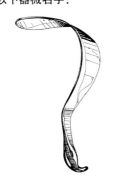

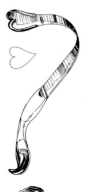

心型拉钩

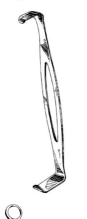

直角拉钩

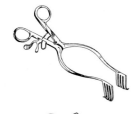

Weitlaner 牵开器，又叫"WHEATY"（自动牵开器，有了这个甚至不需要学生帮忙了）

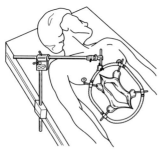

Bookwalter 牵开器

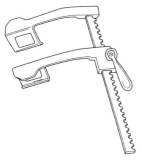

Finochietto 肋骨撑开器

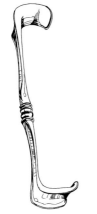

Richardson 拉钩, 又叫 "RICH"

什么是可塑性拉钩?

一种金属拉钩, 可以根据情况弯成你想要的形状

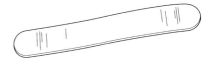

第 7 章 缝线和缝针

缝线材料

基本知识

什么是缝线?	不论是何种材料,只要能用来结扎血管或缝合组织的线都叫缝线
缝线规格如何定的?	按直径大小来描述,用 0[①] 作为单位:0 数越高,则直径越小(如:2-0 缝线较 5-0 的线要粗)
1-0 和 3-0 的线哪个粗?	1-0 粗

分类

两种最基本的分类方式是?	可吸收和不可吸收
什么是可吸收缝线?	可以被机体彻底分解的缝线(可溶解性缝线)
什么是不可吸收缝线?	无法被分解的缝线(永久性缝线)

缝线

肠线

肠线用什么材料做的?	从健康的牛或羊的小肠分离提纯的胶原纤维(英文叫 Catgut,但来源不是猫)
肠线分哪两种?	普通肠线和铬制肠线
普通肠线和铬制肠线有什么不同?	铬制肠线用铬盐溶液(三氧化铬)处理过,胶原粘合更紧密,抗机体降解能力更强

薇乔

指的是什么?	由多股可吸收的丙交酯和糖苷聚合物构成的编织线

[①] 原著为 O("欧"),此处根据我国临床习惯做了相应修改。

它的强度可以维持多久？	2 周后强度降至 60%，4 周后为 8%
可以使用紫色薇乔缝合皮肤吗？	不可以——可能会引起皮肤着色

普迪丝

指的是什么？	由单股聚二氧六环酰胺构成的可吸收线（可吸收的钓鱼线）
它的强度可以维持多久？	3 周后强度保留 70%~74%，4 周后 50%~58%，6 周后 25%~41%
彻底吸收需要多长时间？	180 天（6 个月）
什么是丝线？	蚕丝编织成的线，是一种不可吸收缝线
什么是 Prolene？	不可吸收缝线（用于血管吻合、疝气修补、关闭腹部筋膜）
什么是尼龙线？	不可吸收的"钓鱼线"
什么是单乔？	可吸收的单股缝线
胆道或泌尿道需要用什么缝线？	可吸收线——否则缝线会导致结石形成

伤口缝合

基本知识

缝合的目的是什么？	对齐组织，促进伤口愈合
伤口愈合分哪三类？	1. 一期愈合 2. 二期愈合 3. 三期愈合（延迟性一期愈合）
什么是一期愈合？	清洁伤口的边缘通过某种方式（如：缝合、无菌免缝胶带、皮钉）立即闭合
什么是二期愈合	伤口开放，通过形成肉芽、上皮化、收缩达到愈合——用于污染伤口，否则容易形成脓肿
什么是三期愈合	伤口敞开一段世间后再缝合，可以清创和护理伤口，以减少细菌感染机会（又叫：延迟性一期愈合）

三期愈合的另一种术语是什么？	延迟性一期愈合
腹部伤口敞开多长时间后行延迟性一期缝合？	5 天
医学生需要知道的缝合伤口的黄金法则是什么？	"靠拢,但不要太紧!" 解释:如果缝合拉得太紧,血供减少后组织会发生缺血,容易导致坏死、感染和(或)瘢痕形成

缝合技巧

什么是圆针？	针体是圆的,穿透组织后留下一个圆形的洞(不会对组织造成切割伤)

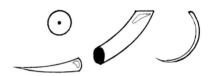

用于缝合哪些组织？	除皮肤以外的软组织(如:消化道、肌肉、神经、腹膜、筋膜)
什么是常规角针？	针体为三角形,第三刃边缘朝向凹面,穿透组织时留下一个三角形洞

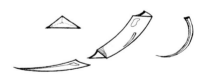

用于缝合哪些组织？	缝合**皮肤**
什么是单纯间断缝合？	

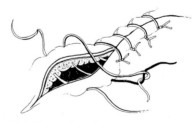

什么是垂直褥式缝合？	先按单纯缝合方式缝,然后针反转,在伤口边缘再进针,结打在伤口的一侧

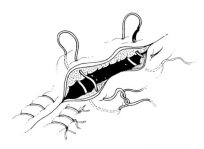

垂直褥式缝合又叫什么?

又叫远 - 远、近 - 近缝合,两针的方向垂直于伤口

哪些情况下采用这种缝合方式?

该方法外翻效果好,组织皮缘难以对齐时可以采用

什么是水平褥式缝合?

先按单纯缝合方式缝合,然后针反转,按同样的边距再反向缝合一次,两针的方向平行于伤口

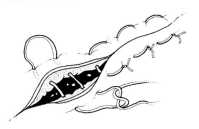

什么是单纯连续缝合?

连续缝合,不需要每一针都打结

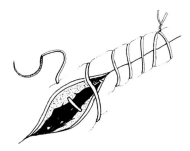

什么是皮下缝合?

在表皮下缝合(通常为连续缝合),采用可吸收或不可吸收缝线(如果不可吸收,拆线时可将缝线整个拉出)

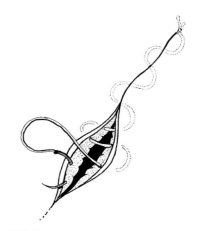

什么是荷包缝合?	围绕插入空腔脏器的管子的缝合(如：胃造口管)，让洞口拉紧，防止渗漏发生

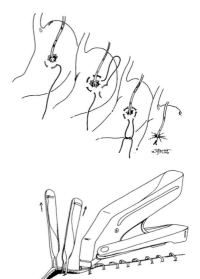

什么是金属皮钉?

用什么器械拆皮钉?

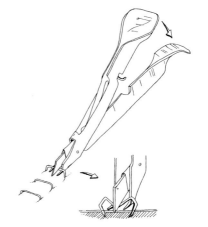

什么是胃肠切割闭合器?　一种有两排钉子的切割闭合器,阻断两侧血管后在两者之间**自动切开**

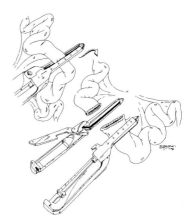

什么是伦勃特(Lambert)缝合?　用于肠道吻合时第二层的缝合

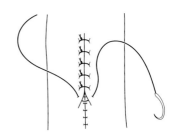

什么是康奈尔(Connell)缝合?

用于吻合时黏膜层的缝合,主要采用U形缝合

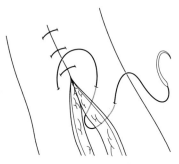

什么是缝扎?

先用**带缝线的针**穿过血管,然后绕血管打结阻断血管;可以防止大血管的线结滑脱

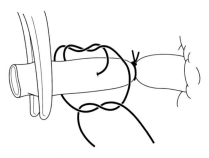

什么是减张缝合?

用粗的缝线(2号)穿透腹膜以外的腹壁全层的缝合,用于防止术后伤口裂开

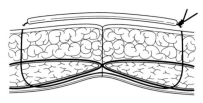

什么是pop-off缝线?

针线没有彻底锻造在一起,外科医生用力一拉就可以将两者分离,而不需去剪线

第 8 章　外科打结

打结及线头

外科最基本的打结方式是？　方结

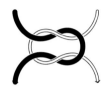

首先需要掌握的打结方式是？　器械打结

什么是外科结？　第一个结绕 2 次，第二个结和方结一样绕 1 次

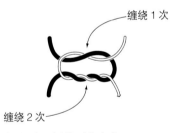

缠绕 1 次

缠绕 2 次

必须打多少结才能确保不会松掉？　根据主治医师的要求决定

一般来说至少需要打几个结？　根据缝线材料不同有所差别：

丝线——3

肠线——4

薇乔、Dexon 等其他人工编织线——4

尼龙、聚酯、聚丙酯、PDS、Maxon——6

线头要留多长？	一般原则： 　**用丝线缝扎血管**——1~2mm 　**关闭腹部筋膜**——5mm 　**皮肤缝合、引流管固定**——5~10mm 　（拆线时容易找到）
皮肤缝线什么时候拆？	只要伤口愈合到可以承受预期机械牵拉就可以拆掉 任何缝线残留时间超过10天都会留瘢痕 一般拆线时间： 　面部——3~5天 　四肢——10天 　关节——10~14天 　背部——14天 　腹部——7天
缝线拆掉后如何减少伤口张力？	粘上无菌切口胶布（Steri-Strip）
一般来说，哪些病人拆线时间要延长？	使用类固醇的病人
如何剪断缝线？	用剪刀的尖端剪，避免损伤其他组织； 将断端拿掉（清除异物可以降低感染风险）； 持剪刀的手靠在另外一只手上，尽可能保持稳定
如何行器械打结？	开始时绕2次，就像打"外科结"一样，然后再打一个单结，每次结打完后向相反的方向拉紧
学生需要掌握单手打结吗？	不需要！掌握双手打结和器械打结

器械打结

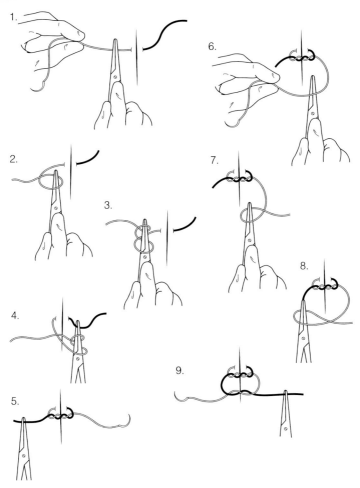

然后继续打个单结

双手打结

双手打结的基本姿势是怎样的?

"C"形姿势,用大拇指和食指构成;每打一个结缝线交替落在大拇指和食指上

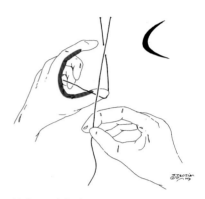

如何行双手打结?

首先,用食指来引导

A

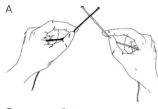

B

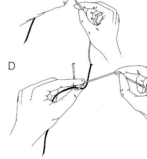

C

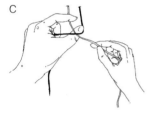

D

E

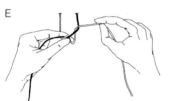

F

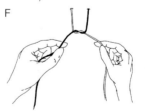

然后,用大拇指来引导

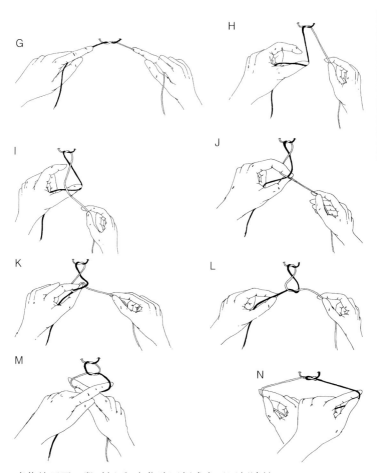

当你练习了一段时间后,向住院医师或实习医师请教

打开书,翻到这一页,对着图练习

用书签当做桩来练习

第9章 外科病房和门诊进行的操作

常用的操作

如何行外周静脉穿刺置管？

1. 在穿刺点近端绑上橡皮止血带
2. 用酒精消毒
3. 将穿刺针穿入静脉，血突然流出提示穿刺成功
4. 退针并将导管推进血管内
5. 胶带固定

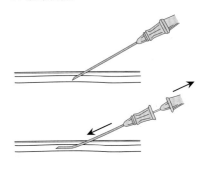

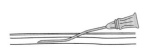

如何从股静脉抽血？

记住 "NAVEL" 顺序：从外到内——Nerve 神经，Artery 动脉，Vein 静脉，Empty space 空隙，Lymphatics 淋巴结，因此穿刺点位于股动脉的内侧

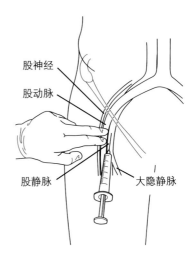

如何拆除皮钉?	使用拆钉器(参考第 7 章),然后贴上无菌胶带
如何拆除缝线?	1. 在线结的一侧剪断缝线
	2. 拉住线结将末端抽出
	3. 贴上无菌胶带
如何贴无菌胶带?	1. 将伤口边缘的皮肤擦干
	2. 涂上粘合剂(如:Benzoin)
	3. 用镊子或手将无菌胶带粘上(注意:避免任何张力,否则皮肤会出现水疱)

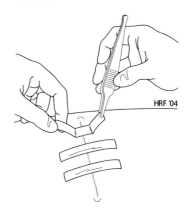

如何插导尿管?

1. 无菌操作
2. 尿道口用聚维酮碘消毒
3. 润滑尿管
4. 将导尿管插入尿道
5. 看到小便流出时用生理盐水充满球囊(导尿管上有标注球囊体积)

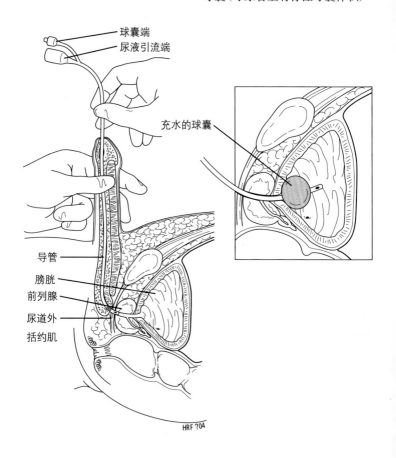

球囊端
尿液引流端
充水的球囊
导管
膀胱
前列腺
尿道外
括约肌

HRF?04

如何寻找女性尿道口?

首先找到阴蒂和阴蒂包皮,尿道口就在它的下方;用聚维酮碘浸湿的海绵涂抹该区域,可以看到"眨眼"样开口

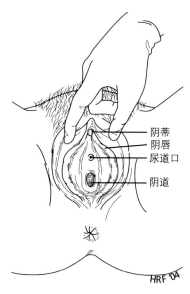

小便流出来前可以给球囊充水吗?

不可以,球囊可能还在尿道里面

留置鼻胃管

鼻胃管应该插入多深?

粗略计算:从鼻子开始,绕过耳朵,到达剑突下 5cm

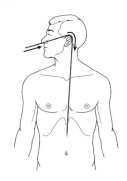

如何从鼻孔里放置鼻胃管?

首先涂好润滑油,然后将鼻胃管从鼻孔直接向后方插入,不要向上或向下插入

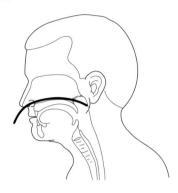

颈部哪种体位有利于插鼻胃管?

颈部屈曲! 也可以让病人喝一些水(用吸管)

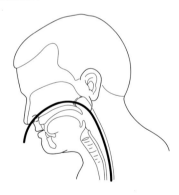

如果 24 小时引流达到 3L,可能是什么原因?

首先要想到鼻胃管可能在十二指肠里,而不在胃里! 行 X 片检查

临床上如何确定鼻胃管在胃里面?

注射器注入空气,同时听诊器在胃上听诊;如果末端在胃里面,你可以听到气过水声

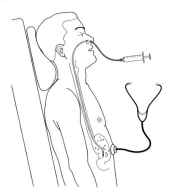

如何用胶带固定鼻胃管?

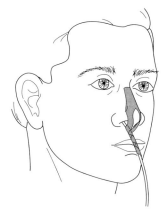

用鼻胃管喂食前必须做什么检查?

下胸部/上腹部 X 线检查,100% 确定鼻胃管在胃里面,而不是在肺里面——往肺里面喂食可能引起病人死亡!

如何经桡动脉抽血行血气分析?

触摸到搏动后直接插入动脉,抽血气的注射器不需要手动去回抽

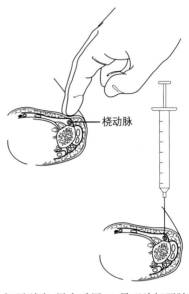

桡动脉

如何行脓肿引流?

切开引流:局麻后用 11 号刀片切开脓肿壁,大的脓肿需要行十字形切开或切除部分皮肤,开放伤口并包扎

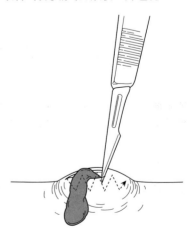

如何切除表皮样囊肿或皮脂腺囊肿?

1. 局部麻醉
2. 椭圆形切除囊肿表面皮肤,包括洞口
3. 沿囊壁周围完整切除囊肿

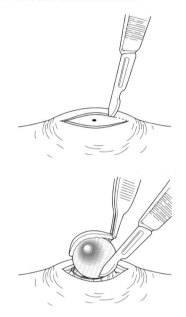

第 10 章 手术切口

如果病人是二次手术,手术切口是做在旁边还是经原切口切开?

经原切口或切除原有疤痕,如果在旁边作切口,瘢痕组织会影响新切口的血供

表皮用什么切开?

手术刀

真皮用什么切开?

手术刀或电刀

描述以下切口：

Kocher 切口　　　　　　　右侧肋下切口,用于开腹行胆囊切除术

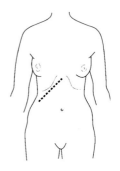

腹正中切口　　　　　　　沿腹中线切开,穿透白线

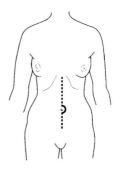

麦氏切口　　　　　　　右下腹通过麦氏点(髂前上棘和脐连线的中外三分之一)的斜行小切口,用于阑尾切除术

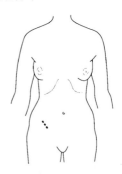

Rocky-Davis 切口	类似于麦氏切口,但是为横向的(横向穿过麦氏点)

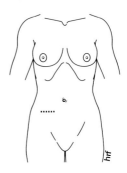

Pfannenstiel 切口	下腹部横向切口,将腹直肌向两侧牵拉分开,多用于妇科手术

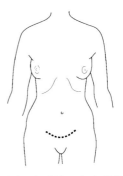

肾移植切口	位于下腹部,肾脏放置在腹膜外

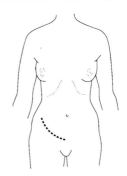

肝移植切口　　　　　　上腹部人字形(或奔驰车标形)切口

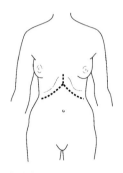

正中胸骨切开　　　　　用于心脏手术,疼痛较侧面开胸要小

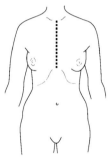

胸廓切开　　　　　　　切口通常经第4或第5肋间隙,位于前外侧或后外侧;

该切口术后疼痛比较明显,但此切口不会损伤肌肉(肌肉被牵开,但没有横断)

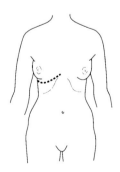

CEA（颈动脉内膜剥脱）

沿胸锁乳突肌前缘向下的切口，用于暴露颈动脉

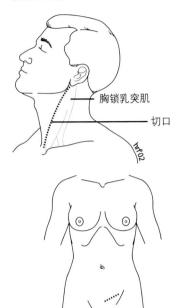

胸锁乳突肌

切口

腹股沟疝修补术（开放）

腹腔镜胆囊切除术

四个 Trocar 的位置：

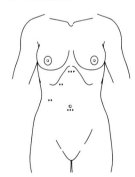

第 11 章 手术体位

描述以下体位：

仰卧位	病人平躺,面朝上
俯卧位	病人平躺,面朝下
左侧卧位	病人左侧朝下躺着(记忆:左侧卧位 = 左侧朝下)

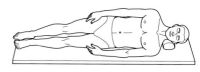

右侧卧位	病人右侧朝下躺着(记忆:右侧卧位 = 右侧朝下)
截石位	病人平躺,双腿分开

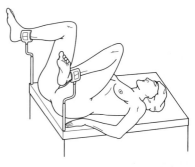

Trendelenburg 位	病人平躺,头端放低(又叫"头低脚高位",锁骨下静脉穿刺置管时,该体位可以通过重力作用使静脉充盈)

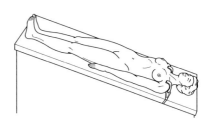

| 反 Trendelenburg 位 | 病人平躺,头端抬高(腹腔镜胆囊切除时常用的体位,可以使肠管远离手术区域) |
| 哪种体位最适合孕妇手术? | 左侧卧位,这样可以避免子宫压迫下腔静脉 |

第 12 章　手术名称

如果你掌握了一些后缀的含义,手术名称将会变得非常简单

解释以下后缀:

-ectomy 切除术	手术**切除**部分或整个组织 / 器官
-orraphy 修补术	手术**修补**
-otomy 切开术	手术**切开**进入一个器官
-ostomy 吻合术 / 造瘘术	手术在两个空腔脏器或空腔脏器与腹壁之间建立一个**瘘口**
-plasty 成形术	手术 "**塑形**" 或成形

现在给你做下测试:

手术修补疝气	疝修补术 Herniorrhaphy
手术将胃切除	胃切除术 Gastrectomy
手术在结肠和腹壁之间建立一个开口	结肠造瘘术 Colostomy
手术重建幽门	幽门成形术 Pyloroplasty

手术在胃上开一个口	胃造瘘术 Gastrotomy
手术在胆总管和空肠之间建立一个通道(吻合)	胆总管空肠吻合术 Choledochojejunostomy
手术在胃和空肠之间建立一个通道(吻合)	胃空肠吻合术 Gastrojejunostomy

第13章 术前准备

手术病人禁食从什么时候开始?	术前晚上12点之后必须禁食,或术前至少禁食8小时
哪些风险必须向所有手术病人告知并写入手术知情同意书?	出血、感染、麻醉、瘢痕;其他具体风险根据手术类型而异(如果合并心血管疾病,还包括心梗、脑血管意外、死亡)
高血压患者手术当天是否可以服用降压药?	可以(记住可乐定具有"反弹效应")
如果病人在口服降糖药,手术当天可以服用吗?	如果术前需要禁食,不可以服用
如果病人在注射胰岛素,手术当天需要注射吗?	不要,给予半量的长效胰岛素及5%葡萄糖生理盐水静滴;术前、术中、术后监测血糖
吸烟者术前需要戒烟吗?	需要,戒烟2~4周有较好的效果
育龄期妇女术前都要行哪些实验室检查?	β-HCG和血常规,因为有怀孕可能或月经导致的贫血
结肠手术如何行"肠道准备"?	用泻药(如:聚乙二醇)、口服抗生素(新霉素和红霉素为基础)以及切皮前静脉使用抗生素
肠道准备确定能降低结肠手术后感染率吗?	不确定,没有数据支持

对手术病人术前常要下哪些医嘱?	1. 禁食 / 静脉输液
	2. 术前使用抗生素
	3. 备血(红细胞)
透析病人手术前需要注意监测哪种电解质?	钾
哪些患者术前要做心电图?	40 岁以上病人

第 14 章　你必须知道的手术

描述以下术式:

Billroth Ⅰ
(毕氏Ⅰ式)

胃窦切除,然后行胃十二指肠吻合

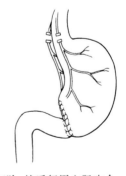

Billroth Ⅱ
(毕氏Ⅱ式)

胃窦切除,然后行胃空肠吻合

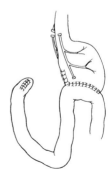

如何记忆这两种手术方式的不同？	Billroth Ⅰ只有一个袢，Billroth Ⅱ有两个袢

描述以下术式：

Roux-en-Y 吻合　　空肠和空肠吻合，形成一个 Y 型小肠结构，游离端可以和另外一个空腔脏器吻合（如：食管空肠吻合术）

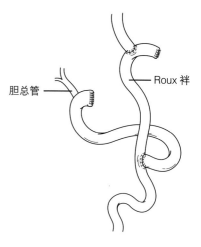

Brooke 回肠造瘘术　　标准的回肠造瘘术，将回肠口**向自身反折**，突向腹壁外约 2cm，方便留置管道和清理分泌物

CEA　　颈动脉内膜剥脱术（Carotid EndArterectomy），剥离颈动脉内的动脉粥样硬化斑块

Bassini 疝修补术　　将腹横肌腱膜及联合腱与腹股沟韧带反折部缝合

McVay 疝修补术　　将腹横肌腱膜及联合腱与耻骨梳韧带（实际上是耻骨上支的骨膜）缝合

Lichtenstein 疝修补术	用网格补片（**人工合成**材料）进行"无张力"腹股沟疝修补
Shouldice 疝修补术	将腹横筋膜、腹横肌腱膜和联合腱**瓦片样**重叠缝合，然后将腹横肌腱膜和联合腱与腹股沟韧带缝合
补片填充疝修补术	用楔形人工材料将疝囊顶回腹腔，再用人工补片覆盖表面进行疝修补
APR	腹会阴联合切除术（**A**bdomino **P**erineal **R**esection）；经腹部和会阴切口切除直肠和乙状结肠（病人行结肠造瘘术），适用于低位直肠癌
LAR	低位前切除（**L**ow **A**nterior **R**esection）；经腹壁切口行低位直肠肿瘤切除
Hartmann 手术	1. 近端结肠造瘘 2. 远端闭合的结肠或直肠留在腹腔
黏液瘘管	结肠远端在腹壁造瘘用于排气（近端则作末端结肠造瘘）
Kocher 手法	从外侧腹膜附着处解剖游离十二指肠，这样可以游离并看到十二指肠和胰腺后部

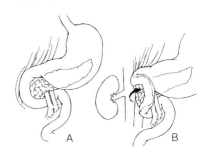

Cattel 手法	游离升结肠翻向中线,如果同时行 Kocher 手法可以暴露腔静脉
Mattox 手法	游离降结肠翻向中线,用于暴露腹主动脉
Seldinger 法	留置中心静脉导管的一种方法,先在血管内插入一根导丝,然后将导管沿着导丝置入血管
环甲膜切开术	切开环甲膜,是一种紧急开放气道的手术
肝管空肠吻合术	空肠的一个 Roux 袢和肝管吻合

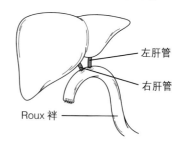

Puestow 手术	胰管和空肠的侧侧吻合(胰管被纵向切开)

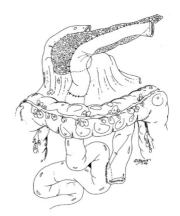

Stamm 胃造口术 | 开腹手术行胃造口

高选择性迷走神经切断术 | 横断胃体部的迷走神经纤维,幽门部迷走神经不受影响(幽门功能保留,故无需做幽门重建或其他引流术)

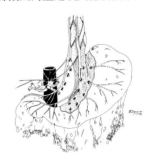

肠粘连松解术 | 腹腔内粘连的松解

LOA | 粘 连 松 解(肠 粘 连 松 解)(Lysis Of Adhesions)

阑尾切除术 | 手术切除阑尾

腹腔镜阑尾切除术 | 腹腔镜下切除阑尾

胆囊切除术 | 手术切除胆囊

腹腔镜胆囊切除术 | 腹腔镜下切除胆囊

Nissen 折叠 | 胃底折叠并完整包绕食管远端一圈,用于防止反流

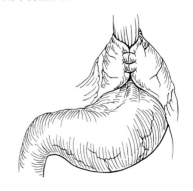

腹腔镜 Nissen 折叠	腹腔镜下行 Nissen 折叠术
单纯乳房切除	只切除乳腺和乳头,不行淋巴结清扫
胆总管空肠吻合术	胆总管和空肠吻合(端侧吻合)

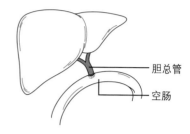

Graham 补片	用大网膜覆盖在胃或十二指肠穿孔位置,并用缝线固定(用大网膜来修补穿孔)
Heineke-Mikulicz 幽门成形术	纵向全层切开幽门,然后横向缝合,使得幽门无法收缩(用于迷走神经主干切断术后)

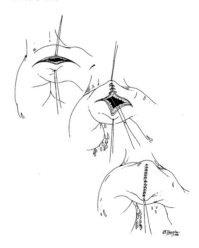

Pringle 手法

临时阻断肝门(临时控制肝实质出血的办法)

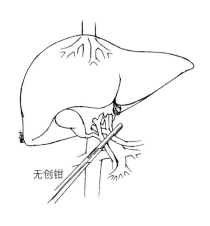

无创钳

改良根治性乳腺切除术

切除乳腺、乳头及**腋窝淋巴结**(肌肉保留)

乳腺肿块切除及放疗

切除乳腺肿块及腋窝淋巴结;保留肿块周围的正常乳腺组织;术后行放疗

I & D

切开引流(Incision and Drainage)脓液,保持伤口开放

开腹探查术

开腹手术探查腹腔内引起疼痛、腹部体征、梗阻、出血等的病因

TURP

经尿道前列腺电切术(TransUrethral Resection of the Prostate),内镜下切除引起尿道梗阻的前列腺组织

股 - 腘搭桥术

用人工血管或大隐静脉在股动脉和腘动脉之间搭桥,用于股动脉闭塞时的搭桥

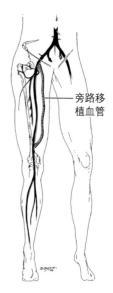

旁路移植血管

腋 - 股搭桥术

用长的人工血管经皮下隧道在腋动脉和股动脉之间搭桥

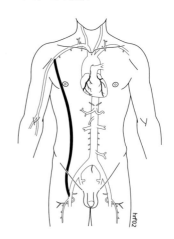

3-A 修补术	腹主动脉瘤(Abdominal Aortic Aneurysm)修补术:打开动脉瘤并填塞人工材料,然后围绕植入物将瘤壁缝合
CABG	冠状动脉旁路移植术(Coronary Artery Bypass Grafting);用大隐静脉或乳内动脉在冠状动脉和主动脉之间搭桥(心脏血管重建)

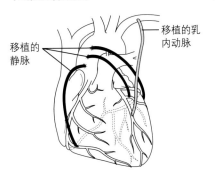

移植的静脉

移植的乳内动脉

Hartmann 氏囊	部分结肠切除后,将直肠(或远端结肠)残端缝合,近端结肠造瘘
PEG	经皮内镜下胃造瘘术(Percutaneous Endoscopic Gastrostomy);内镜下在胃内充满气体,用带线的穿刺针经皮穿入胃内,然后采用 Seldinger 法将导管置入胃内造口

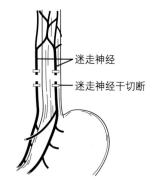

空肠肛门吻合术	全直肠结肠切除术后行回肠和肛门吻合
半结肠切除术	切除一段结肠（部分结肠切除术）
迷走神经干切断术	横断迷走神经干，必须同时行胃引流术（如：胃空肠吻合或幽门成形），因为迷走神经干切断后，**幽门无法松弛**

| 胃窦切除术 | 切除胃的胃窦部 |

Whipple 手术	胰十二指肠切除术:
	胆囊切除
	迷走神经干切除
	胰十二指肠切除—切除胰头和十二指肠
	胆总管空肠吻合
	胰空肠吻合(胰腺残余部分远端和空肠吻合)
	胃空肠吻合(胃和空肠吻合)

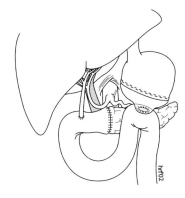

切除活检	将所有可疑组织(如:肿块)全部切下来行活检
切取活检	切取部分可疑组织(如:从肿块上切取部分组织)行活检
气管造瘘术	采用手术或经皮的方法将管道插入气管内

第15章 伤口

解释以下术语

一期缝合	立即缝合关闭伤口
二期缝合	伤口开放,不进行缝合,敞开的伤口会在几周内形成肉芽、收缩、上皮化而愈合(会留下较大的疤痕)
延期一期缝合	切开 3~5 天后再缝合(一般为 5 天)
伤口缝合后多长时间上皮化?	24~48 小时
一期缝合后什么时候拿掉伤口敷料?	术后第 2 天
一期缝合后多久可以淋浴?	手术 2 天以后都可以(伤口上皮化完成后)
什么是湿 - 干敷料?	湿润(不要滴水)的敷料盖在伤口肉芽上,然后再盖上干的敷料,这样更换敷料时可以清除伤口内一些小的组织碎片
哪些情况可以影响伤口愈合?	感染、缺血、糖尿病、营养不良、贫血、使用激素、肿瘤、放射、吸烟
什么可以改善激素引起的伤口愈合不良?	维生素 A
腹部伤口裂开指的是什么?	缝合的筋膜裂开(不是皮肤),需要回手术室重新缝合
什么是 Dakin 液?	次氯酸钠(漂白剂)的稀释液,用来清洁污染的伤口
什么是伤口负压治疗?	密闭的敷料覆盖伤口后连接负压吸引,用于促进急性或慢性伤口的愈合

伤口负压治疗系统包括哪几个部分？

1. 负压系统
2. 密闭敷料
3. 泡沫海绵

伤口负压治疗有哪些潜在优点？

对伤口边缘也起到引流作用，及时清除渗液及感染坏死物质，减轻水肿，促进血流灌注及肉芽形成

第 16 章　引流和导管

引流的目的是什么？

1. 排出积液
2. 使组织靠拢，消除潜在腔隙
3. 监测液体出量

什么是 Jackson-Pratt（JP）引流管？

一个连接负压球（"手雷"）的密闭引流系统

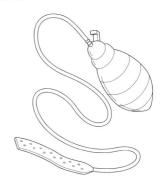

拔出 JP 引流管三个步骤是什么？

1. 拆除缝线
2. 解除负压
3. 缓慢、匀力地向外拔出（用敷料覆盖，防止引流液溅出）

什么是 Penrose 引流管？

由一根薄的橡皮管组成的开放引流系统，清洁伤口时使用会增加感染风险

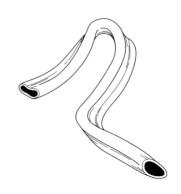

解释以下术语:

G 管	胃造瘘管,用来引流或喂食
J 管	空肠造瘘管,用来进食,可以是一根很细的管子(使用后记得冲洗,防止堵管)或大的红色橡胶管
胆囊造瘘管	手术或 B 超引导下经皮穿刺置入胆囊的引流管
T 管	置入胆总管内的引流管,有上、下两个臂,组成一个"T"字; 经皮引流,一般在胆总管探查术后放置

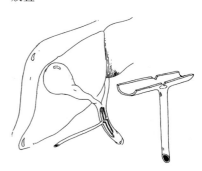

胸管

胸腔穿刺后留置的引流管叫   胸管
什么?

留置胸管的目的是什么？

引流血液、脓液、胸水、乳糜或空气，使得脏层和壁层胸膜之间的间隙消失

如何置入胸管？

1. 实施局部麻醉
2. 在腋中线、腋前线之间，第 4 或 5 肋间水平切开皮肤
3. 用钝血管钳在肋骨上方分离并进入胸腔
4. 手指探查确认位置正确
5. 向后、向上置入胸管

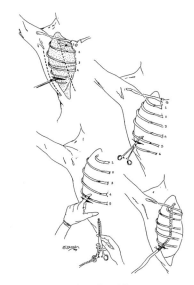

胸管应该靠近肋骨上缘还是下缘？

上缘，避免损伤血管和神经

对于大部分患者，胸管应该放在哪个位置？

向后到达肺尖

如何在 X 线上确认胸管上最后一个侧孔位于胸膜腔？

胸管最后一个洞在 X 线上表现为一个缺口，这个缺口必须在胸膜腔里面

胸管上标注的 cm 值指的是什么？

距离最后一个侧孔之间的厘米数

胸管连接到哪里?

负压系统、水封系统、收集系统(有三腔室的一个瓶子,如 Pleurovac®)

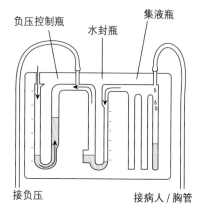

负压控制瓶　　水封瓶　　集液瓶

接负压　　　　　接病人 / 胸管

Pleurovac® 有哪三个腔室?

1. 集液瓶
2. 水封瓶
3. 负压控制瓶

和传统的闭式引流瓶比较,描述 Pleurovac® 三个腔的工作原理:

集液瓶

收集胸水、脓液、血液或乳糜并可以计量,连接水封瓶和胸管

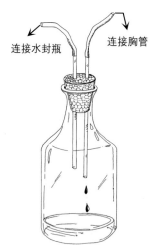

连接水封瓶　　　　连接胸管

水封瓶

单向活瓣—允许气体从胸膜腔排出，但不允许气体进入胸膜腔；连接集液瓶及负压控制瓶

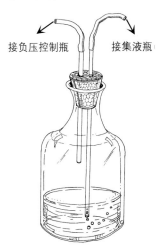

接负压控制瓶 接集液瓶

负压控制瓶

通过控制水柱高度来控制负压大小；吸力过大时可通过吸入外界空气来释放压力

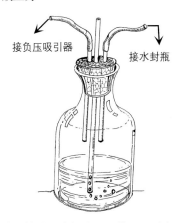

接负压吸引器 接水封瓶

举例说明水封瓶的作用：

将吸管放入水杯中——你可以吹气出去，但如果吸气，吸管会充满水，因此形成了气体单向活瓣功能

胸管如何连接水封瓶?

去除负压吸引即可,由于气体单向活瓣的功能,不会形成张力性气胸

胸管可以夹闭吗?

不能,除非是**临时性**夹闭用于系统检查

系统检查指的是什么?

测试气体是从胸膜腔漏出(如:肺上有破口)还是胸管有漏气:

临时夹闭胸管,如果仍有气体出来,提示气体来自胸管或连接处,不是来自胸腔

如何评估胸管是否处于"怠速"状态?

停止负压吸引,观察水封瓶:正常情况下液面随着呼吸有波动(称为"怠速"状态),胸膜将胸管封闭后这种波动会减小或消失

怎样检查有没有漏气?

负压吸引时观察水封瓶:

● 如果有大量水泡在水封液里出现,提示大的漏气(如:胸管漏气);如果吸引时没有明显气泡,移除负压吸引,嘱病人咳嗽,如果有气泡形成,提示小的漏气

气胸病人拔出胸管的流程是怎样的?

1. 负压吸引直到气胸缓解,漏气消失
2. 水封瓶连接 24 小时
3. 24 小时后如果没有气胸或漏气可考虑拔出胸管

少量、稳定的气胸吸收需要多长时间?

每天 ≈ 1%,因此量为 10% 的气胸大概需要 10 天来吸收

如何拔出胸管?

1. 剪断缝线
2. 嘱病人用力吸气或呼气
3. 快速拔出胸管(瞬间),用凡士林纱布封闭洞口,并用 4×4 纱布覆盖,胶带粘牢
4. 复查胸部 X 线

什么是 Heimlich 瓣膜?　　　胸管用的单向通气阀门

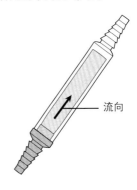

流向

鼻胃管

如何放置鼻胃管?

1. 润滑剂润滑管道,床旁准备负压吸引器
2. 用麻醉剂使鼻腔麻木
3. 颈部屈曲
4. 鼻胃管到达喉咙后方时嘱病人喝少量水,并吞咽管子;如果病人能正常说话,并且吸引有东西流出,说明位置正确(如果对胃管的位置有任何疑问,行 X 线检查)

如何拔出鼻胃管?

给病人一块纸巾,关闭负压后解开胶带,然后快速拔出,嘱病人擤鼻涕

经管道喂食前,需要做什么检查?

高位腹部 X 线检查,确认鼻胃管在消化道而不是肺里面

鼻胃管的工作原理是怎样?

水池泵原理:双腔管——大的透明的管子呈钩状,用于吸引;小的蓝色管子允许空气进入(即:空气从蓝色管子进入,空气和胃液一起从大管腔吸出)

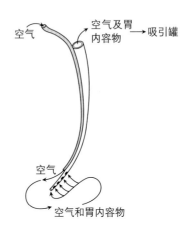

如何检查鼻胃管是否处于工作状态？	蓝色开口会有负压吸引的声音,注意保持蓝色开口位于胃上方
鼻胃管应该持续还是间断吸引？	持续低流量吸引—由于该泵有多个侧孔,即便碰到黏膜也能够自动从上面脱离
如果鼻胃管堵塞会有什么后果？	不能达到胃肠减压的目的,引起食管下端括约肌开放(误吸风险增加)
鼻胃管堵塞后怎么办？	用生理盐水冲洗透明管,连接吸引器后,再用空气冲蓝色管道
鼻胃管引流过多的常见原因是什么？	鼻胃管位置过深,尖端位于十二指肠并引流胰液和胆汁;行 X 线检查确认并将鼻胃管往回拉进胃里
营养管(Dobhoff 管)和鼻胃管有什么区别？	营养管较细,尖端较重,为单纯的一根管子,没有泵的功能,一般经本身重力和肠蠕动作用通过幽门

导尿管

什么是导尿管？	插入膀胱的导管,可精确测量尿量
什么是 Coude 导管？	尖端较小、弯曲的导尿管,前列腺很大的情况下可以采用

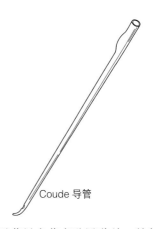

Coude 导管

如果导尿管无法插进去该怎么办?

1. 无菌局麻药麻醉尿道(如:利多卡因胶浆)
2. 尝试用**更大号**的导尿管
3. 使用 Coude 导管
4. 泌尿外科会诊

如果病人有尿道损伤,并且导尿管无法插进去该怎么办?

耻骨上膀胱造瘘

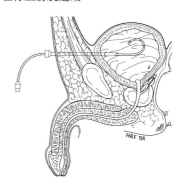

中心静脉导管

什么是中心静脉导管?

置入大静脉(中心静脉)的管道,可经锁骨下、颈内静脉或股静脉置入

置入后主要并发症是什么?

气胸(常在操作后行胸片 X 线检查时发现)、出血、置管位置错误(如:锁骨下置管时放到颈部)、心律失常

长期留置的深静脉导管做一个"袖口"有什么作用？	让周围组织将其包绕,可以: 　固定管道位置 　形成一道抗菌屏障
什么是 Hickman® 导管？	中心静脉以外的部分导管埋在皮下,带有一个"袖口"
什么是 Port-A-Cath®？	这种中心静脉管道的接口埋在皮下,必须穿透皮肤才能连接(经皮的)
"Cordis"指的是什么？	一种大的中心静脉导管,用于大量液体复苏或置入 Swan-Ganz 导管
锁骨下静脉穿刺失败时,在做对侧穿刺前应该做什么？	行胸部 X 线检查—双侧气胸是致命的

其他

如何从 French 值推算直径？	French 值除以 π 或 3.14(如:一根 15F 的导管直径约 5mm)
针的 Gauge 值是怎么计算的？	14G 意思是直径为 1/14 英寸(所以 14G 的针比 21G 的针要粗)
什么是 Tenckhoff 导管？	插入腹腔用于腹膜透析的导管

第 17 章　外科解剖要点

左侧睾丸静脉引流到哪里？	左肾静脉
右侧睾丸静脉引流到哪里？	下腔静脉
什么是 Gerota 筋膜？	包绕肾脏的筋膜
门静脉高血压时主要的侧支循环有哪些？	食管静脉、痔静脉(下痔静脉引流至髂内静脉)、脐静脉(水母头),以及汇入腰静脉的腹膜后静脉
哪些消化器官位于腹膜后？	大部分十二指肠、升结肠、降结肠及胰腺

睾丸引带指的是什么?	胚胎起源的结构,连接阴囊和睾丸,在斜疝修补术中可以帮助控制睾丸向上滑动
哪根血管破裂会引起十二指肠溃疡出血?	胃十二指肠动脉
胸大肌和胸小肌之间的淋巴结叫什么?	Rotter 淋巴结
左侧迷走神经位置靠前还是靠后?	靠前,记住食管在发育过程中发生顺时针旋转
什么是 Morrison 囊?	肝肾隐窝,位于腹腔最后部
以下结构的范围:	
前肠	口到十二指肠壶腹部
中肠	十二指肠壶腹部到横结肠远端 1/3
后肠	横结肠远端 1/3 到肛门
肋骨上的血管在什么位置?	动脉、静脉和神经位于肋骨下方(所以胸管及穿刺针都要从肋骨上方经过)
股血管的排列顺序是怎样的?	股静脉在股动脉内侧(记忆:右侧按 "NAVEL 肚脐" 来记忆——Nerve 神经、Artery 动脉、Vein 静脉、Empty space 空隙、Lymphatics 淋巴结)
什么是 Hesselbach 三角?	由以下结构围成的三角: 1. 腹股沟韧带 2. 腹壁下血管 3. 腹直肌鞘外侧缘
精索上方的神经叫什么?	髂腹股沟神经
什么是 Calot 三角?	由以下结构围成的三角: 1. 胆囊管 2. 肝总管 3. 胆囊动脉
什么是 Calot 淋巴结?	Calot 三角内的淋巴结

肝左、右叶的分界是什么?	Cantle 线—经下腔静脉到胆囊窝左侧的一条线
什么是胃泌素瘤三角?	超过 90% 的胃泌素瘤位于该区域,由以下结构围成: 1. 十二指肠第二和第三段交界处 2. 胆囊管 3. 胰颈
哪根动脉和前脊髓综合征有关?	Adamkiewicz 动脉

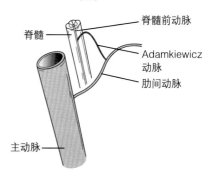

什么是 McBurney 点?	髂前上棘与脐连线的中外 1/3 交界点(用于估计阑尾的位置)
如何沿盲肠进一步找到阑尾?	顺着结肠带向下,它们交汇点就是阑尾的起始部
什么是 Retzius 间隙?	位于膀胱前的腹膜前间隙
什么是 Toldt 白线?	升结肠和降结肠外侧的腹膜反折部
小肠那一层最坚韧?	黏膜下层(不是浆膜层)
哪些消化道没有浆膜层?	食管 直肠中段和远端
跨过幽门上方的静脉叫什么?	Mayo 静脉
什么是道格拉斯腔?	直肠与膀胱或直肠与子宫之间的腔隙
左侧胸导管注入哪里?	左侧锁骨下静脉;左侧颈内静脉起始部

什么是冠状静脉?	胃左静脉
什么是下腹动脉?	髂内动脉的别称
哪侧的肾静脉更长?	左侧
腹壁分哪几层?	1. 皮肤,然后是脂肪 2. Scarpa 筋膜,然后是更多的脂肪 3. 腹外斜肌 4. 腹内斜机 5. 腹横肌 6. 腹横筋膜 7. 腹膜外脂肪 8. 腹膜
环状皱褶指的是什么?	小肠黏膜的环形皱褶
环状皱褶又叫什么?	环状襞
空肠和回肠的主要区别是什么?	空肠——长直血管、大环状襞、管壁厚 回肠——短直血管、小环状襞、管壁薄 (记忆:lleum=Inferior 更短、更小、更薄)
结肠和小肠在解剖上的主要区别是什么?	结肠外表面有结肠带、结肠袋、肠脂垂结构,小肠外表面是光滑的
横膈最高可达什么水平?	男性最高可达乳头水平(第四肋间隙,因此腹部范围可能延伸到乳头平面)
肚脐对应哪一感觉平面?	T10
动脉血管壁主要分几层?	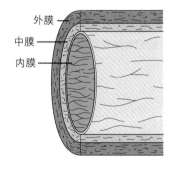

外膜
中膜
内膜

第18章　液体和电解质

体液主要包括哪两个部分？

1. 细胞内液
2. 细胞外液

细胞外液又包括哪两个部分？

1. 组织间液（细胞之间）
2. 血管内液（血浆）

体液占体重的百分比是多少？　60%

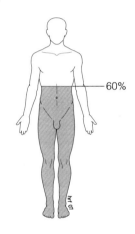

细胞内液占体液的百分比是多少？　66%

细胞外液占体液的百分比是多少？　33%

体液的组成比例是怎样的？

体液 = 体重 60%：
　细胞内液 = 体重 40%
　细胞外液 = 体重 20%
（记忆：60，40，20）

如何记忆？

"TIE"（领结）
T=Total= 体重 60%
　I=Intracellular= 体重 40%
　E=Extracellular= 体重 20%

一般来说血液占体重的百分比是多少?	$\approx 7\%$
体重 70kg 的男性体内血液量为多少?	$0.07 \times 70=5$ 升
人体 24 小时所需液体及各种成分:	
水	约 30~35ml/kg
钾	约 1mmol/kg
氯	约 1.5mmol/kg
钠	约 1~2mmol/kg
水分丢失的途径及每日丢失量是多少?	尿:1200~1500ml(25~30ml/kg) 汗:200~400ml 呼吸:500~700ml 粪便:100~200ml
电解质每日丢失量是多少?	钠、钾 = 100mmol 氯 = 150mmol
汗液里钠和氯的浓度是多少?	约 40mmol/L
粪便里的电解质主要是哪种?	钾离子:65mmol/L
发生低血容量时会出现什么生理反应?	肾素 - 醛固酮引起钠 / 水保留,ADH作用导致水保留,交感反射和血管紧张素 Ⅱ引起血管收缩,尿量减少,以及心动过速(早期),低血压(晚期)

第三间隙

什么是第三间隙?	液体积聚在组织间隙,就像水肿一样,比如:手术后液体丢失在组织间隙及麻痹的肠腔里(可以把细胞内间隙和血管内间隙看作是第一、二间隙)

第三间隙一般什么时候出现?	第三间隙内液体在术后第 3 天左右向血管内转移(注意:第三间隙液体向血管内转移时警惕容量超负荷);改用低渗液体,并减慢输液速度
典型征象有哪些?	心动过速 尿量减少
如何治疗?	静脉输入等渗液体
哪些外科相关因素可以引起以下情况的发生:	
代谢性酸中毒	碳酸盐丢失:腹泻、肠梗阻、瘘、高位回肠造瘘、碳酸酐酶抑制剂 酸生成增多:乳酸酸中毒(缺血)、酮症酸中毒、肾衰竭、组织坏死
低氯性碱中毒	鼻胃管吸引或呕吐导致胃液丢失过多
代谢性碱中毒	呕吐、胃管引流、利尿剂、摄入碱性物质、盐皮质激素使用过多
呼吸性酸中毒	低通气(如:中枢抑制)、药物(如:吗啡)、气胸、胸腔积液、肺实质疾病、急性气道梗阻
呼吸性碱中毒	过度通气(如焦虑、疼痛、发热、呼吸机设置错误)
大量呕吐或胃管减压的病人典型的酸碱失衡类型是什么?	低钾低氯性代谢性碱中毒
为什么胃管减压会引起低钾血症?	胃酸丢失——HCl 丢失过多,引起碱中毒,K^+ 离子进入细胞内
低钾低氯性代谢性碱中毒如何治疗?	静脉补液,补充 Cl^-/K^+
什么是反常性酸性尿?	见于严重的低钾血症、低血容量、低氯性代谢性碱中毒时,血液 pH 为碱性,而尿为酸性

反常性酸性尿如何形成的?	为了维持机体容量,H^+ 和 Na^+ 交换并排到尿中
为什么反常性酸性尿时 H^+ 更容易被交换?	由于 K^+ 浓度低,所以 H^+ 更容易发生交换,而 K^+ 保留
评估容量状态指标有哪些?	尿量、碱剩余、乳酸水平、生命体征、体重变化、皮肤、颈静脉怒张、黏膜颜色、啰音、中心静脉压、PCWP、胸部 X 线表现
低血容量时生命体征会有什么变化?	心动过速,呼吸过速,开始时血压升高(外周血管收缩),随后收缩压和舒张压均下降
什么是不显性失水?	丢失的液体无法计量: 粪便:每 24 小时 100~200ml 呼吸:每 24 小时 500~700ml(**注意**:呼吸过速和发热病人更多) 皮肤:每 24 小时约 300ml,发热时增多;因此不显性失水无法直接测量

以下消化液每天的分泌量是多少:

胆汁	约 1000ml/24h
胃液	约 2000ml/24h
胰液	约 600ml/24h
小肠液	约 3000ml/24h
唾液	约 1500ml/24h
	(**注意**:几乎所有的分泌液都被重吸收)

如何记忆每日胆汁、胃液及小肠液分泌量?	按字母表和数字顺序:BGS 及 123 或 B1/G2/S3,因为胆汁(Bile)、胃液(Gastric)和小肠液(Small intestine)每日分泌量分别为 1L、2L 和 3L

常用的液体(以下数值为每升液体内的含量)

生理盐水成分?	154mmol Cl^- 154mmol Na^+

1/2 生理盐水成分?	77mmol Cl⁻ 77mmol Na⁺
1/4 生理盐水成分?	39mmol Cl⁻ 39mmol Na⁺
乳酸林格液成分?	130mmol Na⁺ 109mmol Cl⁻ 28mmol 乳酸 4mmol K⁺ 1.5mmol Ca²⁺
5% 葡萄糖成分?	水中含有 5% 的糖 (50g)
决定液体渗透压的成分主要是什么?	主要是电解质;因此生理盐水和乳酸钠林格液是等张,而 1/2 生理盐水是低张
乳酸盐在体内如何代谢?	被转化成碳酸氢盐;因此乳酸钠林格液不能作为长期维持用液体,否则病人会出现碱血症
不同消化液的静脉输液替代方案:	
胃液 (胃管减压)	含5%葡萄糖的1/2张生理盐水 +20mmol KCl/L
胆汁	乳酸钠林格液 +/– 碳酸氢钠
胰液	乳酸钠林格液 +/– 碳酸氢钠
小肠液 (回肠造瘘)	乳酸钠林格液
结肠 (腹泻)	乳酸钠林格液 ± 碳酸氢钠

补液量的计算方法

什么是 100/50/20 原则?	每 24 小时静脉维持用液体量: 体重前 10kg——100ml/kg 接下来 10kg——50ml/kg 超过 20kg 的部分——20ml/kg(总量除以 24 得到每小时输液速度)

什么是 4/2/1 原则?	静脉维持用液体每小时输注速度: 体重前 10kg——4ml/kg 接下来 10kg——2ml/kg 超过 20kg 的部分——1ml/kg
体重 70kg 男性静脉维持输液速度是多少?	采用 100:50:20 原则: $100 \times 10kg=1000$ $50 \times 10kg=500$ $20 \times 50kg=1000$ 总量 =2500ml 除以 24 小时 = 维持速率 104ml/h 采用 4:2:1 原则: $4 \times 10kg=40$ $2 \times 10kg=20$ $1 \times 50kg=50$ 总量 = 维持速率 110ml/h
成人常用的维持用液体是什么?	含 5% 葡萄糖的 1/2 张生理盐水 +20mmol KCl/L
儿童常用的维持用液体是什么?	含 5% 葡萄糖的 1/4 张生理盐水 +20mmol KCl/L(之所以用 1/4 张生理盐水是因为儿童尿液浓缩功能较弱)
为什么维持用液体里面要加糖?	抑制肌肉分解
评估容量状态最好的方法是什么?	尿量(除非病人心脏或肾脏功能不全, 这些病人通常用中心静脉压或肺毛细血管楔压评估)
使用全静脉输液的病人每小时尿量至少要多少?	30ml/h [0.5ml/(kg·h)]
成年创伤患者每小时尿量至少要多少?	50ml/h
12 盎司(啤酒罐)相当于多少 ml?	356ml
1 盎司相当于多少 ml?	30ml
1 茶匙相当于多少 ml?	5ml

常用的等渗液体有哪些？	生理盐水、乳酸钠林格液
什么是冲击输液（Bolus）？	经静脉快速输液（如 1 小时内输入 1L），用于增加血管内液体容量，应该使用等渗液体（如：生理盐水、乳酸钠林格液）
为什么冲击输液不用含糖液体？	可能会引起高血糖
容量不足的病人，如果高血糖会有什么后果？	渗透性利尿
为什么冲击输液不用含钾液体？	可能会引起高血钾（乳酸钠林格中的钾浓度非常低：4mmol/L）
为什么液体复苏（增加血管内容量）时用等渗液体？	如果使用低渗液体，血管内渗透压会下降，水会自由弥散进入组织间隙和细胞内。因此，需要用等渗液体来扩容
经过开腹手术后，1L 生理盐水有多少保留在血管内？	5 小时之后，仅 ≈ 200ml（或 20%）留在血管内
创伤患者液体复苏最常用的液体是？	乳酸钠林格液
开腹手术后最常用的静脉输液有哪几种？	24~36 小时内用乳酸钠林格或含 5% 糖的乳酸钠林格，然后给予维持用液体
病人开腹术后第几天液体开始"移动"？	一般来说术后第 3 天；第三间隙的液体开始流向血管内
哪种液体用于补充十二指肠液和胰液的丢失？	乳酸钠林格（碳酸氢盐丢失）

电解质紊乱

引起电解质异常的常见原因是什么？	实验室检查错误
细胞外最主要阳离子是？	Na^+
细胞内最主要阳离子是？	K^+

高钾血症

血钾正常范围是多少?	3.5~5.0mmol/L
引起高钾血症的外科原因有哪些?	医源性过量、输血、肾衰、利尿剂、酸中毒、组织破坏(损伤／溶血)
有哪些症状／体征?	腱反射减弱或消失,乏力,感觉异常,麻木,呼吸衰竭
心电图有什么表现?	高尖 T 波,ST 段压低,PR 延长,宽QRS 波,心动过缓,室颤

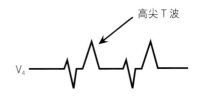

高尖 T 波

V₄

危急值是多少?	$K^+>6.5$
如何处理?	静注钙剂(心脏保护),心电监护 静注碳酸氢钠(碱化血液后 K^+ 转移至细胞内) 糖和胰岛素 沙丁胺醇 聚苯乙烯磺酸钠(降钾树脂)和呋塞米透析
非紧急时如何处理?	呋塞米,聚苯乙烯磺酸钠(降钾树脂)
如何记忆高钾血症处理方法?	"CB DIAL K" Calcium 钙剂 Bicarbonate 碳酸氢盐 Dialysis 透析 Insulin/dextrose 胰岛素／糖 Albuterol 沙丁胺醇 Lasix 呋塞米 Kayexalate 聚磺苯乙烯钠(降钾树脂)

什么是"假性高血钾"?	标本发生溶血后导致的假性高血钾
哪种酸碱改变可以降低血钾?	碱血症(因此高血钾时给予碳酸氢钠)
用什么雾化治疗可以帮助降血钾?	沙丁胺醇

低血钾

哪些外科因素可以引起低血钾?	利尿、某些抗生素、激素、碱中毒、腹泻、肠瘘、胃管减压、呕吐、胰岛素、补充不够、两性霉素
有哪些症状/体征?	无力、手足抽搐、恶心、呕吐、肠麻痹、感觉异常
心电图有什么表现?	T波低平、U波、ST段压低、房早、室早、房颤
什么是U波?	

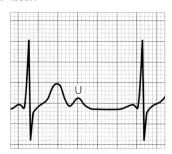

紧急情况如何处理?	静注KCl
外周静脉最快输注速度是多少?	10mmol/h
中心静脉最快输注速度是多少?	20mmol/h
非紧急情况如何处理?	KCl口服
哪种电解质紊乱和肠麻痹有关?	低血钾
哪种电解质紊乱可以加剧洋地黄中毒?	低血钾
哪种电解质缺乏可以引起低血钾?	低血镁
补钾前注意要补充哪种电解质?	镁

为什么低血镁会导致补钾困难?	低镁血症会抑制肾小管对钾的重吸收

高钠血症

血钠正常水平是多少?	135~145mmol/L
外科病因有哪些?	补液不当、尿崩症、利尿、呕吐、腹泻、发汗、呼吸急促、医源性(如:TPN)
有哪些症状 / 体征?	癫痫、神志模糊、昏睡、肺或外周水肿、震颤、呼吸麻痹
如何纠正?	5% 葡萄糖、1/4 张或 1/2 张生理盐水
血钠下降速度必须控制在多少?	指南推荐每天 <12mmol/L
血钠下降速度过快的最主要并发症是什么?	癫痫(**不是**脑桥中央脱髓鞘)

低钠血症

引起以下类型低钠血症的外科原因有哪些:	
低容量性	利尿过度、低醛固酮、呕吐、胃管减压、烧伤、胰腺炎、发汗
等容量性	SIADH、中枢神经系统异常、药物
高容量性	肾衰竭、充血性心衰、肝功能衰竭(肝硬化)、医源性液体过量(稀释性)
有哪些症状 / 体征?	癫痫、昏迷、恶心、呕吐、肠梗阻、嗜睡、意识模糊、无力
如何治疗:	
低容量性	生理盐水静滴,纠正潜在病因
等容量性	SIADH:快速给予呋塞米和生理盐水,限制液体入量
高容量性	稀释性:利尿并限制液体入量
血钠升高速度应该控制在多少?	指南推荐每天小于 12mmol/L
纠正血钠过快会有什么后果?	脑桥中央脱髓鞘

脑桥中央脱髓鞘时有哪些表现?	1. 意识模糊 2. 四肢痉挛性瘫痪 3. 水平凝视麻痹
术后轻度低钠血症最常见的原因是什么?	液体过量
如何记忆 SIADH 时血钠改变?	SIADH=Sodium Is Always Down Here 血钠水平常常下降

如何记忆血钠纠正过快引起的并发症?

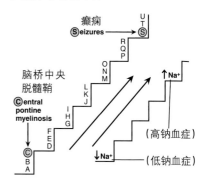

假性低钠血症

什么是假性低钠血症?	高血糖、高血脂或高蛋白时引起的实验室结果错误

高钙血症

病因有哪些?	静脉补钙 甲旁亢 / 甲亢 噻嗪类利尿剂 乳碱综合征 Paget 病(骨) Addison 病 / 肢端肥大症 肿瘤(结肠、肺、乳腺、前列腺、多发性骨髓瘤) Zollinger-Ellison 综合征(MEN I 的部分表现) 维生素 D 过量

	维生素 A 过量 肉瘤
有哪些症状 / 体征？	高钙血症——"结石、骨骼改变、腹痛、精神症状" 多饮、多尿、便秘
心电图有什么表现？	QT 间期缩短、PR 间期延长
急诊如何处理？	生理盐水扩容、呋塞米利尿（不是噻嗪类利尿剂）
其他降钙的措施还有哪些？	类固醇、降钙素、双磷酸盐（如：帕米磷酸二钠）、光辉霉素、透析（最后的选择）

低钙血症

如何计算低白蛋白血症患者的血钙水平？	(4- 白蛋白值)×0.8，测得的血钙值加上该值
外科病因有哪些？	短肠综合征、肠旁路手术、维生素 D 缺乏、败血症、急性胰腺炎、成骨性骨转移癌、氨基糖苷类抗生素、利尿剂、肾衰竭、低镁血症、横纹肌溶解
什么是 Chvostek 征？	敲击面神经时引起面肌痉挛
什么是 Trousseau 征？	血压计袖带阻断前臂血流后引起手腕痉挛
有哪些症状 / 体征？	Chvostek 征和 Trousseau 征，外周感觉异常（早期），腱反射亢进（晚期），意识模糊，腹部绞痛，喉痉挛，喘鸣，癫痫，手足抽搐，精神异常（如：偏执、抑郁、幻觉）
心电图有什么表现？	QT 和 ST 间期延长（也可以像高钾血症一样出现高尖 T 波）
急诊如何处理？	静注葡萄糖酸钙

非紧急时如何处理？	口服钙剂、维生素 D
输注钙剂时如果发生渗漏会有什么后果？	组织坏死；除非紧急情况，一般不要外周输注钙剂（渗漏时葡萄糖酸钙毒性较氯化钙要小）
检测 ICU 病人血钙水平最好的办法是？	检测游离钙

高镁血症

血镁正常水平是多少？	1.5~2.5mmol/L
哪些外科因素可以引起？	TPN、肾衰、静脉补充过量
有哪些症状 / 体征？	呼吸衰竭、中枢抑制、腱反射减弱
如何治疗？	静注葡萄糖酸钙，胰岛素加葡萄糖，透析（和高钾血症类似），呋塞米

低镁血症

哪些外科因素可以引起？	TPN、低血钙、胃液引流、氨基糖苷类抗生素、肾衰、腹泻、呕吐
有哪些症状 / 征象？	腱反射亢进、手足抽搐、扑翼样震颤、肌肉震颤、Chvostek 征、心室异搏、眩晕、心动过速、心律不齐
紧急时如何处理？	静注硫酸镁
非紧急时如何处理？	口服氧化镁（副作用：腹泻）
低镁血症会导致哪种电解质紊乱难以纠正？	低钾血症（常常镁、钾一起补充）

高血糖

哪些外科因素可以引起？	糖尿病（控制不佳）、感染、应激、TPN、药物、实验室错误、抽到静脉输液侧的血、生长抑素瘤、胰高血糖素瘤

有哪些症状 / 征象？	多尿、低血容量、意识模糊 / 昏迷、烦渴、肠麻痹、糖尿病酮症酸中毒（Kussmaul 呼吸）、腹痛、反射减退
如何处理？	胰岛素
什么是 Weiss 方案？	根据血糖监测结果，逐渐增加胰岛素剂量
ICU 病人的血糖控制目标是多少？	80~110mg/dl

低血糖

哪些外科因素可以引起？	胰岛素过量、热量摄入不足、胰岛细胞瘤、药物、肝功能衰竭、肾上腺功能不足、胃空肠吻合术
有哪些症状 / 体征？	交感兴奋（出汗、心动过速、心悸），意识模糊，昏迷，头痛，复视，神经功能缺损，癫痫
如何治疗？	葡萄糖（静注或口服）

低磷血症

血磷正常范围是多少？	2.5~4.5mg/dl
有哪些症状 / 体征？	无力、心肌病变、神经功能障碍（如：共济失调）、横纹肌溶解、溶血、对升压药反应差
严重低血磷有什么后果？	呼吸衰竭
病因有哪些？	消化道丢失、补充不足、药物、败血症、酗酒、肾脏丢失
危急值是多少？	<1.0mg/dl
如何治疗？	用磷酸钠或磷酸钾（取决于钾水平）补充治疗

高磷血症

| 有哪些症状 / 体征？ | 钙化（异位）、心脏传导阻滞 |

病因有哪些?	肾衰、败血症、化疗、甲亢
如何治疗?	氢氧化铝(和磷结合)

其他

这张心电图提示哪种电解质异常?	高钾血症:高尖 T 波

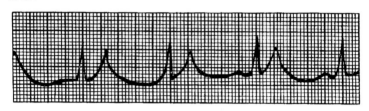

如果高钾血症不治疗会有什么后果?	室性心动过速 / 室颤→死亡

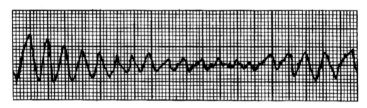

哪种电解质影响肌肉收缩?	钙
与心脏有关的电解质有哪些?	钾(心律不齐)、镁(心律不齐)、钙(心律不齐 / 变力作用)
病人服用洋地黄时需要监测哪种电解质?	钾
引起肠麻痹最常见的电解质紊乱类型是什么?	低钾血症
什么是胶体液?	含有蛋白质的液体(白蛋白)
白蛋白 - 呋塞米混合使用的原理是什么?	白蛋白将组织间隙里的液体拉入血管内,呋塞米利尿将过量的水排出
一个老年病人术后第 3 天发生充血性心衰,为什么会这样?	第三间隙内液体转移入血管内,导致容量超负荷及充血性心衰(但必须排除心梗)

| 哪种液体可以用来补充胃管减压引起的胃液丢失? | 含 5% 葡萄糖的 1/2 张生理盐水 +20 mmol KCl/L |
| 使用琥珀酰胆碱时可能会引起哪种电解质异常? | 高钾血症 |

第 19 章　血和血制品

解释以下术语:

PT	凝血酶原时间 Prothrombin Time:评估外源性凝血途径功能
PTT	部分凝血活酶时间 Partial Thromboplastin Time:评估内源性凝血途径功能
INR	国际标准化比值 International Normalized Ratio(和 PT 相关)
红细胞悬液	1 单位 ≈ 300ml(±50ml);没有血小板和凝血因子;可以用生理盐水稀释以达到更快输注的目的
血小板	用于补充血小板治疗(单个献血者 6~10 单位)
新鲜冰冻血浆	补充凝血因子(不含红细胞、白细胞和血小板)
冷沉淀	补充纤维蛋白原、von Willebrand 因子及其他一些凝血因子
输注库存血时哪种电解质水平可能会下降,为什么?	钙离子;库存血中含有柠檬酸盐,会引起血清钙下降
储存的红细胞悬液会发生什么变化?	Ca^{2+} ↓、K^+ ↑、2,3-DPG ↓、H^+ ↑(pH ↓)、中性粒白细胞 ↓

输血的一般原则是什么？	急性失血患者,Hb<10;既往有冠心病/COPD病史或其他有症状的患者,Hb<7
如何根据 Hb 粗略估计 Hct？	Hb × 3=Hct
每单位红细胞可以提高 Hct 多少？	≈3%~4%
哪种血型的红细胞是"万能"捐献者？	O 型阴性
哪种血型的血浆是"万能"捐献者？	AB
什么是血型鉴定及抗体筛查？	检测病人的血型及抗体,必要时后续可以做血交叉试验
什么是交叉配血试验？	病人的血被送到血库和**准备要输注的血液**混合,观察有无凝血反应
什么是血小板减少症？	血小板计数减少 (<100 000)
引起血小板减少的常见外科原因有哪些？	脓血症、H_2 受体阻滞剂、肝素、大量输血、DIC、抗生素、检查错误、Swann-Ganz 导管
哪种药物有助于纠正尿毒症、阿司匹林或体外循环引起的血小板功能障碍？	去氨加压素
引起血小板功能障碍的最常见药物是？	阿司匹林(环氧合酶抑制剂)
波立维是什么？	氯吡格雷—不可逆地抑制血小板 $P2Y_{12}$ ADP 受体(阻断纤维素对血小板的交联作用)
血小板多少时容易发生自发性出血？	<20 000
手术前血小板必须达到什么水平？	>50 000
什么时候需要预防性输注血小板？	血小板计数 <10 000 (以往推荐是 20 000)

如何逆转波立维的抗血小板作用？	目前没有对抗的办法，可以通过输注血小板改善
男性或绝经后妇女出现小细胞低色素贫血时需要排除什么？	结肠癌
为什么红细胞和乳酸钠林格液不能一起输注？	乳酸钠林格液里含有钙离子，会引起管道内血液凝固（所以冲管用生理盐水）
红细胞可以保存多长时间？	6 周（42 天）
引起输血溶血反应最常见的原因是什么？	**书写错误**导致 ABO 配型错误
输注 1 单位红细胞感染 HIV 的几率是多少？	约百万分之一
输血反应有哪些症状？	**发热**、寒战、呕吐、低血压、腰痛、胸痛、异常出血
发生溶血反应时如何处理？	**立即停止输血**、补液、给予利尿剂（呋塞米）保护肾脏、碱化尿液，必要时给予升压药
输血时哪种成分会引起发热？	白细胞
既往体健的年轻患者 Hct 降至多少时需要输血？	21%
对于有心脏疾病或卒中病史的患者，Hb 低于多少是公认的输血标准？	无限制情况下为 <10，在美国限制为 <8，两种标准在死亡率和发病率上没有区别
手术前需要停用阿司匹林多长时间？	1 周，因为血小板生存周期为 7~10 天（必须评估病人有无卒中或心梗的风险；术中良好的止血及术后继续用药对这样的病人更有利）
哪些情况可以引起氧合解离曲线右移？	酸中毒、2,3-DPG、发热、二氧化碳分压升高（右移意味着 O_2 更容易弥散入组织）
红细胞的生命周期多长？	120 天

血小板的生命周期多长?	7~10 天
A 型血友病缺乏哪种凝血因子?	Ⅷ因子
如何记忆?	记忆:"Eight"发音和"A"有点像
A 型血友病术前该怎么处理?	输注Ⅷ因子使术前 ≥ 100% 正常水平
A 型血友病哪种凝血指标升高?	PTT
如何记忆血友病是哪个凝血指标异常?	血友病有两种类型,PTT 有 2 个 T
B 型血友病缺乏哪种因子?	IX因子
如何记忆不同类型血友病缺乏的凝血因子类型?	按字母和顺序记忆: A 在 B 前——8 在 9 前 A 型血友病——Ⅷ因子 B 型血友病——IX因子

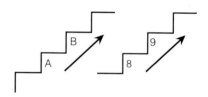

A、B 型血友病属于哪种遗传类型?	性连锁隐性遗传
什么是 von Willebrand 病?	von Willebrand 因子和Ⅷ C 缺乏
von Willebrand 病属于哪种遗传类型?	常染色体显性遗传
von Willebrand 病如何治疗?	去氨加压素或冷沉淀
以下疾病哪项凝血指标会异常?	
A 型血友病	PTT(升高)
B 型血友病	PTT(升高)
von Willebrand 病	出血时间
如果病人缺乏蛋白 C、S 或抗凝血酶 Ⅲ 会有什么后果?	高凝状态

血常规"左移"是什么意思？	不成熟多核白细胞(带)增多；图示上表现为不同分叶细胞计数峰值向左移动
一般来说治疗意义的 PT 要达到多少？	使用华法林时，INR 目标为 2~3
WARFARIN 是什么的简写？	威斯康星研究基金会 Wisconsin Alumni Research Foundation
哪种遗传学高凝状态最常见？	V 因子 Leiden 基因突变

第 20 章　外科止血

外科止血的原则是什么？	"所有的出血都要止住"
最快的止血方法是什么？	压迫(用手指)
"Bovie"指的是什么？	电刀(1920 年由 Bovie 和 Cushing 为神经外科手术设计的)
电刀 CUT 模式指的是什么？	持续电流(20 000Hz)；电切的效果好于电凝
电刀 COAG 模式是什么？	间断电流(20 000Hz)；具有很好止血效果，电切功能下降
电刀放在血管钳或镊子哪个部位可以电凝夹住的血管？	血管钳或镊子的任何部位

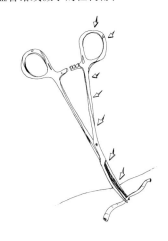

创口有出血时可以用血管钳"盲"夹吗?	不可以,因为这样可能损伤周围组织,比如神经

解释以下术语:

八字缝合   缝线穿过组织 2 次,然后表面打结

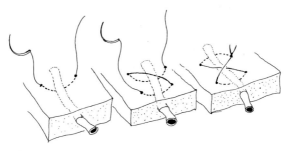

血管"连续打结"   打一个结,再打一个结,在两个结之间切断

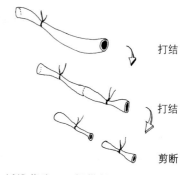

速即纱   纤维薄片——提供凝血因子 / 血小板附着的支架

生物蛋白胶   纤维蛋白原及凝血酶一起喷洒,形成纤维蛋白"凝胶"

Harmonic 刀   超声刀,每秒震动 >50 000 次,可以闭合血管并切割组织

钛夹   用于夹闭血管的金属夹子

第 21 章　外科常用药物

抗生素

什么是"耐药谱"？	特定医院某种细菌对不同抗生素的敏感性
常用于厌氧菌感染的抗生素有哪些？	甲硝唑、克林霉素、头孢西丁、头孢替坦、亚胺培南、替门汀、奥格门汀、特治星
常用于革兰阴性菌的抗生素有哪些？	庆大霉素及其他氨基糖苷类抗生素、环丙沙星、氨曲南、第三代头孢、磺胺甲噁唑 - 甲氧苄啶
哪种抗生素和酒精合用可产生双硫仑样反应？	甲硝唑（双硫仑是戒酒剂）
治疗阿米巴感染首先哪种抗生素？	甲硝唑
哪种抗生素和胆汁淤积有关？	头孢曲松（罗氏芬）
哪种抗生素儿童和孕妇不能用？	环丙沙星（影响骺板生长）
哪种抗生素使用期间需监测血药浓度？	氨基糖苷类及万古霉素
出现青霉素过敏反应（只有皮疹）是不是不能使用头孢菌素？	不是，但如果患者对青霉素有呼吸困难、荨麻疹、水肿反应，则不能使用头孢菌素
描述以下药物：	
奥格门汀	阿莫西林及克拉维酸
优立新	氨苄西林及舒巴坦
特治星	哌拉西林他唑巴坦：广谱青霉素加 β - 内酰胺酶抑制剂

头孢唑林	第一代头孢菌素;用于外科预防**皮肤细菌感染**
头孢西丁	第二代头孢菌素;用于厌氧/需氧混合感染;对脆弱类杆菌及厌氧菌有效
头孢他啶	第三代头孢菌素;对铜绿假单胞菌作用很强
克林霉素	对革兰阴性厌氧菌(如:脆弱类杆菌)有很强活性,对革兰阳性菌效果一般
庆大霉素	氨基糖苷类用于革兰阴性菌感染;具有肾毒性、耳毒性;必须监测血药峰/谷浓度
亚胺培南/西司他丁	是治疗严重的、多重耐药菌感染的三线用药 常和西司他丁一起合用,可以减少肾脏对亚胺培南排出 该药抗菌谱非常广
甲硝唑	用于严重的**厌氧菌**感染(如:憩室炎);也用于阿米巴感染;治疗期间必须戒酒
萘夫西林	抗金黄色葡萄球菌的青霉素,常用于蜂窝织炎
万古霉素	用于治疗 MRSA;注意肾脏毒性和红人综合征;口服可治疗伪膜性肠炎(肠道吸收很差);静脉使用时血药峰浓度必须 >15
环丙沙星	喹诺酮类抗生素,抗菌谱广,尤其是对革兰阴性菌有效,包括假单胞菌
氨曲南	单内酰环类抗生素,对革兰阴性菌有效
两性霉素	静脉使用的抗真菌抗生素,注意肾毒性、低钾血症
氟康唑	抗真菌药物(IV 或 PO),无肾毒性

制霉菌素	口服或局部使用的抗真菌剂

类固醇

有哪些副作用？	肾上腺抑制、免疫抑制、体重增加及向心性肥胖、Cushing 面容、痤疮、多毛症、皮肤条纹、高血糖、钠潴留 / 低血钾、高血压、骨质疏松、肌病、缺血性骨坏死（髋关节股骨头缺血性坏死）、消化道穿孔
有哪些用途？	免疫抑制（移植） 自身免疫性疾病 激素替代治疗（Addison 病） 脊髓损伤 COPD
类固醇可以突然停药吗？	不行，类固醇决不能突然停药；一定要慢慢减量
哪些病人术前需要给予"应激 - 剂量"的类固醇？	那些正在使用类固醇者、1 年内使用类固醇者、怀疑有肾上腺功能低下者、肾上腺切除者
什么是类固醇的"应激 - 剂量"？	**100mg 氢化可的松Ⅳ**，每 8 小时一次，然后慢慢减量（成人）
哪种维生素可以降低类固醇对伤口的影响？	维生素 A

肝素

作用机制是什么？	肝素结合并激活抗凝血酶Ⅲ
有什么用途？	预防 / 治疗——深静脉血栓、肺动脉栓塞、卒中、房颤、急性动脉闭塞、体外循环
有哪些副作用？	出血，血小板减少
如何对抗？	**静脉注射鱼精蛋白**（1∶100，每 100 单位肝素使用 1mg 鱼精蛋白）

哪项指标可以监测其作用效果？	APTT——活化的部分凝血酶时间
肝素化治疗的目标是多少？	1.5~2.5 倍正常值或检测抗Xa因子水平
哪些人容易对鱼精蛋白过敏？	Ⅰ型糖尿病患者，接受过前列腺手术的患者
肝素半衰期多长？	≈ 90 分钟（1~2 小时）
术前什么时候开始停药？	术前 4~6 小时
肝素可以溶解血凝块吗？	不行；它只能阻止机体血凝块形成，机体的纤溶系统可以溶解血凝块
什么是 LMWH？	低分子肝素 Low Molecular Weight Heparin
使用 LMWH 时要监测什么？	不需要监测，但小孩、肥胖、肾衰病人除外，这也是 LMWH 的优势（监测抗Xa因子水平）

华法林

Warfarin 是什么的缩写？	威斯康星研究基金会 Wisconsin Alumni Research Foundation
描述其作用机制	抑制肝内维生素 K 依赖的凝血因子合成（2、7、9、10）（记忆：2+7=9 及 10）
有什么用途？	长期抗凝（口服）
有哪些风险？	出血、致畸、皮肤坏死、皮炎
如何监测其效果？	PT（凝血酶时间）及 INR
什么是 INR？	国际标准化比率 International Normalized Ratio
治疗剂量时 INR 范围应该达到多少？	INR 2~3
半衰期多长？	40 小时；因此需要 2 天来观察 PT 改变情况
如何对抗？	**停药**，维生素 K，新鲜冰冻血浆（紧急情况下）

| 术前什么时候开始停药? | 术前 3~5 天,并开始静脉使用肝素;肝素在术前 4~6 小时停药,术后可重新使用;华法林可在几天后继续使用 |
| 华法林首次使用时为什么会引起皮肤坏死? | 开始使用时会抑制蛋白 C 和 S 导致机体处于高凝状态! 首次使用时可同时使用肝素预防 |

其他药物

描述以下药物:

硫糖铝	可形成一道抗酸屏障,附着于溃疡表面,治疗消化性溃疡;需要在酸性环境下才活化,所以不能和 H_2 受体阻滞剂一起使用
西咪替丁	H_2 受体阻滞剂(溃疡 / 胃炎)
雷尼替丁	H_2 受体阻滞剂(溃疡 / 胃炎)
昂丹司琼	止呕、止吐
PPI	质子泵抑制剂 Proton-Pump Inhibitor:胃酸分泌抑制剂;通过抑制 K^+/H^+-ATPase 起作用(如:奥美拉唑、埃索美拉唑)
异丙嗪	急性止吐药物,用于手术后病人
甲氧氯普胺	增加食管下端括约肌(LES)压力,促进胃排空;**多巴胺受体拮抗剂**;对于糖尿病胃轻瘫患者可促进营养管通过幽门
昂丹司琼	止吐药 /5- 羟色胺受体阻滞剂
白蛋白	5% 白蛋白 25% 白蛋白—可以提高渗透压,使血管外间隙液体流向血管内
沙丁胺醇	吸入用 β_2 受体激动剂(支气管扩张剂)
奥曲肽	生长抑素类似物

法莫替丁	H_2受体阻滞剂
阿司匹林	不可逆抑制环氧合酶,所以其抗血小板作用不可逆
呋塞米	袢利尿剂(注意低钾血症)
丹曲林	用于治疗恶性高热
米索前列醇	前列腺素E_1类似物 对胃十二指肠黏膜有保护作用

如果对青霉素过敏,结肠/阑尾切除患者可以选择哪些抗生素?	1. 环丙沙星 IV 2. 克林霉素 IV 或甲硝唑 IV
如果病人对一定剂量的呋塞米无反应,应该重复、增量还是减量?	如果对初始剂量无反应可以剂量加倍
异丙嗪引起的肌张力障碍该用哪种药物治疗?	苯海拉明 IV
哪种药物和肠系膜缺血有关?	洋地黄类
肾动脉狭窄病人不能使用哪种抗高血压药?	ACEI 类
对乙酰氨基酚会抑制血小板吗?	不会
抗癫痫药物有哪些?	苯二氮䓬类(如:劳拉西泮);苯妥英
列举术前用抗生素:	
人工血管植入	头孢唑林(覆盖革兰阳性菌)
阑尾切除	头孢西丁、特治星(覆盖厌氧菌)
结肠手术	头孢西丁、特治星(覆盖厌氧菌)

镇痛药

术后常用的镇痛药有哪些?	吗啡(最常见)、哌替啶、芬太尼、Percocet®、双氢吗啡酮
什么是 Percocet®?	一种口服镇痛药,是对乙酰氨基酚和羟考酮的混合制剂

哪种类型疼痛用哌替啶最合适？	治疗急性胰腺炎 / 胆道疾病引起的疼痛，因为普通吗啡会引起 Oddi 括约肌痉挛 / 收缩
镇痛药有什么副作用？	呼吸抑制、低血压、发痒、心动过缓、呕吐
哌替啶用药时间过长会有什么风险？	其代谢产物去甲哌替啶蓄积（尤其是肝肾功能障碍时），可以引起过度镇静、幻觉、癫痫
镇痛药过量时用哪种药物对抗？	纳洛酮 0.4mg IV
纳洛酮的半衰期多长？	0.5~1.5 小时。如果镇痛剂的半衰期更长则需要追加纳洛酮剂量
哪种镇痛药可以减少术后发抖？	哌替啶

其他

哪种药物可以逆转苯二氮䓬类药物作用？	氟马西尼 0.2mg IV
什么是酮咯酸？	静脉注射的 NSAID
使用酮咯酸有什么风险？	消化道出血、肾损伤、血小板功能障碍
病人正常进食时，需要静脉使用环丙沙星吗？	不需要——500mg 环丙沙星 口服可以达到静脉注射 400mg 同样的血药浓度，而且口服还便宜
什么是可乐定的"反弹效应"？	突然停用可乐定会导致严重的高血压反弹（也见于 β 受体阻滞剂）

第 22 章　并发症

肺不张

什么是肺不张?	肺泡塌陷
有哪些病因?	肺泡膨胀不良(如:术中机械通气不良、术后疼痛不敢用力吸气),吸入高浓度氧气
有哪些征象?	发热、呼吸音降低伴有啰音、呼吸气促、心动过速及胸部 X 线提示高密度影
危险因素有哪些?	COPD,吸烟,腹部或胸部手术,过度镇静,疼痛控制不良(病人会因为疼痛不敢用力深呼吸)
有什么特点?	是最常见的引起术后 1~2 天内发烧的原因
如何预防?	术前戒烟,使用激励性呼吸锻炼器,控制术后疼痛
如何治疗?	术后鼓励患者使用呼吸锻炼器,深呼吸,咳嗽,早期下床,吸痰以及胸部物理治疗

术后呼吸衰竭

什么是术后呼吸衰竭?	术后出现呼吸功能不全,伴随呼吸频率增快、气短、呼吸困难
需要和哪些情况鉴别?	低血容量,肺栓塞,COPD 患者吸氧浓度过高,肺不张,肺炎,误吸,肺水肿,腹腔间隔室综合征,气胸,乳糜胸,血胸,麻醉药物过量,痰栓堵塞气道

如何治疗?	吸氧,胸部物理治疗,吸痰,气管插管,必要时行机械通气
初步检查包括哪些?	血气、胸部 X 线、心电图、氧饱和度及胸部听诊
插管和机械通气的指征有哪些?	不能自我保护气道(无意识),呼吸费力,进行性**低氧血症**(吸氧情况下 $PaO_2 \leqslant 55$),进行性**酸中毒**($pH<7.3$ 及 $PCO_2>50$),呼吸频率 >35
引起术后胸腔积液的原因有哪些?	液体量过多,肺炎,横膈炎症及膈下脓肿形成可能
术后出现哮鸣音该如何处理?	沙丁胺醇喷雾器
为什么慢性 COPD 患者吸氧浓度过高时比较危险?	病人需要依靠相对低氧来刺激呼吸中枢,过多的氧气会解除这种刺激

肺栓塞

什么是肺栓塞?	DVT 栓塞肺动脉系统
什么是 DVT?	深静脉血栓 Deep Venous Thrombosis——盆腔或下肢静脉血栓形成
哪一侧髂静脉更容易发生 DVT?	左侧更常见(4:1),因为主动脉分叉部位跨过并压迫左侧髂静脉
深静脉血栓有哪些症状/体征?	下肢疼痛、肿胀、触痛、霍曼斯氏征、肺动脉栓塞 超过 50% 的患者没有症状
什么是霍曼斯征?	足背屈时小腿疼痛,为深静脉血栓的典型表现,但只有不到 1/3 的患者会有此表现
什么检查用于评估 DVT?	多普勒超声
什么是 Virchow 三联征?	1. 淤血 2. 血管内皮损伤 3. 高凝状态(血栓形成的危险因素)

DVT 和 PE 的危险因素有哪些?

手术, 多发伤, 瘫痪、制动、充血性心衰、肥胖、避孕药 / 他莫昔芬、癌症、高龄、红细胞增多症、心梗、肝素诱导血小板减少综合征、高凝状态(蛋白 C 或 S 缺乏)

肺动脉栓塞有哪些症状/体征?

气短、气急、低血压、胸痛、偶尔会发热、肺动脉听诊区 S_2 亢进、肺梗死后咯血

实验室检查有什么异常?

血气分析——PO_2 及 PCO_2 下降(过度通气所致)

哪些检查有助于确诊?

CTA, 通气 - 灌注扫描, 肺动脉造影是金标准

胸部 X 线有什么表现?

1. Westernmark 征(肺血管楔形样减少, X 线透过性增强)
2. 由于肺梗死, 胸膜边缘基底部透过性减弱

心电图有什么特点?

>50% 是正常的;典型的为肺心病表现;T 波多低平或 ST 段压低

什么是"马鞍"栓子?

肺动脉内栓子骑跨左、右肺动脉

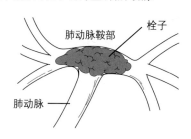

肺动脉鞍部　　栓子

肺动脉

病情稳定的情况下如何治疗?

抗凝(先用肝素, 然后 3~6 个月华法林)或使用 Greenfield 滤器

什么是下腔静脉滤器？	经颈内静脉植入下腔静脉的金属滤器,防止栓子进入肺动脉

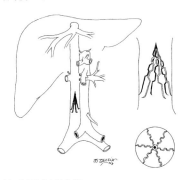

Greenfield 医生是如何想到在下腔静脉放置滤器的？	输油管道过滤器
什么情况可以使用下腔静脉滤器？	患者不能行抗凝治疗、抗凝治疗后仍有肺动脉栓塞风险或高危人群(如:盆腔或股骨骨折)
如果病情不稳定该如何治疗？	溶栓治疗;请胸外科会诊能否行 Trendelenburg 手术;导管内取栓
什么是 Trendelenburg 手术？	肺动脉栓子切除术
什么是"可取出"下腔静脉滤器？	可以取出的下腔静脉滤器
"可取出"腔静脉滤器实际上取出的比例是多少？	只有 20%
如何预防 DVT/PE 发生？	低分子肝素 40mg 皮下注射 QD;或 30mg 皮下注射 BID;或普通肝素(每 8 小时 5000 单位,必须术前开始),术中开始使用连续加压装置、加压靴(常和肝素一起并用),早期下床活动

吸入性肺炎

什么是吸入性肺炎？	呕吐物误吸引起的肺炎

危险因素有哪些?	插管/拔管,意识障碍(如:药物或酒精过量),吞咽障碍(食管疾病),胃管不起作用,头低脚高位,饱胃时行急诊插管,胃扩张
有哪些症状/体征?	呼吸衰竭,胸痛,痰液增多,发热,咳嗽,精神状态改变,心动过速,发绀,胸部 X 线提示浸润性改变
胸部 X 线有什么表现?	早期——毛片状浸润影或正常 晚期——肺炎、ARDS
哪个肺叶容易受累?	仰卧位——右上肺 坐位/半卧位——右下肺
哪种病原菌最常见?	社区获得性——革兰阳性菌/混合性 医院获得性/ICU——革兰阴性杆菌
需要做哪些检查?	胸部 X 线、革兰染色、痰培养、支气管肺泡灌洗
如何治疗?	支气管镜,如果进展为肺炎则使用抗生素,如果呼吸衰竭则行气管插管,如果进展为 ARDS 则通气模式改为 PEEP
什么是 Mendelson 综合征?	误吸胃内容物(如:胃酸)引起的化学性肺炎
预防吸入性肺炎是抗生素的使用指征吗?	不是

胃肠并发症

鼻胃管相关并发症有哪些?	误吸 - 肺炎/肺不张(尤其是当鼻胃管堵塞时) 鼻窦炎 上消化道少量出血 会厌炎 咽部刺激、胃刺激

胃扩张

危险因素有哪些?	腹部手术、胃出口梗阻、脾切除、麻醉药物
有哪些症状 / 体征?	腹胀,呃逆,电解质紊乱,呕吐
如何治疗?	鼻胃管减压
如果鼻胃管引流量很多该怎么办?	行腹部 X 线检查,如果鼻胃管在十二指肠,将其拉回胃内

术后胰腺炎

什么是术后胰腺炎?	是指术中对胰腺的操作或低血流灌注(如:体外循环)、胆囊结石、高钙血症、药物或特发性原因引起的胰腺炎
需要做什么实验室检查?	淀粉酶和脂肪酶
初步治疗措施有哪些?	治疗同其他原因导致的胰腺炎(如:禁食,积极液体复苏,必要时胃肠减压)

便秘

术后便秘原因有哪些?	麻醉药物、卧床
如何治疗?	OBR
什么是 OBR ?	肠道调整常规(Ortho Bowl Routine):每天口服多库酯钠,如果没有肠蠕动可用双卡可基栓剂,栓剂无效时可行灌肠

短肠综合征

什么是短肠综合征?	广泛性小肠切除后(小肠剩余 ≤120cm)营养不良及腹泻
初步治疗措施包括哪些?	早期 TPN,并逐步开始少量多餐

术后小肠梗阻 / 肠麻痹

小肠梗阻原因有哪些?	**粘连**(大多数自行缓解),嵌顿性疝(本身或筋膜 / 裂开)

肠麻痹原因有哪些？	开腹手术、低钾血症或麻醉药、腹腔内感染
肠梗阻/肠麻痹改善的征象是？	放屁、解大便
腹部手术后肠道恢复顺序是怎样？	**首先——小肠** **其次——胃** **最后——结肠**
什么时候病人可以通过 J 型管进食？	术后 12~24 小时，因为小肠在这段时间内最先恢复功能

黄疸

引起以下不同类型黄疸的原因有哪些？

肝前性黄疸	溶血(人工瓣膜)、血肿吸收、输血反应、体外循环后、输血(红细胞顺应性降低导致破裂)
肝性黄疸	**药物**,低血压,低氧,败血症,肝炎,右下肺梗死或炎症导致的肝脏反应性炎症、肝硬化病史、右心衰竭、肝脓肿、门静脉炎(门静脉血栓形成),Gilbert 综合征,Crigler-Najjar 综合征,Dubin-Johnson 综合征,TPN 时发生的脂质浸润
肝后性黄疸	胆总管结石、狭窄,胆管炎、胆囊炎、胆管损伤、胰腺炎、硬化性胆管炎、肿瘤(如:胆管癌、胰腺癌、胆囊癌、转移癌),胆汁淤积(如:使用头孢曲松)
哪种检查可以证实是否是溶血导致的黄疸？	**下降——**结合珠蛋白、红细胞比容 **增加——**LDH、网织红细胞 另外,外周血涂片可发现破裂红细胞碎片

盲襻综合征

什么是盲襻综合征？	小肠内细菌过度生长

病因有哪些?	任何影响小肠内容物通过的因素(比如:肠道淤积)
哪些手术因素可以引起 B$_{12}$ 缺乏?	盲襻综合征、胃切除(内因子分泌减少)、末端回肠切除(维生素 B$_{12}$ 吸收部位)

迷走神经切断后腹泻

指的是什么?	迷走神经干切断后发生的腹泻
发生原因是什么?	有人认为迷走神经干切断后引起胆盐快速进入结肠,渗透性升高导致水吸收减少,最后发生腹泻

倾倒综合征

什么是倾倒综合征?	**高渗性**食糜进入小肠,导致大量液体转移至小肠(正常情况下胃在排空前会对食糜进行稀释)
和哪些情况有关?	任何绕过幽门或降低其功能的手术操作(如:胃肠吻合或幽门成形),所以导致食糜倾倒入小肠
有哪些症状 / 体征?	餐后发汗、心动过速、腹部疼痛/腹胀、呕吐、排气增加、头晕、无力
如何确诊?	病史;给予高渗葡萄糖会引起类似症状
如何治疗?	少量多餐,低脂低糖高蛋白饮食;另外,进食时**避免液体**,以降低胃排空速度;手术是最后的选择
如何手术治疗?	改为 Rou-en-Y 吻合(± 反转空肠间置肠襻)
什么是反转空肠间置肠襻?	部分空肠被切下,然后反转,使其发生逆蠕动,这样可以降低食物进入小肠的速度

内分泌并发症

糖尿病酮症酸中毒（DKA）

什么是 DKA？	由于机体缺乏胰岛素，导致高血糖、酮体生成、渗透性利尿、代谢性酸中毒
有哪些征象？	多尿、呼吸过快、脱水、意识模糊、腹部疼痛
相关实验室检查有哪些？	血糖升高、阴离子间隙增大、低血钾、尿酮体阳性、酸中毒
如何治疗？	静脉给予胰岛素、输液、补钾，± 碳酸氢盐
DKA 患者需要严密监测哪种电解质？	钾离子及低钾血症（记住：纠正酸中毒及糖/胰岛素使钾离子进入细胞内是治疗高钾血症的方案）
DKA 患者需要排除什么？	感染（肛周脓肿很容易被漏掉！）

肾上腺皮质危象

什么是肾上腺皮质危象？	应激（如：手术、创伤、感染）后出现急性肾上腺功能不全
如何记住该病？	ADDisonian=ADrenal Down
病因有哪些？	手术后皮质醇分泌不足，术前长时间服用类固醇所致
有哪些症状/体征？	心动过速、恶心、呕吐、腹泻、**腹痛**、±发热、进行性昏睡、**低血压、甚至低血容量性休克**
最棘手的是什么？	心动过速及低血压对补液和升压药无反应
典型的检验结果是怎样的？	钠离子↓、钾离子↑（继发性醛固酮升高所致）

如何记忆其电解质变化情况？	记忆：按字母表顺序向下

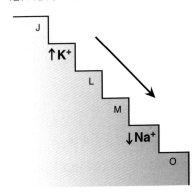

如何治疗？	静脉输液，静注氢化可的松，口服氟氢可的松
什么是氟氢可的松？	用于盐皮质激素替代治疗（醛固酮）

SIADH

什么是 SIADH？	抗利尿激素分泌异常综合征 Syndrome of Inappropriate AntiDiuretic Hormone
ADH 有什么作用？	增加肾脏对 NaCl 和 H_2O 的重吸收，增加血容量（后垂体分泌）
病因有哪些？	**主要是肺 / 中枢神经系统**：CNS 创伤、小细胞肺癌、胰腺癌、十二指肠癌、肺炎 / 肺脓肿、PEEP 增加、卒中、全麻、特发性的、手术后、吗啡
相关的实验室检查有哪些？	低钠、低氯、血浆渗透压降低，尿比重增加
如何记忆 SIADH 患者血钠变化情况？	记忆：SIADH=Sodium Is Always Down Here= 低血钠
如何治疗？	去除病因，限制液体入量

尿崩症

什么是尿崩症?	肾脏对水重吸收障碍,导致大量低比重尿形成
ADH 来源于哪?	垂体后叶
主要分哪两种类型?	1. 中枢性(神经性)尿崩 2. 肾性尿崩
其发生机制是什么?	1. 中枢性尿崩 =ADH 分泌减少 2. 肾性尿崩 =ADH 对肾脏效应减弱
中枢性尿崩常见原因有哪些?	脑外伤、肿瘤、手术以及感染
肾性尿崩常见原因有哪些?	两性霉素 B、高钙血症及慢性肾脏感染
实验室检查有什么异常?	高钠血症、尿钠降低、低渗尿及血浆渗透压增高
如何治疗?	补液,监测血钠水平及尿钠排出量,中枢性尿崩使用血管加压素,肾性尿崩症可能对噻嗪类利尿剂有效

心血管并发症

动脉通路相关并发症有哪些?	感染;血栓形成,可以导致手/指坏死;管道脱开引起死亡/出血(记住在动脉置管或抽动脉血气前行 Allen 试验)
什么是 Allen 试验?	评估手的尺动脉侧支循环情况: 病人握拳,检查者压住桡动脉和尺动脉,病人松拳,检查者松开尺动脉,如果松开尺动脉时手掌可以很快充血泛红,则即使桡动脉闭塞,尺动脉侧支循环也可以提供足够血供
中心静脉置管后出现呼吸困难的原因有哪些?	气胸、心包填塞、误穿颈动脉(形成血肿压迫气管)、空气栓塞
术后胸痛需要鉴别哪些情况?	心梗、肺不张、肺炎、胸膜炎、食管反流、肺栓塞、膈下脓肿、主动脉夹层、气胸/血胸/乳糜胸、胃炎

术后房颤需要注意哪些情况？	**液体超负荷、肺栓塞、心梗、疼痛**（儿茶酚胺释放过多）、肺不张、肺炎、洋地黄中毒、低氧血症、甲亢、高碳酸血症、特发性、酸中毒、电解质紊乱

心肌梗死

心梗后多长时间内行手术容易发生术后心梗？	心梗后 6 个月
术后发生心梗的危险因素有哪些？	既往心梗病史、心绞痛、心电图 Qs 波、听诊出现第三心音、颈静脉怒张、充血性心衰、主动脉狭窄、高龄、手术范围大、6 个月内有心梗病史、心电图异常
术后病人发生心梗时有什么表现？	**常常无胸痛** 新发**充血性心衰**、新发**心律失常**、低血压、胸痛、呼吸急促、心动过速、恶心 / 呕吐、心动过缓、颈痛、手臂痛
心电图上心脏缺血 / 心梗有什么表现？	T 波倒置、ST 段抬高、ST 段压低、心律不齐（如：新发房颤、室早、室性心律）
哪些检查有助于确诊？	肌钙蛋白 I、心肌酶谱（CKMB 升高）
术后心梗该如何处理？	硝酸盐类（贴剂或静滴） 如果病情允许，可加用阿司匹林 吸氧 吗啡控制疼痛 β 受体阻滞剂（如果可以耐受） 肝素（术后病人禁用溶栓治疗） ICU 监护
如何记忆术后心梗的治疗方案？	"BEMOAN" "叹息" 　BEta-blocker β 受体阻滞剂 　Morphine 吗啡 　Oxygen 氧气 　Aspirin 阿司匹林 　Nitrate 硝酸盐类

	译者注:
	"啊,马背上吸氧真潇洒"
	啊—阿司匹林
	马—吗啡
	背—β 受体阻滞剂
	氧—氧气
	潇—硝酸盐
术后心梗一般发生在什么时候?	三分之二发生术后 2~5 天(症状常不明显,表现为**呼吸困难**或**心律不齐**)

术后 CVA

什么是 CVA?	脑血管意外(脑卒中)
有哪些症状 / 体征?	失语、单侧运动 / 感觉缺失
需要做什么检查?	头部 CT;如果要抗凝治疗,必须排除出血;颈动脉超声评估有无狭窄
如何治疗?	阿司匹林, ± 肝素(如果病情允许)溶栓治疗通常不适用于术后病人
围手术期如何预防?	避免低血压;如果病情允许,高危病人在术前可继续阿司匹林;高危病人术前 B 超评估颈动脉情况

其他

术后肾衰竭

什么是术后肾衰竭?	血肌酐升高及肌酐清除率下降;常常和尿量减少有关
解释以下术语:	
无尿	24 小时尿量 <50ml
少尿	24 小时尿量在 50~400ml
如何鉴别不同类型肾衰?	
肾前性	**肾血流灌注不足**:液体量不足,低血压,心功能衰竭

肾性	**肾实质功能障碍**:急性肾小管坏死,肾毒性造影剂或药物
肾后性	**尿路梗阻**:导尿管梗阻/结石,输尿管/尿道损伤,前列腺增生,膀胱功能障碍(如:药物引起、脊髓麻醉)
需要做哪些检查?	实验室检查:电解质、尿素氮、肌酐、尿电解质/肌酐、FENa、尿常规、泌尿系B超
什么是 FENa?	尿排钠分数 Fraction Excretion of Na
FENa 如何计算?	$(U_{Na} \times P_{Cr}/P_{Na} \times U_{Cr}) \times 100$(U= 尿,Cr= 肌酐,Na= 钠离子,P= 血浆)

肾前性和肾性肾衰实验室检查有什么区别?

BUN/Cr 比值	肾前性:>20∶1 肾性:<20∶1
比重	肾前性:>1.020(肾脏要维持机体容量) 肾性:<1.020(肾脏浓缩能力下降)
FENa	肾前性:<1% 肾性:>2%
尿钠	肾前性:<20 肾性:>40
尿渗透压	肾前性:>450 肾性:<300mOsm/kg
什么时候需要透析?	液体超负荷,难治性高血钾,BUN>130,酸中毒,尿毒症并发症(脑病、心包积液)

DIC

什么是 DIC?	凝血系统瀑布样激活,导致**血栓形成**、血小板和凝血因子**消耗**、纤溶系统激活,导致**出血**

病因有哪些?	组织坏死、感染性休克、大血管内大量血液凝结、休克、过敏反应、大量输血反应、体外循环、癌症、产科并发症、蛇咬伤、创伤、烧伤、人工材料植入、肝功能异常
有哪些症状／体征?	手足发绀或其他血栓形成征象,切口、静脉穿刺、置管或黏膜部位弥漫性出血
实验室检查有什么异常?	纤维蛋白降解产物增多,PT/PTT 延长,血小板减少,纤维蛋白原减少(和出血有很强的相关性),裂细胞(破裂红细胞),D- 二聚体水平增高
如何治疗?	**治疗病因**;其他支持治疗:补液、吸氧、血小板、新鲜冰冻血浆、冷沉淀(纤维蛋白)、氨基己酸,在以血栓形成为主的时候,需要补充抗凝血酶 Ⅲ 的病人可考虑使用肝素

腹腔间隔室综合征

什么是腹腔间隔室综合征?	腹内压增高,见于开腹手术或大量输液患者(烧伤病人)
有哪些症状／体征?	腹部膨胀明显,尿量减少,气道压力增加,**腹内压增加**
如何测量腹内压?	测量膀胱内压(导尿管内灌注 50~100ml 水后连接测压计)
正常腹内压是多少?	<15mmHg
腹内压多高时需要处理?	≥25mmHg,尤其是出现失代偿征象时
如何治疗?	放置引流管减压和／或开腹减压(保持筋膜开放)
什么是"Bogata 袋"?	塑料薄片(空的泌尿外科冲洗袋或静脉输液袋),用来暂时封闭腹腔,增加腹腔容积

尿潴留

什么是尿潴留？ 因为药物或脊髓麻醉后尿液潴留致膀胱扩大

如何诊断？ 查体(膀胱可触及)、导尿管引出残余尿

如何治疗？ 留置导尿

大量尿潴留时,可立即放出多少尿量？ 放出 1L 后最好夹闭,过上一段时间后再引流剩余的尿液,这样避免血管迷走神经反射

老年人尿潴留的典型表现是什么？ 躁动不安

伤口感染

有哪些症状 / 体征？ 红、肿、热、痛

如何治疗？ 打开伤口,保持伤口开放,更换敷料,如果有蜂窝织炎则使用抗生素

筋膜裂开指的是什么？ 缝合的筋膜突然裂开

如何处理？ 急诊去手术室重新缝合

伤口血肿

伤口血肿指的是什么？ 手术创口局部血块聚集

如何处理？ 急性:去除血块并止血
亚急性:观察(热疗可以帮助重吸收)

伤口血清肿

什么是伤口血清肿？ 术后手术创口局部淋巴液或血清聚集

如何处理？ 有针穿刺抽吸,必要时重复操作(可放置引流管来预防)

伪膜性结肠炎

有哪些症状 / 体征？ 腹泻,发烧,低血压 / 心动过速

血性腹泻发生的概率是多少？ 10%

引起该病的典型抗生素是?	克林霉素(但几乎所有的抗生素可以引起)
如何诊断?	粪便里检测出难辨梭状芽孢杆菌毒素、粪便白细胞阳性、乙状结肠镜(肠腔里面可见黏液性假膜,由此命名)
如何治疗?	1. 甲硝唑(PO 或 IV) 2. 如果无效可口服万古霉素
什么时候需要急诊行结肠切除?	中毒性巨结肠

第 23 章　病房常见急诊情况

引起低血压的原因有哪些?	低血容量(医源性、出血),败血症,心肌梗死,心律不齐,低氧血症,测量错误(如:袖袋问题/动脉导管打折或血凝块形成),气胸,肺栓塞,心包积液,药物(如:吗啡)
如何处理?	ABC,查体,重测血压,开通静脉通路,快速补液,实验室检查(如:HCT),心电图,脉氧/生命体征监护,胸部 X 线,吸氧,检查药物/病史,如果怀疑败血症可以考虑静脉输注抗生素,出血部位加压
引起术后高血压的常见原因有哪些?	**疼痛**(儿茶酚胺释放所致),烦躁,高碳酸血症,低氧血症(也可以引起低血压),术前存在高血压,膀胱尿潴留
引起低氧血症/气短的原因有哪些?	肺不张、肺炎、痰栓、气胸、**肺栓塞**、心梗/心律不齐、血气分析误抽静脉血、氧饱和度检测仪故障/探头脱落、医源性(呼吸机参数设置错误)、严重贫血/低血容量、低心输出量、充血性心衰、ARDS、液体超负荷

如何处理?	ABC,查体,脉氧 / 生命体征监护,吸氧,静脉通路,血气,心电图,胸部 X 线
引起神志改变的原因有哪些?	低氧血症(除非明确排除)、低血压(如:心源性休克)、低血容量、医源性(麻醉药 / 苯二氮䓬类)、药物反应、酒精戒断、癫痫、ICU 精神障碍、脑血管意外、败血症、代谢紊乱、颅内出血、**老年人尿潴留**
酒精戒断有哪些征象?	**意识模糊**、心动过速 / 自主神经不稳定,癫痫,幻觉
心动过速的原因有哪些?	低血容量 / 第三间隙,疼痛,酒精戒断,焦虑 / 激惹,尿潴留,心律不齐(如:窦性或室性心动过速、房颤伴快速心率),心梗,肺栓塞,β 受体阻断剂停药后,吻合口漏
引起尿量减少的原因有哪些?	低血容量,尿潴留,**导尿管异常**,心衰,心梗,急性肾小管坏死,尿道 / 输尿管损伤,腹腔间隔室综合征,败血症
尿量减少如何处理?	查体,生命体征,检查或留置导尿管,冲洗导尿管,静脉补液

第 24 章　外科病人呼吸管理

术后 48 小时内发热最常见的原因是什么?	肺不张
什么是吸收性肺不张?	吸高浓度氧后肺泡内氮气被置换,导致肺泡塌陷(肺不张);氮气可以支撑肺泡,确保肺泡开放
什么是激励性呼吸锻炼器?	病人可以看到自己潮气量,这样可以鼓励患者不断锻炼提高它

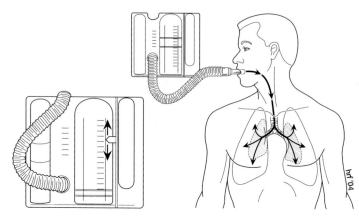

什么是氧气诱导的低通气?

COPD 患者主要是靠低氧来刺激呼吸,如果给予高氧,其刺激强度会下降,导致低通气

为什么气胸病人需要吸高浓度氧?

气胸腔内成分大部分是氮气——增加肺泡内氧浓度可以提高胸腔和肺泡两者之间氮分压梯度差值,有利于气胸吸收

什么是储氧面罩?

提供 100% 纯氧,带有一个储气囊

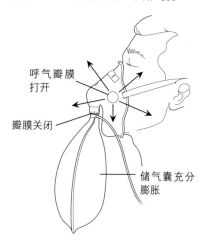

呼气瓣膜打开

瓣膜关闭

储气囊充分膨胀

为什么储氧面罩有一个储气囊? 　　吸气流量大于管道供给速度,储气囊可以储存并提供更多的氧气

其吸氧浓度最高可达到多少? 　　80%~90%

如何根据氧饱和度估算氧分压? 　　氧分压 40、50、60 大致对应氧饱和度 70、80、90

什么是鼻导管吸氧? 　　氧气通过鼻导管经鼻孔供氧

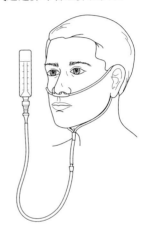

鼻导管吸氧流量每增加 1L,吸氧浓度增加多少? 　　约 3%

鼻导管吸氧最大有效流量是多少? 　　6L

第 25 章 外科营养

外科营养的原则是什么? 　　"如果肠道有功能,就不要让它闲着"

成人对不同营养物质每日需要量是多少:

蛋白质 　　1g/(kg·d)

热量	30kcal/(kg·d)

以下情况基础能量消耗(BEE)会增加多少?

严重头部外伤	增加约 1.7 倍
严重烧伤	增加约 2~3 倍

不同营养物质的能量密度是多少?

脂肪	9kcal/g(38kJ/g)
蛋白质	4kcal/g(17kJ/g)
糖	4kcal/g(17kJ/g)

氮和蛋白质之间的换算公式?	氮 ×6.25 =蛋白质
RQ 是什么?	呼吸商(Respiratory Quotient):CO_2 产生量与 O_2 消耗量的比值
正常 RQ 是多少?	0.8
如何降低 RQ?	增加脂肪摄入,减少糖类摄入
对于 CO_2 潴留病人,如何调整饮食以减少 CO_2 产生?	减少碳水化合物摄入,改用脂肪作为热量主要来源
哪些指标可以用于评估营养状况?	血液检测指标: **前白蛋白**($t_{1/2} \approx$ 2~3 天)——急性改变时的监测指标 转铁蛋白($t_{1/2} \approx$ 8~9 天) 白蛋白($t_{1/2} \approx$ 14~20 天)——慢性改变时的监测指标 总淋巴细胞计数 免疫无反应 视黄醇(维生素 A)结合蛋白($t_{1/2} \approx$ 12 小时)
铁在哪个部位吸收?	十二指肠(部分在近端空肠)
维生素 B_{12} 在哪里吸收?	末端回肠

哪些手术可以引起维生素 B$_{12}$ 缺乏？	胃切除、末端回肠切除、盲襻综合征
胆盐在哪个部位吸收？	末端回肠
脂溶性维生素在哪个部位吸收？	末端回肠
哪些维生素是脂溶性的？	K、A、D、E（"KADE"卡德）

下列物质缺乏会引起什么后果？

维生素 A 缺乏	伤口愈合不良
维生素 B$_{12}$/ 叶酸缺乏	巨细胞性贫血
维生素 C 缺乏	伤口愈合延迟、牙龈出血
维生素 K 缺乏	维生素 K 依赖性的凝血因子（II、VII、IX、X）缺乏、出血、PT 延迟
铬缺乏	血糖代谢异常
锌缺乏	伤口愈合延迟，秃顶，皮炎，味觉功能障碍
脂肪酸缺乏	皮肤干燥、脱屑；皮炎
哪种维生素可以增加口服铁的吸收？	口服维生素 C（抗坏血酸）
哪种维生素可以减少类固醇对伤口愈合的影响？	维生素 A
使用全肠外营养（TPN）的指征有哪些？	禁食 >7 天 肠外瘘 短肠综合征 长时间的肠梗阻
什么是 TPN？	全肠外营养（Total Parenteral Nutrition）= 静脉营养
TPN 里有什么？	蛋白质 糖类 脂类 （水、电解质、矿物质 / 维生素，± 胰岛素，± H$_2$ 受体阻滞剂）

TPN 里各种成分比例是多少?

脂类	提供 20%~30% 热量(如:大豆油脂)
蛋白质	1.7g/(kg·d) (提供 10%~20% 热量),以氨基酸形式提供
糖类	提供 50%~60% 热量,以葡萄糖形式提供

TPN 可能的并发症有哪些?	导管感染、肝脏脂质浸润、电解质/血糖异常、中央静脉置管时引起气胸、肠道屏障受损、胆囊炎、再进食综合征、高渗透压状态
肠内营养有哪些优点?	保持肠道屏障功能完整、减少细菌异位、不会发生导管相关的并发症、电解质/血糖问题更少
小肠的主要营养物质是什么?	谷氨酸盐
什么是再进食综合征?	饥饿后的病人(TPN 或肠内营养)重新进食后引起血钾、镁、磷下降
哪些凝血因子属于维生素 K 依赖性的?	2,7,9,10(2+7=9 及 10)
什么是要素管饲?	低残渣管饲,几乎全部被吸收
钙在哪个部位吸收?	十二指肠(主动) 空肠(被动)
结肠的主要营养物质是什么?	丁酸盐(以及其他短链脂肪酸)
维生素 B_{12} 必须和什么结合在一起才能被吸收?	胃壁细胞分泌的内因子
哪种镇静剂可以提供热量?	丙泊酚,热量 1kcal/ml(4.2kJ/ml),以脂质的形式提供
为什么 TPN 内的胰岛素不会全部输入患者体内?	胰岛素会粘附在输液管道上
确定机械通气患者热量需求的最好办法是什么?	代谢曲线图

什么是代谢曲线图?	通过计算氧气的消耗及二氧化碳的生成量来计算能量消耗
为什么使用 TPN 的患者血碳酸氢盐水平会升高?	乙酸盐增多(会进一步转化成碳酸氢盐)
什么是"营养"管饲?	管饲速度非常慢(一般 10~25ml/ 小时),被认为可以维持黏膜活性及功能
开腹手术后什么时候开始经口进食?	一般在排气或开始解大便之后(一般为术后 3~5 天)
判断营养状况的最佳指标是?	前白蛋白

第 26 章 休克

休克的定义?	组织灌注不良
分为几种类型(5)?	低血容量性休克
	感染性休克
	心源性休克
	神经源性休克
	过敏性休克
休克的征象有哪些?	皮肤苍白、冒汗、冰冷
	血压低、心动过速、呼吸加快
	精神变差及脉压变小
	毛细血管再充盈减弱
	尿量减少
判断组织灌注最好的指标是?	尿量、精神状态
评估组织灌注最好的实验室指标是?	乳酸水平(组织灌注不良时会升高)、碱剩余、血 pH(组织灌注不良时会出现酸中毒)

低血容量性休克

定义？	血管内容量减少
最常见的原因有哪些？	出血 烧伤 肠梗阻 挤压伤 胰腺炎
体征有哪些？	**早期**——体位性低血压、轻度心率增快、烦躁、出汗、血管痉挛（舒张压增高，伴随脉压减小） **晚期**——精神状态改变、血压下降、明显心动过速

以下情况会有哪些症状 / 体征：

一级出血（<15% 或 750ml）	轻度烦躁，生命体征正常
二级出血（15%~30% 或 750~1500ml）	收缩压正常，脉压减小，心动过速，呼吸过速，烦躁
三级出血（30%~40% 或 1500~2000ml）	心动过速（心率 >120bpm），呼吸过速（呼吸频率 >30），**收缩压下降**，脉压下降，意识模糊
四级出血（>40% 或 2000ml）	收缩压下降，心动过速（HR>140bpm），呼吸过速（呼吸频率 >35），脉压下降，意识模糊及昏睡，无尿
如何治疗？	1. **止血** 2. **扩容**：静脉输液（等渗的乳酸钠林格），必要时给予血制品

如何评价治疗的有效性？

床边评估：	尿量、血压、心率、精神状态、四肢温度、毛细血管再充盈情况、体温
实验室评估：	pH、碱剩余、乳酸水平

复苏失败最常见的原因有哪些？	持续大量出血、需要手术治疗
为什么低血容量休克早期脉压会下降？	由于血管痉挛导致舒张压升高，脉压（收缩压 – 舒张压）下降
低血容量性休克早期最常见的生命体征改变是什么？	心动过速
哪种病人低血容量性休克时不会出现反应性心动过速？	使用 β 受体阻滞剂患者、脊髓损伤患者（失去交感神经张力）、耐力好的运动员
低血容量性休克患者需要使用缩血管药物吗？	不要
低血容量性休克患者需要采取头低脚高位吗？	不要

感染性休克

定义？	明确的感染及低血压
致病菌有哪些？	最常见——革兰阴性菌败血症 较少见——革兰阳性菌、真菌
感染性休克的危险因素有哪些？	任何可以增加感染风险的因素（如：创伤、免疫抑制剂、皮质激素、血液系统疾病、糖尿病）
感染性休克最危险的并发症是什么？	多器官功能衰竭、DIC、死亡
有哪些症状 / 体征？	早期——血管扩张，导致皮肤温暖及脉搏洪大，尿量正常 晚期——血管收缩及尿量减少，神志改变，低血压
细菌性感染性休克患者血培养阳性率是多少？	只有 50%
有哪些临床表现？	发热、过度通气、心动过速

实验室检查有什么表现？	早期——血糖升高/尿糖、呼吸性碱中毒、血液浓缩、白细胞减少
	晚期——白细胞增高、酸中毒、乳酸水平升高
	（注意：明确哪种细菌感染对指导治疗/抗生素很重要）
如何治疗？	1. 扩容（静脉输液）
	2. 抗生素（首先经验性用药，再根据培养结果用药）
	3. 感染部位引流
	4. 必要时给予升压药
	5. Zygris
什么是 Zygris？	活性蛋白 C，具有降低感染性休克和多器官功能障碍患者死亡率作用

心源性休克

定义？	心功能不全；左心功能衰竭（常见）引起的组织灌注不足
病因有哪些？	心肌梗死，乳头及功能障碍，大面积心肌挫伤，心包填塞，张力性气胸，心脏瓣膜疾病
有哪些症状/体征？	呼吸困难
	肺部啰音
	交替脉（弱脉之后出现强脉）
	肺动脉瓣区 S2 增强
	奔马律
有哪些相关的体征/指标？	低血压，心输出量减少，CVP 升高/楔压升高，尿量减少（肾血流减少），心动过速（可能）
胸部 X 线上有什么表现？	肺水肿

如何治疗?	根据诊断及发病机制决定:
	1. 充血性心力衰竭:利尿剂减轻后负荷(如:ACEI类),可以用或不用升压药
	2. 左心功能衰竭(心梗):升压药,减轻后负荷
治疗都无效时最后可以选择什么?	主动脉内球囊反搏(IABP) 心室辅助装置(VAD)

神经源性休克

定义?	血管失去交感神经张力,导致组织灌注不足
常见原因有哪些?	脊髓损伤: 　脊髓完全横断伤 　脊髓部分损伤,伴有脊髓休克 　脊髓麻醉
有哪些症状/体征?	**低血压**及**心动过缓**,神经功能缺失
为什么心率和血压都下降?	失去交感神经张力 (需注意排除低血容量性休克,如:腹腔积血)
有哪些临床表现?	神经功能损伤提示脊髓损伤
考虑脊髓损伤时必须排除什么?	出血性休克
如何治疗?	**静脉输液**(液体复苏无效时才考虑使用升压药)
脊髓损伤患者中出现单纯神经源性低血压比例是多少?	67%(三分之二)
什么是脊髓休克?	脊髓损伤后出现完全的弛缓性瘫痪
检查哪个反射可以评估最低神经平面?	球海绵体反射:检查挤压阴茎或阴蒂时有无肛门括约肌收缩
最低神经平面支配的随意肌是什么?	肛门外括约肌

脊髓休克的典型临床表现是什么?	低血压 心动过缓或不出现代偿性的心跳增快

其他

过敏性休克如何治疗?	"BASE": 苯海拉明(Benadryl) 氨茶碱(Aminophylline) 激素(Steroid) 肾上腺素(Epinephrine)

第27章 外科感染

炎症/感染的典型临床表现有哪些?	红、肿、热、痛
释义:	
菌血症	血液中有细菌
SIRS	全身炎症反应综合征 Systemic Inflammatory Response Syndrome(发热、心动过速、呼吸急促、白细胞升高)
SIRS 的诊断标准	满足以下 2 个或以上条件: 体温 <36℃或 >38℃ 呼吸 >20 次/分 心率 >90 次/分 白细胞 <4k 或 >12k($<4 \times 10^9$/L 或 $>12 \times 10^9$/L)
败血症	明确的感染及 SIRS
脓毒性休克	败血症及低血压
蜂窝织炎	由于真皮浅部及表皮感染出现红斑(链球菌感染多于葡萄球菌)

脓肿	脓液集聚在一个腔内
双重感染	当抗生素治疗某个部位感染时,另一个部位发生新的感染(如:假膜性结肠炎)
院内感染	在医院内发生的感染
经验性抗感染	基于以往的细菌敏感性结果及经验,在等待细菌培养结果出来之前开始抗感染治疗
预防性抗感染	抗生素预防感染治疗
最常见的院内感染类型是?	尿路感染
最常见的导致死亡的院内感染类型是什么?	呼吸道感染(肺炎)

尿路感染

如何诊断?	尿液分析、尿培养、镜下发现尿液中有白细胞
尿液分析结果阳性指的是什么?	亚硝酸盐阳性(细菌所致) 白细胞酯酶阳性(源于白细胞) 每高倍镜视野 >10 个 WBC 发现细菌(支持诊断)
集落形成单位达到多少时才能确诊尿路感染?	尿培养一般需要达到 100 000 或 10^5 集落形成单位
常见的致病菌有哪些?	大肠杆菌、克雷伯杆菌属、变形杆菌属(肠球菌、金黄色葡萄球菌)
如何治疗?	使用抗菌谱覆盖革兰氏阴性菌的抗生素(如:磺胺甲噁唑或甲氧苄啶、庆大霉素、环丙沙星、氨曲南);注意细菌培养结果及对药物敏感性
膀胱念珠菌病如何治疗?	1. 拔除或更换导尿管 2. 系统性氟康唑治疗或用两性霉素行膀胱冲洗

中心静脉置管感染

中心静脉置管感染有哪些表现？	**无法解释的血糖升高**、发热、精神状态改变、低血压、心动过速→**休克**，中心静脉置管部位脓液、红斑
什么是导管相关性血流感染？	1. 置管时间超过 2 天 2. 血培养阳性 3. 没有其他部位感染
引起"导管相关性血流感染"的最常见细菌是什么？	凝固酶阴性葡萄球菌(33%)、肠球菌、金黄色葡萄球菌、革兰阴性杆菌
中心静脉置管在什么时候需要更换？	感染的时候，对于非烧伤病人没有必要七天更换一次
哪种中心静脉输液会增加感染机会？	高营养(TPN)
如何治疗？	1. 拔除中心静脉导管(送检细菌培养)± 抗生素 iv 2. 新的部位重新置管
外周短的静脉留置管多长时间更换一次？	每 72~96 小时

伤口感染(手术部位感染)

如何定义？	手术伤口部位的感染
什么时候发生？	一般发生在术后 5~7 天
有哪些症状 / 体征？	切口部位**疼痛**、红斑、渗液、硬结、皮肤温热、发烧
如何治疗？	去除皮肤缝线 / 皮钉、明确有无筋膜裂开、敞开伤口后再包扎、送检伤口渗液培养、抗生素治疗
术后伤口感染最常见的细菌是什么？	金黄色葡萄球菌(20%) 大肠杆菌(10%) 肠球菌(10%) 其他原因：表皮葡萄球菌、假单胞菌、厌氧菌、其他格兰阴性菌、链球菌

哪些细菌可以引起术后 24 小时内伤口感染及发热?	1. 链球菌 2. 梭状芽孢杆菌(铜棕色渗液,伴有伤口疼痛)

手术伤口分类

什么是"清洁"伤口?	择期、非外伤且无急性炎症的手术伤口;通常一期缝合,无需放置引流
清洁伤口感染发生率是多少?	<1.5%
什么是清洁-污染伤口?	无特殊污染的消化道、呼吸道手术,或经胆道、泌尿道的手术
若术前无感染,清洁-污染伤口术后发生感染的几率是多少?	<3%
什么是污染伤口?	急性炎症、创伤性伤口、消化道内容物溢出、无菌技术性问题
污染伤口发生感染的几率是多少?	≈ 5%
什么是感染伤口?	有脓液、脏器穿孔或很脏的创伤伤口
感染伤口发生感染的几率是多少?	≈ 33%
伤口感染的并发症有哪些?	瘘管、窦道、败血症、脓肿、伤口愈合延迟、双重感染(如:抗生素治疗原发感染时出现另外部位感染)、疝气
伤口感染的危险因素有哪些?	异物(如:缝线、引流管、植入物) 血流减少(输送中性粒细胞及抗生素减少) 缝合过紧导致组织发生缺血 坏死组织或局部组织破坏过多(如:电凝过多) 手术时间过长(超过 2 小时) 术中低体温 血肿或血清肿 死腔导致吞噬细胞难以到达细菌 切缘对合不良

哪些患者容易发生伤口感染?	尿毒症 低血容量性休克 血管闭塞 高龄 其他部位感染
举例说明哪些人处于免疫抑制状态?	使用免疫抑制剂治疗 化疗 全身性恶性肿瘤 外伤或烧伤 糖尿病 肥胖 营养不良 艾滋病 尿毒症
需要做哪些检查?	血常规:白细胞增多或白细胞减少(有的脓肿里面可能积存大量白细胞),血培养,影像学检查(如:CT 扫描明确脓肿部位)
如何治疗?	切开引流——脓肿必须要引流(注意:波动提示为皮下脓肿,大部分腹腔脓肿可经皮引流) 对于深部脓肿需要抗生素治疗
哪些皮下脓肿引流后需要行抗生素治疗?	糖尿病、周围蜂窝织炎、人工心脏瓣膜,或免疫功能不全

腹腔脓肿

什么是腹腔脓肿?	腹膜腔内的脓肿
病因有哪些?	剖腹手术后、阑尾破裂、腹膜炎、任何腹腔内炎症、吻合口漏
常发生于哪些部位?	盆腔、Morison 腔、膈下、结肠旁沟、阑尾周围、网膜囊

有哪些症状 / 体征？	发热（典型表现为突发高热）、腹部疼痛、肿块
如何诊断？	腹部 CT 扫描（或超声）
什么时候行腹部 CT 排除术后脓肿形成？	术后 7 天（早期脓肿没有完全成形，看上去像术后正常的反应性积液）
CT 上哪些表现提示脓肿形成？	积液周围有纤维外壳，液体内有**气体**
如何治疗？	CT 引导经皮穿刺
盆腔脓肿还可以用什么引流方法？	经直肠引流（或经阴道）
哪种脓肿不需要引流？	阿米巴脓肿

坏死性筋膜炎

什么是坏死性筋膜炎？	皮下筋膜的细菌感染（可以沿筋膜层迅速扩散）
致病菌有哪些？	一般来说以 A 型化脓性链球菌多见，但通常为合并厌氧菌 / 革兰阴性菌的混合感染
有什么症状 / 体征？	发热、疼痛、捻发音、蜂窝织炎、皮肤变色、血疱（出血性水疱）、皮肤渗液、白细胞升高、X 线提示皮下气体、感染性休克
如何治疗？	补液，静脉使用抗生素，尽早手术清创，细菌培养，预防破伤风
坏死性筋膜炎是急诊吗？	是的，需要立即去手术室处理

梭状芽孢杆菌性肌炎

什么是梭状芽孢杆菌性肌炎？	肌肉发生梭状芽孢杆菌感染
又叫什么？	气性坏疽
最常见的致病菌是什么？	产气荚膜杆菌
有哪些症状 / 体征？	疼痛、发热、休克、捻发音、恶臭棕色渗液、X 线检查提示皮下积气

如何治疗?	静脉使用抗生素,积极手术清除受累肌肉,预防破伤风

化脓性汗腺炎

什么是化脓性汗腺炎?	**顶浆分泌**的汗腺感染/脓肿形成
哪三个部位常见?	会阴部/臀部、腹股沟区、腋窝(有顶浆分泌腺的部位)
最常见的致病菌是什么?	金黄色葡萄球菌
如何治疗?	抗生素 切开引流(慢性感染者,需要切除相应皮肤和腺体)

伪膜性结肠炎

什么是伪膜性结肠炎?	使用抗生素后肠道正常菌群减少,导致肠道内艰难梭状芽孢杆菌过度生长所致(注意:任何抗生素都可以引起,但尤以青霉素类、头孢类、克林霉素多见)
有哪些症状/体征?	**腹泻**(10% 病人为血性的),± 发热,±白细胞↑,± 腹部绞痛,± 腹胀
引起腹泻的原因是什么?	艰难梭状芽孢杆菌释放的外毒素
如何诊断?	粪便外毒素滴度测定;粪便里可以有或没有白细胞,结肠镜可以发现渗出物像一层膜一样(因此叫"伪膜性")
如何治疗?	口服甲硝唑(敏感性 93%)或万古霉素(敏感性 97%),停用致病药物,**绝不要用抑制肠蠕动药物**

预防性使用抗生素

预防性静脉使用抗生素的指征有哪些?	意外创伤伴有严重污染及组织损伤 意外创伤需要手术治疗,但不得不推迟时 人工瓣膜或伴有瓣膜疾病 腹腔内空腔脏器穿透伤 手术切除大肠及吻合 心脏血管外科手术需要使用人工血管等植入物 开放性骨折(在急诊室就开始使用) 伤口处理前时间超过 8 小时
对于大肠 / 腹部创伤 / 阑尾炎,预防性抗生素治疗需要覆盖哪种细菌?	厌氧菌
哪些常用的抗生素覆盖厌氧菌?	头孢西丁、克林霉素、甲硝唑、头孢替坦、氨苄西林舒巴坦、哌拉西林他唑巴坦、特美汀(替卡西林克拉维酸)、亚胺培南
血管手术预防性抗感染用哪种抗生素?	头孢唑林(如果患者对青霉素明显过敏,如荨麻疹 / 肿胀 / 气急,红霉素和克林霉素也可以作为选择)
什么时候开始预防性使用抗生素?	在**手术切皮开始时**必须达到适当的血药浓度

腮腺炎

如何定义?	腮腺的感染
最常见的致病菌是?	葡萄球菌
相关危险因素有哪些?	年龄 >65 岁、营养不良、口腔卫生差、留置鼻胃管、禁食、脱水
一般发生在什么时候?	术后 2 周左右

有哪些征象?	腮腺发热、红、触痛,白细胞升高
如何治疗?	抗生素,必要时行手术引流

其他

什么是"缝线脓肿"?	由于缝线是异物,围绕皮下缝线形成的皮下脓肿,需要引流及拆除缝线
粪便(结肠)里有哪些细菌?	厌氧菌—脆弱拟杆菌 需氧菌—大肠杆菌
被人咬后感染的伤口有哪些细菌?	草绿色链球菌、金黄色葡萄球菌、消化球菌属、艾肯菌属(采用奥格门汀治疗)
ICU 肺炎以哪种类型致病菌最常见?	革兰阴性菌
什么是 Fournier 坏疽?	一种会阴感染类型,典型的见于糖尿病患者,先从阴囊开始发展,需要三联抗生素治疗及外科手术清创——属于外科急诊
腹腔冲洗液里加入抗生素可以降低腹腔脓肿发生率吗?	不会(用灌洗液稀释就足够了)
假单胞菌感染的典型临床表现有哪些?	绿色渗液及"烂水果"样臭味
三联抗生素一般指哪几种?	青霉素、庆大霉素、甲硝唑
阿米巴感染用哪种抗生素治疗?	甲硝唑
中心静脉导管及人工植入材料容易发生哪种细菌感染?	**表皮**葡萄球菌
放线菌感染用哪种抗生素治疗?	青霉素 G(非常敏感)
什么是疖?	葡萄球菌感染毛囊形成的脓肿
什么是痈?	葡萄球菌感染皮下形成的脓肿(通常为疖发展而来),多见于糖尿病患者(注意排除糖尿病)

什么是化脓性指头炎?	指头感染
放线菌感染在显微镜下有什么特别表现?	硫磺样颗粒
引起破伤风的细菌是?	破伤风杆菌
破伤风有哪些表现?	牙关紧闭、肌肉痉挛、喉痉挛、抽搐、呼吸衰竭
对可能发生破伤风的伤口应该怎样预防处理?	
接种过三次疫苗	不需要处理(如果最后一次注射时间超过 5 年,则注射破伤风类毒素)
接种过两次疫苗	破伤风类毒素
接种过一次疫苗	肌注破伤风免疫球蛋白以及破伤风类毒素(在两个不同部位注射!)
没有接种过疫苗	肌注破伤风免疫球蛋白以及破伤风类毒素(在两个不同部位注射!)
什么是 Fit-Hugh-Curtis 综合征?	女性淋球菌性肝周炎引起的右上腹疼痛
哪项指标提示尿液分析标本污染?	鳞状细胞 >3

第 28 章　发热

术后发热指的是什么?	术后体温 >38.5℃或 101.5° F
引起术后发热最常见的原因有哪些(5W)?	Wind—肺不张 Water—尿路感染 Wound—伤口感染 Walking—深静脉血栓 / 血栓性静脉炎 Wonder drug—药物引起的发热

以下原因引的发热一般在术后多长时间出现?	
肺不张	术后最初 24~48 小时
尿路感染	术后第 3 天以后
伤口感染	一般术后第 5 天以后(但任何时候都有可能发生)
深静脉血栓 / 血栓性静脉炎	术后第 7~10 天
药物热	任何时间
术后 1~2 天发热的最常见原因是什么?	肺不张(组织损伤后释放的细胞因子的可能性最大!)
出现术后发热时全套的检查包括哪些?	查体(如:检查伤口)、胸部 X 线、尿常规、血培养、血常规
术后 24 小时内引起发热的可能原因有哪些?	肺不张、释放的细胞因子、β - 溶血性链球菌或梭状芽孢杆菌引起的伤口感染、吻合口漏
术中麻醉引起的高热叫什么?	恶性高热—用丹曲林治疗
术后 5~10 天发热的原因有哪些?	伤口感染、肺炎、脓肿、血肿感染、伪膜性肠炎、吻合口漏、深静脉血栓、腹腔脓肿、药物热、肺栓塞、腮腺炎
术后 1~2 天引起伤口感染的原因有哪些?	链球菌 梭状芽孢杆菌(铜棕色渗液,疼痛明显)
任何时候都可能引起发热的原因有哪些?	1. 静脉注射部位感染 2. 中心静脉感染 3. 药物

第 29 章　外科预防

哪种药物可以预防术后消化道出血?	H_2 受体阻断剂、质子泵抑制剂
如何预防术后肺不张 / 肺炎的发生?	鼓励深呼吸、咳嗽、**戒烟**、下床活动
如何预防术后深静脉血栓形成?	低分子肝素或低剂量肝素皮下注射、间歇充气加压装置或两者联合、早期下床活动
如何预防术后伤口感染?	术前晚淋浴并用氯己定擦洗 **不要使用刮胡刀剃毛**(只能使用电动剃须刀) 术前完善备皮 污染的伤口不要一期缝合 **切皮前确保抗生素达到一定血药浓度** 不要过多使用电刀(会引起组织坏死)
为什么不能用刮胡刀剃毛?	小伤口提供细菌滋生地,进一步引起伤口感染
预防性抗生素治疗持续多久?	<24 小时
静脉使用抗生素治疗时,如何预防口腔 / 食管真菌感染?	口服制霉菌素
如何预防呼吸机相关性肺炎?	床头抬高 >30°,洗手,注意病人口腔卫生,避免胃过度膨胀
如何行手术前肠道准备?	1. 肠道准备:泻药清洁肠道,减少结肠细菌数(聚乙二醇或磷酸钠盐口服溶液) 2. 术前口服抗生素(新霉素、红霉素) 3. 术前使用抗菌谱包含厌氧菌的抗生素(如:头孢西丁)

有证据表明肠道准备能减少感染几率吗?	没有
如何避免脾切除后极重度脓毒症(OPSS)?	注射针对流感嗜血杆菌、链球菌、脑膜炎球菌的疫苗,一旦出现发热立即使用青霉素
如何预防心脏瓣膜疾病或瓣膜置换患者发生心内膜炎?	牙齿相关操作或外科手术前使用抗生素
如何预防破伤风?	注射破伤风类毒素(如果伤口很脏,之前没有或仅注射一次疫苗的患者,加用破伤风免疫球蛋白)
如何预防 Wernicke 脑病发生?	Rally Pack(里面含有维生素,液体呈黄色,所以又叫香蕉包);包含维生素 B_1、叶酸及镁
为了防止酗酒患者发生 Wernicke 脑病,什么时候给予葡萄糖?	给予维生素 B_1 之后
什么是 Wernicke 脑病?	酗酒患者由于维生素 B_1 缺乏引起的一种疾病,表现为三联征: 1. 意识模糊 2. 眼肌麻痹 3. 共济失调
对长期使用类固醇的病人,如何降低围手术期肾上腺危象发生概率?	给予"应激-剂量"类固醇:术前给予100mg 氢化可的松,术后每 8 小时追加一次,然后逐步减量

第 30 章　外科放射学

胸部

良好的胸片拍摄位应该是怎样的?

胸片必须是"RIPE"(成熟的)

Rotation 旋转角度:两侧锁骨头到胸椎棘突的距离必须是相等的

Inspiration 吸气程度:膈肌后部必须在 8~10 肋水平或以下,前部必须在 5~6 肋水平或以下

Penetration 曝光程度:使椎间盘间隙清楚显示,但椎体骨性细节不能显露过多,透过心脏可以看清楚气管、血管结构

Exposure 暴露范围:必须保证所有肺野都能看到

如何阅读胸片?

按以下顺序进行:

管道和中心静脉置管:检查其位置

病人信息:名字、日期、病案号

方向:上 / 下,左 / 右

拍摄位:前后位 / 后前位,仰卧位 / 站立位,俯卧位

气管:中线有无偏移,管径大小

肺:充血性心衰、肿块

肺血管:动脉 / 静脉有无增粗

纵隔:主动脉结、淋巴结

肺门:肿块、淋巴结

心脏:横径必须小于胸腔横径的一半

胸膜:积液、增厚、气胸

骨:骨折、病变

软组织:外周及横膈以下

哪种拍摄体位更好:前后位还是后前位?	后前位,心脏放大效应减小(心脏更靠近 X 线板)
一般来说,立位胸片横膈可以掩盖多少量的胸腔积液?	最多可以达到 500ml
如何从胸片上确认胸管最后一个孔在胸腔里?	胸管上的侧孔具有透光性,因此胸片上沿着管道找到缺口处,看是否位于胸腔内
如何区分是包裹性还是游离性胸腔积液?	行同侧侧卧位胸片检查,如果没有包裹则积液会流动扩散
如何从胸片上判断有无气胸?	气胸时在白色胸膜线外侧可以看到没有肺纹理的气体—站立位胸片在肺尖部更明显
经鼻胃管或鼻十二指肠管喂养前需要做哪种 X 线检查?	低位的胸片,确保管子在消化道,而不是肺里
如何明确颈椎有无骨性损伤?	CT 扫描
如何明确有无颈椎韧带损伤?	颈椎侧屈及伸展位 X 片,MRI
创伤性主动脉损伤时胸部 X 线有什么表现?	纵隔增宽 >8cm(最常见) 肺尖帽形成 主动脉结影消失 左主支气管向下侧移位,鼻胃管移向右侧,气管移位,血胸
如何阅读 CT?	仰卧位的横断面应从脚端到头端依次阅读

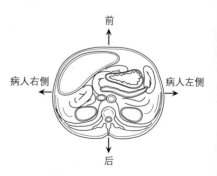

腹部

如何阅读腹部 X 线片？	按以下顺序进行： **病人信息**：名字、日期、病案号 **方向**：上 / 下，左 / 右 **拍摄位**：前后位 / 后前位，仰卧位 / 站立位，俯卧位 **气体**：膈下游离气体，气液平面 **气体扩张**：(3, 6, 9 规则) **边界**：腰大肌影，腹膜前脂肪条纹 **肿块**：检查有无器官肿大，肾脏阴影 **结石 / 钙化**：尿路、胆道、肠石 **粪便** **管道** **骨骼** **异物**
如何鉴别小肠梗阻和小肠麻痹？	小肠梗阻在近端扩张的肠管和远端正常肠管(可能没有气体)之间有明显转折点，而小肠麻痹则是弥漫性肠管扩张
气 - 液平面有何意义？	见于肠梗阻或肠麻痹患者站立位腹部 X 线检查，肠管直径增大，气体和液体分开

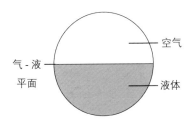

小肠、横结肠及盲肠的正常直径是多少？	用"3, 6, 9"规则记忆： 小肠 <3cm 横结肠 <6cm 盲肠 <9cm

小肠 "3" 规则指的是什么?	小肠厚度 <3mm 小肠皱褶厚度 <3mm 小肠直径 <3cm
在腹部 X 线上如何区分小肠和大肠?	根据管腔内皱褶:小肠环形皱褶是完整的,而大肠的皱褶只是部分环绕肠腔的
仰卧位时腹腔积液积聚在哪里?	Morison 陷窝(肝肾隐窝),位于右肾前面及肝右叶后面之间
肾结石 X 线表现为阳性结石的比例是多少?	≈ 90%
胆囊结石 X 线表现为阳性结石的比例是多少	≈ 10%
急性阑尾炎患者 X 线表现为阳性粪石的比例是多少?	≈ 5%
阑尾炎 X 线检查有哪些特征性表现?	粪石;前哨肠袢;由于疼痛,脊柱侧凸偏离右侧;占位效应(脓肿);腰大肌影消失;腹膜外脂肪条纹消失;如果穿孔,还可以有少量游离气体
KUB 是什么的缩写?	代表 Kidney 肾、Ureters 子宫及 Bladder 膀胱——常用来指腹部平片
什么是"胡萝卜"征或"鸟嘴"征"?	乙状结肠扭转患者钡剂灌肠的 X 线表现,贲门失弛缓症患者吞钡试验时表现

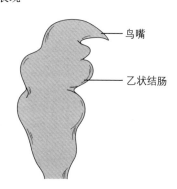

什么是"截断征"？	肠梗阻时的表现,扩张的肠道和正常肠道之间像被截断了一样
什么是"前哨肠袢"？	腹腔发生炎症时,邻近的肠管扩张或出现气液平(如:阑尾炎时右下腹可见)
腰大肌影消失指的是什么？	腹部 X 线上腰大肌清晰的边界消失,提示炎症或腹腔积液
腹膜外脂肪条纹消失指的是什么？	侧腹膜 / 腹膜外脂肪交界面消失,提示炎症
什么是"拇指印"？	出现非特异性结肠黏膜水肿时,腹部 X 线表现为拇指印一样
什么是肠壁积气？	气体位于肠壁内(常常提示着**肠管坏死**),见于先天性变异或长期使用类固醇患者
什么是游离气体？	腹腔内游离气体(气体本应该只见于胃或肠道),见于胃或肠穿孔

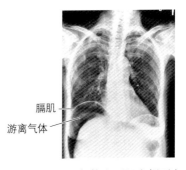

膈肌

游离气体

哪种体位最适合检查腹腔内游离气体？	直立位胸片——气体在膈肌右侧下方
如果无法站立,可以采取什么体位？	左侧卧位,因为这样可以避免和胃泡混淆,肠壁**两侧**都能看到气体;该体位可以发现 1ml 以上的气体
开腹术后腹腔游离气体可持续多长时间？	通常不超过 7 天

什么是 Chilaiditi 征?	横结肠位于肝脏上方,看起来像游离气体
患者腹腔脓肿术后多长时间复查腹部 / 盆部 CT?	术后 7 天或更长,完整的脓肿形成需要足够长时间
评估胆道和胆囊最好的检查方式是什么?	超声
胆囊未切除的情况下,正常胆总管直径是多少?	40 岁以前 <4mm, 以后每 10 年增加 1mm(如:70 岁时为 7mm)
胆囊切除后胆总管正常直径是多少?	8~10mm
急性胆囊炎在 B 超上有什么表现?	胆囊结石,胆囊壁增厚(>3mm),胆囊增大(前后位 >4cm),胆囊颈部结石,胆囊周边积液
哪种类型肾结石在腹部 X 线上看不到?	尿酸结石
有对比剂过敏史患者再次检查时如何预防?	甲强龙或地塞米松,改用非离子型造影剂(过敏反应发生率是便宜的离子型造影剂的 1/5)
什么是 C-C 乳腺摄影?	即头 - 尾乳腺 X 摄影(Cranio-Caudal mammogram),乳腺是从上 - 下方向拍片的

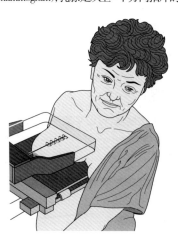

什么是 MLO 乳腺摄影？

内-外-斜乳腺摄影（Medio-Lateral-Oblique mammogram），乳腺是从腋窝向胸骨下端呈 45° 拍片的

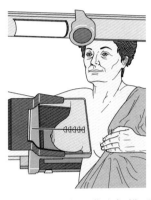

怀疑肺栓塞时最好做什么检查？

胸部螺旋 CT，通气-灌流扫描，肺动脉造影（"金标准"）

第 31 章 麻醉

解释以下术语：

麻醉	感觉/痛觉消失
局部麻醉	躯体小范围的局限性的区域麻醉（比如利多卡因用于肘部外伤的缝合）
硬膜外麻醉	将麻醉药物注入硬膜外腔而产生的麻醉
脊髓麻醉	将麻醉药物注入硬膜囊而产生的麻醉
区域麻醉	在身体的某个区域及其周围注射麻醉药物而产生麻醉效果（如：桡神经阻滞）

全身麻醉	三要素： 1. 意识消失 / 遗忘 2. 无痛 3. 肌松
GET 或 GETA	气 管 内 插 管 全 身 麻 醉(General EndoTracheal Anesthesia)

麻醉用药举例：

局部麻醉	利多卡因,布比卡因
区域麻醉	利多卡因,布比卡因
全身麻醉	异氟烷,七氟烷,地氟烷
分离性麻醉剂	氯胺酮

环状软骨压迫指的是什么?	手法压迫环状软骨,使食管闭合,减少插管时胃内容物反流误吸风险(又叫：Sellick 手法)

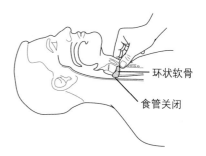

环状软骨

食管关闭

什么是"快速序贯"诱导?	1. 吸氧及使用短效诱导药物 2. 使用肌松剂 3. 环状软骨压迫 4. 插管 5. 使用吸入麻醉药(要迅速,再迅速→降低插管时误吸的风险)
对于困难气道有什么办法可以代替气管插管?	喉罩(LMA)
常用诱导药物有哪些?	丙泊酚、依托咪酯、氯胺酮

去极化肌松剂琥珀酰胆碱使用的禁忌证有哪些？	烧伤、神经肌肉疾病/截瘫、眼创伤或颅内压增高的患者
为什么这些患者禁用琥珀酰胆碱？	去极化可以导致致命的**高钾血症**，琥珀酰胆碱还会引起眼内压升高
为什么利多卡因对脓肿手术的麻醉无效？	利多卡因在**酸性**环境下不起效
局麻效果不佳最常见的原因是什么？	没有等待局麻药充分起效
罗库溴铵的拮抗药是什么？	Sugammadex（环糊精）—这是一种选择性的肌松药拮抗剂
为什么利多卡因注射时会有一种灼热感，如何减少这种灼热感？	利多卡因是酸性的，注射时会引起灼热感；和碳酸氢钠混用可以减少这种感觉
为什么利多卡因会和肾上腺素一起用？	肾上腺素有收缩小血管的作用，可以减少出血及局部血流，延长利多卡因的作用时间
哪些部位不能联合使用利多卡因和肾上腺素？	手指、脚趾、阴茎等，血管收缩可能导致其缺血性损伤/坏死
哪些情况下不能使用笑气？	笑气在血液里面很难溶解，会扩散到体内含气空腔中；中耳闭塞、**气胸、小肠梗阻**等患者应该避免使用
布比卡因严重的副作用是什么？	注入血管后引起心律失常，可导致顽固的、致命性的心律失常
哪种局麻药和布比卡因的临床疗效相近，但心脏毒性较低？	罗哌卡因
吗啡的副作用有哪些？	便秘、呼吸衰竭、低血压（组胺释放所致）、Oddi 括约肌痉挛（建议胰腺炎和胆道手术使用氢吗啡酮或哌替啶）、降低咳嗽反射

哌替啶哪种代谢产物会引起副作用（如：癫痫）？	去甲哌替啶
麻醉毒品引起致命性呼吸抑制时该如何治疗？	静注纳洛酮
硬膜外镇痛的副作用有哪些？	**体位性低血压**、运动功能下降、尿潴留（腰段硬膜外）
硬膜外镇痛有哪些优点？	镇痛且不会有麻醉药的副作用
脊髓麻醉有什么副作用？	低血压

恶性高热

什么是恶性高热？	一种麻醉药的不良反应，具有遗传倾向，是由于骨骼肌非耦联的激动-收缩所引起；这种代谢亢进的状态如果不及时纠正会威胁生命
发生的概率有多大？	非常罕见
哪些药物可以诱发？	吸入麻醉药、琥珀酰胆碱
恶性高热的症状/体征有哪些？	**体温升高**，低氧血症，酸中毒，心动过速，$PCO_2 \uparrow$（呼气末 CO_2 分压↑）
恶性高热最早的征象是什么？	呼气末 CO_2 分压的升高
如何治疗？	**静注丹曲林**，体表降温，停止吸入麻醉

其他

非去极化肌松药有哪些？	维库溴铵，罗库溴铵
非去极化肌松药的拮抗药有哪些？	新斯的明
其作用机制是什么？	竞争性地抑制胆碱酯酶活性
去极化肌松药有哪些？	琥珀酰胆碱
琥珀酰胆碱的作用持续时间是多久？	<6 分钟

琥珀酰胆碱的作用如何拮抗？	时间,内源性的拟胆碱酯酶(病人如果缺乏这种酶,麻痹时间可能持续数小时)
利多卡因最大剂量:	
含有肾上腺素	7mg/kg
不含肾上腺素	4mg/kg
利多卡因局麻作用持续多久？	30~60 分钟(如果含有肾上腺素可以持续 4 小时)
利多卡因中毒的早期征象有哪些？	耳鸣、口周/舌头麻木、口腔有金属味、视物模糊、肌肉抽搐、嗜睡
利多卡因中毒时有哪些表现？	癫痫、昏迷、呼吸抑制、意识丧失、呼吸停止
严重的局麻药中毒该如何治疗？	静脉注射脂肪乳剂
使用脂肪乳剂(脂质救援)可能的机理是什么？	在血管内形成一个脂质池,使过量的利多卡因在体内重新分布
硬膜外置管的患者什么时候可以拔出导尿管？	硬膜外导管拔出数小时后(防止尿潴留)
什么是 PCA 泵？	病人自控镇痛(Patient-Controlled Analgesia);病人按下按钮时,镇痛泵就会输注一定量的镇痛药(如:每 6 分钟 1mg 吗啡)
PCA 泵有什么优点？	更好的疼痛控制 患者实际使用药量反而更少 如果设定一个合适剂量,没有基础剂量,一般不会产生药物过量(病人睡着后不会按压按钮)
PCA 泵上"基础剂量"是什么？	稳定持续输注的镇痛药量(如:每小时持续输注 1~2mg 吗啡);如果需要,病人可以增加额外的剂量
镇痛药过量时如何逆转？	纳洛酮

镇痛药逆转后的副作用？	严重疼痛！
苯二氮䓬类药物过量时如何逆转？	氟马西尼
苯二氮䓬类药物逆转后的副作用？	癫痫发作
芬太尼是什么？	一种强效镇痛药物（麻醉医师滥用药物中排名第一）
说出一个静脉使用的 NSAID 类药物	酮咯酸（具有非甾体类药物典型的副作用：消化性溃疡，肾功能不全）

第 32 章　外科溃疡

解释以下术语：

消化性溃疡	胃／十二指肠溃疡病的统称
胃溃疡	胃的溃疡
Curling 溃疡	烧伤后发生的胃溃疡（记忆：Curling=头发被烫卷）

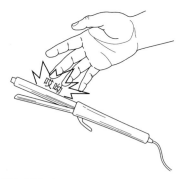

Cushing 溃疡	颅脑损伤后引起的消化性溃疡（记忆：Cushing 是著名的神经外科医生）

Dieulafoy 溃疡	由胃黏膜下方血管畸形引起的点状胃黏膜出血
Marjolin 溃疡	慢性骨髓炎或烧伤瘢痕合并溃疡性鳞状细胞癌
口疮性溃疡	克罗恩病患者的消化道溃疡
吻合口溃疡	消化道吻合口处黏膜发生的溃疡
褥疮性溃疡	由于压迫引起的皮肤/皮下溃疡,典型位置为臀部/骶部
静脉淤积性溃疡	由于下肢静脉淤血引起的**内踝**皮肤溃疡
下肢缺血性溃疡	常发生于脚趾/足部的皮肤

第 33 章　外科肿瘤学

术语释义：

外科肿瘤学	肿瘤的手术治疗
XRT	放射治疗
原位	没有侵犯基底膜
良性	非恶性肿瘤——不具有侵袭性或转移性
恶性	肿瘤发生间变,具有侵袭性和转移性
辅助治疗	辅助手术的治疗 = 化疗或放疗
新辅助治疗	手术前进行化疗、放疗或两者联合
短距放射治疗	直接或非常靠近靶向组织的放疗(如:放射性粒子植入)
异时性肿瘤	发生在不同时间的肿瘤

同时性肿瘤	发生在同一时间的肿瘤
T、M、N 分别代表 TMN 分期中的什么?	T- 肿瘤大小 M- 远处转移 N- 淋巴结侵犯
哪种肿瘤标记物和结肠癌相关?	CEA
哪种肿瘤标记物和肝细胞癌相关?	AFP
哪种肿瘤标记物和胰腺癌相关?	CA 19-9
什么是副肿瘤综合征?	肿瘤引起的症状和肿瘤本身或转移灶并不直接相关(是由于自身免疫或肿瘤释放某种物质所引起的)
女性最常见的癌症是?	1. 乳腺癌 2. 肺癌 3. 结直肠癌
男性最常见的癌症是?	1. 皮肤癌 2. 前列腺癌 3. 肺癌 4. 结直肠癌
引起男性和女性死亡的最常见的癌症是?	肺癌!

第二部分 普通外科

第 34 章 胃肠道激素与生理

概论

以下胃壁细胞主要分泌什么？

壁细胞	HCl 内因子
主细胞	胃蛋白酶原
G 细胞	胃泌素，G 细胞分布于胃窦 （记忆：G=Gastrin 胃泌素）
颈黏液细胞	碳酸氢盐黏液
什么是胃蛋白酶？	一种可以水解肽键的蛋白水解酶
什么是内因子？	壁细胞分泌的一种蛋白质，维生素 B_{12} 与其结合后可在回肠末段被吸收
说出壁细胞上可以促进 HCl 分泌的三种受体：	1. 组胺 2. 乙酰胆碱 3. 胃泌素
什么是肝肠循环？	胆汁酸从肝脏分泌进入肠道，然后又通过门静脉系统返回到肝脏
大部分胆汁酸在哪里被重吸收？	末段回肠
在普通一餐进食期间，胆汁酸循环几次？	2 次
哪些因素可以促进胆囊排空？	胆囊收缩素，迷走神经刺激
哪些因素可以抑制胆囊排空？	生长抑素，交感刺激（吃完饭后最好不要跑步），血管活性肠肽（VIP）

胆囊收缩素 (CCK)

哪种细胞分泌？	十二指肠黏膜细胞
哪些因素可以促进其释放？	脂肪，蛋白，氨基酸，HCl
哪些因素可以抑制其释放？	胰蛋白酶及糜蛋白酶
有什么作用？	促进胆囊排空 开放 Vater 壶腹 抑制胃排空 促进胰腺腺泡细胞的生长及外分泌功能

促胰液素

哪种细胞分泌？	十二指肠的细胞（尤其是嗜银性 S 细胞）
哪些因素可以促进其释放？	pH<4.5（酸性环境），十二指肠内的脂肪
哪些因素可以抑制其释放？	十二指肠内高 pH 环境
有什么作用？	促进胰腺碳酸氢盐、酶、水的分泌 促进胆汁、碳酸氢盐分泌 降低食管下端括约肌（LES）张力 减少胃酸分泌

胃泌素

哪种细胞分泌？	胃窦部 G 细胞
哪些因素可以促进其释放？	胃内的肽类、氨基酸 迷走神经刺激 钙离子
哪些因素可以抑制其释放？	pH<3.0 生长抑素
有什么作用？	促进壁细胞 HCl 分泌 对胃黏膜和小肠黏膜具有滋养作用

生长抑素

哪种细胞分泌？	胰腺 D 细胞
哪些因素可以促进其释放？	食物
有什么作用？	广泛抑制胃肠道(GI)功能

其他

结肠有什么功能？	重吸收水分及贮存粪便
小肠的主要营养来源是什么？	谷氨酰胺
结肠的主要营养物质是什么？	丁酸盐(短链脂肪酸)
钙在哪个部位吸收？	十二指肠主动吸收,空肠被动吸收
铁在哪个部位吸收？	十二指肠
维生素 B_{12} 在哪个部位吸收？	回肠末段
哪种激素主要影响胆囊的收缩？	胆囊收缩素(CCK)
胃切除或回肠末段切除术后患者需要补充什么？	维生素 B_{12}
胆汁主要成分有哪些？	水、磷脂类(卵磷脂)、胆汁酸、胆固醇、胆红素
大部分胆结石由什么组成？	胆固醇
阿片类物质对肠道有什么作用？	阿片类药物会促进回肠对钠的吸收并抑制其分泌,同时使肠蠕动紊乱,导致胃肠动力下降(因此给患者止痛药的时候,注意加用通便药)
食管的肌纤维属于哪种类型,平滑肌还是横纹肌？	两者都有： 上 1/3——横纹肌,由运动神经控制 中 1/3——混合的 下 1/3——平滑肌,主要由迷走神经控制
结肠主动吸收哪种电解质？	Na^+、Cl^-
结肠主动分泌哪种电解质？	HCO_3^-(对于腹泻的患者有重要意义,可以导致正常阴离子间隙性酸中毒)

结肠被动分泌哪种电解质?	K^+
什么是胃结肠反射?	胃的分泌及运动功能增强时可以导致结肠的活动增加
肝脏的血供是怎样的?	75% 来自于门静脉,含有丰富的营养物质 25% 来自肝动脉,氧气含量较高 (但两者分别提供 50% 的氧气)
什么是 Peyer 斑?	小肠内由 B 细胞和 T 细胞组成的结节样淋巴组织,可以选择性地摄取回肠末段的抗原

第 35 章　急性腹痛及牵涉性痛

什么是"急性腹痛(Acute Abdomen)"?	急性发作的腹部疼痛,严重到需要寻求医疗帮助 (注意:和"外科急腹症(Surgical Abdomen)"不同,大多数的腹部疼痛不需要手术治疗)
什么是腹膜刺激征?	腹膜刺激征:明显的压痛、叩痛、反跳痛、腹壁紧张度增高、活动痛、**不自主肌紧张 / 强直**(晚期)
解释以下术语:	
反跳痛	触诊时手突然抬起时诱发的疼痛
活动痛	移动病人、摇晃骨盆、移动担架、足跟着地时引起的腹痛
自主性肌紧张	触诊腹部时引起的腹部肌肉收缩
不自主肌紧张	由于肌肉不自主收缩引起的板状腹
绞痛	间断性发作的剧烈腹痛(通常是梗阻后空腔脏器间断性收缩引起的)

哪些情况可能掩盖腹痛症状？	类固醇、糖尿病、截瘫
在美国需要急诊腹部手术的最常见原因是什么？	急性阑尾炎（7% 的人在一生中会出现这种情况）
对急性腹痛的病人，病史采集时需要重点询问哪些问题？	"这样的腹痛以前发生过吗？"

"如果按 1 到 10 分来评估疼痛，你觉得这个疼痛有几分"

"有发热、寒战吗？"

"持续了多久？"（间断性 vs. 持续性）

"疼痛是什么性质？"（刺痛 vs. 钝痛）

"有没有什么因素使疼痛减轻或者加重？"

"疼痛有没有转移？"

"哪个部位最痛？"

"小便时有不舒服吗？"

"有恶心、呕吐、腹泻吗？"

"是否有食欲减退？"

"有便秘吗？"

"上一次排便是什么时候？"

"排便习惯有改变吗？"

"腹痛是否与进食相关？"

"末次月经是什么时候？"

"最后一次进食是什么时候？"

"白带有异常吗？"

"大便颜色有变黑吗？"

"有便血吗？"

"有呕血吗？"

"最近有服用什么药物吗？"

"有过敏的东西吗？"

"既往有其他什么疾病？"

"既往做过什么手术？"

"家族有什么特别的遗传性疾病吗？"

"有吸烟、喝酒、药物滥用的情况吗？"

急性腹痛患者需要做哪些体格检查？	**视诊**(如：手术瘢痕、腹胀) **听诊**(如：肠鸣音、血管杂音) **触诊**(如：触痛、排除疝气、肋脊角压痛、直肠指检、骨盆检查、反跳痛、肌紧张、活动痛) **叩诊**(如：肝脏大小、脾脏大小)
查体时应该先做哪项，听诊还是触诊？	听诊
让病人说出疼痛位置的最好办法是什么？	"用一个手指指出哪里最痛"
腹膜炎患者的典型体位是怎样？	一动不动(膝关节常常屈曲)
肾结石患者的典型体位是怎样？	坐立不安，焦躁，痛得打滚
对一些症状表现比较夸张的成人和受到惊吓的小孩，哪种检查方式最合适？	用听诊器去触诊腹部
急性腹痛患者需要行哪些实验室检查？	血常规、生化、淀粉酶、血型、尿常规、肝功能
全血细胞分类计数中的"核左移"指的是什么？	炎性反应的征象：不成熟的中性粒细胞(带状核)增多 (**注意**：现在许多人将中性粒百分比 >80% 叫做"核左移")
生育年龄女性出现急性腹痛时都需要做什么检查？	人绒膜促性腺激素(β-hCG)排除怀孕/异位妊娠
急性腹痛患者需要做哪种 X 线检查？	立位胸片、立位腹平片、仰卧位腹平片(如果患者无法站立，加做左侧卧位腹平片)
如果病人无法站立，如何排除腹腔游离气体？	左侧卧位腹平片—游离气体会集聚在肝脏上方，不会和胃泡混淆
所有的急性腹痛患者都需要考虑的诊断是什么？	**阑尾炎！**

不同象限区域腹部疼痛鉴别诊断有哪些？

右上腹（RUQ）	胆囊炎,肝炎,消化性溃疡,溃疡穿孔,胰腺炎,肝脏肿瘤,胃炎,肝脓肿,胆总管结石,胆管炎,肾盂肾炎,肾结石,阑尾炎(**尤其是孕期**),胸源性的(如:胸膜炎/肺炎),肺栓塞,心包炎,心肌梗死(尤其是下壁心梗)
左上腹（LUQ）	消化性溃疡,溃疡穿孔,胃炎,脾脏损伤,脓肿,胃食管反流,主动脉夹层动脉瘤,胸源性的,肾盂肾炎,肾结石,食管裂孔疝(嵌顿性食管旁疝),Boerhaave 综合征,食管贲门黏膜撕裂综合征,脾动脉瘤,结肠疾病
左下腹（LLQ）	**憩室炎**,乙状结肠扭转,结肠穿孔,结肠癌,尿路感染,小肠梗阻,炎症性肠病,肾结石,肾盂肾炎,因动脉瘤破裂或肠穿孔导致的液体积聚,髋部疼痛放射,妇科肿瘤,阑尾炎(罕见)
右下腹（RLQ）	**阑尾炎**！其他和左下腹相同;另外还包括肠系膜淋巴结炎,盲肠憩室炎,Meckel 憩室,肠套叠

上腹部疼痛的鉴别诊断有哪些？　消化性溃疡,胃炎,心梗,胰腺炎,胆绞痛,胃扭转,食管贲门黏膜撕裂综合征

妇科腹痛的鉴别诊断有哪些？　卵巢囊肿,卵巢扭转,盆腔炎,经期疼痛,输卵管卵巢脓肿,子宫肌瘤,坏死性子宫肌瘤,妊娠,异位妊娠,子宫内膜炎,宫颈/子宫/卵巢癌,子宫腺肌症,妇科肿瘤,囊肿或输卵管扭转

胸源性腹痛的鉴别诊断有哪些？　心肌梗死(尤其是下壁心肌梗死),肺炎,主动脉夹层,主动脉动脉瘤,脓胸,食管破裂/撕裂,气胸,食管异物

下腹痛合并阴囊疼痛的鉴别诊断有哪些?	睾丸扭转,附睾炎,睾丸炎,腹股沟疝,肾结石或阑尾炎的牵涉性痛
引起急性腹痛的非外科性病因有哪些?	胃肠炎,酮症酸中毒,镰刀细胞性贫血,腹直肌血肿,急性卟啉症,盆腔炎,肾结石,肾盂肾炎,肝炎,胰腺炎,肺炎,心梗,伪膜性肠炎
艾滋病患者腹痛时的鉴别诊断有哪些?	除了以上所有可能的情况以外,还包括: 巨细胞病毒感染(最常见) Kaposi 肉瘤 淋巴瘤 结核 细胞内分枝杆菌感染
引起耻骨弓上方疼痛的可能病因有哪些?	膀胱炎,结肠性疼痛,妇科原因(当然还包括阑尾炎)
哪种原因引起的疼痛局限于某个节段?	带状疱疹早期,在皮疹出现之前
什么是牵涉性痛?	内脏病变时,其远隔部位发生疼痛,是由于不同区域痛觉传入神经纤维汇入同一节段脊髓后角所致
什么是胃肠炎?	胃肠道的病毒或细菌感染,伴有呕吐、腹泻、腹痛(常常在呕吐之后出现),无需手术治疗
哪种情况常引起"假性腹痛"?	便秘
典型的牵涉性疼痛部位:	
胆囊炎	右侧肩胛下方(也见于上腹部)
阑尾炎	早期:脐周 罕见:睾丸痛
横膈刺激征(脾脏、溃疡穿孔或脓肿引起的)	肩部疼痛(左肩疼痛为 Kehr 征阳性)
胰腺炎 / 癌	后背疼痛

直肠病变	后背小范围内疼痛
肾结石	睾丸疼痛 / 侧腹部疼痛
直肠病变	后背正中小范围内疼痛
小肠	脐周痛
子宫	后背正中小范围内疼痛

以下情况的典型诊断：

"腹痛程度远超过查体发现"	排除肠系膜缺血
低血压及搏动的腹部肿块	腹主动脉血管瘤破裂,需要立即手术
发热,左下腹痛及大便习惯改变	憩室炎

以下情况最合适的检查：

胆囊结石	超声检查
胆道梗阻	超声检查
肠系膜缺血	肠系膜动脉造影
腹主动脉动脉瘤破裂	无——立即手术
腹主动脉动脉瘤	腹部 CT 或超声
腹腔脓肿	腹部 CT
严重的憩室炎	腹部 CT
右上腹疼痛最常见的原因是什么？	胆囊结石
右下腹疼痛并需要手术的最常见原因是什么？	急性阑尾炎
最常见的引起左下腹疼痛的胃肠道原因是什么？	憩室炎
哪些内分泌疾病可以表现为腹痛？	1. 艾迪生病危象（肾上腺皮质危象） 2. 糖尿病酮症酸中毒（DKA）

第 36 章　疝气

什么是疝气？	（Hernia 在拉丁文中是破裂的意思）一种肌筋膜缺损（如：腹壁），腹膜经该部位向外突出形成一囊性结构
发病率是多少？	终身发病率为 5%~10%，其中 50% 为腹股沟斜疝，25% 为腹股沟直疝，约 5% 为股疝
危险因素有哪些？	腹内压增高：用力排便、排尿（直肠癌、结肠癌、前列腺增大、便秘），肥胖，怀孕，腹水，Valsava 动作（咳嗽），COPD；先天性解剖异常（如：鞘突未闭）
为什么疝气要治疗？	避免嵌顿 / 绞窄、肠坏死、小肠梗阻、疼痛等并发症
哪种类型疝气更危险：大的还是小的？	小的更危险，因为小的缺损在发生嵌顿后更容易发生绞窄
解释以下术语：	
可复性	移位的器官或组织 / 疝内容物可以回纳到原来的解剖位置
嵌顿性	疝内容物肿胀或固定在疝囊内，可以引起肠梗阻（如：不可复性疝）
绞窄性	嵌顿性疝最后发生缺血，可以引起肠缺血、肠梗阻或肠坏死

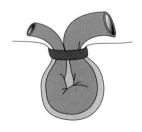

完全性	疝囊及其内容物经缺损部位向外完全突出
不全性	疝囊或其内容物经缺陷部位向外部分突出
什么叫疝的整体回纳?	疝内容物及疝囊一起被回纳

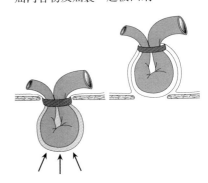

描述以下各种疝气类型:	
滑动疝	内脏(如:膀胱 / 盲肠)成为疝囊的一部分

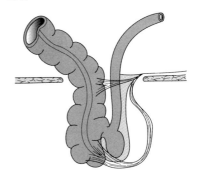

Littre 疝	疝的内容物为 Meckel 憩室
Spigelian 疝	经半月线(或 Spigelian 筋膜)向外突出形成的疝气,也叫自发性侧腹壁疝
腹内疝	经腹腔内腔隙结构脱出形成的疝气

Petersen's 疝	见于减肥胃旁路手术—小肠经 Roux 袢之间肠系膜缺损脱出形成腹内疝

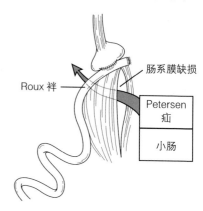

闭孔疝	经闭孔管突出形成的疝(女性 > 男性)
腰疝	Petit 疝或 Greenbelt 疝
Petit 疝	经 Petit 三角(又叫下腰三角)形成的疝(罕见)
Greenbelt 疝	经 Grynfeltt-Lesshaft triangle 三角(又叫上腰三角)形成的疝
马鞍疝	同时存在腹股沟直疝和斜疝,骑跨在腹壁下血管上方,分别向腹股沟管底部和内环突出[两个疝囊被腹壁下血管分隔开(裤裆),就像一条裤子一样]

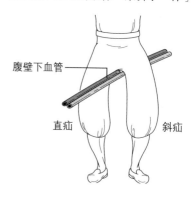

切口疝	经切口形成的疝;大部分是由于伤口感染引起的
腹壁疝	腹壁上的切口疝
造口旁疝	邻近造瘘口(如:结肠造瘘)的疝
坐骨疝	经坐骨孔形成的疝
Richter 疝	**肠壁的一侧**发生的嵌顿或绞窄性疝,可以自发性复位,也可以没有肠梗阻症状而发生肠坏疽、穿孔

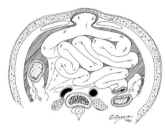

上腹壁疝	经脐以上白线形成的疝
脐疝	经脐环形成的疝气,在成人和腹水、妊娠、肥胖有关
壁内疝	腹腔内容物移动至各层腹壁之间形成的疝
股疝	经股血管内侧形成的疝(腹股沟韧带下方)
Hesselbach 疝	经股血管外侧腹股沟韧带下方形成的疝
Bochdalek 疝	经膈肌后部形成的疝,常见于左侧
Morgagni 疝	经胸骨旁膈肌前部形成的疝
腹膜前疝	腹膜与腹横筋膜之间形成的壁内疝
Cooper 疝	经股管突向阴囊或大阴唇的疝
腹股沟斜疝	经 Hesselbach 三角外侧形成的腹股沟疝

腹股沟直疝	经 Hesselbach 三角形成的腹股沟疝
食管裂孔疝	经食管裂孔形成的疝
Amyand 疝	疝囊内包含有穿孔的阑尾(记忆: Amyand=Appendix)
Hesselbach 三角的边界是什么结构?	1. 腹壁下血管 2. 腹股沟韧带 3. 腹直肌鞘外侧缘 底部由腹内斜肌和腹横肌构成
腹壁由哪几层构成?	皮肤 皮下脂肪 Scarpa 筋膜 腹外斜肌 腹内斜机 腹横肌 腹横筋膜 腹膜前脂肪 腹膜 **注意**:三层肌腱膜共同构成腹直肌鞘,后鞘在弓状线以下缺如
剖宫产患者术后切口出现一个包块,需要考虑哪些诊断?	疝气、子宫内膜异位症

腹股沟疝

腹股沟包块的鉴别诊断有哪些?	肿大淋巴结,血肿,血清肿,脓肿,鞘膜积液,股动脉动脉瘤,表皮样囊肿,未下降的睾丸,肉瘤,疝气,睾丸扭转

腹股沟直疝

什么是腹股沟直疝?	经 Hesselbach 三角向外突出形成的疝气,即疝囊未经过内环(记忆:直接经腹壁向外突出)
病因是什么?	随着年龄增大,筋膜机械强度下降,形成后天性缺陷

发病率是多少?	男性总体而言 ≈1%,随着年龄的增加而增加
在腹股沟管内和精索一起走行的是什么神经?	髂腹股沟神经

腹股沟斜疝

什么是腹股沟斜疝?	经腹股沟管内环形成的疝,沿腹股沟管走向外环,出外环后可以进入阴囊,记忆:疝囊经内环走向外环,间接经腹壁形成疝

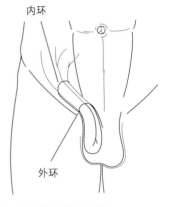

内环

外环

病因是什么?	鞘突未闭(即:先天性的)
发病率是多少?	男性总体而言 ≈5%,是男性和女性最常见的疝气类型
如何确诊腹股沟疝?	主要依赖于病史和查体,用食指经外环插入后触诊疝囊;如果不明显可以让患者站立再检查(**注意**:如果肿块在腹股沟韧带以下,有可能是股疝)
腹股沟疝的鉴别诊断有哪些?	肿大淋巴结,腰大肌脓肿,异位睾丸,精索鞘膜积液,大隐静脉曲张,脂肪瘤,精索静脉曲张,睾丸扭转,股动脉动脉瘤,脓肿

绞窄的风险多大?	斜疝高于直疝,但股疝风险最高
如何治疗?	如果怀疑绞窄或发生急性嵌顿,需要急诊行疝修补术;其他情况下可择期行疝修补术,以避免发生绞窄/嵌顿

腹股沟疝修补

描述以下术式:

Bassini	将腹股沟韧带反折部(Poupart)缝合到腹横肌腱膜/联合腱
McVay	将 Cooper 韧带缝合到腹横肌腱膜/联合腱
Lichtenstein	用补片材料行"无张力修补"
Shouldice	腹股沟管底面行重叠缝合(又叫"加拿大修补")
网塞和填充补片	先将网塞放于缺损部位,然后在腹股沟管底部再覆盖补片(如果要固定补片只需要缝几针即可)
高位结扎术	结扎并切除疝囊,不需要行腹股沟管底部的修补(只适用于儿童)
TAPP 手术	经腹膜前腹股沟疝修补术(Trans Abdominal PrePeritoneal inguinal hernia repair)
TEPA 手术	完全腹膜外(Totally ExtraPeritoneal Approach)疝修补术
腹腔镜下腹股沟疝修补术的手术适应证有哪些?	1. 双侧腹股沟疝 2. 复发性疝 3. 需要尽早恢复日常活动

腹股沟疝修补术术中经典提问:

皮下第一层可以辨认的结构叫什么?	Scarpa 筋膜(在成人非常薄)

被结扎的皮下静脉叫什么?	腹壁浅静脉
如果髂腹股沟神经切断会有什么后果?	大腿内侧或阴囊外侧麻木,通常 6 个月内可消退
提睾肌起源于哪里?	腹内斜肌
腹股沟韧带(又叫 Poupart 韧带)起源于哪里?	腹外斜肌腱膜
腹股沟韧带(Poupart 韧带)附着于哪里?	髂前上嵴和耻骨结节
哪根神经沿精索表面走行?	髂腹股沟神经
为什么有些外科医生故意切断髂腹股沟神经?	他们首先征得了患者的同意,切断该神经可以减少神经卡压和术后疼痛的风险
精索内有哪些结构(6 个)?	1. 提睾肌纤维 2. 输精管 3. 睾丸动脉 4. 睾丸蔓状静脉丛 5. ± 疝囊 6. 生殖股神经的生殖支
疝囊由哪些部分组成?	腹膜(直疝)或未闭合的鞘状突(斜疝)
连接睾丸和阴囊的结构叫什么?	睾丸引带
男性腹股沟疝囊内最常见的器官是什么?	小肠
女性腹股沟疝囊内最常见的器官是什么?	卵巢 / 输卵管
相对于输精管,女性腹股沟管内是什么结构?	圆韧带
腹股沟管内疝囊与其他结构的关系?	疝囊位于其他结构的前内侧
什么是"精索脂肪瘤"?	位于精索内的腹膜前脂肪(被疝囊推挤进来的),并非真正的脂肪瘤,可以考虑切除

睾丸上方小的向外突出的结构叫什么?	睾丸附件(又叫附睾),可以用电刀将其切除
疝修补术时如果缝到股动脉或静脉时该怎么办?	迅速移除缝线,并局部加压(不要打结!)
精索表面可以见到什么神经?	髂腹股沟神经
精索里面可以见到什么神经?	生殖股神经的生殖支
Hesselbach 三角的边界是怎样的?	1. 腹壁下血管 2. 腹股沟韧带 3. 腹直肌外侧缘

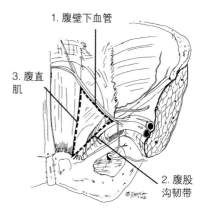

经过 Hesselbach 三角形突出形成的疝气属于哪种类型?	由于腹壁薄弱而形成的直疝
什么叫"松弛性切口"?	切开腹直肌鞘,这样可以松弛联合腱,使其靠近腹股沟韧带反折部时没有张力
什么是联合腱?	腹内斜肌和腹横肌附着于耻骨结节的腱膜
说出腹股沟区以下解剖结构的名称:	1. 腹股沟韧带(Poupart 韧带) 2. 腹横肌腱膜 3. 联合腱

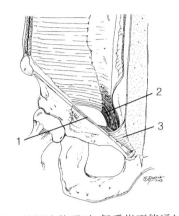

手术后新的内环开口应该有多大？	弯血管钳头能通过,但手指不能通过(新的外环不能太紧,应该能让一个手指通过)
修补腹股沟管底部时腹外斜肌腱膜所提供的强度是多少？	零

股疝

什么是股疝？	在腹股沟韧带下方,在股动静脉内侧经股管脱出形成的疝气
股管的边界是怎样的？	1. 后——Cooper 韧带 2. 前——腹股沟韧带 3. 外——股静脉 4. 内——腔隙韧带
发病因素有哪些？	女性、妊娠及用力
股疝在所有疝气中所占的比例是多少？	5%
股疝病人中女性占多大比例？	85%!
并发症有哪些？	接近 1/3 发生嵌顿(因为颈口狭窄,而且坚韧不可回缩)
女性患者以哪种疝气类型最常见？	腹股沟斜疝

股疝如何修补？	McVay 法（Cooper 韧带修复），网塞补片修补

疝气相关问题回顾

择期的 TURP 及疝气修补术应该先做哪个？	TURP
哪种食管裂孔疝和胃食管反流有关？	滑动性食管裂孔疝
在急诊室一般如何处理嵌顿疝？	1. 冰敷疝气 2. 镇静 3. 腹股沟疝病人采用头低脚高位 4. 用手轻柔持续地施加压力 5. 住院观察复位后有无肠坏死征象 6. 尽快安排疝修补术
如果手法复位失败怎么办？	直接手术修补
儿童腹股沟斜疝与成人腹股沟疝修补的主要不同点是什么？	婴儿和儿童很少需要修补腹股沟管底部，采用高位结扎疝囊修补术
什么是 Howship -Romberg 征？	由于闭孔疝压迫神经引起大腿近端内侧疼痛
什么是"丝绸手套"征？	婴儿 / 幼童的腹股沟疝囊摸起来就像戴了丝质手套一样
腹股沟疝修补术后，在离开手术室前你必须做什么？	将睾丸回纳至阴囊

食管裂孔疝

描述食管裂孔疝Ⅰ型和Ⅱ型：	Ⅰ型 = 滑动性 Ⅱ型 = 食管旁

滑动性食管裂孔疝

什么是滑动性食管裂孔疝？	胃和胃食管交界处一起经食管裂孔疝入胸腔，又叫食管裂孔疝Ⅰ型

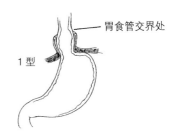

胃食管交界处

1 型

发病率是多少?	占总的食管裂孔疝的 90% 以上
有什么症状?	大部分没有症状,但可能出现反流、吞咽困难(炎性水肿)、食管炎及误吸引起的肺部问题
如何诊断?	上消化道造影,测压,食管胃十二指肠镜检查,食管炎行活检
并发症有哪些?	反流→食管炎→ Barrett 食管→癌症及狭窄形成;误吸引起肺炎;也可以发生食管溃疡引起上消化道出血
如何治疗?	85% 的患者用药物治疗,包括抑酸剂,H_2 受体阻滞剂 /PPIs,餐后头高位,少量多餐,睡前禁食;15% 的患者药物治疗后症状仍持续,需要进一步手术治疗
如何手术治疗?	腹腔镜下 Nissen 胃底折叠术(LAP NISSEN);将胃底包绕下食管括约肌并缝合固定

食管旁裂孔疝

什么是食管旁裂孔疝?	胃部分或全部经食管裂孔疝入胸腔,胃食管交界处无移位,又叫食管裂孔疝Ⅱ型

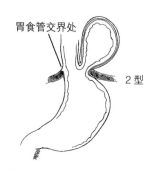

胃食管交界处

2 型

发病率是多少?	占总食管裂孔疝的比例 <5%
有哪些症状?	由于机械梗阻引起;吞咽困难,胃潴留性胃溃疡和嵌顿;许多病人没有症状,由于胃食管交界处位置正常,不会出现反流症状
有哪些并发症?	出血、嵌顿、梗阻和绞窄
如何治疗?	考虑到并发症发生率及严重性,手术治疗
什么是食管裂孔疝Ⅲ型?	合并Ⅰ型和Ⅱ型
什么是食管裂孔疝Ⅳ型?	脏器(如:结肠或脾脏)± 胃进入胸腔

第 37 章　腹腔镜

什么是腹腔镜?	一种微创外科技术:用气体充满腹腔,在摄像头监视下,由转接口经小切口放置器械来进行手术操作
用哪种气体,为什么?	CO_2,在血液里有较好的溶解性,这样不容易形成气栓;不可燃
哪些手术可以使用腹腔镜	常见的—胆囊切除,阑尾切除,腹股沟疝气修补,腹壁疝修补,Nissen 胃底折叠术

	不常见的——小肠切除,结肠造瘘,消化性溃疡手术(近端胃迷走神经切断术、穿孔),结肠切除,脾切除,肾上腺切除
禁忌证有哪些?	**绝对禁忌**——低血容量性休克,严重心功能失代偿 **相对禁忌**——广泛腹腔粘连,膈疝,COPD
相关的并发症有哪些?	气胸,出血,穿孔损伤,感染,小肠损伤,实质性脏器损伤,大血管损伤,CO_2 栓子,膀胱损伤,套管口疝气,深静脉血栓
CO_2 气栓形成后的典型临床表现有哪些?	三联征: 1. 低血压 2. 呼气末 CO_2 分压下降(肺血流降低) 3. 磨轮样杂音
腹腔镜手术前病人都要做哪些准备工作?	持续加压的靴子(大部分病人还需胃管引流减压;盆腔手术患者需要导尿)
气腹对心血管系统有什么影响?	后负荷增加以及前负荷降低(但 CVP 和 PCWP 假性升高)
CO_2 气腹对呼气末 CO_2 分压有何影响?	由于 CO_2 被吸收入血,呼气末 CO_2 分压会增加;机体通过增加通气量来排出过多的 CO_2,因此不会出现酸中毒
相比开腹手术有何优势?	住院时间缩短,疼痛及瘢痕减少,费用减少,肠梗阻发生率减少
什么是气腹针?	装有弹簧,可伸缩,钝的内管在针头进入腹腔时会从末端伸出来,起到保护作用;用来在非可视情况下行腹腔穿刺及注入 CO_2
如何证实气腹针已进入腹腔?	注射生理盐水;生理盐水应该可以很顺利向下流动(下滴试验)
如果气腹针没有进入腹腔,CO_2 气流 / 压力会怎样变化?	流量下降,压力升高

什么是 Hasson 法？

不用气腹针——直视下切开，然后置入套管（Trocar）

腹腔镜术后肩部疼痛的原因是什么？

CO_2 刺激膈肌及膈肌牵拉引起的牵涉性疼痛

什么是腹腔镜辅助手术？

腹腔镜下解剖分离；剩下部分操作经开腹手术

什么是 FRED？

除雾设备（Fog Reduction Elimination Device）：用抗雾溶液擦拭镜头

说说腹腔镜手术过程中掌控镜头的一些小技巧：

1. 保持操作部位位于视野中心
2. 看着套管进入腹腔（避开下方的组织）
3. 看着器械经套管进入（除非是直接进入）
4. 如果你要擦拭镜头，拿出来之前必须询问术者
5. 注意从外面观察套管和器械的角度，并调整自己的位置
6. 要随时都清楚镜头方向（如：上、下）；摄像头光缆线一般在尾部—在进入腹腔前就要搞清楚方向
7. 你可以通过将镜头在肝脏、腹膜上轻触来擦拭镜头
8. 绝不要将镜头接触肠子，因为镜头会很烫，可能在肠子上烧个洞或烧伤腹膜皱褶！
9. 戴好"头盔"（做好被大骂的准备）
10. 如果主刀性子有点急的话，千万不要过于焦虑（"中间—镜头看中间"）
11. 套管拔出时注意观察腹壁各层无出血，拔除摄像头套管时要小心出血

套管切口多长时需要缝合？

>5mm 时需要缝合

腹腔镜脾切除术后如将其从套管口取出?	在袋子里将其打碎,然后分块取出
什么是 IOC ?	术中胆管造影(IntraOperative Cholangiogram),用于腹腔镜胆囊切除术中评估其与胆总管的解剖关系,并寻找残余结石
孕妇行腹腔镜检查的最佳时间是什么时候?	妊娠中期

第 38 章　创伤

在美国被广泛认可的创伤治疗手册是什么?	美国外科医师协会制定的高级创伤生命支持(ATLS)
ATLS 手册中主要包括哪三方面内容?	1. 初步评估 / 复苏 2. 再次评估 3. 确切治疗
什么时候及如何采集病史?	初步评估后采集,常常需要询问救护人员、目击者、家属

初步评估

初步评估包括哪五个步骤?	记忆:ABCDE Airway(C-spine stabilization)——气道(颈椎固定) Breathing——呼吸 Circulation——循环 Disability——神经功能 Exposure and Environment——暴露和环境
初步评估过程中应该遵循什么原则?	威胁生命的问题必须在进入下一个环节之前解决

气道

气道评估的目的是什么？ 确保气道通畅和保护颈髓

除了保持气道通畅外，该步骤中 脊椎固定
还必须包括什么？

脊椎固定包括哪些方面？ 用和身体一样长的平板和颈托固定

如何快速评估清醒患者的气 问患者问题：如果病人可以说话，则气
道？ 道是完好的

开通气道的第一步怎么操作？ 抬颏、推颌或同时进行；如果顺利，通
常可以暂时建立经鼻或口的气道

如果这样操作失败，下一步该怎 气管插管
么办？

如果以上方法都失败，最确切的 环甲膜切开术，又叫"外科气道"：在
开放气道的方法是什么？ 环状软骨和甲状软骨之间切开环甲
膜，置入气管插管或气管造瘘管

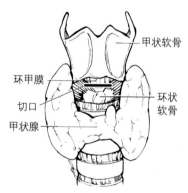

如果气道难以开放，你应该时刻 固定脊柱和给予足够的氧气；如果可
谨记什么？ 以，在每次尝试建立气道前用储氧面
罩给予纯氧

呼吸

评估呼吸的目的是什么？ 确保足够通气和氧合水平
及时治疗危及生命的胸部损伤

呼吸评估包括哪些方面?	视——注意气体流动、呼吸频率、发绀、气管异位、颈静脉怒张、胸腔不对称性、呼吸辅助肌呼吸、开放性胸部伤口 听——注意呼吸音 叩——注意任何肺野的过清音或浊音 触——注意皮下气肿和连枷胸
这一步骤中需要诊断并处理哪些威胁生命的情况?	张力性气胸,开放性气胸,大量血胸

气胸

什么是气胸?	肺部损伤,导致气体进入胸膜腔
如何诊断?	**张力性气胸是临床性诊断**:呼吸困难,颈静脉怒张,呼吸急促,焦虑,胸膜性疼痛,一侧呼吸音减弱或消失,气管向对侧移位,患侧过清音
如何治疗?	在锁骨中线第二肋间,按胸腔引流的方法快速切开或立即行胸腔针穿刺,然后在腋前/中线第四肋间(男性为平齐乳头连线)插入胸管行胸腔引流
"胸部吸吮伤口"的医学专业术语叫什么?	开放性气胸
用于胸腔引流的管子叫什么?	胸管
开放性气胸如何诊断和治疗?	**诊断**:通常比较明显,气体从胸壁缺损部位呼出及胸部 X 线提示气胸 **急诊室治疗**:胸腔置管(胸管)引流,密闭性敷料覆盖缺损部位
气胸时胸部 X 线什么表现?	肺纹理消失(图片提示右侧气胸,箭头处为肺气体交界面)

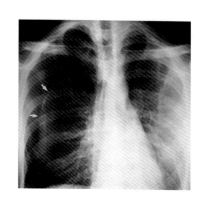

连枷胸

什么是连枷胸？

连续 3 根或 3 根以上肋骨 2 处不同部位的骨折

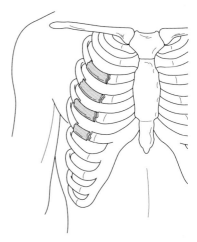

如何诊断？

胸壁连枷段出现反常运动(吸气时被吸进去,呼气时被挤出来,和正常胸壁相反)

连枷胸导致呼吸失代偿的主要原因是什么？

潜在的肺部挫伤

如何治疗？

气管插管,正压通气,必要时 PEEP(让肋骨自行愈合)

心脏压塞

什么是心脏压塞?	出血进入心包,导致心脏受压,心脏回流受阻并引起心脏排出量下降(心包无伸展性)
有什么症状和体征?	心动过速 / 休克及 Beck 三联征,奇脉,Kussmaul 征

解释以下术语:

Beck 三联征	1. 低血压 2. 心音遥远 3. 颈静脉怒张
Kussmaul 征	吸气时颈静脉怒张
如何诊断?	超声(心动超声)
如何治疗?	心包开窗—如果再次出血则需要行正中胸骨切开,排除心脏损伤

大量血胸

如何诊断?	一侧呼吸音减弱或消失;叩诊为浊音;胸部 X 线、CT、胸管引流量
如何治疗?	补液 胸腔插管引流 清除血液(这样才能让脏层胸膜和壁层胸膜合拢,封闭出血点,减慢出血速度)
血胸需要行开胸的指征有哪些?	大量血胸 = 1. 初次放置的胸管引流 >1500ml 血液 2. 胸管每小时引流血液 >200ml,连续 4 小时

循环

循环评估的目的是什么?	保证组织灌注;处理外在出血

初步评估循环的方法有哪些?	触摸脉搏:大体来讲,如果桡动脉可以触及,则收缩压至少 80mmHg,如果股动脉或颈动脉可以触及,收缩压至少 60mmHg
评估循环的指标有哪些?	心率,血压,外周灌注,尿量,精神状态,毛细血管再充盈(正常人 <2 秒),皮肤检查:冷、湿 = 低血容量
哪些患者低血容量却表现为正常血压?	年轻病人;自主神经张力可以维持血压,直到心血管系统快彻底崩溃时
哪些患者低血容量时不会发生心动过速?	合并脊髓损伤 使用 β- 受体阻滞剂 身体素质较好的运动员
外在出血如何处理?	直接压迫;± 止血带
外伤患者首选的静脉通路是什么?	"两路大孔径静脉通路"(14~16 号),上肢静脉置管(外周静脉通路)
次选的静脉通路有哪些?	经皮切开小腿大隐静脉置管;中央静脉通路包括股静脉、颈静脉、锁骨下静脉
股静脉置管时,如何记忆右侧腹股沟区解剖结构?	从外到内 "NAVEL"(肚脐): Nerve——神经 Artery——动脉 Vein——静脉 Empty space——空隙 Lymphatics——淋巴结 因此,股静脉在股动脉的内侧
创伤患者复苏时选择哪种液体?	林格液(等渗液,而且其中的乳酸可以缓冲低血容量引起的代谢性酸中毒)
创伤病人需要做哪些减压?	鼻胃管行胃肠减压;如果**直肠指检正常**,而且没有尿道损伤,用导尿管行膀胱减压

留置导尿的禁忌证有哪些？	尿道损伤征象： 男性严重的骨盆骨折 尿道口出血 前列腺高位或漂浮(失去了尿道的固定作用) 阴囊 / 会阴损伤 / 瘀斑
如果怀疑尿道损伤,插导尿管前应该先做什么检查？	逆行尿路造影(RUG)：造影剂经阴茎进入膀胱,X 线下观察有无造影剂外渗
颌面骨折患者如何行胃肠减压？	不要用鼻胃管,因为有可能穿透筛板进入颅内；使用口胃管,而不是鼻胃管

神经功能

评估神经功能的目的是什么？	判断神经功能损伤程度
神经功能评估包括哪些部分？	精神状态——格拉斯评分(GCS 评分) 瞳孔——单侧瞳孔变大提示同侧颅内占位(血肿)引起脑疝压迫动眼神经 运动 / 感觉——检查双侧运动、感觉有无缺损
描述 GCS 评分	**睁眼反应(E)** 4—自动睁眼 3—呼唤睁眼 2—疼痛刺激睁眼 1—无反应 (记忆：“四眼”) **言语反应(V)** 5—回答合适且有条理 4—回答含糊不清 3—说出单个字 2—发出无意义的声音 1—无反应 (记忆：“说话时呜呜声—5”)

	运动反应(M)
	6—按指令动作
	5—刺痛定位
	4—刺痛回缩
	3—去皮层强直体位
	2—去大脑强直体位
	1—无反应
	(记忆："六缸发动机—运动")
正常人 GCS 评分为多少？	GCS 15
死亡后 GCS 评分为多少？	GCS 3
昏迷患者 GCS 评分为多少？	GCS≤8
GCS 评分多少时需要插管？	≤8
插管病人评分方法有何不同？	语言评估取消，用"T"表示，因此对于插管病人最高评分为 11T

暴露和环境

完全暴露的目的是什么？	完全脱去衣服以便于再次评估时视诊、手触诊
ABCDE 中的 E(环境)指什么？	保持环境温暖(即：保持患者体温；低体温患者可能出现凝血功能问题)

再次评估

再次评估时要注意什么原则？	全面的查体，包括身体所有开口部位：耳、鼻、口、阴道、直肠
为什么要检查耳朵？	鼓室积血和脑脊液耳漏是颅底骨折的征象
检查时病人哪部分最容易遗漏？	病人背部(将病人翻过去检查)
颅底骨折典型征象有哪些？	熊猫眼，Battle 征，清亮脑脊液耳漏或鼻漏，鼓室积血
眼部检查时不能遗漏哪个诊断？	外伤性前房积血＝眼睛前房出血

检查鼻子不能遗漏哪个疾病?	鼻中隔血肿:血肿必须清除,否则可能导致鼻中隔坏死
下颌骨骨折时最明显的征象是什么?	牙齿咬合错位:让患者咬牙,然后问"你感觉和平常一样吗"
胸部外伤时颈部检查有何异常征象?	气管支气管断裂/气胸引起的捻发音、皮下气肿;气管向张力性气胸对侧移位;心脏压塞引起颈静脉怒张;安全带引起的颈部损伤患者会出现颈动脉杂音
检查肋骨或胸骨骨折的最佳方法是什么?	双侧或前后挤压胸廓诱发疼痛/不稳定
胸部大血管损伤时哪种体征具有诊断意义?	没有:大血管损伤的诊断是基于受伤机制、其他相关损失、胸部 X 线/放射学检查表现(如:纵隔增宽)来推断的
排除主动脉损伤的最佳检查方式是什么?	CTA
乳头平面或以下的穿透伤必须考虑什么?	腹部联合伤:记住,膈肌在深呼气时,可以达到男性乳头水平
皮下出现气体有何意义?	提示气胸,除非其他证据可以排除
如何行胸椎和腰椎的体格检查?	将病人翻身,彻底观察后背,触诊明确有无骨折部位疼痛、阶梯感(脊柱畸形)
哪种情况下的腹部查体阴性有明确意义?	清醒患者,没有头部/脊髓损伤或药物/酒精滥用(尽管这样,腹部查体并不是 100% 准确)
腹腔内损伤时有哪些体征?	腹部压痛,抵抗,腹膜刺激征;进行性腹胀(常用鼻胃管减压排气);安全带征
什么是安全带征?	下腹部系安全带处出现瘀斑(出现该征象的患者约有 10% 存在小肠穿孔)

直肠指检时必须记录哪些内容?	括约肌张力(提示脊髓功能);血迹(提示结肠或直肠损伤);前列腺位置(提示尿道损伤)
检查骨盆骨折最佳的检查方法是什么?	侧向挤压髂骨和大转子,前后挤压耻骨联合引起疼痛/不稳定
什么是"晕轮"征?	当脑脊液从鼻子/耳朵流出时,会在衣服上的血迹周围形成清晰的"晕轮"
哪些体征提示可能存在尿道损伤,因此是留置导尿的禁忌证?	直肠指检时发现高位前列腺;导管内出血表现;阴囊或会阴瘀斑
下肢缺血后出现哪个并发症时需要马上治疗?	骨筋膜室综合征
这种情况要怎么治疗?	筋膜切开术(膝以下四个间隔)
外伤患者意识状态进行性下降时必须要考虑什么?	硬膜外血肿,硬膜下血肿,脑水肿及颅内压升高 **但是,低氧/低血压必须先排除!**

创伤检查

钝性损伤的急诊 X 线检查包括哪些?	1. 胸部正位片 2. 骨盆平片
创伤的实验室检查包括哪些?	全血细胞计数,生化,血淀粉酶,肝功能,乳酸,凝血功能,**血型和血交叉**,尿常规
如何评估颈椎?	1. 体格检查 2. 放射检查
哪些患者可以通过体格检查排除颈椎损伤?	触诊时无颈部疼痛,颈部正常活动,没有神经功能缺损(GCS 15 分),无嗜酒/药,没有牵拉性损伤,没有服用止痛药物
如何排除颈椎骨折?	颈椎 CT 平扫

对于昏迷的患者,如果 CT 上没有颈椎骨折表现而你又无法行 MRI 检查,你该怎么做?	这个比较有争论性;很多人会给患者带上颈托
哪些放射检查用于评估颈椎韧带有无损伤?	MRI,颈椎侧位过屈过伸位 X 线
胸片上哪种征象提示胸主动脉损伤?	**纵隔增宽**(最常见的表现),肺尖帽,主动脉肺窗上显示主动脉结消失,左主支气管受压,鼻胃管或气管移位,胸腔积液,右主支气管抬高,临床怀疑,高速车祸引起的损伤
哪项检查可以用于排除胸主动脉损伤?	CTA 及纵隔螺旋 CT,明确是否存在纵隔血肿 胸主动脉弓造影(金标准)
最常见的创伤性胸主动脉撕裂部位是哪里?	末端靠近左侧锁骨下动脉处
哪些检查可以有效地评估腹腔内损伤?	FAST,CT 扫描,DPL
什么是 FAST 检查?	超声:应用超声对创伤进行重点评估(Focused Assessment with Sonography for Trauma=FAST)
FAST 检查哪些部位?	观察 Morison's 袋,膀胱,脾脏和心包内是否有积血
DPL 代表什么?	诊断性腹腔灌洗
不稳定的钝性腹部损伤患者的评估时选择哪种诊断性检查?	FAST
钝性损伤时选择腹部 CT 平扫的指征是什么?	生命体征平稳,存在腹部疼痛、压痛、肌抵抗
钝性损伤时选择 DPL 或 FAST 的指征是什么?	生命体征不平稳(低血压)
DPL 如何操作?	在脐下方(无骨盆骨折的患者)置入导管至腹腔内

	抽吸明确有无血液,如果抽出的血液<10ml,注入 1L 生理盐水或者林格液引流液送去化验
DPL "肉眼阳性"是指什么?	抽出的血液≥10ml
患者骨盆骨折时 DPL 导管应该放在哪个位置?	脐上方 **常见错误**:如果在脐下,你可能经筋膜层进入骨盆血肿,因此得到假阳性的 DPL 结果
哪些情况提示腹腔穿刺阳性?	首次进行腹腔灌洗前必须先对 DPL 导管进行抽吸,如果抽出的血液>10ml 或者抽出任何肠内容物,均为腹腔穿刺阳性,并需要行腹腔镜探查
钝性损伤时腹腔灌洗阳性的表现有哪些?	常见的情况: 灌洗液混浊,不能够透过其阅读报纸 $RBC \geq 100\ 000/mm^3$ $WBC \geq 500/mm^3$(注意:是 mm^3,不是 mm^2) 从胸管、导尿管、鼻胃管引流出灌洗液(林格液 / 生理盐水) 不常见的情况: 出现胆汁 出现细菌 出现粪便 出现蔬菜类物质 淀粉酶水平升高
DPL 实施前需要先放置什么引流管?	鼻胃管和导尿管(使胃和膀胱远离穿刺处)
CT 扫描容易遗漏哪种损伤?	小肠损伤和膈肌损伤
DPL 容易遗漏哪种损伤?	腹膜后损伤
哪种检查用于评估钝性损伤所致的尿道损伤?	逆行尿路造影(RUG)

骨科最紧急的损伤是什么?	1. 髋关节移位 - 必须马上复位 2. 伴活动性出血的骨盆骨折(捆绑或者使用外固定器)
钝性损伤时,出现哪些表现需要行剖腹探查?	腹膜刺激征,腹平片或者 CT 扫描发现游离气体,患者生命体征不稳定且有 FAST 检查阳性或者 DPL 结果阳性
腹部枪伤如何治疗?	腹腔镜探查
腹部刺伤如何评估?	如果存在腹膜刺激征,严重出血,休克,需行腹腔镜探查;其他情况,许多外科医生选择密切观察无症状的刺伤患者,或者经局部伤口探查来明确筋膜是否穿透,或者采用 DPL

颈部贯通伤

颈部损伤多深时必须行进一步评估?	经颈阔肌的穿透伤
颈部创伤如何分区:	
Ⅲ区	下颌角以上
Ⅱ区	下颌角至环状软骨
Ⅰ区	环状软骨以下

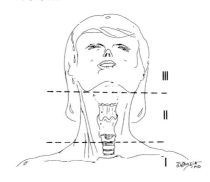

根据颈部分区,大多数外科医生是如何治疗穿透性颈部损伤的(穿透颈阔肌):

Ⅲ区	选择性探查
Ⅱ区	外科探查或选择性探查
Ⅰ区	选择性探查

什么是选择性探查?

选择性探查是根据诊断性检查的结果来定的,包括血管造影或者 CTA、支气管镜、食管镜

在所有的颈部穿透性损伤中(Ⅰ、Ⅱ、Ⅲ区),外科探查指征有哪些?

严重颈部损伤:**休克**,活动性出血,血肿进行性增大,搏动性血肿,神经损伤,皮下气肿

如何记忆颈部损伤分区和 Le Forte 骨折?

根据颈动脉血流方向

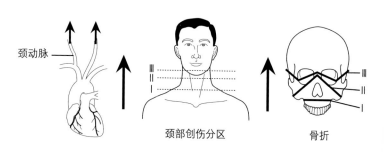

颈动脉

颈部创伤分区 骨折

其他

什么是"3 对 1"原则?

低血容量的创伤患者每丢失 1L 血液,需要补充 3L 晶体液(林格液)

成年创伤患者尿量最小时是多少?

50ml/h

闭合性股骨骨折可在大腿内丢失多少血液?

最多可达 1.5L 血液

脑损伤的成年患者可以在"闭合"颅骨内丢失大量血液导致低血容量休克吗?	绝对不可能! 但是婴儿可以由于脑损伤丢失大量血液导致低血容量休克
单纯脑损伤的患者可以出现低血压吗?	可以,但是必须排除失血性休克!
简单的 ATLS 病史是什么?	"AMPLE"病史: 　Allergies 过敏源 　Medications 药物 　PMH 既往史 　Last meal 最后进食(时间) 　Events 事情经过(受伤过程)
哪类患者不建议行环甲膜切开?	任何小于 12 岁的患者;建议环甲膜穿刺替代
喉部骨折的征象有哪些?	颈部皮下气肿 声音改变 可触及的喉部骨折
如何治疗直肠穿透性损伤?	**邻近结肠造瘘术**;缝合穿孔(如果容易并且确定在腹膜内)和**骶骨前引流**
如何治疗腹膜外小的膀胱破口?	"膀胱导管"(Foley)引流和观察;腹膜内或者大的膀胱破口需要手术缝合
哪种腹腔内损伤与安全带有关?	小肠损伤(L2 骨折,胰腺损伤)
骨盆骨折如何治疗?	± 骨盆捆绑直至可以行外固定、补液/输血、± 血管造影来栓塞出血的血管
骨盆骨折所导致出血类型哪种更常见,动脉还是静脉?	静脉(约 85%)
如果患者眉弓皮肤裂伤,缝合前是否需要将眉毛剃掉?	不需要——眉毛被剃后 20% 的人不会再长出来

不可恢复的广泛胆道、十二指肠和胰头损伤该如何治疗?	创伤性 Whipple
穿透性腹部损伤最容易损伤哪种脏器?	小肠
膈肌最高能达什么水平?	平乳头(第 4 肋间);因此,乳头下方的穿透性损伤必须排除腹腔内脏器损伤
经典的创伤问题:"如果你仅能从创伤患者获得一管血去送实验室检查,你该做什么检查?"	血型和血交叉(输血用)
结肠穿透性损伤如何治疗?	如果患者存在休克,行结肠切除和造瘘 如果患者病情稳定,行一期吻合/修复
小肠损伤如何治疗?	一期缝合或切除和一期吻合
轻度胰腺损伤如何治疗?	引流(如 JP 引流)
钝性创伤时哪种脏器损伤最常见?	肝脏(最近研究表明)
严重的十二指肠损伤如何治疗?	幽门旷置术: 1. 闭合十二指肠损伤 2. 暴露幽门 3. 胃空肠吻合
胰尾部严重损伤如何治疗?	远端胰腺切除(通常也同时行脾脏切除)
什么是"控制损伤"手术	止住大出血和阻止胃肠道内容物流出 包扎并将患者从手术室转移至 ICU 保暖、止血、复苏 当患者病情稳定,体温上升且没有酸中毒时再将患者转移至手术室

什么是"致死性三联征"？

"ACH"

Acidosis 酸中毒

Coagulopathy 凝血功能障碍

Hypothermia 低体温

稳定的胸骨旁枪伤/刺伤的治疗方案是什么？

1. 胸部正位片
2. FAST, 胸管, +/– 手术室内剑突下开窗; 如果血液回流, 则需行胸骨切开术来评估心脏损伤

胸片显示鼻胃管位于胸腔时要考虑什么诊断？

膈肌破裂使得胃位于胸腔(行开腹探查)

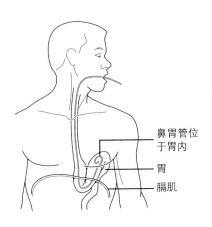

鼻胃管位于胃内

胃

膈肌

哪种 X 线检查用于评估四肢骨折情况？

全面检查受伤肢体, X 线检查需要包括骨折上方和下方的关节

严重钝性损伤患者基本检查流程图

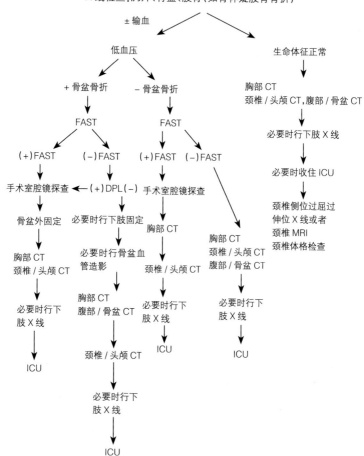

在急诊室:气道,体查,2 个静脉通路,实验室检查,血型
和血交叉,胃肠减压管,导尿管,必要时行胸管引流

X 线检查:胸片、骨盆、股骨(如骨怀疑股骨骨折)

± 输血

低血压

生命体征正常

+ 骨盆骨折   − 骨盆骨折

胸部 CT
颈椎 / 头颅 CT,腹部 / 骨盆 CT

FAST   FAST

必要时行下肢 X 线

(+)FAST (−)FAST (+)FAST (−)FAST

必要时收住 ICU

手术室腔镜探查 ◄— (+)DPL(−) 手术室腔镜探查

骨盆外固定 必要时行下肢固定 胸部 CT

颈椎侧位过屈过
伸位 X 线或者
颈椎 MRI
颈椎体格检查

胸部 CT
颈椎 / 头颅 CT

必要时行骨盆血
管造影

颈椎 / 头颅 CT

胸部 CT
颈椎 / 头颅 CT
腹部 / 骨盆 CT

必要时行下
肢 X 线

胸部 CT
腹部 / 骨盆 CT

必要时行下
肢 X 线

必要时行下
肢 X 线

ICU

颈椎 / 头颅 CT

ICU

ICU

必要时行下
肢 X 线

ICU

**生命体征平稳的钝性损伤患者,
腹部 / 骨盆 CT 哪些表现需要
行腹腔镜探查?**

**骨盆骨折患者生命体征不平稳,
能够相信阴性的 FAST 结果吗?**

游离气体;积液很大但没有实质性脏
器损伤的患者也强烈推荐 = 排除空腔
脏器损伤

不能相信—进一步实施 DPL(脐上方)

哪种实验室检查提示儿童的腹腔内脏器损伤？	肝功能检查(LFT)=AST 上升和(或)ALT 上升
现实中只在哪些情况下使用 MAST 裤？	院前处理,骨盆骨折
人或狗咬伤如何治疗？	敞开伤口,冲洗,抗生素
骨盆骨折出血中静脉性出血所占的比例是多少？	85%
交感神经性眼炎指的是什么？	一只眼睛失明后导致对侧眼睛随后失明(自身免疫性)
哪种钝性损伤会引起神经功能缺损,但头颅 CT 正常？	弥漫性轴索损伤(DAI),颈动脉损伤

第 39 章　烧伤

解释:	
TBSA	体表总面积 Total Body Surface Area
STSG	中厚皮片植皮 Split Thickness Skin Graft
酸性和碱性化学品烧伤哪个更严重？	一般来说碱性更严重,因为机体不能缓冲碱性物质,其引起的烧伤程度更深
为什么电烧伤非常危险？	由于神经、血管、筋膜的电阻低,所以电烧伤引起的破坏是内在的;损伤程度比接触点更严重;心律不齐、肌红蛋白尿、酸中毒及肾衰竭比较常见
肌红蛋白尿如何治疗？	避免肾损伤: 静脉补液 静滴碳酸氢盐碱化尿液 甘露醇利尿

描述以下烧伤程度：

一度烧伤	仅表皮受伤
二度烧伤	表皮和不同程度真皮受损
三度烧伤	又叫"全层烧伤"；包括整个真皮都受损
四度烧伤	烧伤至骨头或肌肉层

一度烧伤有哪些表现? 皮肤疼痛、干燥、发红，没有形成水疱(想象晒伤时的情况)

二度烧伤有哪些表现? 皮肤疼痛、皮肤过敏、肿胀、颜色斑驳伴有**水疱**形成、表面渗液

三度烧伤有哪些表现? 皮肤无痛、无感觉、肿胀、干燥、皮肤斑驳白色或烧焦；常被形容为烘干的皮革

二度和三度烧伤临床主要区别是什么? 三度烧伤无痛，二度烧伤非常痛

烧伤严重度是根据什么来判断的? 烧伤深度及二度和三度烧伤面积

烧伤面积成人按九分法计算；由于手掌和头、躯干比例和成人不一致，儿童按改良九分法计算

什么是九分法? 成人体表面积可以按以下公式估算：

单侧上肢 =9%

单侧下肢 =18%

前后躯干 = 分别 18%

头和颈 =9%

会阴和生殖器 =1%

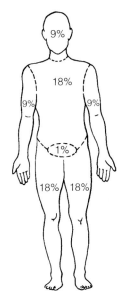

| 手掌估算法指的是什么? | 手掌面积≈1% 体表面积,用于估算小的烧伤面积 |

什么程度的烧伤需要转入烧伤中心治疗?

二度烧伤	>20%TBSA
三度烧伤	>5%TBSA
	小孩或老年人二度烧伤 >10%
	任何累及面部、手、脚或会阴的烧伤
	任何伴有吸入性损伤的烧伤
	任何伴有创伤的烧伤
	任何电烧伤

一度烧伤如何处理?	清理干净、± 新斯波林、止痛药
二度烧伤如何处理?	清除水疱、使用抗生素药膏(通常用磺胺嘧啶银)及敷料、止痛药
	大部分二度烧伤患者不需要植皮(表皮可以经毛囊及周围再生)

二度烧伤有哪些新的治疗方法?	1. Biobrane®(人工硅胶表皮—暂时性的) 2. Silverlon®(一种含有阴离子的敷料)
三度烧伤如何处理?	早期切除焦痂(烧伤后一周)及 STSG
切除焦痂时如何减少出血?	如果条件允许可以使用止血带,局部使用肾上腺素及凝血酶
什么是自体皮肤移植?	用病人自己的皮肤行皮肤移植
什么是同种异体皮肤移植?	用尸体的皮肤行移植(暂时性)
移植皮瓣的厚度是多少?	10/1000 到 15/1000 英寸(深达真皮层)(0.25~0.38mm)
烧伤患者在急诊室内要打哪种预防针?	破伤风
三度烧伤患者用什么来评估眼睛烧伤情况?	荧光素
烧伤患者评估和复苏的基本原则是什么?	ABCDE,然后记尿量;检查焦痂及有无筋膜间隔室综合征
烟雾吸入有哪些征象?	痰/嘴/鼻子里可以看到烟灰,鼻子/脸上毛发烧伤,碳氧血红蛋白血症,喉咙/嘴巴红斑,有意识丧失史/爆炸起火发生在小的密闭空间,呼吸困难,氧饱和度低,意识模糊,头痛,昏迷
确诊烟雾吸入要做什么检查?	支气管镜检查
哪种指标用来评估烟雾吸入程度?	**碳氧血红蛋白水平**(碳氧血红蛋白比例 >60% 时死亡率达到 50%);治疗用 100% 纯氧慢慢治疗
如何管理烟雾吸入患者气道?	**插管**指征放宽;咽喉水肿会导致气道梗阻,使无法行气管插管;需立即吸入 100% 纯氧,持续到明确无严重的碳氧血红蛋白

什么是"烧伤休克"？	烧伤休克描述的是烧伤后发生毛细血管渗漏,血管内大量液体丢失,需要输入晶体液
什么是 Parkland 公式？	V= 烧伤面积(%)× 体重(kg)×4 用于计算烧伤患者初步晶体补液量的公式;最初 8 小时给一半的量,剩下的在 16 小时内补完
Parkland 公式适用于哪种类型烧伤？	只适用于烧伤面积超过 20% 的二度到三度烧伤
什么是 Brooke 公式？	Parkland 公式中的 4 改成 2
什么是 10 倍原则？	决定每小时静脉输液速度:TBSA × 10 (体重 40~80kg 的患者)
如何给予晶体液？	外周 2 路大口径通路
可以经烧伤的皮肤行静注或中心静脉穿刺吗？	可以
成人的补液目标是尿量达到多少？	30~50ml
为什么烧伤病人最初 24 小时不能静脉输注含糖液体？	由于机体对应激的反应,病人血糖会升高
24 小时之后可以使用哪些液体？	胶体液;按 0.5ml/kg/ 烧伤面积(%)给予 5% 葡萄糖溶液和 5% 的白蛋白
为什么烧伤 24 小时后要给予 5% 葡萄糖溶液？	因为最初 24 小时输入了大量含钠的林格液,并且烧伤创面蒸发丢失大量水分,病人需要补充水分;24 小时以后病人毛细血管开始恢复功能,这个时候给予白蛋白和 5% 葡萄糖溶液才有效
烧伤病人尿量至少达到多少以上？	成人 30ml;儿童 1~2ml/(kg·h)
如何监测烧伤病人的容量状态？	尿量、血压、心律、外周灌注情况、神志情况;必须留置导尿,可以酌情考虑中心静脉压及肺毛细血管楔压监测

为什么大部分严重烧伤病人需要行鼻胃管减压?	烧伤面积超过 20% 的病人常常合并麻痹性肠梗阻→呕吐→误吸风险→肺炎
烧伤病人需要预防性给予什么治疗?	H_2 受体阻滞剂,防止烧伤应激性溃疡(Curling 溃疡)
烧伤创面感染时有什么征象?	白细胞升高伴有核左移,**焦痂变色(最常见)**,绿色改变,未烧伤区域的皮肤出现坏死性病灶,水肿,焦痂下瘀斑,二度烧伤转为三度烧伤,低血压
烧伤患者出现发热一定提示感染吗?	不是
烧伤创面感染最常见的细菌是什么?	金黄色葡萄球菌、假单胞菌、链球菌、白色念珠菌
烧伤创面感染如何诊断?	将怀疑感染的烧伤组织送检行细菌定量计数;如果计数 $>10^5/g$,提示感染存在,需要静脉给药抗生素治疗
较小的烧伤如何包扎?	用非离子型洗涤剂轻柔地清除疏松皮肤和破裂的水疱;然后局部涂上抗生素(如:新霉素),再盖上无菌敷料
较大的烧伤如何包扎?	清洗伤口然后局部使用抗生素
为什么新鲜的烧伤不要系统性静脉使用抗生素?	细菌藏在焦痂里面,焦痂是无血管组织(系统性使用抗生素时无法到达焦痂);因此需要局部使用抗生素
以下局部使用的抗生素有什么优缺点:	
磺胺嘧啶银(Silvadene®)	无痛,但焦痂穿透性差,对假单胞菌无效,可以引起特发性中性粒细胞减少;磺胺类过敏者禁用

醋酸磺胺米隆（Sulfamylon®）	可以穿透焦痂,广谱抗菌(但对金黄色葡萄球菌无效),引起局部疼痛;7% 的患者会发生过敏反应;可能引起酸碱失衡;是已经污染伤口的首选
多粘菌素（Polysporin®）	硫酸多粘菌素 B;无痛、清洁,用于面部伤口;非广谱抗菌
烧伤病人需要预防性全身使用抗生素吗?	不需要—预防性使用抗生素不能减少败血症发生,反而会引起耐药;静脉使用抗生素适用于明确的伤口感染、肺炎、尿路感染等
吸入性损伤需要预防性使用抗生素吗?	不需要
四肢环形全层皮肤烧伤时哪种并发症风险高?	远端血管神经功能障碍
如何治疗?	焦痂切开:用电刀或刀片纵行全层切开焦痂
烧伤病人哪种感染并发症(不是伤口感染)最常见?	肺炎、中心静脉感染(每 3~4 天更换一次)
烧伤病人需要预防破伤风治疗吗?	需要,是所有烧伤病人必须给予的治疗,除非 12 个月内接受过主动免疫(免疫功能不全者:类毒素 ×3)
哪型烧伤水分蒸发丢失最多?	三度
感染可以使非全层皮肤烧伤转为全层皮肤伤吗?	可以!
一氧化碳吸入过量如何治疗?	100% 纯氧(± 高压氧)
烧伤后需要监测哪种电解质情况?	Na^+
烧伤病人中心静脉导管什么时候需要更换?	大部分每 3~4 天更换一次
烧伤引起的胃 / 十二指肠溃疡叫什么名字?	Curling 溃疡

植皮在最初 24 小时如何获取营养？	吸取（吸取创面渗液）

第 40 章　上消化道出血

上消化道出血指的是什么？	Treitz 韧带近端消化道管腔内的出血
有哪些症状 / 体征？	呕血、黑便、晕厥、休克、乏力、咖啡样呕吐物、便血、上腹部不适、上腹部压痛、低血容量征象、粪便隐血试验阳性
为什么会出现血便？	血液本身有通便的作用，血便常常提示上消化道出血速度较快
出血量达到多少时会出现黑便？	出血 >50ml
危险因素有哪些？	饮酒、吸烟、肝脏疾病、烧伤 / 创伤、阿司匹林 /NSAIDS、呕吐、脓血症、类固醇、既往上消化道出血病史、消化道溃疡病史、食管静脉曲张、门脉高压、脾静脉血栓、腹主动脉瘤修复术后（主动脉肠瘘）、烧伤、创伤
引起上消化道出血最常见原因是什么？	消化道溃疡—十二指肠和胃溃疡（50%）
上消化道出血常见鉴别诊断有哪些？	1. 急性胃炎 2. 十二指肠溃疡 3. 食管静脉曲张 4. 胃溃疡 5. 食管肿瘤 6. Mallory-Weiss 撕裂
上消化道出血少见鉴别诊断有哪些？	胃癌、胆道出血、十二指肠憩室、胃扭转、Boerhaave 综合征、主动脉肠瘘、

食管裂口疝、鼻出血、鼻胃管刺激、Dieulafoy's 溃疡、血管发育不良

如何诊断？ | 病史、鼻胃管吸引、腹部 X 线、内镜(胃十二指肠镜)

哪种检查用于确诊？ | 胃十二指肠镜(诊断率 >95%)

内镜检查时如何治疗？ | 电凝、注射肾上腺素(血管痉挛)、注射硬化剂(静脉曲张)、曲张静脉套扎

应该做哪些实验室检查？ | 生化、胆红素、肝功能、血常规、血型和血交叉、凝血功能、血淀粉酶

为什么血尿素氮会升高？ | 因为消化道内的出血经胃肠道吸收

初始治疗包括哪些？

1. **静脉补液**(2 路 16G 或者更大管径的静脉通路),Foley 导管(监测容量状态)
2. **鼻胃管抽吸**(确定出血的速度和总量)
3. **洗胃**(采用温水 - 可以清除凝血块)
4. **食管胃十二指肠镜**:内镜(确定病因 / 出血的位置和可行的治疗 - 凝结出血点)

为什么上消化道出血时要冲洗？ | 将血凝块清除后才能看到黏膜

当胃十二指肠镜无法找到出血原因,而且鼻胃管中持续存在出血时,哪种检查能帮助明确大量上消化道的出血部位？ | 选择性肠系膜血管造影

上消化道出血什么情况下需要手术治疗？ | 难治性或者反复的出血,出血部位明确,需要输注 >3U 浓缩红细胞来稳定或者浓缩红细胞输注总量 >6U

需要手术治疗的比例是多少？ | 约 10%

出血能自行停止的比例是多少？ | 约 80%~85%

急性上消化道出血的死亡率是多少？ | 总体为 10%,60~80 岁为 15%,80 岁以上为 25%

哪些急性上消化道出血患者容易死亡?	年龄大于 60 岁 休克 >5U 浓缩红细胞输注 伴有其他疾病

消化道溃疡疾病(PUD)

消化道溃疡疾病指的是什么?	胃和十二指肠溃疡
在美国的发病率是多少?	约 10% 的人在一生中会出现 PUD
PUD 可能出现什么并发症?	疼痛,出血,穿孔,梗阻
PUD 患者发生出血的比例是多少?	约 20%
哪种细菌与 PUD 相关?	幽门螺杆菌
治疗方法是什么?	MOC 或者 ACO 方案抗幽门螺杆菌治疗 2 周 　MOC:甲硝唑,奥美拉唑,克拉霉素 　ACO:阿莫西林,克拉霉素,奥美拉唑
消化道溃疡穿孔后液体积聚引起右上腹痛/腹膜炎的征象叫什么?	Valentino 征

十二指肠溃疡

这种溃疡在哪个年龄段最常见?	40~65 岁(比胃溃疡患者年龄要小)
男女发病比例是多少?	男性 > 女性(3:1)
哪个位置最常见?	大多数在幽门十二指肠球部 2cm 内
进食后疼痛症状有什么变化?	进食可以减轻十二指肠溃疡疼痛
病因是什么?	胃酸分泌过多
出现哪种综合征时必须考虑到合并十二指肠溃疡?	卓-艾综合征

相关危险因素有哪些?	男性,吸烟,服用阿司匹林和其他非甾体类消炎药,尿毒症,Z-E 综合征,幽门螺杆菌感染,创伤,烧伤
有哪些症状?	上腹部疼痛 - 烧灼样疼痛,常出现在餐后数小时(刚进食食物、牛奶或者抗酸剂时疼痛缓解) 出血 背痛 恶心,呕吐和厌食 食欲减退
有哪些征象?	上腹部压痛(可能),粪便隐血试验阳性,黑便,便血,呕血
有哪些鉴别诊断?	急腹症,胰腺炎,胆囊炎,**所有引起上消化道出血的原因**,Z-E 综合征,胃炎,心肌梗死,胃溃疡,反流
如何诊断?	病史,体格检查,食管胃十二指肠镜,上消化道造影(如果患者没有活动性出血)
十二指肠溃疡出血在什么情况下需要手术治疗?	大多数外科医生认为:输注红细胞总量 >6u,需要输注 >3u 浓缩红细胞来稳定或者严重的再出血
胃十二指肠镜下哪种表现与再出血相关?	溃疡龛中可见血管,新鲜血凝块,活动性出血
药物治疗方法有哪些?	PPI(质子泵抑制剂)或者 H_2 受体拮抗剂 - 大多数患者能在 4~6 周内治愈溃疡 抗幽门螺杆菌治疗
什么时候需要手术?	药物治疗无效 出血(大量或者反复出血) 梗阻(胃出口梗阻) 穿孔

十二指肠溃疡出血如何手术治疗?	在幽门打开十二指肠 缝合出血血管
哪根血管与十二指肠溃疡出血相关?	胃十二指肠动脉

以下情况常用的外科治疗方法是什么:

迷走神经干切断术?	幽门成形术
十二指肠穿孔?	Graham补片修补(患者一般情况较差、休克、穿孔时间长) 合并溃疡时采用迷走神经干切断术及幽门成形术 Graham补片修补和高选择性迷走神经切断术 迷走神经干切断术和胃窦切除术(死亡率更高且复发率更低)
由于十二指肠溃疡瘢痕导致的十二指肠梗阻(胃出口梗阻)?	迷走神经干切断术、胃窦切除术和胃十二指肠吻合术(毕Ⅰ或毕Ⅱ) 迷走神经干切断术和胃引流手术(胃空肠吻合术)
难治性十二指肠溃疡?	近端胃迷走神经切断术(高选择性迷走神经切断术) 迷走神经干切断术和幽门成形术 迷走神经干切断术、胃窦切除术及毕Ⅰ或毕Ⅱ吻合(特别是合并幽门或幽门前溃疡),但是死亡率较高
哪种溃疡手术后复发率最高但是倾倒综合征发生率最低?	近端胃迷走神经切断术
哪种溃疡手术后复发率最低但是倾倒综合征发生率最高?	迷走神经切断术和胃窦切除术
为什么迷走神经干切断术后需要实施胃引流术(幽门成形术,胃窦切除术)?	迷走神经干切断术后幽门无法松弛

哪种十二指肠溃疡手术的死亡率最低?	近端胃迷走神经切断术(1/200 死亡率),迷走神经干切断术和幽门成形术(1/200~2/200),迷走神经切断术和胃窦切除术(死亡率 1%~2%) 因此,选择近端胃迷走神经切断术治疗难治性十二指肠溃疡的代价是溃疡复发风险增加
什么是"接吻"溃疡?	两个溃疡,分别位于管腔的相反两侧,这样它们才可以"接吻"
为什么十二指肠破裂初期可能没有疼痛症状?	流出的液体可以是无菌的,初期 pH 为 7.0,没有刺激性
为什么十二指肠溃疡穿孔可以表现为下腹部疼痛?	液体从胃/胆管沿结肠旁沟流向下腹部引起局部刺激症状

胃溃疡

这种溃疡在哪个年龄段最常见?	40~70 岁(比十二指肠溃疡的发病年龄要大)
男女发病率哪个更高?	男性 > 女性
胃溃疡和十二指肠溃疡哪个更常见?	十二指肠溃疡的发病率是胃溃疡的 2 倍多
进食后疼痛有什么变化?	进食可以加剧胃溃疡疼痛
病因是什么?	细胞保护或者胃保护减弱(例如,碳酸氢盐黏液产生减少)
胃酸分泌量是增高还是降低?	胃酸产生正常或者降低!
哪种胃溃疡与胃酸增高有关?	幽门前的溃疡 幽门溃疡 与十二指肠溃疡合并存在的溃疡
相关危险因素有哪些?	吸烟,酒精,烧伤,创伤,中枢神经系统肿瘤/外伤,非甾体类抗炎药物,激素,休克,严重疾病,男性,高龄

有哪些症状?	上腹部疼痛 +/− 呕吐,厌食和恶心
如何诊断?	病史,体格检查,胃十二指肠镜和多点活检(发现胃癌)
哪个部位最常见?	约 70% 位于胃小弯;5% 位于胃大弯
什么时候以及为什么需要行活检?	所有胃溃疡均需要活检,用于排除胃癌 如果溃疡经药物治疗 6 周没有愈合,需要**再次活检**(经常在手术室进行活检)
胃溃疡患者什么时候需要行内镜检查?	1. 活检诊断 2. 诊断后 6 周确定愈合情况及排除胃癌!
手术的指征是什么?	难治性 胃癌 出血(大量或者反复出血) 梗阻(胃出口梗阻) 穿孔 (**注意**:如果无法排除胃癌,则建议手术)
出血、梗阻和穿孔时常行哪种手术治疗?	远端胃切除及溃疡切除,不行迷走神经切断术,除非合并十二指肠疾病(例如,毕Ⅰ或毕Ⅱ)
胃溃疡合并十二指肠溃疡时需行什么手术?	胃大部切除(毕Ⅰ或毕Ⅱ)和迷走神经干切断术
幽门溃疡常用的外科治疗方法是什么?	迷走神经干切断术和胃窦切除术(例如,毕Ⅰ或毕Ⅱ)
身体一般情况差的胃溃疡穿孔患者选择什么手术?	Graham 补片修补
所有胃溃疡手术必须实施什么?	活检确定有无胃癌
解释下列名词:	

Cushing 溃疡	与神经性创伤或者肿瘤相关的胃炎 / PUD
Curling 溃疡	与大面积烧伤相关的胃炎 /PUD
吻合口溃疡	溃疡位于胃肠道吻合口处
Dieulafoy 溃疡	由于血管畸形所致胃粘膜针尖样缺损和出血

消化性溃疡穿孔

有哪些症状?	突发的上腹部疼痛
为什么会出现下腹部疼痛?	穿孔后液体沿结肠旁沟流向下腹部所致
有哪些体征?	肠鸣音减弱,肝上鼓音(空气),腹膜刺激征,腹部压痛
十二指肠后壁腐蚀 / 穿孔的体征有哪些?	胃十二指肠动脉出血(可能合并急性胰腺炎)
哪种征象提示十二指肠前壁穿孔?	游离气体(前壁穿孔更为常见)
鉴别诊断有哪些?	急性胰腺炎、急性胆囊炎、急性阑尾炎穿孔、结肠憩室炎、心梗、所有的内脏穿孔
需要做什么检查?	X 线:立位胸部 X 线可以发现膈下或小网膜囊内游离气体(如果患者无法站立,可以行左侧卧位 X 线检查,采用这种体位时游离气体会积聚在肝脏上方,容易和胃泡区分)
实验室检查有什么改变?	白细胞升高、血淀粉酶升高(腹膜吸收所致)
初始治疗方法包括哪些方面?	禁食:胃肠减压(降低腹腔污染程度) 静脉补液 / 留置导尿 抗生素 / 质子泵抑制剂 手术

什么是 Graham 补片?	用部分大网膜覆盖穿孔位置,然后将穿孔缝合关闭
十二指肠溃疡穿孔的手术治疗方式有几种?	Graham 补片修补(开腹或腹腔镜) 合并溃疡时采用迷走神经干切断术及幽门成形术 Graham 补片修补和高选择性迷走神经切断术
胃溃疡穿孔的手术治疗方式有几种?	合并溃疡时行胃窦切除,如果患者情况不稳定或难以耐受大手术,可考虑行 Graham 补片修补或楔形切除
十二指肠溃疡同时表现为出血和穿孔常常提示什么?	可能提示两个溃疡("接吻溃疡");后壁溃疡引起出血,前壁溃疡穿孔引起腹腔内游离气体
哪种溃疡穿孔表现和急性胰腺炎很相似?	十二指肠后壁溃疡穿孔朝向胰腺(都可以表现为上腹部疼痛放射至后背,血淀粉酶升高)
胃溃疡和十二指肠溃疡患者进食后症状有什么区别?	十二指肠 = 腹痛减轻 胃 = 腹痛加重

手术类型

解释以下术语:

   Graham 补片

治疗十二指肠溃疡穿孔,适用于情况不稳定或难以耐受大手术的患者
用存活的部分大网膜覆盖穿孔部位,然后用缝线缝合固定

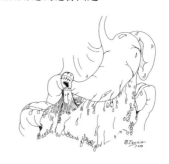

迷走神经干切断术	在迷走神经干经食管远端进入腹腔处切除 1~2cm,减少胃酸的分泌
行迷走神经干切断术的同时还要做什么手术?	"胃引流手术"(幽门成形、胃窦切除或胃空肠吻合),因为幽门在迷走神经支配下可以松弛,切断后则无法松弛

解释以下术语:

迷走神经切断术和幽门成形术	迷走神经切断的同时行幽门成形,可以增加胃排空

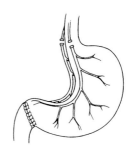

迷走神经切断术和胃窦切除	迷走神经切断的同时切除胃窦和幽门,然后再行毕I/II式重建
十二指肠溃疡手术的目的是什么?	减少胃酸的分泌(并修复顽固性、出血性、梗阻性、穿孔性溃疡)
高选择性迷走神经切断术有什么优势?	无需行胃引流手术;支配幽门的迷走神经得以保留;倾倒综合征发生率低

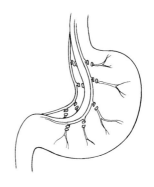

什么是毕 I 式手术?

迷走神经干切断,胃窦切除,然后行胃十二指肠吻合(记忆:毕 I =1 个袢)

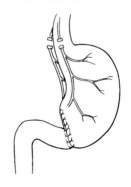

哪些情况下不能行毕 I 式手术?

胃癌或怀疑胃癌

什么是毕 II 式手术?

迷走神经干切断,胃窦切除,然后行胃空肠吻合(记忆:毕 II =2 个袢)

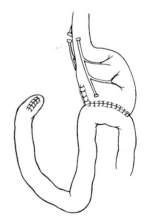

什么是 Kocher 手法?

从十二指肠外侧腹膜附着处解剖游离,这样可以看到十二指肠后壁

应激性胃炎

什么是应激性胃炎?

处于应激状态的患者出现**表浅**胃黏膜糜烂

危险因素有哪些?	败血症、气管插管、创伤、休克、烧伤、脑损伤
如何预防性治疗?	H_2 受体阻滞剂、质子泵抑制剂、抗酸剂、硫糖铝
有哪些症状/体征?	鼻胃管里出血(常见),无疼痛(常见)
如何确诊?	如果出血严重可以行胃十二指肠镜检查
胃炎如何治疗?	冲洗清除血凝块,24小时内按最大剂量静脉使用质子泵抑制剂

Mallory-Weiss 综合征

什么是 Mallory-Weiss 综合征?	剧烈恶心、呕吐引起胃食管交界处的黏膜或黏膜下层发生纵向撕裂,将近四分之三发生在胃内
该综合征引起的出血占所有上消化道出血的比例是多少?	约 10%
引起撕裂的原因是什么?	胃内压增加,食管裂孔疝患者更容易发生
危险因素有哪些?	呕吐、酗酒(>50%)、50% 以上患者合并食管裂孔疝
有哪些症状?	上腹痛、胸骨后疼痛、呕吐、呕血
呕血发生比例是多少?	85%
如何诊断?	胃十二指肠镜
典型的病史是怎样的?	患者喝醉后首先呕吐食物和胃内容物,随后出现剧烈的干呕及呕血
如何治疗?	用室温的水进行灌洗(90% 的出血能止住),电凝,动脉栓塞,顽固性出血可以考虑手术
什么情况下需要手术治疗?	药物及内镜治疗失败时(红细胞输注量超过 6 个单位)

可以使用三腔二囊管来止血吗?　不可以,这只会使出血更为严重
三腔二囊管只适用于食管静脉曲张破裂引起的出血

食管静脉曲张性出血

什么是食管静脉曲张性出血?　肝硬化患者合并门静脉高压时,压力可经冠状静脉传递至食管黏膜下静脉丛,从而导致食管静脉曲张形成,该曲张血管破裂引起的出血叫食管静脉曲张性出血

食管静脉曲张性出血的"三分之二规律"指的是什么?　三分之二的肝硬化患者会出现食管脉曲张
三分之二的食管静脉曲张患者会发生出血

急诊用哪种药物治疗?　用生长抑素和血管加压素降低门静脉压力

如果患者合并冠心病,使用血管加压素时还要使用什么?　硝酸甘油 - 预防冠脉收缩引起心梗发生

治疗方法有哪些?　内镜下硬化或套扎治疗,TIPS,肝移植

什么是三腔二囊管?　用食管球囊和胃球囊进行压迫止血

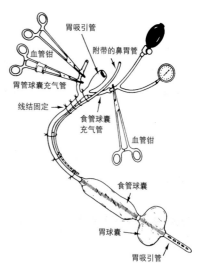

分流手术后会引起什么并发症?	可以降低门脉压力,但增加肝性脑病发生率

Boerhaave 综合征

什么是 Boerhaave 综合征?	呕吐后食管破裂
Boerhaave 医生是谁?	第一个描述该征象的一名荷兰医生
为什么食管吻合处更容易发生穿孔或破裂?	没有浆膜
哪个部位最容易发生?	胃食管交界处以上 3~5cm,以食管后外侧(左)多见
引起破裂的原因是什么?	由于剧烈呕吐引起食管内压力增加
危险因素有哪些?	食管反流性疾病(50%)
有哪些症状?	呕吐后疼痛(可能放射至后背、吞咽困难)
有哪些征象?	左侧气胸,Hamman 征,左侧胸腔积液,皮下 / 纵隔气肿,发热,呼吸频率过快,心动过速,24 小时内出现感染征象,颈部捻发音,胸片提示纵隔增宽
什么是 Mackler 三联征?	1. 呕吐 2. 下胸痛 3. 颈部皮下气肿
什么是 Hamman 征?	由于心跳冲击充满气体的纵隔,听诊可闻及一种砾砾的轧齿样声音
如何诊断?	病史,查体,胸部 X 线,用水溶性造影剂行食管造影
如何治疗?	24 小时内行手术治疗,纵隔引流,胸膜补片修补穿孔;使用广谱抗生素
如果 24 小时内手术,死亡率是多少?	约 15%

如果 24 小时后手术,死亡率是多少?	约 33%
整体而言,引起食管穿孔的最常见原因是什么?	医源性(以颈段食管最常见)

第 41 章 胃

解剖

指出以下解剖部位名称:	1. 贲门
	2. 胃底
	3. 胃体
	4. 胃窦
	5. 角切迹
	6. 胃小弯
	7. 胃大弯
	8. 幽门

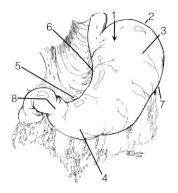

指出胃的供血动脉:	1. 胃左动脉
	2. 胃右动脉
	3. 胃网膜右动脉
	4. 胃网膜左动脉
	5. 胃短动脉(起源于脾)

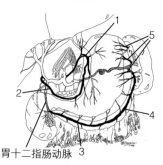

胃后方的间隙叫什么？	网膜囊；胃后方的脏器是胰腺
网膜囊的开口叫什么？	Winslow 孔
胃黏膜的皱折叫什么？	皱襞

胃的生理

说出不同胃细胞的分泌产物：

壁细胞	HCl 内因子
主细胞	胃蛋白酶原
颈黏液细胞	碳酸氢盐 黏液
G 细胞	胃泌素
G 细胞分布于胃的哪个位置？	胃窦
胃蛋白酶是什么？	可以水解肽腱的蛋白水解酶
内因子是什么？	壁细胞分泌的一种蛋白分子，维生素 B_{12} 与之结合后可以在回肠末端被吸收

胃食管反流病（GERD）

什么是胃食管反流病？	过多的胃内容物反流进入食管，引起"烧心"的症状
灼热感指的是什么？	"烧心"的医学术语
病因有哪些？	下段食管括约肌(LES)张力下降(>50%的患者) 食管动力下降，导致清除反流液能力减低 胃出口梗阻 ≈50%的病人有食管裂孔疝
有哪些症状/体征？	胃灼热、反流、由于误吸引起的呼吸道问题/肺炎；胸骨后疼痛

出现 GERD 相关症状时，必须排除哪种疾病？	冠心病
需要做哪些检查？	食管胃十二指肠镜 上消化道食管造影 24 小时酸度分析（食管 pH 探针） 食管测压、心电图、胸部 X 线
内科治疗方法有哪些？	少量多餐 PPI（质子泵抑制剂）或 H_2 受体阻断剂 睡觉时抬高床头，睡前不要进食
什么时候需要手术？	难治性（内科治疗无效） 胃内容物反流后误吸引起呼吸道疾病（如：肺炎） 严重的食管损伤（如：溃疡、出血、狭窄、± Barrett 食管）
什么是 Barrett 食管？	由于反流的慢性刺激，引起正常的鳞状上皮细胞柱状化生
出现 Barrett 食管时应该注意什么？	发展为癌症
Barrett 食管发展成哪种类型的癌症？	腺癌
GERD 发生 Barrett 食管的比例是多少？	10%
Barrett 食管中发生癌变的比例是多少？	7% 一生中（5%~10%）
Barrett 食管伴有不典型增生时如何处理？	非手术治疗：内镜下黏膜切除及光动力治疗；其他方法包括射频消融、冷冻消融（这些方法也常用于黏膜腺癌的治疗）
描述 GERD 的手术治疗方式：	
腹腔镜 Nissen 手术	360° 胃底折叠——2cm 长（腹腔镜下）

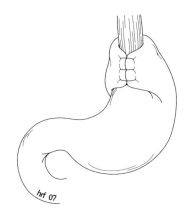

Belsey 4 型胃底折叠术	开胸行 240°~270° 胃底折叠术

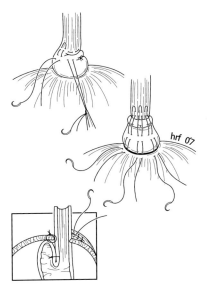

Hill 手术	弓状韧带修补(关闭扩大的食管裂孔)及将胃固定在膈肌上(将胃缝合至膈肌上)

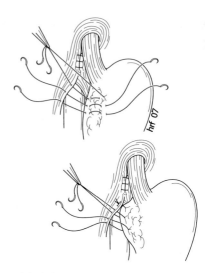

| Toupet 手术 | 不完全(200°)后方包绕(腹腔镜下)，用于食管动力严重下降者 |

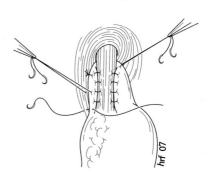

| Nissen 手术的原理是什么? | 该手术被认为从以下几方面改善 LES 功能:
　1. 增加 LES 张力
　2. 拉长 LES≈3cm
　3. LES 被拉回至腹腔 |
| 腹腔镜 Nissen 手术的有效率是多少? | 85%(70%~95%) |

腹腔镜 Nissen 手术的并发症有哪些？	1. 气顶综合征 2. 狭窄 3. 吞咽困难 4. 脾脏损伤需要脾切除 5. 食管穿孔 6. 气胸
什么是气顶综合征？	无法打嗝和呕吐

胃癌

发病率是多少？	美国发病率低（10/100 000）；日本发病率高（78/100 000）
相关的危险因素有哪些？	饮食——烟熏肉、高亚硝酸盐、水果和蔬菜少、喝酒、吸烟 环境——高危地区、贫困地区、萎缩性胃炎、男性、A 型血人群、胃部分切除手术史、恶性贫血、息肉、幽门螺杆菌感染
确诊时的平均年龄是多少？	>60 岁
男女发病比例是多少？	3∶2
哪种血型和胃癌发生有关？	A 型血（gAstric=A 型血）
有哪些症状？	体重下降 呕吐 食欲缺乏 疼痛 / 上腹部不适 梗阻 恶心
早期最常见的症状是什么？	轻度上腹部不适和消化不良
最常见的症状是什么？	体重下降

有哪些征象?	贫血、黑便、大便隐血、上腹部包块(晚期)、肝(脾)大、咖啡样呕吐物、Blumer 架、Virchow 淋巴结、卵巢增大、腋窝淋巴结病变
胃癌患者近端结肠扩张提示什么?	直接侵犯引起的结肠梗阻(罕见)
胃近端癌主要症状是什么?	吞咽困难(胃食管交界处/贲门部)
什么是 Blumer 架?	实体瘤转移种植于直肠前窝,摸上去像"架子"一样,肛门指检时可以触及
什么是 Virchow 淋巴结?	胃癌转移至左侧锁骨上窝淋巴结
什么是 Sister Mary Joseph 征?	胃癌转移至脐周淋巴结,表现为脐周肿块
什么是 Krukenberg 肿瘤?	胃癌(或其他腺癌)转移至卵巢
什么是 Irish 淋巴结?	胃癌转移至左侧腋窝淋巴结
哪个指标可以作为监测指标?	30% 的患者会有 CEA 升高(如果升高,可以作为术后监测指标)
初步检查包括哪些?	内镜及活检、内镜超声评估侵犯深度、腹部/盆腔 CT 明确有无转移、胸部 X 线、实验室检查
组织学上属于哪种类型?	腺癌
胃肿瘤的鉴别诊断有哪些?	腺癌、平滑肌瘤、平滑肌肉瘤、淋巴瘤、类癌、异位胰腺组织、胃泌素瘤、良性胃溃疡、息肉
有哪两种病理类型?	1. 肠型(有腺体) 2. 弥漫型(没有腺体)
形态学如何分类?	1. 溃疡型(75%) 2. 息肉型(10%) 3. 硬化型(10%) 4. 表浅型(5%)

胃癌多见于小弯侧还是大弯侧?	小弯侧("小而多")
胃癌多见于近端还是远端?	近端
哪种类型胃癌是根据其皮革样形态来命名的?	皮革胃——整个胃都受累,看起来变得很厚(占胃癌 10%)
胃腺癌转移途径有哪些?	血行转移和淋巴转移
哪些胃癌无法手术?	1. 远处转移(如:肝转移) 2. 腹腔种植
腹腔镜的作用是什么?	排除腹腔种植及评估有无肝脏转移
>50% 的胃癌患者有哪种基因的改变?	*P53*
如何治疗?	手术切除,确保足够的安全范围(冰冻结果证实切缘距离肿瘤超过 5cm)及淋巴结清扫

不同部位的肿瘤该如何手术:

胃窦	远端胃大部切除
胃体中部	全胃切除
近端	全胃切除
什么是胃大部切除?	胃大部切除 =75% 的胃被切除

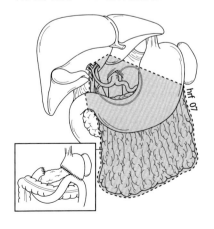

什么是全胃切除术?　　　　整个胃被切除,Roux-en-Y 的一个祥和食管吻合

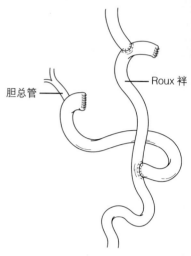

胆总管　　　　　　　　　　　　　　　　　Roux 祥

采用哪种方式吻合?　　　　Billroth Ⅱ 或 Roux-en-Y(决 不 能 用 Billroth Ⅰ)

什么情况下需要行脾切除?　　肿瘤直接侵犯脾脏/脾门或脾门淋巴结受累

什么是"广泛淋巴结清扫"?　　常分为 D1 和 D2:
D1:清除胃周淋巴结
D2:包括脾动脉淋巴结、肝动脉淋巴结、结肠系膜前淋巴结、胰前淋巴结、膈肌脚淋巴结

病人出现症状时已无法行手术治疗的比例是多少?　　≈10% 到 15%

辅助治疗方法有哪些?　　Ⅱ期和Ⅲ期:术后化疗和放疗

胃癌五年生存率是多少?　　在美国,诊断后五年生存率为 25%(日本为 50%)

为什么日本的术后生存率这么高?　　积极筛查,早期诊断

GIST

什么是 GIST ?	胃肠道间质瘤 GastroIntestinal Stromal Tumor
早期被认为是什么?	平滑肌肉瘤
起源于哪种细胞?	CAJAL, Cajal 间质细胞
分布于哪里?	整个消化道——"从食管到直肠",最常见于胃(60%)、小肠(30%)、十二指肠(5%)、直肠(3%)、结肠(2%)、食管(<1%)
有哪些症状?	消化道出血、隐性消化道出血、腹痛、腹部肿块、恶心、腹胀
如何诊断?	CT 扫描、食管胃十二指肠镜、结肠镜
如何确定有无远处转移?	PET 扫描
其肿瘤标记物是什么?	C-KIT(CD117 抗原)
预后怎样?	局部扩散、远处转移 以下情况远期预后差:直径 >5cm,高倍镜视野下有丝分裂率 >5/50
如何治疗?	手术切除,确保切缘阴性,± 化疗
是否需要行淋巴结清扫?	不要
远处转移或晚期病人如何化疗?	伊马替尼——酪氨酸激酶抑制剂

MALToma

什么是 MALToma ?	黏膜相关淋巴增生组织(Mucosal-Associated Lymphoproliferative Tissue)
最常见于哪个部位?	胃(70%)
致病菌是什么?	幽门螺杆菌
如何治疗?	非手术治疗—三联疗法治疗幽门螺杆菌感染,难治性患者可考虑化疗/放射治疗

胃扭转

什么是胃扭转?	胃发生扭结
有哪些症状?	Borchardt 三联征:
	1. 上腹部膨胀
	2. 无法插入鼻胃管
	3. 干呕
如何治疗?	开腹探查复位,然后行胃固定术

第 42 章 减肥手术

减肥手术指的是什么手术?	给病态肥胖者实施的以减肥为目的手术
定义病态肥胖:	1. BMI>40(一般来说,超过理想体重100 磅)或
	2. BMI>35,合并与肥胖相关的疾病
什么是 BMI	身高质量指数 Body Mass Index
如何计算 BMI?	体重(kg)除以身高(m)的平方
病态肥胖有哪些相关的医学问题?	睡眠呼吸暂停、冠心病、肺部疾病、糖尿病、静脉血液淤积引起的溃疡、关节炎、感染、性激素异常、高血压、乳腺癌、结肠癌
手术方式有哪几种?	胃旁路手术(减少营养的吸收) 垂直束带胃成形术
描述胃旁路手术:	将胃切断形成一个小的胃袋(限制) Roux-en-Y 祥和胃袋吻合(旁路)

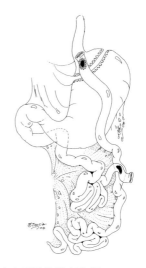

胃旁路手术的原理是什么?	1. 减少了胃的储存容积
	2. 如果病人摄入过多食物或高热量食物会引起倾倒综合征;食物被"倾倒"入 Roux-en-Y 袢内
	3. 通过 Roux-en-Y 的方式与小肠形成旁路
整体来说,哪种手术方式更有效?	胃旁路手术(体重平均下降达超重部分的 50%)
减肥手术术后可能的并发症有哪些?	胆囊结石(如果胆囊还在)
	吻合口漏、吻合口溃疡、胃袋/吻合口狭窄、营养不良、切口疝、脾损伤、铁缺乏、维生素 B_{12} 缺乏
胃旁路术后发生吻合口漏最常见的体征是什么?	心率快
吻合口漏的发生率是多少?	约 3%(1%~5%)
吻合口漏的死亡率是多少?	约 10%
什么是腹腔镜可调节式胃束带?	腹腔镜下放置的围绕胃的束带,可以调节松紧度;减小胃储存容积

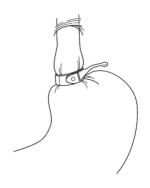

什么是 Petersen 疝?	见于胃旁路减肥术后——小肠 Roux-en-Y 襻经系膜缺损形成内疝
什么是 Ghrelin?	由胃底分泌的一种可以引起饥饿的激素;减肥手术后该指标下降程度和体重下降程度具有相关性

第 43 章　造瘘术

解释以下术语:

造瘘术	手术将消化道和皮肤或其他空腔脏器连接起来;人工造成一个瘘口
造瘘口	造瘘术形成的开口
胃造瘘术	胃造瘘管经腹壁进入胃内,用于引流或营养支持
空肠造瘘术	空肠造瘘管经腹壁进入空肠内,用于营养支持
Kock 贮袋	"自控式回肠造口术" 贮袋是由回肠襻形成 病人需要用一根管子间断进入贮袋排出内容物

结肠造瘘术	结肠黏膜和腹壁皮肤缝合造瘘,用于排便
末端结肠造瘘术	近端结肠拉至皮肤造口,用于排便
黏液瘘管	结肠横断后其远端拉至皮肤造口,用于减压;黏膜产生黏液,造口形成一个瘘管,所以叫做黏液瘘管(近端结肠和结肠造瘘一样处理,如果近端结肠切除,按回肠造瘘处理)
Hartmann 贮袋	结肠横断后其远端闭合,形成一个盲腔;黏液经肛门排出(近端结肠行末端结肠造瘘术;如果近端结肠也切除,则行末端回肠造瘘术)
双孔结肠造瘘术	末端结肠造瘘术 + 黏液瘘管(即:两个管腔被拉至皮肤造口)
袢式结肠造瘘术	结肠袢被拉至腹壁皮肤,一根塑料棒穿过袢下方;然后打开结肠并将其缝合至腹壁,形成一个瘘口

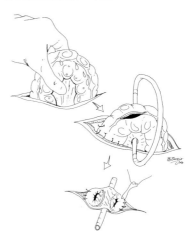

回肠代膀胱术	将回肠袢钉在一起,形成一个囊袋,然后和输尿管吻合,再拉至腹壁造瘘,用于膀胱全切患者的尿液引流

Brooke 回肠造瘘术

造瘘口黏膜向自身反折,可以保持皮肤清洁

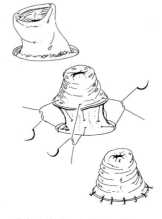

为什么回肠造口和结肠造口不会闭合?	形成上皮化(黏膜到皮肤)
为什么胃造口不会闭合?	异物(塑料管)
如果将塑料管、胃造瘘管或回肠造瘘管拿掉,胃造口和空肠造口什么时候会闭合?	几个小时! (所以,如果管子脱出来了,必须立即放回去)
"管道检查"指的是什么?	用泛影葡胺造影,确认胃造瘘管或空肠造瘘管在胃或空肠腔内

第 44 章 小肠

小肠

解剖

小肠包括哪几部分?	十二指肠、空肠和回肠

十二指肠有多长?	≈12 英寸——所以叫十二指肠
十二指肠末端和空肠起始部的标记是什么?	Treitz 韧带
小肠全长有多长?	≈6 米
小肠的血供来源于哪里?	肠系膜上动脉的分支
小肠的功能是什么?	是消化和吸收的主要部位
环形皱襞是什么?	皱襞指的是黏膜皱褶,环形指一圈;因此环形皱襞指的是环绕小肠管腔一周的黏膜皱褶(又叫:环状襞)
空肠和回肠结构上的主要区别是什么?	空肠—长直血管、大环状襞、管壁厚回肠—短直血管、小环状襞、管壁薄(记忆:Ileum=Inferior 更短、更小、更薄)
末端回肠吸收什么?	维生素 B_{12}、脂肪酸、胆盐

小肠梗阻

什么是小肠梗阻?	机械性因素引起管腔内容物通过受阻
有哪些症状和体征?	腹部不适、绞痛、恶心、腹胀、呕吐、高音调的肠鸣音
小肠梗阻需要做哪些实验室检查?	电解质、血常规、血型及交叉配血、尿常规
近端梗阻最常见的电解质紊乱类型是什么?	低容量、低氯、低血钾、碱中毒
给小肠梗阻患者查体时要注意排除什么?	嵌顿疝(也要注意有无手术瘢痕)
小肠梗阻时腹部平片有什么表现?	扩张的小肠肠袢,直立位时可以看到气液平

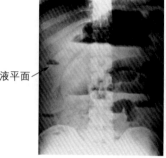

气 - 液平面

什么是完全性小肠梗阻?	肠腔彻底被堵塞;结肠内通常没有或仅有少量气体
完全性小肠梗阻的主要危险是什么?	肠袢绞窄引起肠坏死
什么是部分性小肠梗阻?	肠腔不完全堵塞;结肠内有一些气体
小肠梗阻的初步治疗方案是什么?	禁食、胃肠减压、静脉补液、留置导尿
哪个检查可以鉴别部分性还是完全性肠梗阻?	口服造影剂然后行 CT,追踪造影剂在小肠的通过情况
小肠梗阻 ABC 指的是什么?	小肠梗阻的原因 ABC: 1. Adhesions 粘连 2. Bulge 突出 (疝气) 3. Cancer and tumor 癌症和肿瘤
引起小肠梗阻的其他原因有哪些?	胆石性肠梗阻 肠套叠 肠扭转 外源性压迫 SMA 综合征 胃肠结石、肠壁血肿 脓肿 憩室炎 克罗恩病 放射性肠炎

	环状胰腺
	Meckel 憩室
	腹腔粘连
	狭窄
什么是肠系膜上动脉(SMA)综合征?	伴有体重下降——SMA 压迫十二指肠,引起梗阻
完全性肠梗阻如何治疗?	腹腔镜探查及粘连松解
什么是 LOA ?	粘连松解 Lysis Of Adhesion
不全性肠梗阻如何治疗?	早期密切保守观察加胃肠减压
术中如何寻找梗阻平面?	从扩张的肠子近端向远端探查,直到找到梗阻部位
克罗恩病患者行腹部手术最常见的指征是什么?	由于狭窄引起肠梗阻
完全性肠梗阻患者会有肠蠕动和放屁吗?	会有;梗阻远端的肠子仍可以排便和排气
小肠部分切除后,为什么缺损的系膜需要关闭?	防止内疝
如果病人在吃华法林,哪种情况可以引起肠梗阻?	肠壁血肿
引起成人小肠梗阻的首要原因是什么(工业化国家)?	术后粘连
全世界而言,引起小肠梗阻的首要原因是什么?	疝气
引起儿童小肠梗阻的首要原因是什么?	疝气
小肠梗阻发生绞窄时有哪些征象?	**发热**、严重 / 持续的疼痛、呕血、**休克**、肠壁或门静脉内气体、腹腔游离气体、**腹膜炎体征**、**酸中毒**(乳酸产生增多)
对于不全性肠梗阻,哪些情况下需要放宽手术适应证?	白细胞升高 **发热**

	心动过速 / 呼吸急促 腹部疼痛
不全性肠梗阻手术适应证是什么?	腹膜炎体征、腹部平片可见游离气体
对于完全性肠梗阻,经典的说法是什么?	"完全性小肠梗阻时,不要等到日落或日出"
哪种情况和肠梗阻类似?	肠麻痹(腹部 X 线提示整个肠道扩张积气,包括结肠)
肠麻痹(非阻塞性肠梗阻)需要和哪些情况鉴别?	腹部手术后肠麻痹(一般 3~5 天可缓解) 电解质异常(低血钾最常见) 药物(抗胆碱能、镇痛剂) 腹腔内炎症 脓血症 / 休克 脊髓损伤 腹膜后出血
哪种肿瘤可以引起系膜纤维化导致小肠梗阻?	类癌

小肠肿瘤

小肠良性肿瘤的鉴别诊断有哪些?	平滑肌瘤、脂肪瘤、淋巴管瘤、纤维瘤、腺瘤、血管瘤
小肠肿瘤患者会出现哪些症状 / 体征?	腹痛、体重下降、小肠梗阻和穿孔
小肠良性肿瘤中最常见的是哪种类型?	平滑肌瘤
小肠恶性肿瘤中最常见的是什么?	腺癌
小肠恶性肿瘤的鉴别诊断有哪些?	1. 腺癌(50%) 2. 类癌(25%) 3. 淋巴瘤(20%) 4. 肉瘤(<5%)

小肠肿瘤需要做哪些检查?	上消化道造影、小肠造影、CT 扫描、小肠镜检查
恶性小肠肿瘤如何治疗?	切除肿瘤及肠系膜、引流淋巴结
哪种恶性肿瘤最常转移至小肠?	黑色素瘤

Meckel 憩室

什么是 Meckel 憩室?	是脐肠系膜管 / 卵黄管的残留物,在胚胎时期连接中肠和卵黄囊

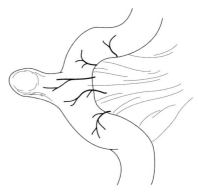

以什么著称?	是最常见的小肠先天性异常
通常位于什么位置?	距离回盲瓣大约 61cm,位于小肠**系膜对侧**
主要和什么鉴别?	阑尾炎
是真性憩室吗?	**是的**;憩室壁有小肠壁各层组织
发病率是多少?	尸检发病率≈2%
男女发病比例是多少?	男性发病是女性的两倍
出现症状的平均年龄是多少?	最常见于 2 岁以内,但可以发生在任何年龄段
可能的并发症有哪些?	**小肠出血**(无痛性)——50%,2 岁以内下消化道出血患者一半为该病 出血是由于异位胃黏膜分泌胃酸→溃疡→出血

	小肠梗阻——25%，成人患者最常见的并发症，包括肠套叠及扭转
	炎症（±穿孔）——20%
有哪些症状/体征？	下消化道出血、腹痛、小肠梗阻
成人 Meckel 憩室最常见的并发症是什么？	小肠梗阻
憩室中发现异位组织的几率是多少？	>50%
哪种异位组织类型最常见？	胃黏膜(60%)，但是十二指肠、胰腺、结肠黏膜也可以出现
什么是 2S 规则？	2% 的病人无症状
	距离回盲瓣≈61cm
	人群发病率为 2%
	大部分症状见于 2 岁前
	每 2 个病人就有 1 个可以发现异位组织
	大部分憩室长约 2 英寸
	男女比例为 2∶1
哪些术中偶然发现的无症状性 Meckel 憩室需要手术切除？	1. 儿童
	2. 成人：
	异位组织（充满）或
	憩室带
什么是 Meckel 扫描？	扫描 Meckel 憩室内有无异位的胃黏膜组织；静脉注射锝后会在胃黏膜组织中浓聚
Meckel 憩室引起出血和梗阻时如何治疗？	手术切除，憩室对侧的系膜缘出现真性溃疡时，需要行小肠切除
Meckel 憩室相关的疝叫什么？	Littre 疝
粪便隐血试验阳性，但上、下消化道检查均为阴性的患者，需要排除什么？	小肠肿瘤；行小肠造影检查

小肠出血最常见的原因是什么？　　小肠血管发育不良

第 45 章　阑尾

供应阑尾的动脉叫什么？　　阑尾动脉——回结肠动脉的分支

阑尾的系膜叫什么？　　阑尾系膜（里面包含有阑尾动脉）

找到盲肠后如何进一步找到阑尾？　　沿着结肠带向下找，结肠带在阑尾根部汇合

阑尾炎

什么是阑尾炎？　　阑尾腔内梗阻后发生炎症，甚至可以发生坏死和穿孔

病因有哪些？　　**淋巴结增生、粪石**（又叫阑尾结石）罕见—寄生虫、异物、肿瘤（比如：类癌）

在美国，人一生中发生急性阑尾炎的几率是多少？　　约 7%！

在美国，引起急腹症并需要手术治疗最常见原因是什么？　　急性阑尾炎

阑尾炎的典型表现是怎样的？　　按病程时间顺序的典型表现：
1. 脐周疼痛（间断性绞痛）
2. 恶心 / 呕吐
3. 食欲缺乏
4. 疼痛可能转移至右下腹（持续剧烈的疼痛），通常 <24 小时

为什么会发生脐周疼痛？　　牵涉性疼痛

为什么出现右下腹疼痛？　　腹膜炎激惹引起

有哪些症状 / 体征?	可出现腹膜刺激征表现:肌抵抗、肌紧张、反跳痛,腰大肌试验和闭孔肌试验阳性,低热(如果穿孔会引起高热),右下腹感觉敏感

描述以下术语:

闭孔肌试验	屈髋、屈膝,腿内旋时诱发疼痛;见于盆腔位阑尾炎
腰大肌试验	膝关节完全伸直,伸展髋部或抵抗阻力屈髋时诱发疼痛;见于盲肠后位阑尾炎
Rovsing 征	触诊按压左下腹或突然松开时,诱发右下腹疼痛;见于阑尾炎
Valentino 征	胃或十二指肠溃疡穿孔时,消化液流向右下腹,引起疼痛 / 腹膜炎
McBurney 点	髂前上棘和脐连线的外三分之一处(通常为压痛最明显的地方)

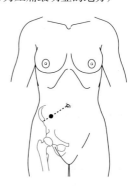

不同人群需要和哪些疾病鉴别:

所有人群?	Meckel 憩室、克罗恩病、溃疡穿孔、胰腺炎、肠系膜淋巴结炎、便秘、胃肠炎、肠套叠、肠扭转、肿瘤、泌尿系感染(如膀胱炎)、肾盂肾炎、肠脂垂扭转、胆囊炎、盲肠肿瘤、憩室炎(乙状结肠)

女性？	卵巢囊肿、卵巢扭转、输卵管卵巢脓肿、痛经、盆腔炎、异位妊娠、妊娠破裂
需要做什么检查？	血常规：白细胞升高（90% 以上的患者 >10 000/mm³），大部分伴有"核左移" 尿常规：评估有无肾盂肾炎或肾脏结石
阑尾炎患者尿常规可能有异常吗？	可以；阑尾炎合并盆腔炎症时可以表现轻度血尿和脓尿，是输尿管炎症反应引起的
尿常规阳性可以排除阑尾炎吗？	不可以；阑尾周围炎症反应可以引起输尿管炎症，导致尿常规异常
如果难以确诊，还需要做哪些检查？	螺旋 CT、超声（可能见到增大的、圆形的阑尾或粪石）、腹部 X 线
典型的阑尾炎，在呕吐发生前会出现什么症状？	疼痛（如果是胃肠炎，疼痛通常发生在呕吐之后）
常需要行哪些放射学检查？	胸部 X 线：排除右中肺或右下肺肺炎、游离气体 腹部 X 线：通常无特异性，但 5% 的患者可以看到钙化的粪石
阑尾炎在腹部 X 线上的典型征象有哪些？	粪石、前哨襻、由于疼痛、占位效应（脓肿）引起**脊柱向左侧侧凸**、腰大肌影消失、腹膜前脂肪条纹消失，如果已经穿孔则腹腔会出现少量游离气体（很罕见）
急性阑尾炎患者腹部 X 线上发现粪石的几率是多少？	仅约 5%
急性阑尾炎 CT 上有什么表现？	阑尾周围脂肪条纹紊乱、阑尾直径 >6mm、阑尾周围积液、粪石
术前需要用什么药物 / 准备？	1. 静脉补液（平衡盐） 2. 术前使用覆盖厌氧菌的抗生素（阑尾被认为是结肠的一部分）

什么是腹腔镜阑尾切除术？	腹腔镜下切除阑尾；多用于女性患者（可以看到附件）或如果病人需要快速恢复体力活动或肥胖患者
未穿孔的急性阑尾炎如何治疗？	未穿孔——尽早行阑尾切除术（预防穿孔）、24 小时使用抗生素、通常术后第 1 天出院
穿孔的急性阑尾炎如何治疗？	穿孔——静脉补液，然后尽早行阑尾切除术；脓液要引流彻底，术后使用抗生素 3 到 7 天；伤口只缝合筋膜，保持开放（伤口行二期缝合或延迟一期缝合）
术前已形成阑尾脓肿时如何治疗？	通常是经皮穿刺引流、抗生素治疗，约 6 周后择期阑尾切除（又叫延期阑尾切除）
探查时如果发现阑尾正常，需要切除？	需要
未穿孔的阑尾炎切除后，需要使用多长时间的抗生素？	24 小时
未穿孔的阑尾炎需要使用哪种抗生素？	覆盖厌氧菌：头孢西丁、头孢替坦、氨苄西林舒巴坦、环丙沙星及甲硝唑
穿孔的阑尾炎需要使用哪种抗生素？	广谱抗生素（如：抗菌肽 / 环丙沙星 / 克林霉素或类似哌拉西林 - 他唑巴坦的青霉素）
阑尾炎穿孔的患者需要抗感染治疗多长时间？	直到白细胞恢复正常及无发热、下床行走、正常饮食（通常需要 3~7 天）
穿孔的发生率是多少？	出现症状后 24 小时约 25%，36 小时约 50%，48 小时约 75%
妊娠期间最常见的外科急腹症是什么？	阑尾炎（约 1/1750；由于子宫增大，阑尾通常位于右上腹）
阑尾炎常见的并发症有哪些？	盆腔脓肿、肝脓肿、穿孔、门静脉血栓性静脉炎（很罕见）

盲肠后位、腹膜后位阑尾的发生率是多少?	约 15%
阑尾没有炎症却被切除的比例是多少?	高达 20%;切除正常的阑尾比漏诊导致阑尾炎穿孔更好
哪些人群发生急性阑尾炎时可能危及生命?	非常高龄的或非常年轻的病人
哪种细菌引起肠系膜淋巴结炎,临床表现和急性阑尾炎很相似?	小肠结肠炎耶尔森菌
什么是偶发性阑尾切除?	行腹部其他手术时切除正常的阑尾
阑尾切除后有哪些并发症?	小肠梗阻、肠外瘘、伤口感染、女性穿孔患者可能不孕、右侧腹股沟疝发生风险增高、残留脓肿
术后最常见的并发症是什么?	伤口感染

手术中经典的提问

Mcburney 切口和 Rocky-Davis 切口的主要区别是什么?	Mcburney 切口是斜的(沿着腹外斜肌腱膜方向),Rocky-Davis 切口是直的(横向)
行 Mcburney 切口时要经过腹壁哪几层?	1. 皮肤 2. 皮下脂肪 3. Scarpa 筋膜 4. 腹外斜肌 5. 腹内斜肌 6. 腹横肌 7. 腹横筋膜 8. 腹膜前脂肪 9. 腹膜
腹腔镜阑尾切除术的步骤是怎样的?	1. 找到阑尾 2. 结扎阑尾系膜(或电凝) 3. 结扎并在阑尾基底部横断(或使用 Endoloop®,在两个之间横断)

　　4. 从腹腔中拿出阑尾

　　5. 冲洗干净

急性阑尾炎(未穿孔)患者腹腔内标本常规送培养吗?	不是
找到盲肠后如何进一步找到阑尾?	沿着结肠带向下,它们在阑尾处汇合
如何用手指探查阑尾?	沿着侧腹膜由外向内——这样可以避免撕裂阑尾系膜,因为阑尾系膜位于内侧
如何寻找腹膜后位或盲肠后位阑尾?	分离盲肠在侧腹膜的附着点
为什用电刀电凝阑尾残端的黏膜?	杀死黏膜细胞,这样不会形成黏液囊肿
如果发现末端回肠克罗恩病,可以行阑尾切除吗?	可以,前提是盲肠/阑尾基底部没有累及
如果术中发现阑尾是正常的,需要探查什么?	末端回肠:Meckel 憩室、克罗恩病、肠套叠 妇产科:囊肿、扭转等 腹股沟:疝气、腹直肌鞘血肿、淋巴结炎
第一个描述阑尾炎的典型临床表现及治疗方案的人是谁?	Reginald Fitz
第一个做阑尾切除的人是谁?	Harry Hancock 1848 年(McBurney 1880 年将其推广)
第一个行腹腔镜阑尾切除的人是谁?	Dr. Semm(妇产科医生)1983 年

阑尾肿瘤

哪种类型阑尾肿瘤最常见?	类癌
对于直径小于 1.5cm 的类癌该如何治疗?	阑尾切除(如果没有穿透肠壁)

对于直径大于 1.5cm 的类癌该如何治疗?	右半结肠切除术
阑尾类癌中恶性的比例是多少?	<5%
阑尾肿瘤的鉴别诊断有哪些?	类癌、腺癌、恶性黏液性腺癌
哪种阑尾肿瘤破裂时容易和腹膜假性黏液瘤混淆?	恶性黏液性腺癌
什么是"经间痛"?	由排卵引起的盆腔疼痛
术中发现克罗恩病患者的阑尾正常,应该切除阑尾吗?	要,除非阑尾基底部受累,切除阑尾可以避免以后混淆两个诊断

第 46 章 类癌

什么是类癌?	起源于神经内分泌细胞(APUD 细胞瘤),又叫 Kulchitsky 细胞;其实就是一种可以分泌**血清素**的肿瘤
为什么叫"类癌"?	类癌表现上像癌,但临床和组织学上的恶性程度较大多数其他消化道肿瘤要小
如何记住类癌中分布有 Kulchitsky 细胞?	记忆:"Cool Car",读音类似 "KULchitsky CARcinoid"
发病率是多少?	在 0.2%~1.0% 之间,约占小肠肿瘤的 25%
哪个部位最常见?	阑尾(最常见) 回肠 直肠 支气管 其他部位包括:空肠、胃、十二指肠、结肠、卵巢、睾丸、胰腺、胸腺

有哪些症状 / 体征?	取决于发生部位:大部分无临床症状;也可表现为小肠梗阻、腹痛、出血、体重下降、出汗、**糙皮病样皮肤改变**、肠套叠、类癌综合征、气喘
为什么类癌会出现小肠梗阻?	严重的肠系膜纤维化
什么是糙皮病样症状?	记忆 "3-D": Dermatitis 皮炎 Diarrhea 腹泻 Dementia 痴呆
类癌患者为什么会出现糙皮病?	烟酸产生减少
什么是类癌综合征?	类癌释放某些物质引起的症候群
类癌综合征有哪些症状?	记住缩写 "B FDR": Bronchospasm 支气管痉挛 Flush 皮肤潮红 Diarrhea 腹泻 Right-heart failure 右心衰竭(瓣膜问题所致)
如何记住类癌?	记忆:B FDR=CAR cinoid,或 Be FDR in a cool CAR(COOL 音类似 KUL chitsky 细胞) FDR= Flush 皮肤潮红 Diarrhea 腹泻 Right-heart failure 右心衰竭 CAR=CARcinoid 类癌

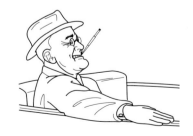

为什么发生右心衰,而不发生左心衰? | 肺具有过滤功能(就像肝脏的功能一样);所以血管活性化合物不会到达左心

类癌患者发生类癌综合征的几率是多少? | ≈ 10%

哪种成分可以引起类癌综合征? | **血清素及血管活性多肽**

如何药物治疗? | 静注奥曲肽

单纯性腹泻如何治疗? | 昂丹司琼——血清素拮抗剂

肝脏是如何抑制类癌综合征发生的? | 当经过**肿瘤**的血液回流至门静脉时,肝脏可以降解血清素和其他血管活性多肽

为什么类癌综合征只发生在某些肿瘤? | 发生在**肿瘤静脉血液直接回流至体循环**时,肿瘤所产生的活性物质避开了肝脏的降解作用

哪些肿瘤可以引起类癌综合征? | **肝脏转移瘤**
后腹膜疾病,引流至椎旁静脉
消化道之外或非门静脉引流区域的原发性肿瘤(如:卵巢、睾丸、支气管)

血清素在肝脏被降解成什么? | 5-羟基吲哚乙酸(5-HIAA)

类癌患者尿 5-HIAA 升高的比例是多少? | 50%

哪些实验室检查结果具有诊断意义? | 尿 5-HIAA 升高及尿和血中**血清素**升高

如何记忆 5-HIAA 和类癌的关系? | 记忆:5-HIGH CAR 叠起来 =5-HIAA CARcinoid

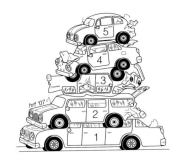

哪种刺激试验可以引起血清素升高，产生类似于类癌综合征的症状？	五肽促胃泌素刺激试验
如何确定消化道类癌的部位？	吞钡试验、上消化道造影并追踪造影剂通过小肠的情况、结肠镜、小肠镜、小肠造影、食管胃十二指肠镜、放射学检查
哪种特异性的放射性检查（闪烁扫描）可以定位？	^{131}I-MIBG ^{111}In- 奥曲肽 ^{11}C 标记 HTP 的 PET 扫描
如何手术治疗？	切除原发肿瘤以及单个可以切除的肝脏转移灶（如果无法切除，可以考虑肝移植）；晚期者采用化疗
如何药物治疗？	类癌综合征出现心悸时可以采用药物治疗（血清素拮抗剂、生长抑素类似物奥曲肽）
常用的抗血清素药物是什么？	赛庚定
整体预后如何？	三分之二的病人存活时间超过 5 年
出现肝脏转移或类癌综合征时，预后怎样？	3 年存活率有 50%
类癌大体标本是怎样的？	通常为腔内肿块；切开时切面为**淡黄色**
对于阑尾类癌，什么时候要行右半结肠切除术，什么时候行阑尾切除？	如果肿瘤 >1.5cm，行**右半结肠切除术**；如果没有累及浆膜或侵犯盲肠，并且肿瘤 <1.5cm，行**阑尾切除**
哪个部位最容易转移？	回肠原发性肿瘤
组织学上类癌可以确定是否为恶性吗？	不可以，必须有转移才能诊断为恶性
肿瘤大小和恶变趋势有关系吗？	绝大多数 <2cm 的肿瘤为良性；>2cm 的肿瘤恶性可能性明显升高

如果肝转移无法切除，且药物治疗无效时怎么办？	化疗栓塞或射频消融
5 年和 10 年生存率是多少？	5 年 =70%；10 年 =50%
结直肠类癌会有其他哪些表现？	最常见的是直肠出血 ± 无法定位的腹部疼痛 / 不适

第 47 章　瘘管

| 什么是瘘管？ | 两个空腔脏器之间或空腔脏器与表面皮肤之间的异常**交通** |
| 瘘管发生及难以闭合的危险因素有哪些？ | 可以缩写为 "HIS FRIEND"
High output fistula 高流量瘘管($>500ml/d$)
Intestinal destruction 肠道损伤(损伤部分超过周长的 50%)
Short segment fistula 短瘘管($<2.5cm$)
Foreign body 异物(如：胃造瘘管)
Radiation 放射
Infection 感染
Epithelization 上皮化(如：结肠造瘘)
Neoplasm 新生物形成
Distal obstruction 远端梗阻 |

特定类型的瘘管

肠外瘘

| 什么是肠外瘘？ | 消化道和皮肤之间形成的瘘管 |
| 原因有哪些？ | 吻合口漏、小肠 / 结肠的创伤 / 损伤、克罗恩病、脓肿、憩室炎、炎症 / 感染、误缝肠管 |

检查方法有哪些？	1. CT 排除脓肿 / 炎症 2. 瘘管造影
有哪些并发症？	高流量瘘管形成、营养不良、皮肤糜烂
如何治疗？	禁食、全肠外营养(TPN)、脓肿引流、纠正潜在病因、可行瘘管远端肠内喂养(或者如果瘘管发生在远端,可在近端给予要素制剂);一半的患者可以自行闭合,其他的则需要手术切除累及的肠管
哪种瘘管更容易闭合:长的还是短的？	长的瘘管(好像不太好理解—但事实就是这样)

结肠瘘

什么是结肠瘘？	包括结肠膀胱瘘、结肠外瘘、结肠阴道瘘、结肠小肠瘘
最常见的原因是什么？	**憩室炎**(最常见的原因)、癌症、炎症性肠病、异物及辐射
哪种类型最常见？	**结肠膀胱瘘**,表现反复尿路感染;其他体征表现为小便有气体、小便刺痛、小便内混有粪便

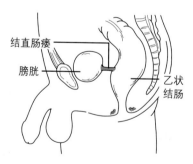

结直肠瘘　膀胱　乙状结肠

如何确诊？	钡剂灌肠和膀胱镜
如何治疗？	手术:部分结肠切除 + 一期吻合;修复 / 切除受累脏器

什么是胆肠瘘? | 由于体积大的胆结石的侵蚀作用,引起胆囊和十二指肠或小肠之间形成交通,当结石嵌塞在回盲瓣时常常引起小肠梗阻(胆石性肠梗阻)

引起胃结肠瘘的常见原因有哪些? | 透壁性溃疡、胃癌或结肠癌、克罗恩病

胃结肠瘘的并发症有哪些? | 由于结肠内容物反流入胃导致营养不良和严重的肠炎,小肠内细菌过度生长

胰肠瘘

什么是胰肠瘘? | 胰腺假性囊肿或脓肿破入邻近的脏器(罕见的并发症);常通过手术或内镜下治疗胰腺假性囊肿

胰外瘘

什么是胰外瘘? | 胰腺和皮肤之间的瘘管;胰液通过该管道流向腹壁外皮肤(通常是经引流管窦道/伤口形成)

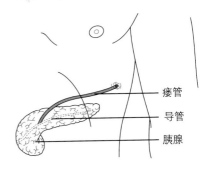

如何治疗? | 禁食、全肠外营养(TPN)、皮肤保护、奥曲肽

什么是"顽固性"胰瘘? | 药物保守治疗无效(小部分患者)

"顽固性"胰瘘患者需要做什么检查? | 行 ERCP 确认瘘管部位(如:胰尾还是胰头)

"顽固性"胰尾瘘如何治疗？ 切除胰尾部和瘘管

"顽固性"胰头瘘如何治疗？ 胰空肠吻合术

膀胱瘘

有几种特殊类型？ **膀胱肠瘘**(50% 是乙状结肠憩室炎引起的)；表现为气尿、粪尿

膀胱阴道瘘(大多是妇产科操作引起的)；表现为阴道漏尿

第 48 章　结肠和直肠

解剖

指出结肠的供血动脉：

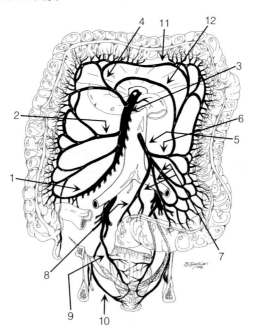

1. 回结肠动脉
2. 右结肠动脉
3. 肠系膜上动脉（SMA）
4. 中结肠动脉
5. 肠系膜下动脉（IMA）
6. 左结肠动脉
7. 乙状结肠动脉
8. 直肠上动脉
9. 直肠中动脉
10. 直肠下动脉
11. Drummond 边缘动脉
12. Gonzalez 迂曲动脉

什么是 Toldt 白线？	侧腹膜在升结肠和降结肠处的反折
哪些消化道没有浆膜？	食管、直肠中段及末端
结肠和小肠最主要的解剖学差异是什么？	结肠有结肠袋、结肠带、肠脂垂，而小肠是光滑的
直肠的血供有哪些？	
近端	肠系膜下动脉发出的直肠上动脉
中段	髂内动脉发出的直肠中动脉
远端	阴部动脉（起源于髂内动脉）发出的直肠下动脉
直肠的静脉引流至哪？	
近端	经肠系膜下静脉引流至脾静脉，最后汇入门静脉
中段	经髂静脉引流至下腔静脉
远端	经髂静脉引流至下腔静脉

结直肠癌

什么是结直肠癌？	发生于结肠或直肠的腺癌

发病率是多少？	居于消化道肿瘤之首 在美国位于恶性肿瘤第二位 40 岁以后随着年龄增长发病率增高，70~80 岁为高峰
是属于常见的引起死亡的癌症吗？	癌症致死病因中位于第二位
终身发病的风险有多大？	6%
男女发病比例是多少？	约 1∶1
危险因素有哪些？	**饮食**：低纤维素、高脂饮食和高发病率有关 **遗传**：询问病史的时候家族史很重要 　家族性腺瘤性息肉病（FAP）、Lynch 综合征 **炎症性肠病（IBD）**：溃疡性结肠炎（UC）> 克罗恩病（CD）、年龄、既往结肠癌病史者
什么是 Lynch 综合征？	HNPCC= 遗传性非息肉性结肠癌综合征（Hereditary NonPolyposis Colon Cancer）——常染色体显性遗传，发展为结肠癌的风险非常高
对于没有家族史（一级亲属）且无症状的病人，目前美国癌症学会推荐的息肉 / 结直肠癌筛查方法是怎样的？	从 50 岁开始，推荐至少行以下检查中的一种： 每 10 年结肠镜检查 每 5 年双重对比钡剂造影 每 5 年可弯曲的乙状结肠镜检查 每 5 年 CT 结肠成像
若有一级亲属在 60 岁以前患结直肠癌，如何进行筛查？	40 岁或在比一级亲属发病年龄小 10 岁的时候开始行结肠镜检查，每 5 年重复一次
成人大便隐血试验阳性的比例是多少？	约 2%

大便隐血试验阳性者患结肠癌的比例是多少?	约 10%
不同发病部位有哪些症状/体征?	
右侧病灶	右侧肠道管腔较大,肿瘤可能长得很大时才引起病人不适; 小细胞性贫血、粪便隐血/黑便阳性率 > 血便、餐后不适、乏力
左侧病灶	左侧管腔较小,且内容物为半固体状态; 大便习惯改变(粪便变细)、绞痛、肠梗阻体征、腹部包块、血红色(+)或肉眼血便; 恶心、呕吐、便秘
黑便更常见于哪个部位?	右侧结肠癌
血便更常见于哪个部位?	左侧结肠癌
直肠癌发病率是多少?	占所有结直肠癌的 20%~30%
直肠癌患者症状/体征有哪些?	最常见的症状是血便(排出红色血液 ± 粪便)或黏液;也可以表现为里急后重,粪便排不净的感觉(肿块所致),以及直肠肿物
结肠肿瘤/肿物的鉴别诊断有哪些?	腺癌、类癌、脂肪瘤、脂肪肉瘤、平滑肌瘤、平滑肌肉瘤、淋巴瘤、憩室、溃疡性结肠炎、克罗恩病、多发性息肉
如何诊断	病史及查体(注意:约 10% 的肿瘤直肠指检时可以摸到)、潜血检查、血细胞计数、钡剂灌肠、结肠镜
男性及停经后女性出现小细胞性贫血应高度怀疑哪种疾病?	结肠癌

哪些检查可以帮助明确有无远处转移?	胸部 X 线(肺转移)、肝功能检查(肝转移)、腹部 CT(肝转移),其他根据病史、查体的检查(例如:左侧肢体无力患者行头颅 CT 明确有无颅内转移)
结肠癌患者术前应行哪些检查?	病史、查体、肝功能、CEA、血细胞计数、生化、凝血功能、血型及交叉配血 2 单位红细胞、胸部 X 线、尿常规、腹部盆腔 CT
转移途径有哪些?	直接浸润:环形浸润,穿透肠壁,之后再次侵犯腹会阴脏器 血行转移:经门脉系统至肝脏;腰 / 椎体静脉至肺 淋巴转移:区域性淋巴结 种植转移 腔内转移
CEA 检查有用吗?	筛查没有意义,但对监测复发有用(对判断生存率的意义没有证实)
哪种独特检查方法对直肠癌患者有用?	经直肠内超声检查(探头经肛门放入直肠,评估肿瘤侵犯深度及周围淋巴结侵犯情况)
肿瘤如何分期?	TMN 分期
TNM 分期:	
Ⅰ期	侵犯黏膜下层或肌层($T_{1-2}N_0M_0$)
Ⅱ期	穿透肌层或邻近结构,无淋巴结转移($T_{3-4}N_0M_0$)
Ⅲ期	**淋巴结转移**,无远处转移(任何 T,$N_{1-3}M_0$)
Ⅳ期	**远处转移**(任何 T,任何 N,M_1)
不同分期 5 年生存率分别是多少?	

Ⅰ期	90%
Ⅱ期	70%
Ⅲ期	50%
Ⅳ期	10%

结直肠癌确诊时已发生肝转移的比例是多少？	约 20%
术前如何进行肠道准备？	结/直肠切除术的术前准备： 1. 乙二醇灌肠或磷酸钠盐口服溶液直到肛门排泻物干净为止 2. 口服抗生素（新霉素 1g+ 红霉素 1g×3 剂量） **注意**：病人术前 24 小时仍需静脉使用抗生素
术前静脉常用的抗生素有哪些？	头孢西丁、托西酸舒他西林片
如果病人过敏（荨麻疹、肿胀），应该使用哪种抗生素？	静脉使用环丙沙星及甲硝唑
治疗方案有哪些？	手术切除：广泛切除病灶及引流区域的淋巴结
根据什么决定选择直肠低位前切除（LAR）还是腹会阴联合直肠癌切除（APR）？	病灶与肛门缘的距离、盆腔大小
所有直肠癌手术都要做什么？	全直肠系膜切除——去除直肠系膜，包括淋巴结
直肠低位前切除术最低可以多低？	结肠肛门吻合（正常的结肠直接与肛门吻合在一起）
吻合口距离肛门 <5cm 时外科医师会怎么做？	暂时性回肠造口，以保护吻合口
结肠癌手术切缘的安全距离是多少？	一般来讲要 >5cm，至少要超过 2cm 以上

直肠癌手术切缘的最小安全距离是多少?	2cm
结肠癌手术时需要清除多少淋巴结?	至少 12 个 = 用于分期,有可能改善预后
结肠癌Ⅲ期患者的辅助治疗有哪些?	5-FU+ 甲酰四氢叶酸(或左旋咪唑)化疗(如果术后证实淋巴结转移)
直肠癌 T_{3-4} 期的辅助治疗有哪些?	**术前放疗**及 5-FU 化疗(作为放疗增敏剂)
结肠癌最常见的远处转移(血行转移)部位是哪里?	肝脏
结直肠癌肝转移如何治疗?	如果可以,距肿瘤边缘至少 1cm 以上行手术切除,术后化疗
需要做哪些方面的随访检查?	查体、粪便隐血、血细胞计数、CEA、肝功能(每 3 个月一次,连续 3 年,然后每 6 个月一次,连续 2 年)、胸部 X 线(每 6 个月一次,连续 2 年,然后每年一次)、结肠镜检查(术后第 1 年和第 3 年)、根据查体情况必要时行 CT
术后 3 年内的随访为什么如此重要?	约 90% 的结直肠癌在术后 3 年内复发
引起成人结肠梗阻的最常见原因是什么?	结肠癌、憩室、结肠扭转
患者行结肠癌肝转移术后(切缘有足够安全距离),其 5 年生存率是多少?	约 33%(28%~50%)
结肠癌肝转移无法手术切除的患者,5 年生存率是多少?	0%

结肠和直肠息肉

什么是结肠和直肠息肉?	是向管腔内生长的新生组织,通常由黏膜、黏膜下层或两者组成

解剖学上分为几种类型？	无蒂（平的） 有蒂（长在茎上）
组织学上分为几种类型？	
炎性息肉（假息肉）	像克罗恩病或溃疡性结肠炎
错构瘤性息肉	正常组织却表现为不正常外形
增生性息肉	良性——正常细胞——无恶变可能
肿瘤性息肉	未分化细胞增生形成的，为癌前或癌变细胞
肿瘤性息肉又分为哪几型？	管状腺瘤（通常为有蒂） 管状绒毛状腺瘤 绒毛状腺瘤（通常无蒂，为菜花样外貌）
腺瘤恶变的危险因素有哪些？	大小 组织类型 异形细胞
哪种肿瘤性息肉最常见？	管状腺瘤（85%）
不同组织类型发生恶变的风险是怎样的？	绒毛状 > 管状绒毛状 > 管状
不同类型息肉中发现癌细胞的比例是多少？	
管状腺瘤腺瘤	5%
管状绒毛状腺瘤	20%
绒毛状腺瘤	40%
息肉最常见于哪个部位？	直肠乙状结肠（30%）
有哪些体征 / 症状？	出血（鲜红或暗红色）、大便习惯改变、黏液便、电解质丢失、没有任何症状
诊断性检查有哪些？	结肠镜 = 最佳 钡剂灌肠及乙状结肠镜 = 对小息肉敏感性较低

如何治疗?	如果息肉较小可行内镜下切除; 大的无蒂绒毛状腺瘤需要行肠管及淋巴结切除

息肉病综合征

家族性息肉

另外一个名字叫什么?	家族性腺瘤性息肉病(FAP)
有什么特征?	直肠和结肠内数以百计的腺瘤样息肉,从青春期开始出现;未诊断及未接受治疗者在 40~50 岁会发生癌变
属于哪种遗传类型?	常染色体显性遗传(即后代有 50% 的可能性患病)
是哪个基因缺陷所致?	腺瘤性结肠息肉病(APC)基因
如何治疗?	全结直肠切除 + 回肠造口术 全结肠切除 + 直肠黏膜剥离(黏膜切除)+ 回肠肛管吻合术

Gardner 综合征

有什么特征?	**小肠**和**结肠**的肿瘤性息肉;和家族性息肉一样,未经诊断者 100% 会在 40 岁前癌变
其他相关表现有哪些?	**硬纤维瘤**(腹壁或体腔)、**颅骨骨瘤**(头颅 X 线可见)、**皮脂腺囊肿**、肾上腺和甲状腺肿瘤、后腹膜纤维化、十二指肠及壶腹部肿瘤
如何记忆与 Gardner 综合征的相关表现?	记忆:一个园丁(Gardener)在种草皮 "SOD": Sebaceous cyst 皮脂腺囊肿 Osteomas 颅骨骨瘤 Desmoid tumor 硬纤维瘤

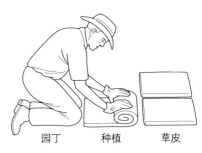

园丁　　　　种植　　　　草皮

什么是硬纤维瘤?	肌腱膜鞘肿瘤,多见于腹壁;良性,但会局部生长;治疗需行广泛切除
哪些药物可以延缓硬纤维瘤的生长?	他莫昔芬、舒林酸、类固醇
属于哪种遗传类型?	常染色体显性遗传,但基因外显率不确定
Gardner 综合征患者的结肠息肉如何治疗?	全结直肠切除 + 回肠造口术 全结肠切除 + 直肠黏膜剥离(黏膜切除)+ 回肠肛管吻合术

Peutz-Jeghers 综合征

有什么特征?	整个胃肠道布满错构瘤(空肠 / 回肠 > 结肠 > 胃)
息肉癌变的风险有何变化?	增大
女性哪种肿瘤与 Peutz-Jeghers 综合征有关?	卵巢癌(颗粒细胞肿瘤最为常见)
属于哪种遗传类型?	常染色体显性遗传
其他体征有哪些?	口颊黏膜(嘴)、唇、手指、手掌、脚、足底黑色素沉积(黑 / 棕) 记忆:Peutz=Pigmented(色素沉积)
如何治疗?	如果有症状(例如出血、肠套叠、梗阻)或大于 1.5cm,行息肉切除
什么是幼年性息肉?	小肠和结肠的良性错构瘤性息肉;不是癌前病变;也被称为"潴留性息肉"

什么是 Cronkhite-Canada 综合征?	胃肠道弥漫性错构瘤性息肉(不会恶变),伴随营养吸收不良/体重下降、腹泻、**电解质丢失**;体征有脱发、指甲萎缩、皮肤色素沉积
什么是 Turcot 综合征?	结肠息肉合并**中枢神经系统**恶性肿瘤(胶质母细胞瘤)

结肠憩室性疾病

憩室

什么是憩室?	结肠(特别是乙状结肠)内出现憩室;实际上为假性憩室,只有黏膜及黏膜下层透过肌层向肠壁外疝出;真性憩室累及肠壁全层,在结肠罕见

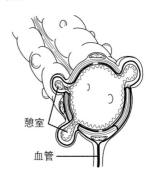

憩室

血管

病理生理机制是怎样?	在肠壁发育过程中,系膜与对系膜缘之间的营养血管穿入肠壁,使得这些地方比较薄弱;管腔内压力增高的时候引起这些地方向外疝出
发病率是多少?	在美国 60 岁以前人群 ≈ 50%~60%,仅 10%~20% 有症状
最常见的发生部位是哪里?	95% 的憩室病患者有乙状结肠受累表现

哪些人为高危人群?	低纤维素饮食、慢性便秘、阳性家族史患者;发病率随着年龄增加而升高
症状 / 并发症有哪些?	**出血**:可以是大量 憩室炎、无症状(80% 的病人)
如何诊断?	
出血?	如果没有炎症征象:结肠镜检查
疼痛及炎症体征?	腹部 / 盆腔 CT 扫描
如何治疗?	推荐高纤维素饮食
手术指征有哪些?	憩室炎并发症(如瘘、梗阻、狭窄);反复发作;出血;怀疑癌变;症状持续时间长;脓肿(无法经皮穿刺引流)
什么时候行结肠镜或钡剂灌肠 / 乙状结肠镜检查更安全?	由于存在穿孔风险,炎症消退 6 周后才能做检查,以排除癌症

憩室炎

什么是憩室炎?	憩室感染或穿孔
发病机制是怎样的?	憩室被粪石**阻塞**,引起炎症及微小穿孔
体征 / 症状有哪些?	左下腹疼痛(绞痛或持续性疼痛),大便习惯改变(腹泻),发热,寒战,食欲缺乏,左下腹包块,恶心 / 呕吐,尿痛
实验室检查有哪些发现?	白细胞水平升高
放射检查有哪些发现?	X 线检查:肠梗阻,结肠部分梗阻,气液平面,如果穿孔有游离气体 腹部 / 盆腔 CT:肿胀、水肿的肠壁;对脓肿的诊断特别有用
钡剂灌肠检查有哪些发现?	急性期应该避免该项检查
急性期结肠镜检查安全吗?	不安全,会增加穿孔风险

可能的并发症有哪些?	脓肿,弥漫性腹膜炎,瘘,梗阻,穿孔,狭窄
憩室炎最常合并哪种瘘?	结肠膀胱瘘
憩室炎患者做哪种检查最合适?	CT 扫描
初步治疗方案是什么?	静脉补液,禁食,广谱抗生素(覆盖厌氧菌),胃肠减压(呕吐/肠梗阻患者需要)
什么时候必须行手术?	梗阻,瘘,游离穿孔,脓肿无法经皮引流,败血症,初始保守治疗无效
复发率是多少?	
第一次发作之后	33%
第二次发作之后	50%
择期手术的指征有哪些?	憩室炎发作过 2 次;年轻、糖尿病或免疫抑制的患者即使只发作过 1 次,也应该考虑手术
反复发作的病人可择期行哪种手术?	一期手术:切除受累肠管并行一期吻合(术前肠道准备)
急性憩室炎发生并发症(如穿孔,梗阻)时需要行哪种手术?	Hartmann 手术:切除受累肠管,结肠末端造口,直肠残端封闭(需要在术后 2~3 个月行结肠重新吻合)
憩室脓肿如何治疗?	经皮引流;如果无法引流,则需要行手术治疗
憩室炎伴发生下消化道大出血多见吗?	很少见! 下消化道大出血见于憩室病,而非憩室炎
成人下消化道大出血最常见的病因是什么?	憩室病(尤其是右侧)结肠血管扩张症
憩室炎/憩室病患者需要排除哪种疾病?	结肠癌

结肠扭转

什么是结肠扭转？　　　　　　　　结肠围绕自身及其系膜发生扭结，引起梗阻，如果完全梗阻可以导致血供减少，可能发生坏死、穿孔或两者都发生

哪种类型的结肠扭转最常见？　　　乙状结肠扭转（因为乙状结肠很长且非常松软）

乙状结肠扭转

什么是乙状结肠扭转？　　　　　　乙状结肠发生扭转或扭结

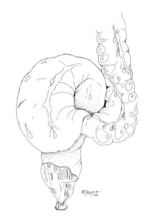

发病率是多少？　　　　　　　　　约占结肠扭转 75%

病因有哪些？　　　　　　　　　　高渣饮食导致大量粪便积存及结肠伸长、弯曲；慢性便秘；泻药滥用；怀孕；最常见于卧床老年病人及养老机构病人，他们多有腹部手术或结肠远端梗阻病史

症状 / 体征有哪些？　　　　　　　急性腹部疼痛，进行性腹胀，食欲缺乏，便秘，绞痛，恶心 / 呕吐

腹部平片哪些发现支持诊断？　　　扩张的乙状结肠肠攀，常表现为典型的"弯曲的内胎"或"Ω"征象，肠襻指向右上腹部

结肠扭转肠坏死时有哪些征象？

游离气体,肠壁间气体

如何诊断？

乙状结肠镜或泛影葡胺灌肠造影检查

什么时候泛影葡胺灌肠造影检查有帮助？

如果乙状结肠镜及平片均无法确诊;对比剂灌肠出现"鸟嘴"征有确诊意义,是由于对比剂填充尖细末端形成的

发生绞窄时有哪些征象？

结肠镜下可见黏膜变色或出血,直肠可见血性液体,扭结处可见明显溃疡或坏死,腹膜炎体征,发热,低血压,↑白细胞

初步治疗方案是什么？

非手术治疗:如果没有绞窄,乙状结肠镜下复位率≈85%;灌肠复位率为5%

乙状结肠扭转非手术治疗后复发率是多少？

约40%！

手术适应证有哪些？

如果怀疑绞窄或保守治疗无效需要急诊手术(Hartmann 手术);由于保守复位治疗后高复发率,大部分病人仍需行手术切除过长的乙状结肠

盲肠扭转

什么盲肠扭转？

盲肠围绕自身及其系膜发生扭结

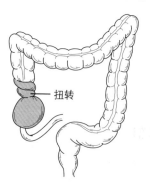

扭转

什么是盲肠"吊桥"样扭转?	盲肠扭转不是常见的轴向扭结,而是折叠翻向上(朝向升结肠)
发病率是多少?	约占结肠扭转 25%(远低于乙状结肠扭转)
病因有哪些?	特发性,右侧结肠不固定,许多病人有腹部手术史
体征 / 症状有哪些?	右下腹急性发作的腹痛或绞痛,继续进展为持续性痛,呕吐,便秘,腹胀,小肠梗阻;许多病人在之前多有类似症状发作
如何诊断?	腹部平片;扩张的卵圆形结肠,伴右下腹大的气液平,常常形成经典的咖啡豆征,尖部朝向左上腹(必须行胃肠减压排除胃扩张)
需要行哪些诊断性检查?	如果腹部 X 线无法明确,需要行水溶性造影剂造影(泛影葡胺)
如何治疗?	急诊手术治疗,右侧结肠切除,一期吻合或回肠造瘘(病情稳定患者可以行一期吻合)
盲肠扭转与乙状结肠扭转急诊处理有什么不同?	盲肠扭转患者需要**手术**复位,而大部分乙状结肠扭转患者经**内镜**下复位

第 49 章 肛门

解剖

辨认以下结构:

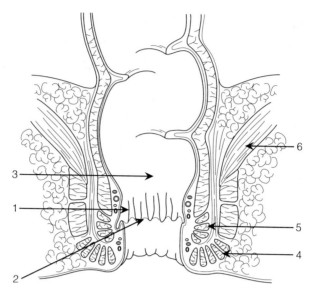

1. 肛柱
2. 齿状线
3. 直肠
4. 肛管外括约肌
5. 肛管内括约肌
6. 肛提肌

肛门癌

肛门癌哪种组织类型最常见?	鳞状细胞癌(80%)
肛门癌有几种组织类型?	1. 鳞状细胞癌(80%)
	2. 一穴肛原癌(移行细胞癌)
	3. 腺癌/黑色素瘤/黏液表皮癌
肛门癌发病率是多少?	少见(占全部结肠癌的1%)
什么是肛门Bowen病?	原位鳞状细胞癌
Bowen病如何治疗?	局部广泛切除
什么是肛门Paget病?	肛管原位腺癌

Paget 病如何治疗?	局部广泛切除
肛门癌高危因素有哪些?	人乳头瘤病毒,尖锐湿疣,疱疹,HIV,慢性炎症(瘘/克罗恩病),免疫抑制,男性同性恋,宫颈/阴道癌,性传播疾病,吸烟
肛门癌最常见症状是什么?	肛管出血
肛门癌其他症状/体征有哪些?	疼痛,肿块,直肠内黏液,瘙痒
肛门癌患者中无症状的比例有多少?	约 25%
肛管癌转移至哪些部位?	淋巴结,肝脏,骨骼,肺
齿状线以下淋巴引流至哪里?	齿状线以下引流至腹股沟淋巴结(以上引流至盆腔)
肛门癌诊断时通常是早期还是晚期?	晚期(很容易漏诊)
怀疑肛门癌时需要做什么?	询问病史 体格检查:直肠指检 直肠镜检查,结肠镜检查,肿块活检 腹部/盆腔 CT,经肛管 B 超 胸部 X 线 肝功能
定义:	
肛周癌	肛门周围 5cm 内的肛周皮肤
肛管癌	肛门缘至肛门内括约肌缘
肛管表皮癌如何治疗?	NIGRO 方案: 1. 化疗(5-FU 及丝裂霉素 C) 2. 放疗 3. 放疗后瘢痕活检(放射治疗后 6~8 周)
NIGRO 方案治疗后完全缓解的比例是多少?	90%

采用 NIGRO 方案后 5 年生存率是多少?	85%
NIGRO 方案治疗后复发该怎么处理?	再次化疗/放疗或腹会阴联合切除
小的肛周癌(<5cm)如何治疗?	手术切除,保留 1cm 的安全距离
大的肛周癌(>5cm)如何治疗?	放化疗
肛门黑色素瘤如何治疗?	广泛切除或腹会阴联合切除(尤其是当肿瘤体积很大时)+/− 术后放疗、化疗
肛门黑色素瘤 5 年生存率是多少?	<10%
肛门黑色素瘤中不含黑色素的比例是多少?	近三分之一,因此没有病理检查很难诊断
肛门黑色素瘤预后怎样?	5 年生存率 <5%

肛瘘

什么是肛瘘?	肛门瘘管,从直肠通向肛周皮肤
病因有哪些?	通常是由于隐窝/腺体感染(肛周脓肿)所致
症状/体征有哪些?	肛周流液,直肠周围脓肿,反复的直肠周围脓肿,"尿布疹",发痒
对于肛瘘患者,需要考虑哪种疾病?	克罗恩病
如何诊断?	查体,直肠镜
什么是 Goodsall 规律?	经肛门中间画一条横线,如果内口在横线的前面,瘘管为直行,外口也在前面;反之,瘘管为弯行,外口位于后方

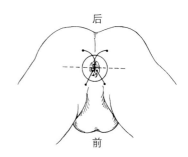

| 如何记忆 Goodsall 规律？ | 联想一下，狗鼻子是直的(前)，尾巴是弯的(后) |

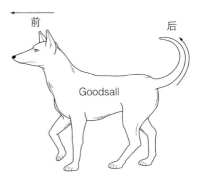

| 肛管直肠瘘如何处理？ | 1. 明确其解剖关系
2. 袋形缝合瘘管
3. 伤口护理——每日行坐浴及更换敷料
4. 经过括约肌的瘘管可以行挂线疗法 |
| 什么是挂线疗法？ | 用较粗的线穿过瘘管，缓慢切开括约肌；组织瘢痕形成会让括约肌保持原位及完整性 |

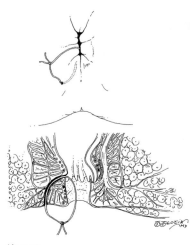

肛周脓肿患者发生肛瘘的比例是多少？	约50%
手术中如何寻找肛门直肠瘘管的内口？	在外口注入过氧化氢溶液(或亚甲蓝)——然后寻找到气泡(蓝色染料)位置,即为内口部位
怎么行坐浴治疗？	坐在温水中(通常排便后进行,每日三次)

直肠周围脓肿

什么是直肠周围脓肿？	肛门/直肠周围形成的脓肿
体征/症状有哪些？	直肠疼痛,流脓,发热,肛周包块
如何诊断？	直肠指检可发现肛周/直肠黏膜下方包块/波动感
病因有哪些？	齿状线附近的脓肿扩散所致
如何治疗？	和其他所有脓肿一样(单纯性肝阿米巴脓肿除外):引流、坐浴、注意卫生、软化大便
引流术后静脉使用抗生素的指征有哪些？	蜂窝织炎,免疫抑制,糖尿病,心脏瓣膜异常
手术后6月内发展为肛瘘的比例是多少？	约50%

肛裂

什么是肛裂?	肛门上皮撕裂或裂开
最好发于哪个部位?	后正中线(血供相对较差)
病因有哪些?	粪便干结(便秘),括约肌过度活跃,其他疾病(如:克罗恩病)
症状/体征有哪些?	肛门疼痛,排便疼痛(可以非常剧烈),直肠出血,排便后厕纸带血,肛门皮肤撕裂,直肠检查时剧烈疼痛,前哨痔,乳头肥大
什么是前哨痣?	肛裂远端增厚的皮肤/黏膜,看起来像一个小的痔疮
慢性肛裂的肛裂三联征指的是什么?	1. 肛裂 2. 前哨痣 3. 乳头肥大

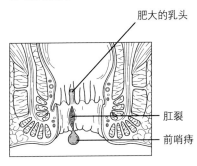

肥大的乳头

肛裂

前哨痔

保守治疗方法有哪些?	坐浴、注意肛周卫生、软化大便、高纤维素饮食、局部使用硝苯地平、注射肉毒素
患者出现慢性肛裂时需要考虑哪些疾病?	克罗恩疾病,肛门癌,性传播疾病,溃疡性结肠炎,AIDS
哪些患者需要手术?	保守治疗无效的慢性肛裂
手术方式是什么?	侧方内括约肌切断术(LIS)—切断内括约肌,防止其发生痉挛

什么是肛裂的"90% 规律"?	90% 发生在后面
	90% 药物可以治愈
	经过 LIS 手术后 90% 会痊愈

肛周疣

什么是肛周疣?	发生在肛门 / 会阴附近的疣
病因是什么?	尖锐湿疣(人乳头瘤病毒)
主要风险是什么?	鳞状细胞癌
如果疣很小该如何治疗?	局部涂抹鬼臼树脂,咪喹莫德(艾达乐)
如果很大该如何治疗?	手术切除或激光治疗

痔疮

什么是痔疮?	直肠、肛管或两者的静脉丛充血,伴有黏膜、肛缘或一起突出
为什么说正常人也有痔疮样组织?	被认为参与排便的控制
体征 / 症状有哪些?	肛门肿块 / 脱出,出血,痒,疼痛
内痔和外痔哪个更痛?	外痔,齿状线以下
病人有痔疮病史,如果出现剧烈疼痛,可能的原因是什么?	外痔血栓形成(手术切除)
引起痔疮的原因有哪些?	便秘 / 用力解大便,门脉高压,妊娠
什么是内痔?	痔疮(远端)发生在齿状线以上
什么是外痔?	痔疮发生在齿状线以下
痔疮好发哪三个象限?	1. 左侧
	2. 右后
	3. 右前

痔疮的分度

描述内痔的分度：

I 度   痔不脱出于肛门外

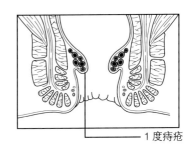

1 度痔疮

II 度   排便时脱出肛门

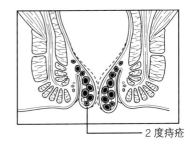

2 度痔疮

III 度   排便或任何用力动作都会脱出，需要手辅助才能回纳（高纤维素饮食！）

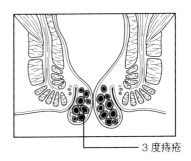

3 度痔疮

IV 度   痔脱出，并且无法回纳

如何治疗?	高纤维饮食,保持肛门卫生,局部使用类固醇,坐浴 橡皮圈结扎(大部分内痔手术不需要麻醉) 大的顽固性痔疮可行手术切除,红外线凝固,超声刀
闭合式及开放式痔疮切除术分别指的是什么?	闭合式(Ferguson)——痔核切除后用缝线缝合黏膜 开放式(Milligan-Morgan)——黏膜不用缝合
痔疮切除术最严重的并发症是什么?	大出血(出血可能积在近端结肠管腔内,没有任何外出血表现) 盆腔感染(可能会很广泛,存在致命可能性) 大便失禁(括约肌复合体受损) 肛门狭窄
痔疮切除术的手术禁忌证是什么?	克罗恩病
对于下消化道出血,在诊断痔疮时必须排除什么?	结肠癌(结肠镜检查排除)

第 50 章 下消化道出血

下消化道出血的定义是什么?	Treitz 韧带以远的出血;大部分为结肠出血
有什么症状?	**便血(经直肠排出鲜红色血液)**,伴或不伴腹痛,黑便,食欲缺乏,乏力,晕厥,气短,休克

体征有哪些?	便血,隐血试验阳性,腹部压痛,低血容量性休克,体位性低血压
病因有哪些?	憩室病(严重出血时多位于右侧),血管扩张症,结肠癌,痔疮,创伤,遗传性出血性毛细血管扩张症,肠套叠,肠扭转,缺血性结肠炎,炎症性肠病(尤其是溃疡性结肠炎),抗凝治疗,直肠癌,Meckel 憩室(伴有异位的胃黏膜),粪性溃疡(坚硬粪便引起的溃疡),感染性结肠炎,主动脉肠道瘘,化疗,辐射损伤,肠梗死,绞窄性疝,肛裂
哪些药物可以引起下消化道出血?	华法林,阿司匹林,波利维
下消化道出血最常见的原因是什么?	1. 憩室病 2. 血管扩张症
需要做哪些实验室检查?	血常规,生化,凝血,血型及交叉配血
初步治疗方案是什么?	静脉补液,红细胞,静脉通路 ×2,导尿,停用阿司匹林,留置胃管
下消化道出血病人需要行哪些诊断性检查?	病史,查体,胃管抽吸(排除上消化道出血;必须要看到胆汁或血液,否则进一步行食管胃十二指肠镜),肛门镜/直肠镜检查
下消化道出血病人必须排除什么?	**上消化道出血**! 记住,即使你抽出的是胆汁且没有血液,胃管抽吸不一定100% 准确
上消化道出血时为什么会只抽吸出一些清亮的体液?	十二指肠溃疡出血可能在幽门远端,胃管只抽吸到非血性胃分泌物!如果有任何疑问,行胃十二指肠镜检查

对于下消化道出血的诊断和治
疗的流程是怎样的?

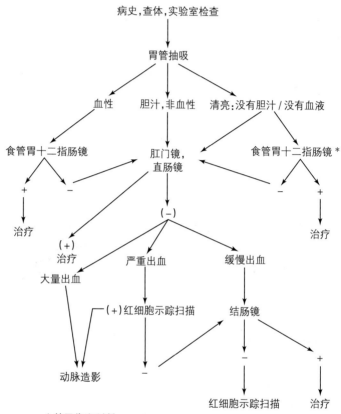

* 基于临床判断

如何定位轻到中度出血部位?　　　结肠镜

结肠镜下如果活动性出血严重,　　动脉造影(肠系膜血管造影)
难以明确出血部位,该用什么办
法定位?

对于缓慢、间断性的出血,哪种　　对于失血速率≥0.5ml/min 或间断性
方法更敏感:动脉造影还是红细　　出血,红细胞示踪扫描更敏感,因为它
胞示踪扫描?　　　　　　　　　有更长的半衰期(对于动脉造影,失血
　　　　　　　　　　　　　　　速率必须≥1.0ml/min)

结肠镜下治疗血管扩张症出血或息肉的方法有哪些?	激光或电凝;局部肾上腺素注射
对于出血量大或反复出血的病人,如果出血部位已明确该怎么办?	肠管节段性切除
对于出血部位无法明确的下消化道大出血,该如何行手术治疗?	开腹探查联合术中肠镜检查,全结肠切除为最后的选择
出血自发性停止的比例是多少?	80%~90% 会在复苏治疗时自动停止出血(至少是暂时的)
下消化道出血需要急诊手术的比例是多少?	仅约 10%
黑便总是提示结肠活动性出血吗?	不是——结肠存储能力较强,能够贮存一定量的黑便/栗色便,出血停止后也会持续几天排黑便(病人随访,尿量,血细胞比容,生命体征)
结肠镜下治疗有何优势?	可以选择注射药物(肾上腺素)或电凝血管来控制出血
动脉造影检查时治疗有何优势?	可以选择注射加压素和(或)栓塞,暂时止血成功率至少 85% 以上

第 51 章 炎症性肠病:克罗恩病和溃疡性结肠炎

什么是 IBD?	炎症性肠病(Inflammatory Bowel Disease),是一种消化道炎症性疾病
分为哪两种类型?	克罗恩病和溃疡性结肠炎
克罗恩病又叫什么?	局限性肠炎
溃疡性结肠炎常被简称为什么?	溃结

IBD 病因有哪些？	不清楚,可能是自身免疫性因素和环境因素共同作用的结果
鉴别诊断有哪些？	克罗恩病和溃疡性结肠炎,感染性结肠炎(如:艰难梭菌、阿米巴、志贺杆菌),缺血性结肠炎,肠易激综合征,憩室炎,Zollinger-Ellison 综合征,结肠癌,类癌,肠缺血
两种炎症性肠病肠外有哪些表现？	强直性脊柱炎,口腔溃疡,虹膜炎,坏疽性脓皮病,结节性红斑,杵状指,硬化性胆管炎,关节炎,肾脏疾病(肾病综合征、淀粉样沉积)

克罗恩病和溃疡性结肠炎的比较:

发病情况

克罗恩病

发病率	3~6/100 000
高危人群	犹太人发病率较高,非洲黑人发病率较低,美国黑人和白人发病率相似
性别	女性多于男性
年龄分布	双峰分布(发病率有两个高峰期):第一个是 25~40 岁;第二个为 50~65 岁

溃疡性结肠炎

发病率	10/100 000
高危人群	犹太人发病率较高,非洲黑人发病率较低; 20% 病人有阳性家族史
性别	男性多于女性

| 年龄分布 | 双峰分布,分别为 20~35 岁及 50~65 岁 |

首发症状

| 克罗恩病 | **腹痛,腹泻**,发热,体重减轻,肛门病变 |
| 溃疡性结肠炎 | **出血性腹泻**(特征表现),发热,体重减轻 |

累及部位

| 克罗恩病 | 经典的描述是"**从口到肛门**" 只累及小肠(20%) 累及小肠和结肠(40%) 只累及结肠(30%) |
| 溃疡性结肠炎 | 只累及结肠(记忆:溃疡性**结肠**炎只累及**结肠**) |

分布方式

克罗恩病	小肠、结肠或两者一起出现"跳跃区"正常肠壁;因此又叫"局限性肠炎"
溃疡性结肠炎	几乎总是累及直肠,向近端连续性分布,没有"跳跃区"
什么是"倒灌性"回肠炎?	溃疡性结肠炎患者回肠末端轻微的炎症;认为是炎症因子从结肠倒灌进入末端回肠所致

肠壁受累情况

| 克罗恩病 | 全层(透壁性侵犯) |
| 溃疡性结肠炎 | 仅黏膜/黏膜下层 |

肛门受累情况

克罗恩病   常见(瘘管、脓肿、肛裂、溃疡)

溃疡性结肠炎   不常见

直肠受累情况

克罗恩病   少见

溃疡性结肠炎   100%

黏膜表现

克罗恩病(6 项)   1. 口腔溃疡

                            2. 肉芽肿

                            3. 线性溃疡

                            4. 横向裂缝

                            5. 黏膜肿胀

                            6. 肠壁全层受累

溃疡性结肠炎(5 项)   1. 肉芽肿,黏膜扁平

                            2. 溃疡

                            3. 腺窝脓肿

                            4. 黏膜血管扩张

                            5. 假性息肉

诊断性检查

克罗恩病   结肠镜及活检,钡剂灌肠,上消化道造
                            影并观察造影剂通过小肠的情况,粪
                            便培养

溃疡性结肠炎   结肠镜,钡剂灌肠,上消化道造影并观
                            察造影剂通过小肠的情况(以排除克
                            罗恩病),粪便培养

并发症

克罗恩病	肛门瘘管/脓肿,**瘘管形成**,狭窄,穿孔,**脓肿**,中毒性巨结肠,结肠膀胱瘘,肠道阴道瘘,出血,**梗阻**,癌症
溃疡性结肠炎	**癌症,中毒性巨结肠,结肠穿孔,出血**,狭窄,梗阻,手术并发症

癌变风险

克罗恩病	整体来说癌变风险增加,但只有溃疡性结肠炎的一半
溃疡性结肠炎	约5%在10年内发展为结肠癌;之后,癌变风险为每年1%左右递增;因此得该病后20年的癌变风险为20%(30年则为30%)

中毒性巨结肠发生率

克罗恩病	约5%
溃疡性结肠炎	约10%

手术适应证

克罗恩病	梗阻;大量出血;瘘管形成;穿孔;怀疑癌症;脓肿(药物治疗无效);中毒性巨结肠(药物治疗无效);狭窄;异型增生
溃疡性结肠炎	中毒性巨结肠(药物治疗无效);预防癌症;大量出血;因病情需要使用激素导致儿童成熟障碍;穿孔;怀疑或证实癌症;症状严重并且药物治疗无效;无法停用类固醇;梗阻;异型增生;狭窄
溃疡性结肠炎常用的手术方式是什么?	1. 全结直肠切除,直肠远端黏膜切除,回肠肛管吻合术

2. 全结直肠切除及 Brooke 回肠造口术

什么是中毒性巨结肠？	中毒性症状:败血症、发热、腹痛 巨结肠:急性的严重的结肠扩张
IBD 的药物治疗有哪些？	**柳氮磺吡啶**,美沙拉嗪(5- 氨基水杨酸) **类固醇**,甲硝唑,硫唑嘌呤,6- 巯基嘌呤,英利昔单抗
哪些药物用于克罗恩病而不是溃疡性结肠炎？	甲氨蝶呤,抗生素(如甲硝唑、环丙沙星)
什么是英利昔单抗？	抗 TNF-α(α- 肿瘤坏死因子)抗体
柳氮磺吡啶代谢后的活性产物是什么？	5- 氨基水杨酸,在结肠释放
什么是美沙拉嗪？	5- 氨基水杨酸,不含有柳氮磺嘧啶的磺胺部分 = 副作用更小
肛周克罗恩病如何治疗？	口服甲硝唑、环丙沙星
长期处于缓解期的 IBD 怎么治疗？	6- 巯基嘌呤,硫唑嘌呤,美沙拉秦
IBD 发作时如何治疗？	类固醇
溃疡性结肠炎特有的给药途径是什么？	灌肠(类固醇,美沙拉秦)
IBD 的患者应该戒烟吗？	应该,特别是溃疡性结肠炎的患者
哪种疾病内镜下为鹅卵石样表现？	克罗恩病
哪种疾病内镜检查可发现假性息肉？	慢性溃疡性结肠炎;假性息肉是指增生的黏膜息肉被萎缩的黏膜包绕
直肠出血和血性腹泻是哪种疾病特征性表现？	溃疡性结肠炎(克罗恩病罕见)

克罗恩病患者需要手术治疗最常见的原因是?	小肠梗阻
克罗恩病术中有哪些发现?	小肠系膜脂肪爬行至系膜缘对侧 系膜缩短(增厚) 肠壁增厚 瘘管 脓肿
为什么在克罗恩病可以看到瘘管,而溃疡性结肠炎不可以?	克罗恩病累及全层
克罗恩病患者出现小段小肠狭窄该如何手术治疗?	狭窄成形术;就是在狭窄部位行的 Heineke-Mikulicz 幽门成形术(即:纵向切开,横向吻合)
剖腹探查发现为克罗恩病时,阑尾是否一起切除?	是的,前提是克罗恩病没有累及盲肠
什么是回肠贮袋炎?	和肛门吻合的回肠贮袋的炎症;用甲硝唑治疗
是否需要冰冻切片来确定切缘是否阴性?	不用,只要大体阴性即可
整个结肠受累叫什么?	全结肠炎

第 52 章　肝脏

解剖

肝脏包膜又叫什么?	Glisson 包膜
"裸区"指的是哪部分区域?	肝脏后方膈面没有腹膜覆盖的区域
什么是 Cantle 线?	胆囊到下腔静脉左侧的连线,将肝脏分为左右两叶

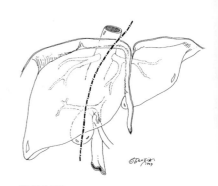

哪根韧带从腹前壁走向肝脏？	镰状韧带
镰状韧带内包含什么结构？	圆韧带（闭锁的脐静脉）
什么是肝脏的冠状韧带？	腹膜在肝脏上方反折，像皇冠一样（因此叫冠状韧带），并将肝脏固定在膈肌上
什么是肝脏的三角韧带？	冠状韧带向左右两侧伸展的部分，形成三角形样结构
肝脏的动脉血供来源于哪里？	腹腔干起源的肝固有动脉（腹腔干到肝总动脉，然后到肝固有动脉）

指出腹腔干的动脉分支：

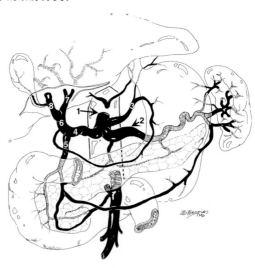

1. 腹腔干
2. 脾动脉
3. 胃左动脉
4. 肝总动脉
5. 胃十二指肠动脉
6. 肝固有动脉
7. 左肝动脉
8. 右肝动脉

静脉血供来源于哪里?　门静脉(由脾静脉和肠系膜上静脉汇合而成)

肝脏静脉引流至哪里?　经肝静脉引流至下腔静脉(分 3 支:左 / 中 / 右)

肝脏的氧气供应?　门静脉——50%

肝动脉——50%

肝脏的血液供应?　门静脉——75%

肝动脉——25%

指出肝脏的分段(French 系统):

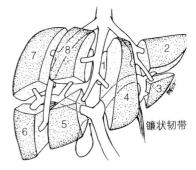

镰状韧带

肝脏分段是怎么排列的?　从第 1 段开始,顺时针排布

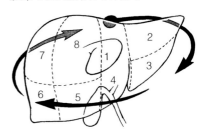

在保留肝脏正常功能前提下,最多可以切除多少肝脏?	>80%;经过一段时间恢复,肝脏可以再生
肝脏疾病的症状/体征有哪些?	肝(脾)大、黄疸、皮肤瘙痒(胆盐沉积在皮肤所致)、蜘蛛痣、男性乳房发育、睾丸萎缩、海蛇头、尿色深、陶土样大便、心动过缓、水肿、腹水、发热、肝臭(腐烂的香甜气味)、痔疮、曲张静脉出血、贫血、体毛缺失、肝区压痛、肝掌
哪种肝酶是由肝细胞产生的?	AST 和 ALT(谷草转氨酶和谷丙转氨酶)
碱性磷酸酶来源于哪?	导管上皮(因此在导管梗阻时会升高)
什么是 Child 分级(Child-Turcotte-Pugh)?	一种评估肝衰竭病人肝脏储备功能的分级系统
Child 分级系统由哪几个部分组成?	实验室:胆红素、白蛋白、凝血酶原时间(PT) 临床表现:肝性脑病、腹水

Child 分级系统:	腹水	胆红素	肝性脑病	白蛋白	PT INR
A	无	<2	无	>3.5	<1.7
B	可控制	2~3	轻微	2.8~3.5	1.7~2.2
C	不可控	>3	严重	<2.8	>2.2

(记忆:按字母排序,A 要好于 B,B 要好于 C)

不同 Child 分级的肝硬化病人行门体分流术 vs 所有腹部手术的死亡率分别是多少?	
A	<5% vs. 整体 10%
B	<15% vs. 整体 30%
C	约 33% vs. 整体 75%

MELD 评分指的是什么?	终末期肝病模型评分 Model for End-stage Liver Disease
MELD 评分的指标有哪些?	INR、总胆红素、血肌酐,可以在网上找到 MELD 评分的计算工具
肝硬化病人非急诊非肝移植手术的死亡率是多少?	MELD 评分小于 20 时,每增加 1 分,死亡率升高 1%;超过 20 后,每增加 1 分,升高 2%
肝硬化病人急诊行非肝移植手术的死亡率是多少?	MELD 每增加 1 分,死亡率增加 14%

肝脏肿瘤

肝脏哪种癌症最常见?	**转移瘤**和原发肿瘤的比例是 20∶1;原发部位多为消化道
最常见的原发肝脏恶性肿瘤是什么?	肝细胞性肝癌(肝细胞癌)
最常见的原发肝脏良性肿瘤是什么?	血管瘤
肝转移瘤患者需要做哪些实验室检查?	肝功能(AST 和 ALP 最常用),怀疑结肠癌时行 CEA 检查
相关的影像学检查有哪些?	CT、超声、血管造影
什么是肝右叶切除?	将肝脏整个右叶拿掉(即:切除 Cantle 线右侧所有的肝组织)
什么是肝左叶切除?	将肝脏整个左叶拿掉(即:切除 Cantle 线左侧所有的肝组织)
什么是肝三叶切除?	切除镰状韧带右侧的所有肝组织
肝脏良性肿瘤的常见的三种类型是?	1. 血管瘤 2. 肝细胞腺瘤 3. 肝局灶性结节性增生

肝脏恶性肿瘤的常见的四种类型是？	1. 肝细胞性肝癌（肝细胞癌） 2. 胆管细胞癌（发生在肝内的时候） 3. 血管肉瘤（和化学品暴露有关） 4. 肝母细胞瘤（多见于婴儿和儿童）
哪些化学品暴露是血管肉瘤的危险因素？	氯乙烯、砷、钍造影剂
什么是肝细胞癌？	肝细胞性肝癌
其他肝脏良性肿块有哪些？	良性肝囊肿、胆管错构瘤、胆管腺瘤
什么是肝脏"错构瘤"？	正常肝脏细胞组成的白色质硬结节

肝细胞腺瘤

什么是肝细胞腺瘤？	良性的肝脏肿瘤
描述其组织学特征：	不含胆管的正常肝细胞
相关的危险因素有哪些？	女性、避孕药、合成的类固醇、糖原贮积病
女：男发病比例是多少？	9：1
平均发病年龄是多少岁？	30~35 岁
有哪些症状/体征？	右上腹疼痛/肿块、右上腹胀、出血（罕见）
可能的并发症有哪些？	破裂出血（33%）、坏死、疼痛、发生肝细胞癌的风险
如何诊断？	CT 扫描、超声、+/- 活检（标记式红细胞扫描排除血管瘤）
如何治疗：	
体积小	停用避孕药——可能会消退；如果没有，必要时行手术切除
体积大（>5cm）、出血、疼痛或破裂？	手术切除

局灶结节性增生

什么是居灶结节性增生？

良性肝脏肿瘤

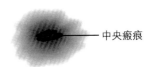

见于 CT 和(或)MR

描述其组织学特征：

正常的肝细胞和胆管(腺瘤没有胆管)

平均发病年龄是多少？

约 40 岁

相关的危险因素有哪些？

女性

和避孕药有关吗？

有关,但不像腺瘤那样明确

如何诊断？

锝 -99 扫描、超声、CT 扫描、血管造影、活检

典型的 CT 表现是怎样的？

"**中央瘢痕**"的肝脏肿块(记忆：局灶 = 中央)

可能有哪些并发症？

疼痛(无癌变风险,很少会出血)

局灶结节性增生有癌变风险吗？

没有(腺瘤有癌变风险)

如何治疗？

如果病人有症状可行切除或栓塞；如果没有,诊断明确后可以定期随访；停用避孕药

为什么栓塞对局灶结节性增生有效？

因为它常常由一根主要血管供血

肝血管瘤

什么是肝血管瘤？

良性的肝脏血管瘤

以什么著称？

最常见的原发性肝脏良性肿瘤(人群发病率高达 70%)

有哪些体征 / 症状？

右上腹疼痛 / 肿块、杂音

可能的并发症有哪些？	疼痛、充血性心衰、凝血障碍、梗阻性黄疸、胃出口梗阻、Kasabach-Merritt 综合征、出血（少见）
什么是 Kasabach-Merritt 综合征？	血管瘤合并血小板减少和纤维蛋白原减少
如何诊断？	CT 增强扫描、红细胞示踪扫描、MRI、超声
可以行活检吗？	不可以（活检有出血风险）
如何治疗？	观察（>90%）
手术切除的指征是什么？	有症状、出血、无法确诊

肝细胞肝癌

什么是肝细胞肝癌？	最常见的肝脏原发性恶性肿瘤
又叫什么？	肝细胞癌
发病率是多少？	占所有原发性肝脏恶性肿瘤的 80%
哪些地区高发？	非洲和亚洲
危险因素有哪些？	乙型病毒性肝炎、肝硬化、黄曲霉素（黄曲霉真菌毒素）；其他危险因素：α-1 抗胰蛋白酶缺乏、血色素沉着病、肝吸虫病（华支睾吸虫）、合成类固醇、聚氯乙烯、糖原贮积病（Ⅰ 型）
肝硬化病人发生肝细胞肝癌的比例是多少？	约 5%
有哪些症状 / 体征？	右上腹钝痛、肝（脾）大（典型的表现：疼痛肿大的肝脏）、腹部包块、体重下降、副肿瘤综合征、门脉高压表现、腹水、黄疸、发热、贫血
需要行哪些检查？	超声、CT 扫描、血管造影、肿瘤标记物
相关的肿瘤标记物是什么？	甲胎蛋白升高

获得组织学诊断最常见的方法是什么?	CT 引导、超声引导或腹腔镜下穿刺活检
最常见的转移部位是哪里?	肺
肝细胞肝癌如何治疗?	如果可以则行手术切除(如:肝叶切除);肝脏移植
如果无法手切除,该如何治疗?	经皮肿瘤内注入乙醇、冷冻疗法或动脉插管化疗
哪些病人适合行肝移植?	肝硬化并且无法行手术切除,同时没有远处或淋巴结转移,没有血管侵犯;肿瘤必须是单发,直径 <5cm,或有三个结节,直径均不超过 3cm
以下情况预后如何:	
不可切除	生存时间几乎没有超过 1 年的
可切除	5 年生存率约 35%
哪种亚型预后最好?	纤维板层肝细胞肝癌(年轻成年人)

肝脓肿

什么是肝脓肿?	肝实质内的脓肿(脓液聚集)
肝脓肿分为几种类型?	化脓性(细菌)、寄生虫性(阿米巴)、真菌性
最常见的发生部位是?	右叶 > 左叶
有几种感染途径?	胆道感染直接来源 消化道感染经门静脉播散(如:阑尾炎、憩室炎) 全身性感染(细菌性) 肝脏创伤(如:肝脏枪伤) 病因不明性(来源不明)
哪两种类型最常见?	细菌性脓肿(美国最常见)及阿米巴脓肿(全世界范围内最常见)

细菌性肝脓肿

哪三种细菌类型最常见？

革兰阴性菌：大肠杆菌、克雷伯杆菌属及变形杆菌属

引起细菌性肝脓肿的最常见感染途径是什么？

胆管炎、憩室炎、肝癌、肝转移瘤

有哪些症状/体征？

发热、寒战、右上腹疼痛、白细胞升高、肝功能指数升高、黄疸、败血症、体重下降

如何治疗？

静滴抗生素（加上甲硝唑的三重抗感染治疗）、CT或B超引导经皮穿刺

手术引流的指征有哪些？

多发/有分隔的脓肿或多次穿刺失败

阿米巴肝脓肿

病因是什么？

溶组织内阿米巴（典型的从肠道经门静脉到达肝脏）

如何传播的？

粪-口途径

有哪些危险因素？

来自美国-墨西哥边境以南的患者、收容所患者、男性同性恋、酗酒者

有哪些症状/体征？

右上腹疼痛、发热、肝（脾）大、腹泻
注意：阿米巴脓肿患者寒战发生率较化脓性脓肿要少

肝脏哪叶最常受累？

肝右叶

对脓肿内容物对典型描述是怎样的？

"鳀鱼膏"样脓液

如何诊断？

实验室检查、超声、CT扫描

需要做哪些实验室检查？

超过95%的病例间接血凝滴度检测提示阿米巴抗体升高、肝功能指数升高

如何治疗？

静滴甲硝唑

经皮手术引流的指征有哪些?	对甲硝唑无反应、合并细菌感染或破入腹腔
左肝巨大阿米巴脓肿可能的并发症是什么?	破入心包腔(致命性!)

肝包虫囊肿

什么是肝包虫囊肿?	通常为肝右叶充满细粒棘球绦虫的囊肿
危险因素有哪些?	旅行;接触狗、羊、牛(携带者)
有哪些症状/体征?	右上腹疼痛、黄疸、右上腹包块
如何诊断?	间接血凝抗体检测(血清检验)、Casoni皮肤过敏试验、超声、CT、放射影像学检查
腹部 X 线上有什么表现?	可能有囊肿轮廓的钙化
主要风险是什么?	侵蚀进入胸腔、心包腔或胆道系统破入腹腔引起致命性的过敏反应
手术切除的主要风险是什么?	囊内容物破入或漏入腹腔,引起致命性的过敏反应
什么时候可以行经皮引流?	不可以;可能漏入腹腔,引起过敏反应
如何治疗?	先用甲苯咪唑,然后手术切除;大的囊肿可以先引流,如果没有胆汁吸出(即没有和胆道相通)可以注入毒性灌洗液,然后再切除囊肿
灌洗液有哪些?	高渗性生理盐水、乙醇或溴棕三甲铵

胆道出血

胆道出血指的是什么?	血液经胆道进入十二指肠
具有诊断意义的三联征是什么?	三联征: 1. 右上腹疼痛 2. 大便隐血试验阳性/上消化道出血 3. 黄疸

病因有哪些?	创伤引起肝脏撕裂伤、经皮经肝胆管造影(PTC)、肿瘤
如何诊断?	食管胃十二指肠镜(血从壶腹部出来)、动脉造影
如何治疗?	动脉造影剂栓塞出血血管
什么是胆红素血症?	创伤后常见,由于胆管与静脉系统是相通的,引起血清胆红素快速上升

第53章 门静脉高压

说出以下门静脉系统解剖结构
的名称:

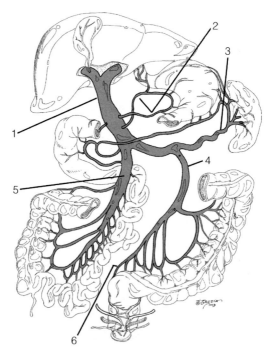

1. 门静脉
2. 冠状静脉
3. 脾静脉
4. 肠系膜下静脉（IMV）
5. 肠系膜上静脉（SMV）
6. 直肠上静脉

直肠上静脉引流至哪里？ IMV、脾静脉、门静脉

IMV 引流至哪里？ 脾静脉

门静脉对起始部在哪里？ 脾静脉和 SMV 汇合部

门静脉有哪些(6条)侧支循环(门静脉高压时)？
1. 脐静脉
2. 冠状静脉至食管静脉丛
3. 后腹膜静脉（Retzius 静脉）
4. 膈静脉（Sappey 静脉）
5. 直肠上静脉至直肠中、下静脉，然后至髂静脉
6. 脾静脉至胃短静脉

门静脉高压时的病理生理是怎样的？ 门静脉压力升高，导致门静脉血流受阻

门静脉正常压力是多少？ <10mmHg

病因有哪些？
肝前性——门静脉血栓形成或先天性闭锁
肝性——肝硬化（再生结节引起肝实质变形）、肝细胞性肝癌、纤维化
肝后性——Budd-Chiari 综合征：肝静脉血栓形成

在美国引起门静脉高压的最常见病因是什么？ 肝硬化（>90%）

酗酒者发生肝硬化的比例是多少？ 出乎意料的是只有不到五分之一

肝硬化患者出现食管静脉曲张的比例是多少？ 约 40%

肝硬化患者发生门静脉高压的比例是多少？	将近三分之二
门静脉高压患者查体时最常见的发现是什么？	脾肿大
门静脉高压有哪些临床表现（4项）？	1. 食管静脉曲张 2. 脾肿大 3. 水母头（脐周静脉曲张） 4. 痔疮

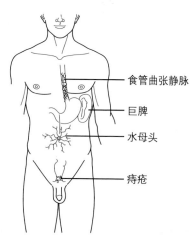

食管曲张静脉

巨脾

水母头

痔疮

肝硬化及门静脉曲张患者的其他临床表现有哪些？	蜘蛛痣、肝掌、腹水、向心性肥胖、肝性脑病、扑翼样震颤、男性乳房发育、黄疸
脐周水母头听到的杂音叫什么？	Cruveihier-Baumgarten 杂音
门静脉高压时，以下情况是由哪支侧支循环开放所致？	
食管静脉曲张？	冠状静脉逆流至奇静脉系统
水母头？	脐静脉（经镰状韧带）引流至腹壁静脉
腹膜后静脉曲张？	小的肠系膜静脉（Retzius 静脉）向后引流至腰静脉

痔疮？	直肠上静脉(正常情况下引流至 IMV)逆流至直肠中、下静脉
病因有哪些？	**肝硬化(90%)**、血吸虫病、肝炎、Budd-Chiari 综合征、血色素沉着病、Wilson 病、门静脉血栓形成、肿瘤、脾静脉血栓形成
北美以外地区发生门静脉高压最常见的原因是什么？	血吸虫病
什么是 Budd-Chiari 综合征？	肝静脉血栓形成
门静脉高压最害怕出现哪种并发症？	食管静脉曲张破裂出血
什么是食管静脉曲张？	门静脉高压导致侧支血流逆流至食管静脉丛，从而引起静脉扩张
什么是门静脉高压的"2/3 规律"？	2/3 的肝硬化患者出现门静脉高压 2/3 的门静脉高压患者出现食管静脉曲张 2/3 的食管静脉曲张患者出现消化道出血
肝硬化伴食管静脉曲张的患者出现上消化道出血时,是由食管静脉曲张破裂导致出血的比例是多少？	仅约 50%
有哪些症状和体征？	呕血、黑便、便血
急性食管静脉曲张破裂出血的死亡率是多少？	约 50%
食管静脉曲张破裂出血时首先该如何处理？	跟所有上消化道出血一样:2 路大管径静脉通路、静脉输液、导尿、血型测定及交叉配血、实验室检查、纠正凝血异常(维生素 K、新鲜冰冻血浆)± 插管避免误吸

如何确诊?	食管胃十二指肠镜(上消化道内镜) 记住,只有一半的患者出血是由于食管静脉曲张破裂所致,必须排除溃疡、胃炎等
如果出血来自食管静脉曲张破裂,内镜下该如何治疗?	1. **急诊内镜下硬化治疗**:内镜可视下直接将硬化剂注入曲张的静脉 2. **内镜下套扎**:弹性束带套扎
药物治疗方法有哪些?	**生长抑素(奥曲肽)**或**静注血管加压素**(同时加用硝酸甘油,避免发生心梗)收缩肠系膜血管;如果出血继续,可考虑行三腔二囊管(Sengstaken-Blakemore 管)压迫曲张静脉,β- 受体阻滞剂
什么是三腔二囊管?	带有一个胃囊和一个食管囊的管子,用于压迫食管静脉出血
出血止住后下一步该如何治疗?	再做内镜下硬化治疗 / 套扎
如果硬化治疗和保守治疗失败或再出血,有哪些治疗方法可以考虑?	再做内镜下硬化治疗 / 套扎,然后保守治疗 TIPS 手术分流(选择性或部分性) 肝脏移植
为什么说是"选择性"分流?	分流术只降低食管曲张静脉的压力,不改变门静脉的压力
TIPS 是什么的缩写?	经颈静脉肝内门体分流术 Transjugular Intrahepatic Portosystemic Shut
如何行 TIPS?	放射介入医生经颈静脉途径,在肝内门静脉分支和肝静脉之间放一个支架

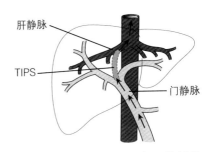

为什么说是"部分性"分流？

分流术降低门静脉压力，但只是部分性降低

什么是 Warren 分流？

远端脾肾分流加冠状静脉结扎—为选择性分流术，降低了术后发生肝性脑病的概率，因为只降低了脾静脉血流

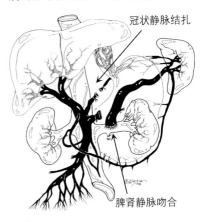

Warren 分流的禁忌证是什么？

腹水

描述以下分流术式：

端侧肝门 - 下腔静脉分流

"完全性分流"——门静脉（端）至下腔静脉（侧）

侧侧肝门 - 下腔静脉分流

门静脉和下腔静脉侧侧吻合—部分保留门静脉血流（"部分性分流"）

肝门 - 下腔静脉 H 形人造血管搭桥

"部分性分流"——人工血管连接门静脉和下腔静脉（酗酒患者很好的选择，发生肝性脑病几率低，更有利于后

期行肝移植)

肠系膜 - 下腔静脉 H 形人造血管搭桥	人工血管连接肠系膜上静脉和下腔静脉
分流术后引起围手术期死亡的最常见原因是什么?	血流减少引起的肝衰竭(占所有死因的三分之二)
分流术后主要的并发症是什么?	因为门静脉血流减少,经肝脏清除的毒素 / 代谢废物减少,导致肝性脑病发生率增高
静注血管加压素时加用哪种药物防止冠脉收缩?	静滴硝酸甘油
哪个指标大致和肝性脑病的发生相关?	血氨水平(注意:一般认为和肝性脑病相关,但不是肝性脑病的直接原因)
肝性脑病的药物治疗方法有哪些?	乳果糖口服,加或不加新霉素口服

第 54 章 胆道

解剖

说出胆道系统以下结构的名称:

1. 肝内胆管
2. 左肝管
3. 右肝管
4. 肝总管
5. 胆囊
6. 胆囊管
7. 胆总管
8. Vater 壶腹

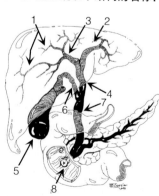

近端胆管和远端胆管指的是什么?	近端胆管指靠近肝脏的胆管(胆汁和肝脏的关系就像血液和心脏的关系,都是从近端流向远端)
Calot 三角内的淋巴结叫什么?	Calot 淋巴结
将肝内胆汁直接引流至胆囊的管道叫什么?	Luschka 管
胆囊切除时容易损伤哪根动脉?	右肝动脉,因为它紧靠胆囊动脉及胆囊三角
胆囊的螺旋瓣膜叫什么?	Heister 螺旋瓣
胆囊的漏斗部在哪里?	靠近胆囊管
胆囊的底部在哪里?	胆囊末端
什么是 Hartmann 囊?	胆囊的漏斗部
Calot 三角的边界是?	1. 胆囊管 2. 肝总管 3. 胆囊动脉

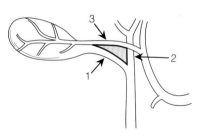

你确定胆囊三角边界是胆囊动脉而不是肝边缘?	确定,可以参阅 *Gastroenterology*, 2002; 123(5):1440

生理

碱性磷酸酶来源于哪里?	胆管上皮;胆管梗阻时 ALP 水平会升高
胆汁里有哪些成分?	胆固醇、卵磷脂(磷脂)、胆汁酸和胆红素

胆汁有什么作用?	乳化脂肪
什么是肝肠循环?	胆汁酸从肝脏分泌进入肠道,然后再回到肝脏
胆汁酸主要在哪个部位被吸收?	回肠末端
促进胆囊排空的因素有哪些?	胆囊收缩素和迷走神经刺激
胆囊收缩素来源于哪里?	十二指肠黏膜细胞
刺激胆囊收缩素分泌的因素有哪些?	脂肪、蛋白、氨基酸和 HCl
抑制其释放的因素有哪些?	胰蛋白酶和糜蛋白酶
它有什么作用?	促进胆囊排空 开放 Vater 壶腹 减缓胃排空 促进胰腺腺泡细胞生长及外分泌

病理生理

总胆红素水平超过多少时开始出现黄疸?	>2.5mg/dl (50μmol/L)
一般来说,哪个部位最先出现黄疸表现?	舌下(其他部位的胆红素会被紫外线会分解)
肾功能良好的情况下,胆红素可以高到多少?	>20,很少见
梗阻性黄疸有哪些症状和体征?	黄疸 尿色深 陶土样大便 瘙痒 食欲下降 恶心
为什么梗阻性黄疸会出现瘙痒?	皮肤内胆汁酸盐刺激引起(不是胆红素)

解释以下术语:

胆囊结石　　　　　　　胆囊内的结石

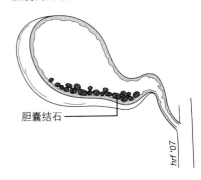

胆囊结石

胆总管结石　　　　　　胆总管内的结石

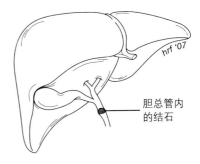

胆总管内
的结石

胆囊炎　　　　　　　　胆囊的炎症

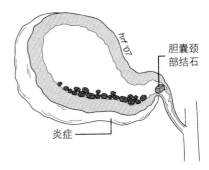

胆囊颈
部结石

炎症

胆管炎　　　　　　　　胆管的炎症

胆管细胞癌　　　　　　发生于胆管的腺癌

Klatskin 肿瘤　　　　　左右肝管汇合处的胆管细胞癌

胆绞痛	胆囊结石引起的疼痛,以胆囊管结石多见:疼痛位于右上腹、上腹部或右侧肩胛下区;持续几分钟到数小时,但最后都会消失;多见于餐后,尤其是进食脂肪类食物后
胆汁瘤	腹腔中聚集的胆汁
胆总管空肠吻合术	胆总管和空肠吻合
肝管空肠吻合术	肝管或肝总管和空肠吻合

诊断性检查

评估胆道/胆囊/胆石症的首选检查是什么?	超声!

描述以下检查:

ERCP	内镜下逆行胰胆管造影 Endoscopic Retrograde Cholangio-Pancreatography

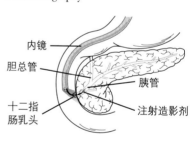

PTC	经皮经肝胆管造影 Percutaneous Transhepatic Cholangiogram

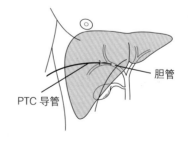

IOC	术中胆管造影 IntraOperative Cholangiogram（腹腔镜下或开始手术时用于排除胆总管结石）
HIDA/PRIDA 扫描	放射性同位素检查；同位素先在肝脏聚集，然后分泌进入胆汁；可以显示胆囊炎、胆漏或胆总管梗阻
HIDA 扫描为什么可以显示胆囊炎？	胆囊管梗阻时胆囊不会显影
X 线平片发现胆囊结石的几率是多少？	10%~15%

胆道手术

| 什么是胆囊切除术？ | 腹腔镜下或经标准 Kocher 切口切除胆囊 |
| 什么是"lap chole"？ | 腹腔镜胆囊切除术 LAParoscopic CHOLEcystectomy |

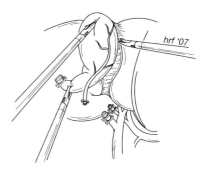

什么是 Kocher 切口？	右侧肋下切口
什么是括约肌切开术？	切开 Oddi 括约肌，使结石通过胆总管；常常在 ERCP 下进行；又叫乳头切开术
如何处理 lap chole 术后胆汁瘤？	1. 经皮穿刺引流 2. ERCP 下经胆漏部位置入支架（常用于胆囊管残端漏）

Lap chole 术后胆总管损伤时怎么处理？	胆总管空肠吻合术

梗阻性黄疸

什么是梗阻性黄疸？	由于胆汁流向十二指肠的通道受阻所引起的黄疸（高胆红素血症 >2.5）
近端胆管梗阻的鉴别诊断有哪些？	胆管癌 淋巴结肿大 转移瘤 胆囊癌 硬化性胆管炎 胆囊结石 癌栓 寄生虫 术后狭窄 胆管良性肿瘤
远端胆管梗阻的鉴别诊断有哪些？	胆总管结石（胆囊结石） 胰腺癌 胰腺炎 壶腹部肿瘤 淋巴结肿大 假性囊肿 术后狭窄 Vater 壶腹功能障碍 / 狭窄 淋巴瘤 胆管良性肿瘤 寄生虫
梗阻性黄疸的首选检查是什么？	超声
梗阻性黄疸哪些化验指标会异常？	碱性磷酸酶升高、胆红素升高、伴或不伴肝功能受损

胆石症

什么是胆石症?	胆囊结石形成
发病率是多少?	在美国约 10% 的人会有胆囊结石
4 个主要危险因素是什么?	4F
	Female 女性
	Fat 肥胖
	Forty 40 岁
	Fertile 生育(多产妇)
其他的危险因素有哪些?	口服避孕药
	胆汁淤积
	慢性溶血(色素性结石)
	肝硬化
	感染
	印第安人
	快速减肥 / 胃旁路手术
	肥胖
	炎症性肠病
	末端回肠切除
	全肠外营养
	迷走神经切断术
	高龄
	高脂血症
	生长抑素治疗
结石分为哪几种类型?	胆固醇结石(75%)
	色素性结石(25%)
色素性结石又有种类型?	黑色结石(含有胆红素钙)
	棕色结石(和胆道感染有关)
黑色结石形成的原因有哪些?	肝硬化、溶血
胆固醇结石形成的机制是什么?	胆汁中的胆固醇**过饱和**(卵磷脂和胆汁酸盐相对不足);然后胆固醇沉淀形成固体结晶,最后形成胆囊结石

高胆固醇血症是胆结石形成的危险因素吗?	不是(高脂血症是)
有哪些症状和体征?	出现胆绞痛、胆管炎、胆总管结石、胆囊结石、胰腺炎的症状
胆绞痛是真的"绞痛"吗?	不是,它往往持续几个小时;因此,它的命名不对
无症状性胆囊结石的比例有多少?	80%的胆囊结石患者无症状
为什么会引起胆绞痛?	胆囊和胆囊管交界部的结石引起胆囊收缩;胆囊管内有结石;或结石通过胆囊管
什么是 Boas 征?	胆绞痛向右侧肩胛下区放射
胆囊结石的 5 个主要并发症是什么?	1. 急性胆囊炎 2. 胆总管结石 3. 胰腺炎 4. 结石性肠梗阻 5. 胆管炎
如何诊断胆囊结石?	病史 查体 **超声**
超声发现胆囊结石的概率是多少?	>98%
超声发现胆总管结石的概率是多少?	大约 33%,对于诊断胆总管结石不是很好
有症状或并发症的胆囊结石如何治疗?	胆囊切除术
腹腔镜下胆囊切除的可能并发症有哪些?	胆总管损伤、右肝管/动脉损伤、胆囊管残端漏、胆汁瘤
对于无症状患者,哪些需要行胆囊切除术?	镰刀细胞病 钙化的胆囊(瓷胆囊) 病人是儿童

什么是 IOC	术中胆管造影 IntraOperative Cholangiogram（经胆囊管注入造影剂，X 线下观察）
做 IOC 的指征有哪些（6 项）？	1. 黄疸 2. 高胆红素血症 3. 胆源性胰腺炎（已经缓解） 4. 碱性磷酸酶升高 5. 超声提示胆总管结石 6. 为了确认解剖结构
什么是胆总管结石？	在胆总管里的结石
胆总管结石如何治疗？	1. ERCP 乳头切开和用网篮 / 球囊取石（术前或术后） 2. 腹腔镜下经胆囊管或胆总管取石 3. 开腹行胆总管探查
哪种药物有可能溶解胆固醇结石？	鹅去氧胆酸、熊去氧胆酸；但停药后常会复发
ERCP 最让人担心的并发症是什么？	胰腺炎

急性胆囊炎

急性胆囊炎的发病机制是什么？	胆囊管梗阻引起胆囊炎症；约 95% 的病例是由结石引起的，5% 是非结石引起的
危险因素有哪些？	胆囊结石
有哪些症状和体征？	**持续的**右上腹疼痛或压痛 **发热** 恶心 / 呕吐 33% 的病人有胆囊触痛 Murphy 征阳性 右侧肩胛下区疼痛（牵涉性） 上腹部不适（牵涉性）

什么是 Murphy 征?	在病人呼吸时触诊右上腹,出现疼痛或**呼吸暂停**
急性胆囊炎的并发症有哪些?	脓肿 穿孔 胆总管结石 胆肠瘘形成 胆石性肠梗阻
急性胆囊炎时哪些指标会异常?	白细胞升高,还可能会出现:轻度碱性磷酸酶升高、肝功能轻度异常,淀粉酶和胆红素轻度上升
如何确诊急性胆囊炎?	超声
急性胆囊炎超声上有什么特点?	胆囊增厚(>3mm) 胆囊周围积液 胆囊增大 发现胆囊结石或胆囊管结石 超声探头诱发 Murphy 征(将探头放在胆囊上方,病人吸气时出现疼痛)
急性胆囊炎和胆绞痛有什么区别?	胆绞痛为暂时性疼痛;急性胆囊炎时疼痛不会缓解,常伴有白细胞升高、发热以及超声上的炎症表现
急性胆囊炎如何治疗?	静脉补液、抗生素、早期胆囊切除
腹腔镜胆囊切除术分哪 6 个步骤?	1. 分离覆盖在胆囊管和胆囊动脉上的腹膜 2. 夹闭胆囊动脉并离断 3. 夹闭胆囊管并离断 4. 从胆囊窝分离胆囊 5. 电凝、冲洗、吸引,胆囊窝止血 6. 经肚脐的套管取出胆囊
如何行术中胆道造影?	1. 在胆囊管和胆囊体部之间进行阻断 2. 胆囊管远端切一个小口并植入导管

	3. 注入造影剂, 然后行 X 线检查
副胆囊动脉出现的概率是多少?	10%
为什么胆囊标本需要在手术室打开?	检查有无胆囊癌以及解剖结构

急性非结石性胆囊炎

什么是急性非结石性胆囊炎?	没有合并结石的急性胆囊炎
发病机制是怎样?	被认为是胆囊淤泥、胆囊不收缩和**胆汁淤积**所致, 可能是缺乏胆囊收缩素刺激(胆囊收缩功能下降)引起的
危险因素有哪些?	禁食时间长 全肠外营养 创伤 大量输血 脱水 多发生于手术后或 ICU 时间长的病人
有哪些诊断性检查?	1. **超声**:淤泥和炎症提示急性非结石性胆囊炎 2. HIDA 扫描
HIDA 扫描上有什么表现?	胆囊不显影
急性非结石性胆囊炎如何治疗?	胆囊切除术, 如果病人病情不稳定可以行胆囊造瘘术(放射辅助下经皮或开腹进行)

胆管炎

什么是胆管炎?	梗阻(完全或部分)引起的胆道细菌感染;可能致命
常见原因有哪些?	**胆总管结石** 狭窄(通常为手术后) 肿瘤(通常为壶腹部肿瘤) 外源性压迫(胰腺假性囊肿/胰腺炎)

胆管内置入器械的操作(如:PTC/ERCP)

胆道支架

胆管炎最常见的原因是什么?　胆总管结石

有哪些症状和体征?　Charcot 三联征:发热/寒战,右上腹痛,黄疸

Reynold 五联征:Charcot 三联征 + 精神状态改变和休克

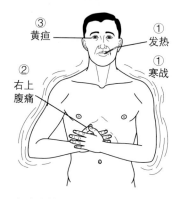

③黄疸

①发热

①寒战

②右上腹痛

实验室检查有哪些异常?　白细胞、胆红素、碱性磷酸酶水平升高,血培养阳性

哪些病原菌最常见?　革兰阴性菌(如:大肠埃希菌、克雷白氏杆菌属、假单胞菌属、肠杆菌、变形杆菌、沙雷氏菌属)最常见

革兰阳性菌中肠球菌最常见

厌氧菌较少见(脆弱类杆菌)

真菌更少见(念珠菌)

诊断性检查方法有哪些?　超声检查,抗感染治疗至体温正常后行造影检查(如:ERCP 或 IOC)

什么是化脓性胆管炎?　严重的感染伴有脓毒血症

胆管炎如何治疗?　**非化脓性**:补液、抗生素,稳定后再行根治性治疗(如:LC、± ERCP)

化脓性:补液、抗生素、减压;可在 ERCP 下切开乳头或 PTC 穿刺引流或开腹探查置入 T 管

硬化性胆管炎

什么是硬化性胆管炎？ 多发的胆管壁纤维样增厚,引起胆道的狭窄

该病的自然史是怎样的？ 进行性加重的梗阻,可能引起肝脏纤维化和肝衰竭;10% 的患者发展为胆管癌

病因有哪些？ 不清楚,可能是自身免疫引起的

主要危险因素是什么？ 炎症性肠病

哪种类型的炎症性肠病是主要危险因素？ 溃疡性结肠炎(约 66%)

有哪些症状和体征？ 和梗阻性黄疸一样:
　黄疸
　瘙痒
　尿色深
　陶土样大便
　精神差
　体重下降
(许多病人无症状)

有哪些并发症？ 肝硬化
胆管癌(10%)
胆管炎
梗阻性黄疸

如何确诊？ 碱性磷酸酶升高,PTC 或 ERCP 提示鸟嘴样改变

治疗方案有哪些？ 肝肠吻合(如果主要累及肝外胆管)以及肝外胆管切除(考虑其可能发生癌变)
肝移植(如果主要累及肝内胆管或出现肝硬化)
内镜下球囊扩张

炎症性肠病患者发生硬化性胆管炎的比例是多少?	<5%
溃疡性结肠炎早期行结肠切除能预防硬化性胆管炎的发生吗?	不能

胆石性肠梗阻

什么是胆石性肠梗阻?	大的胆囊结石(>2.5cm)侵蚀胆囊壁和肠壁,进入十二指肠/小肠引起的小肠梗阻
常见的梗阻部位是哪里?	回盲瓣(但也可以引起十二指肠、乙状结肠梗阻)
典型的表现有哪些?	

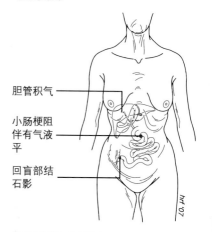

胆管积气

小肠梗阻伴有气液平

回盲部结石影

哪些人是高危人群?	胆石性肠梗阻最常见于 **70 岁以上的女性**
有哪些症状和体征?	小肠梗阻的症状:腹胀、呕吐、低血容量、右上腹痛
胆石性肠梗阻在所有小肠梗阻中所占的比例是多少?	<1%
有哪些诊断性检查?	**腹部 X 线**:有时可以显示小肠的阳性结石;40% 的患者胆道内有积气;肠梗阻引起小肠扩张和气液平

	上消化道造影:如果诊断不明确可以考虑该检查;可以显示胆肠瘘管和梗阻部位
	腹部 CT:提示胆道积气,小肠梗阻 +/– 小肠内胆结石
如何治疗?	手术:肠切开取石 ± 延期胆囊切除

胆囊癌

胆囊癌指的是什么?	起源于胆囊的恶性肿瘤,绝大部分为**腺癌(90%)**
危险因素有哪些?	**胆囊结石、瓷胆囊、胆肠瘘**
女:男的发病比例是多少?	4:1
最常见于胆囊哪个部位?	60% 见于底部
什么是瓷胆囊?	钙化的胆囊
瓷胆囊发生癌变的几率有多少?	约 50%(20%~60%)
胆囊癌发病率是多少?	**在所有胆囊标本中的检出率为 1%**
有哪些症状?	胆绞痛、体重下降、厌食;许多病人早期无症状;可能表现为急性胆囊炎
有哪些体征?	黄疸(侵犯胆总管或周围淋巴结肿大压迫所致)、右上腹肿块、胆囊可触及(晚期)
诊断性检查有哪些?	超声、腹部 CT、ERCP
扩散途径有哪些?	向周围扩散至肝脏最为常见
以下情况下如何治疗:	
局限于黏膜	胆囊切除
局限于肌层/浆膜	根治性胆囊切除: 胆囊切除 + 楔形切除与胆囊接触的部分肝脏 + 淋巴结清扫 ± 化疗/放疗

胆囊癌患者行腹腔镜下胆囊切除术的主要并发症是什么?	套管部位肿瘤种植(**注意**:如果术前已经明确是胆囊癌,应改为开腹手术)
胆囊癌预后怎样?	整体来说预后较差:大部分诊断时无法切除,5年生存率<5% T_1期行胆囊切除术:5年生存率为95%

胆管细胞癌

什么是胆管细胞癌?	肝内或肝外胆管的恶性肿瘤——**原发性胆管癌**
病理组织类型是什么?	几乎全部是腺癌
诊断时的平均年龄是多少岁?	约65岁,男女发病率相当
有哪些症状和体征?	胆道梗阻的症状:黄疸、**皮肤瘙痒、尿色深、陶土样大便、胆管炎**
哪个部位最常见?	近端胆管
危险因素有哪些?	胆总管囊性扩张 溃疡型结肠炎 钍造影剂(20世纪50年代时使用) 硬化性胆管炎 肝吸虫(华支睾吸虫) 中毒(如:脱叶剂)
什么是Klatskin肿瘤?	肿瘤累及左右肝管汇合处

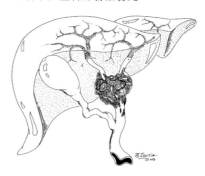

诊断性检查有哪些？	超声、CT、ERCP/PTC 下行组织活检或细胞刷检、MRCP
什么是 MRCP？	用来显示胰管和胆管的 MRI 检查
近端胆管癌如何治疗？	肿瘤切除然后行 Roux-en-Y 肝空肠吻合(将胆管和空肠吻合)± 一侧肝叶切除
累及胆总管远端的胆管细胞癌如何治疗？	Whipple 手术

其他

什么是瓷胆囊？	X 线上显示的**钙化的胆囊**；慢性胆石症 / 胆囊炎引起的胆囊壁组织疤痕发生钙化；由于其发生癌变可能性很大，需要行**胆囊切除术**
什么是胆囊积液？	胆囊结石引起胆囊管完全性梗阻，胆囊内充满胆囊黏膜分泌的液体(不是胆汁)
什么是 Gilbert 综合征？	先天性肝脏胆红素摄取障碍及葡萄糖醛酸基转移酶功能障碍引起的高胆红素血症
什么是 Courvoisier 胆囊？	可触及的**无痛性**胆囊，和胰头癌有关(不同于胆囊结石)；因为没有结石引起的疤痕，所以胆囊可以扩张
什么是 Mirizzi 综合征？	胆囊结石嵌入胆囊管，导致肝总管受**外源性压迫**发生梗阻

第55章 胰腺

指出胰腺以下部位的名称:

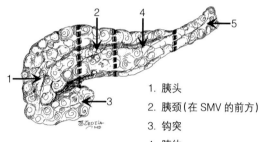

1. 胰头
2. 胰颈(在 SMV 的前方)
3. 钩突
4. 胰体
5. 胰尾

胰尾像在挠哪个结构的痒痒?	脾脏
两条胰管分别叫什么名字?	1. Wirsung 导管 2. Santorini 导管
哪条胰管是主胰管?	Wirsung 导管是主胰管(记忆:Santorini 导管 =Small 导管)
胰头的血供来自哪里?	1. 腹腔干→胃十二指肠动脉→胰十二指肠上前动脉和胰十二指肠上后动脉 2. 肠系膜上动脉→胰十二指肠下前动脉和胰十二指肠下后动脉 3. 脾动脉→胰背动脉
为什么切除胰头的同时也要切除十二指肠?	因为它们由相同的动脉供血(胃十二指肠动脉)
胰腺有什么内分泌功能?	Langerhans 胰岛: 　　α 细胞:胰高血糖素 　　β 细胞:胰岛素
胰腺有什么外分泌功能?	消化酶:淀粉酶、脂肪酶、胰蛋白酶、糜蛋白酶、羧肽酶

通过游离十二指肠和胰腺来全面评估胰腺的操作叫什么？	Kocher 手法：切开十二指肠外侧附着缘，抬起胰腺检查其后表面

胰腺炎

急性胰腺炎

什么是急性胰腺炎？	胰腺的炎症反应
在美国常见的病因是什么？	1. 酗酒（50%） 2. 胆结石（30%） 3. 特发性（10%）
引起胰腺炎的原因有哪些？	特发性 胆囊结石 酒精 创伤 蝎子咬伤 （病毒）流行性腮腺炎 自身免疫 类固醇 高脂血症 ERCP 药物
有哪些症状？	上腹部疼痛（常常放射至后背）；恶心、呕吐
有哪些体征？	上腹部压痛 弥漫性腹部压痛 肠鸣音减弱（麻痹性肠梗阻） 发热 脱水 / 休克
鉴别诊断有哪些？	胃炎 / 消化性溃疡 内脏穿孔 急性胆囊炎 小肠梗阻 肠系膜缺血 / 栓塞

	腹主动脉瘤破裂
	胆绞痛
	下壁心梗 / 肺炎
需要行哪些实验室检查？	血常规
	肝功能
	淀粉酶 / 脂肪酶
	血型及交叉备血
	血气
	钙离子
	生化
	凝血
	血脂
哪些结果支持诊断？	化验——血淀粉酶升高、脂肪酶升高、白细胞升高
	腹部 X 线——前哨肠袢、结肠截断征、可能看到结石(只有 10% 能够看到)
	超声——蜂窝织炎、胆囊结石
	CT——蜂窝织炎、胰腺坏死
胰腺炎时腹部 X 线最常见的征象是什么？	前哨肠袢
如何治疗？	禁食
	补液
	如果呕吐行胃肠减压
	+/– TPN 或幽门后管饲
	H_2 受体阻滞剂 /PPI
	镇痛(用哌替啶,不要吗啡——Oddi 括约肌痉挛较少发生)
	纠正凝血和电解质紊乱
	± 预防性戒酒
	时间
可能有哪些并发症？	假性囊肿
	脓肿 / 感染
	胰腺坏死

脾脏血管 / 肠系膜血管 / 门静脉系统破裂或血栓形成

胰源性腹水 / 胸腔积液

糖尿病

ARDS/ 脓血症 / 多器官功能衰竭

凝血异常 /DIC

胰性脑病

严重低血钙

预后怎样?	取决于 Ranson 评分
幽门后管饲安全吗?	安全

以下不同阶段的 Ranson 评分标准是什么?

入院时

1. 年龄 >55
2. 白细胞 >16 000(16 × 10⁹/L)
3. 血糖 >200mg/ml(11.1mmol/L)
4. AST>250
5. LDH>350

入院初 48 小时

1. 碱剩余 >4
2. BUN 增加 >5mg/dl
3. 液体丢失 >6L
4. 血钙 <8mg/dl(2mmol/L)
5. Hct 下降 >10%
6. PO₂(血气)<60mmHg(淀粉酶不是 Ranson 评分标准)

不同评分的死亡率是多少?

0~2 分	<5%
3~4 分	约 15%
5~6 分	约 40%
7~8 分	约 100%

如何记忆 Ranson 标准中 AST 和 LDH 的值?	按字母和数字大小顺利:A 在 L 的前面,250 也在 350 前面,所以 AST>250,而 LDH>350
胰腺炎时发生低血钙的原因是什么?	脂肪皂化:脂肪坏死后和钙结合
哪种并发症和脾静脉血栓形成有关?	胃底静脉曲张(可行脾切除治疗)
胰腺炎患者可以使用含有脂类的肠外营养吗?	只要病人没有高脂血症(即:甘油三酯<300)就可以
引起胰腺炎最少见的原因是什么?(可能是查房时问得最多的问题!)	蝎子咬伤(见于特立尼达拉岛)

慢性胰腺炎

什么是慢性胰腺炎?	胰腺的慢性炎症,引起胰腺实质受损、纤维化和钙化,导致胰腺内分泌和外分泌组织减少
分为几种类型?	1. 慢性钙化性胰腺炎 2. 慢性梗阻性胰腺炎(5%)
病因有哪些?	酗酒(最常见,占所有病例的 70%) 特发性(15%) 高钙血症(甲状旁腺功能亢进) 高脂血症 家族性(没有其他危险因素的家族成员也有) 创伤 医源性 胆源性
有哪些症状?	上腹部和(或)背部疼痛、体重下降、脂肪泻

相关征象有哪些？	I 型糖尿病（高达三分之一） 脂肪泻（高达四分之一） 体重下降
胰腺外分泌功能受损时会有什么表现？	脂肪泻（脂肪酶缺乏引起脂肪吸收不良—粪便漂浮在水里） 营养不良
胰腺内分泌功能受损时会有什么表现？	糖尿病（葡萄糖耐受不良）
引起的疼痛有什么特点？	持续的疼痛 反复的疼痛
需要和哪些疾病鉴别？	消化性溃疡病、胆道疾病、腹主动脉瘤破裂、胰腺癌、心绞痛
慢性胰腺炎合并或发展为胰腺癌的几率是多少？	$\approx 2\%$
需要做哪些化验？	淀粉酶 / 脂肪酶 72 小时粪便脂肪分析 葡萄糖耐量试验
为什么许多慢性胰腺炎患者淀粉酶 / 脂肪酶正常？	因为大量的胰腺组织受损（"被烧毁的胰腺"）
需要做哪些检查？	CT——对腺体增大 / 萎缩、钙化、肿块和假性囊肿具有很高的敏感性 腹部平片——胰腺钙化 ERCP——胰管无规律扩张或狭窄、假性囊肿
如何药物治疗？	戒酒——虽然胰腺实质会由于导管的梗阻和纤维化继续受损,但戒酒可以减少发作次数 胰岛素治疗 1 型糖尿病 胰酶替代治疗 镇痛

如何手术治疗？	Puestow 手术——纵向胰管空肠吻合术（胰管扩张时才可以做） Duval 手术——远端胰管空肠吻合术 胰腺近全切除
慢性胰腺炎的手术指征有哪些？	严重的、长时间的 / 顽固性疼痛
慢性胰腺炎可能有哪些并发症？	胰岛素依赖性糖尿病 脂肪泻 营养不良 胆道梗阻 脾静脉血栓 胃底静脉曲张 胰腺假性囊肿 / 脓肿 镇痛药成瘾 胰源性腹水 / 胸水 脾动脉瘤

胆源性胰腺炎

什么是胆源性胰腺炎？	胆囊结石进入或通过壶腹部时引起的急性胰腺炎（具体机制不详）
如何确诊？	急性胰腺炎、胆囊结石和(或)胆总管结石，排除其他病因（比如：酗酒）
要做哪些影像检查？	超声明确有无结石 如果症状很重，CT 评估胰腺
如何治疗？	保守治疗，尽早在 3 到 5 天内行胆囊切除（腔镜下或开腹），术中行胆道造影（胰腺炎症消退后）
为什么胆源性胰腺炎需要早期行胆囊切除术？	约 33% 的胆源性胰腺炎会在 8 周内复发（所以胰腺炎缓解后，应尽早在 3~5 天内行胆囊切除）

| 什么情况下做 ERCP？ | 1. 胆管炎 |
| | 2. 难治性胆总管结石 |

出血性胰腺炎

| 什么是出血性胰腺炎？ | 胰腺实质和后腹膜的出血，伴有广泛的胰腺坏死 |
| 有哪些体征？ | 腹痛、休克 /ARDS、Cullen 征、Grey Turner 征、Fox 征 |

描述以下征象：

Cullen 征	**脐周皮肤变蓝**，后腹膜出血顺着筋膜流向前腹壁所致
Grey Turner 征	后腹膜出血引起的**腰肋部皮肤瘀斑或颜色改变**（记忆：TURNer=TURN 反转 = 腰肋部）
Fox 征	**腹股沟韧带瘀斑**，是由于血液从后腹膜向下积聚在腹股沟韧带区域所致
重要的化验结果有哪些？	淀粉酶 / 脂肪酶升高 Hct 下降 钙离子水平下降
需要做什么影像检查？	CT 增强

胰腺脓肿

什么是胰腺脓肿？	胰周感染积聚
有哪些症状 / 体征？	发热、持续的胰腺炎、上腹部肿块
需要做什么影像检查？	腹部 CT 引导细针穿刺→送检细菌培养和涂片
实验室检查有什么表现？	细菌培养和涂片阳性

常见的病原体有哪些?	革兰阴性(最常见):大肠杆菌、假单胞菌属、克雷伯杆菌属 革兰阳性:金黄色葡萄球菌、念珠菌
如何治疗?	抗感染及经皮穿刺引流,或手术清创及引流

胰腺坏死

什么是胰腺坏死?	胰腺组织发生坏死,多见于胰腺炎
如何诊断?	腹部增强 CT,坏死胰腺组织不会摄取造影剂,没有显影(即:不会"变亮")
如何治疗:	
无菌性?	药物治疗
怀疑感染?	CT 引导穿刺
中毒性、低血压?	手术清创

胰腺假性囊肿

什么是胰腺假性囊肿?	胰液聚集在密闭的包膜内

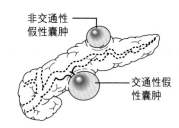

为什么叫假性囊肿?	囊壁是由炎性纤维化组织形成的,没有上皮化细胞
发病率是多少?	每 10 个酒精性胰腺炎患者就有一个
相关危险因素有哪些?	急性胰腺炎 < 酗酒引起的慢性胰腺

在美国,引起胰腺假性囊肿的最常见病因是什么?	慢性酒精性胰腺炎
有哪些症状?	上腹部疼痛 / 肿块 呕吐 轻度发热 体重下降 **注意**:急性胰腺炎患者腹痛难以缓解时,要怀疑其发生可能
有哪些征象?	可触及的上腹部包块、上腹部压痛、肠梗阻
需要做哪些化验?	淀粉酶 / 脂肪酶 胆红素 血常规
诊断性检查有哪些发现?	化验——淀粉酶升高、白细胞升高、胆红素升高(如果有梗阻) 超声——囊性积液 CT——囊性积液,能很好显示多发的囊肿 ERCP——如果囊肿为交通性(即:胰管和囊肿相通),囊肿会显影
假性囊肿需要和哪些疾病鉴别?	囊腺癌、囊腺瘤
胰腺假性囊肿可能的并发症有哪些?	感染、囊内出血、瘘、胰源性腹水、胃出口受阻、小肠梗阻、胆道梗阻
如何治疗?	囊肿引流或观察
在囊肿引流前可以观察多久?	需要 6 周的时间,囊肿壁才能"成熟"或坚硬到可以承受缝合,大部分可以自己吸收的囊肿会在这段时间内消退
假性囊肿自发性消退的比例是多少?	约 50%

伴囊内出血的假性囊肿如何治疗?	血管造影和栓塞
假性囊肿合并感染如何治疗?	经皮外引流 / 静脉用抗生素
多大的囊肿要引流?	大部分专家认为: 　>5cm 的假性囊肿很难吸收,发生并发症的几率很高 　囊壁有钙化 　囊壁增厚
胰腺假性囊肿有哪 3 种治疗方案?	1. 经皮穿刺引流 2. 手术引流 3. ERCP 下经十二指肠乳头置入胰管支架(必须是交通性假性囊肿)

以下情况该如何选择手术方案:

假性囊肿和胃粘连	囊肿 - 胃吻合术(引流至胃内)
假性囊肿和十二指肠粘连	囊肿 - 十二指肠吻合术(引流至十二指肠)
假性囊肿没有粘连胃或十二指肠	Roux-en-Y 囊肿 - 空肠吻合术(引流至 Roux 空肠袢)
假性囊肿在胰尾部	胰尾切除术,将假性囊肿一并切除
如何在内镜下行假性囊肿引流术?	内镜下囊肿 - 空肠吻合术
胰腺假性囊肿手术引流前需要做什么?	囊壁活检,排除囊性的癌症(如:囊腺癌)
胰腺假性囊肿致死的主要原因是什么?	假性囊肿内大出血

胰腺癌

什么是胰腺癌?	起源于胰腺导管细胞的腺癌

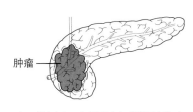

相关的危险因素有哪些?	吸烟、糖尿病、大量饮酒、慢性胰腺炎、饮食中烤肉比例高、既往胃切除病史
男女发病比例是多少?	3∶2
美国黑人和白人发病比例是多少?	2∶1
平均发病年龄是多少?	>60 岁
分为几种类型?	超过 80% 为导管细胞腺癌;其他类型包括囊腺癌和腺泡细胞癌
发生于胰头的比例是多少?	**66%** 发生于**胰头**;33% 发生于**胰体和胰尾**
为什么大部分胰尾部癌症无法切除?	这些肿瘤生长时一般不会引起症状,直到晚期已经发生扩散——胰头部肿瘤可以更早引起注意,因为会引起胆道梗阻症状
不同部位的肿瘤会引起哪些症状:	
胰头?	胆总管梗阻引起无痛性黄疸、体重下降、腹痛、背痛、乏力、胆盐皮肤沉积引起皮肤发痒、厌食、Courvoisier 征、陶土样大便、尿色深、糖尿病
胰体和胰尾?	体重下降和疼痛(90%)、游走性血栓性静脉炎(10%)、黄疸(<10%)、恶心和呕吐、乏力
胰头癌最常见的症状有哪些?	1. 体重下降(90%) 2. 疼痛(75%) 3. 黄疸(70%)

什么是 Courvoisier 征?	可触及、无痛性、增大的胆囊
胰头癌出现 Courvoisier 征的比例是多少?	33%
胰头癌典型的临床表现有哪些?	无痛性黄疸
胃癌淋巴结转移患者哪个征象同样也可出现在胰腺癌转移患者身上?	前哨淋巴结、Sister Mary Joseph 淋巴结
相关实验室发现有哪些?	直接胆红素和碱性磷酸酶升高(胆道梗阻所致) 肝功能指数上升 胰腺肿瘤标记物水平升高
和胰腺癌相关的肿瘤标记物是什么?	CA-19-9
CA-19-9 全称是什么?	糖抗原 19-9 Carbohydrate Antigen 19-9
需要做哪些诊断性检查?	腹部 CT、超声、胆道造影(ERCP 排除胆总管结石并行细胞刷检)、内镜下超声行活检

胰腺癌如何分期:

Ⅰ 期	肿瘤局限于胰腺内,无淋巴结或远处转移
Ⅱ 期	肿瘤侵犯胆管、胰腺或十二指肠;无淋巴结或远处转移
Ⅲ 期	和 Ⅱ 期表现一样,但淋巴结**阳性**,或侵犯腹腔干 /SMA
ⅣA 期	肿瘤侵犯胃、结肠、脾脏或大血管,不管淋巴结有无侵犯,无远处转移
ⅣB 期	远处转移(不管淋巴结有无侵犯和肿瘤大小)

不同部位的肿瘤如何治疗:

胰头?	Whipple 手术(胰十二指肠切除术)

胰体或胰尾?	远端切除
哪些情况提示不能手术?	血管包绕(SMA、肝动脉) 肝转移 腹腔种植 远处淋巴结转移(主动脉旁/腹腔干旁淋巴结) 远处转移 恶性腹水
门静脉或 SMV 受累时是绝对手术禁忌吗?	不是——在某些中心可以切除并行血管重建
术前需要行胆汁引流(如 ERCP)?	不需要(除非有症状、术前放疗或用于研究)
描述 Whipple 手术(胰十二指肠切除术):	胆囊切除 迷走神经干切断术 胃窦切除 胰十二指肠切除——切除胰头和十二指肠 胆肠吻合——胆总管和空肠吻合 胰肠吻合——空肠和远端残留的胰腺吻合 胃肠吻合——胃和空肠吻合
Whipple 手术后发生并发症的概率是多少?	约 25%
Whipple 手术的死亡率是多少?	较大的中心 <5%
什么是"保留幽门的 Whipple 手术"?	不做胃窦切除,将十二指肠和空肠吻合
Whipple 手术后可能的并发症有哪些?	胃排空延迟(如果胃窦切除)、**吻合口漏**(胆管和胰管的吻合口)、形成胆瘘或胰瘘、伤口感染、胃窦切除后综合征、脓血症、胰腺炎

为什么十二指肠必须和胰头一起切除?	它们供血来自同一根动脉
如果患者无法行手术治疗并出现胆道梗阻症状,该如何姑息性治疗?	PTC 或 ERCP 下支架置入
诊断后 1 年的生存率是多少?	很差,90% 的患者诊断后 1 年内死亡
切除后 5 年的生存率是多少?	20%

其他

什么是环状胰腺?	胰腺包绕十二指肠;如果有梗阻症状,行旁路手术,**不要切除**
什么是胰腺分裂症?	两条胰管没有汇合在一起;正常的小的 Santorini 胰管承担主胰管的角色(记忆:两条胰管分裂了)
什么是异位胰腺组织?	异位胰腺组织常见于胃、小肠、十二指肠
什么是 Puestow 手术?	纵向切开胰腺 / 胰管,和小肠行侧侧吻合
哪种药物可以减少胰瘘患者的引流量?	生长抑素(消化道抑制激素)
哪个半衰期更长:淀粉酶还是脂肪酶?	脂肪酶;因此淀粉酶可能正常,但脂肪酶可能仍然很高
什么是 WDHA 综合征?	胰腺血管活性肠肽瘤,又叫 Verner-Morrison 综合征,是由于肿瘤分泌的血管活性肠肽引起: Watery 水样 Diarrhea 腹泻 Hypokalemia 低血钾 Achlorhydria 低氯(抑制胃酸分泌所致)

什么是胰岛细胞瘤 Whipple 三联征？

1. 血糖低（<2.8mmol/L）
2. 低血糖症状：精神状态改变 / 血压不稳
3. 给予糖后症状消失

最常见的胰岛细胞肿瘤是？

胰岛细胞瘤

哪种胰腺肿瘤和胆结石形成有关？

生长抑素瘤（抑制胆囊收缩）

胰腺生长抑素瘤可出现哪三个征象？

1. 胆囊结石
2. 糖尿病
3. 脂肪泻

胰高血糖素肿瘤的 2 个典型征象是什么？

1. 糖尿病
2. 皮炎 / 皮疹（坏死性游走性红斑）

第 56 章　乳腺

乳房及腋窝解

腋窝清扫时的边界：

上界	腋静脉
后界	胸长神经
外侧界	背阔肌
内侧界	根据需要清扫的淋巴结而定，可以胸小肌外侧、深部或内侧

外科医生在行腋窝清扫时需要注意哪四根神经？

1. 胸长神经
2. 胸背神经
3. 胸内侧神经
4. 胸外侧神经

说出以下神经走行及支配的
肌肉：

    胸长神经   沿胸外侧壁腋中线前锯肌表面走行，
                                           并支配前锯肌

    胸背神经   沿胸长神经外侧走行于背阔肌表面，
                                           并支配该肌

    胸内侧神经   穿过或沿胸小肌外侧走行，实际上走
                                             行于胸外侧神经的外侧；支配胸小肌
                                             和胸大肌

    胸外侧神经   走行于胸内侧神经的内侧（命名是
                                             按臂丛起始部位置来定的）；支配胸
                                             大肌

说出下图标出的神经：

1. 胸背神经
2. 胸长神经
3. 胸内侧神经
4. 胸外侧神经
5. 腋静脉

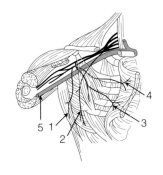

如果切断胸长神经会引起什么   翼状肩
畸形？

横跨腋窝的皮神经叫什么（许多   肋间臂神经
外科医生尽量保留此神经）？

哪根静脉是腋窝上界的标志？   腋静脉

乳腺的淋巴引流是怎样的？   外侧：腋窝淋巴结
                                          内侧：和乳内动脉一起走行的胸骨旁
                                          淋巴结

腋窝淋巴结如何分级?

一级(低):胸小肌外侧
二级(中):胸小肌深部
三级(高):胸小肌内侧

对于乳腺癌,淋巴转移级别越高,预后越差,但淋巴转移的级别没有淋巴结转移数重要(记忆:一、二、三级的解剖顺序和 Le Fort 面部骨折及创伤性颈部分区一样)

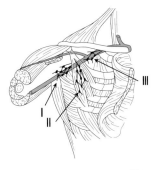

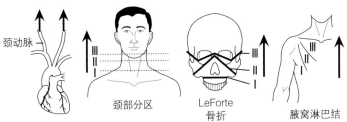

颈动脉　　　　　颈部分区　　　LeForte 骨折　　　腋窝淋巴结

什么是 Rotter 淋巴结?

胸大肌和胸小肌之间的淋巴结;一般不要切除,除非有增大或术中怀疑有转移

乳腺的悬韧带叫什么?

Cooper 韧带

什么是乳房"乳线"?

胚胎学上从肩部到大腿的连线,这条线上可能存在额外的乳腺和(或)乳头

什么是 Spence 尾?

乳腺组织的尾部,锥形伸向腋窝

乳腺泌乳主要和哪种激素有关?

泌乳素

乳腺癌

发病率是多少?

终身发病率为 12%

乳腺癌患者没有合并已知危险因素的比例是多少?

75%

乳腺癌患者中小于 30 岁的比例是多少?

约 2%

乳腺癌患者中大于 70 岁的比例是多少?	33%
和乳腺癌相关的主要的基因有哪些?	BRCA1 和 BRCA2(容易记忆:BR=BReast,CA=CAncer)
携带 BRCA 基因的妇女如何降低发病的风险?	预防性双侧乳腺切除
最常见的和乳腺相关的医疗官司是什么?	漏诊乳腺癌
乳腺癌漏诊的三联征是什么?	1. 年龄 <45 岁 2. 自己发现的肿块 3. 乳房 X 检查阴性 **注意:**漏诊的乳腺癌超过 75% 有这三个特点
病史上哪些特点属于危险因素?	未产妇 初潮年龄 <13 岁 绝经年龄 >55 岁 乳腺癌病史或家族史 第一胎怀孕年龄 >30 岁
查体 / 解剖上哪些特点属于危险因素?	乳腺癌(3% 的患者对侧也有癌症) 增生(轻度 / 活跃)(2 倍危险) 异型增生(4 倍危险) 女性(是男性的 100 倍) 老年人 DCIS(导管原位癌) LCIS(原位小叶癌) 遗传基因(BRCA Ⅰ和Ⅱ) 乳头状瘤(1.5 倍危险) 硬化性乳腺炎(1.5 倍危险)
激素替代治疗的患者发病风险是一般人群的几倍?	1~1.5 倍
一般的纤维囊性病是乳腺癌危险因素吗?	不是

乳腺癌可能的症状有哪些?	无症状
	乳腺肿块
	疼痛(大部分为无痛)
	乳头溢液
	局部水肿
	乳头变形
	酒窝征
	乳头皮疹
为什么会出现皮肤凹陷?	肿瘤侵犯 Cooper 韧带,将皮肤向内牵拉引起皮肤凹陷
乳腺癌有哪些征象?	肿块(1cm 是触诊可以摸到的最小的病灶)
	酒窝征
	乳头皮疹
	水肿
	腋窝 / 锁骨上淋巴结肿大
乳腺癌的最常见发生部位?	近一半发生于上外侧象限
浸润性乳腺癌分哪几种类型?	浸润性导管癌(约 75%)
	髓样癌(约 15%)
	浸润性小叶癌(约 5%)
	小管癌(约 2%)
	黏液癌(胶质)(约 1%)
	炎性乳腺癌(约 1%)
乳腺癌最常见的类型是什么?	浸润性导管癌
鉴别诊断有哪些?	乳腺纤维囊性病
	纤维腺瘤
	导管内乳头状瘤
	导管扩张
	脂肪坏死
	脓肿
	放射性瘢痕
	单纯囊肿

如何描述炎性乳癌真皮水肿时的外观? 橘皮样外观

乳腺癌的筛查方法有哪些:

推荐的乳腺查体方案 每月行乳腺自我检查

20~40 岁:每 2~3 年医院行乳房检查一次

>40 岁:每年医院行乳房检查一次

乳房 X 线检查 目前的推荐方案存在争议,但大部分专家建议 40 岁以后每年或每隔一年行乳房 X 线检查

什么时候行自我检查最合适? 月经期结束后 1 周

乳房 X 线检查更适合年轻女性还是老年女性? 随着年龄的增长,乳房的脂肪更多,肿块在 X 线上显示更清楚;年轻女性乳房的纤维组织更多,乳房 X 线结果更难解释

乳腺癌的影像学检查包括哪些? 乳房 X 线检查、乳房超声、MRI

乳腺癌在乳房 X 线上典型的表现是怎样? 毛刺样肿块

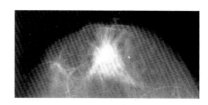

哪个检查更适合 30 岁以下乳房肿块患者? 乳房超声

如何获取组织标本行病理学检查? 细针穿刺活检,粗针穿刺活检,麦默通立体定向活检,手术切取(切取部分肿块组织)或切除(将整个肿块拿掉)活检

哪些情况需要活检? 囊性肿块抽吸后仍存在

实性肿块

囊性肿块抽吸出血性成分

乳房 X 线 \ 超声 \MRI 怀疑癌变

乳头血性分泌物

乳头出现皮炎或溃疡

病人对持续存在的肿块担心

对于 X 线发现的无法触及的乳房肿块如何做活检?	立体定向(麦默通)活检或细针定位活检
什么是细针定位活检?	放射科医生用细针定位后再行活检;切除的乳腺组织要进行乳腺 X 线确认,确保所有的病灶都切除
什么是麦默通活检?	乳房 X 线引导的立体定向粗针活检
乳腺 X 线和活检哪个先做?	乳腺 X 线先做;组织的牵拉(粗针或手术)可能改变其在乳腺 X 线上的表现(细针穿刺可以在乳腺 X 线检查前做,因为不会影响乳房 X 线结果)
X 线上哪些表现要考虑乳腺癌?	肿块、微小钙化、放射状 / 毛刺样肿块
放射状瘢痕在乳房 X 线上是什么表现?	毛刺样肿块,中央为透亮区,± 微小钙化
哪种肿瘤和放射状瘢痕有关?	乳腺小管癌;因此有活检指征
乳腺肿块需要做哪些检查?	1. 乳腺查体 2. 乳房 X 线检查或超声 3. 细针穿刺活检、粗针穿刺活检或手术活检
如果肿块像是囊性的该怎么办?	用针穿刺抽吸
抽吸的囊液需要常规送细胞学检查吗?	不是常规的;血性囊液需要送检细胞学检查
乳腺囊性肿块什么时候要做手术活检?	1. 复发性囊性肿块 2. 囊肿里有血性液体 3. 抽吸后仍可触及有肿块
用于乳腺癌术前分期的检查有哪些?	双侧乳房 X 线检查(一侧乳腺癌时对侧也有患乳腺癌的风险) 胸部 X 线(明确有无肺转移)

	肝功能(明确有无肝脏转移)
	血清钙水平、碱性磷酸酶(如果这些检查提示骨转移/骨痛,进一步行骨扫描)
	根据症状/体征行其他的检查(如:如果病人有神经功能缺损,进一步行头颅CT,明确有无颅内转移)
活检组织需要检查哪种激素受体水平?	雌激素和孕激素受体——这在决定后续辅助治疗时很重要;所有的活检标本都要做这个检查(包括细针穿刺活检)
采用哪种方法分期?	TMN:Tumor/Metastases/Nodes(AJCC)
描述具体的分期标准:	
Ⅰ期	肿瘤直径≤2cm,无远处转移,无淋巴结转移
ⅡA期	肿瘤直径≤2cm,腋窝淋巴结转移但没有固定;或肿瘤直径2~5cm,无淋巴结转移
ⅡB期	肿瘤直径2~5cm,腋窝淋巴结转移但没有固定;或肿瘤直径>5cm,无淋巴结转移
ⅢA期	肿瘤直径>5cm,腋窝淋巴结转移但没有固定;或腋窝淋巴结转移及固定,不论肿瘤大小,没有远处转移
ⅢB期	皮肤橘皮样改变或 胸部侵犯/固定或 炎性乳腺癌或 皮肤溃疡或 乳腺皮肤卫星灶结节或 不论肿瘤大小,伴有同侧内乳淋巴结转移
ⅢC期	不论肿瘤大小,无远处转移,锁骨上、锁骨下或内乳淋巴结转移

Ⅳ期	远处转移
哪些部位容易发生远处转移?	淋巴结(最常见) 肺 / 胸膜 肝脏 骨骼 大脑
乳腺癌主要治疗措施包括哪些方面?	改良乳腺癌根治术 乳房肿瘤切除及放疗 + 前哨淋巴结清扫 (两种方法也可 +/− 术后化疗 / 他莫昔芬)
改良根治术后哪些患者需要行放疗?	ⅢA 期 ⅢB 期 胸肌 / 筋膜侵犯 内乳淋巴结阳性 手术切缘阳性 绝经后妇女腋窝阳性淋巴结数≥4 个
哪些乳腺癌适合做乳房肿瘤切除及放疗(乳腺保守手术治疗)?	Ⅰ期和Ⅱ期(肿瘤 <5cm)
ⅢA 期患者怎样才可以行乳腺保守手术治疗?	新辅助化疗——如果术前化疗可以减小肿瘤体积
炎性乳腺癌该如何治疗?	**首先化疗!** 然后给予放疗、乳房切除或两者联合
乳房肿瘤切除及放疗包括哪些方面?	乳房肿瘤切除(乳房节段性切除:切除部分乳腺);腋窝淋巴结清扫;术后行放疗
乳房肿瘤切除及放疗的绝对禁忌证是什么?	怀孕
其他的禁忌证还有哪些?	胸部其他放疗史 切缘阳性

胶原血管病(如:硬皮病)

广泛性导管原位癌(表现为弥漫性微小钙化)

相对禁忌证:

乳腺 X 线上看不到的肿块(随访时乳腺 X 线无法早期发现复发)

乳房很小(对美容没有意义)

什么是改良根治性乳房切除?	切除乳腺、腋窝淋巴结(Ⅰ、Ⅱ级)、乳头 - 乳晕复合体 胸大肌和胸小肌保留(Auchincloss 改良式) 放置引流管引流淋巴液
改良根治性乳房切除术后引流管放哪里?	1. 腋窝 2. 胸壁(乳房基底)
什么时候可以拔出引流管?	引流量少于 30ml/d
改良根治性乳房切除术后可能有哪些并发症?	同侧手臂淋巴水肿、感染、神经损伤、皮瓣坏死、血肿 / 血清肿、幻乳综合征
腋窝淋巴结清扫时要用肌松药吗?	不用,因为刺激神经(胸长 / 胸背)引起肌肉收缩,可以帮助我们识别该神经
腋窝淋巴结清扫时如何识别胸长 / 胸背神经?	用镊子刺激神经,会引起背阔肌(胸背神经)和前锯肌(胸长神经)收缩
腋窝淋巴结清扫后什么时候可以拔出引流管?	每天引流量 <30ml,或术后 14 天(看哪个先达到)
什么是前哨淋巴结活检?	切除主要的淋巴结或前哨淋巴结进行活检,而不是所有的腋窝淋巴结
如何寻找前哨淋巴结?	注射蓝色染料和(或)锝标记的硫胶体
前哨淋巴结活检阳性时该怎么办?	切除剩余的腋窝淋巴结
T1 或 T2(Ⅰ期和ⅡA 期)肿瘤及腋窝淋巴结阴性时的标准治疗方案是怎样的?	前哨淋巴结切除

麦默通活检提示异型增生时该怎么处理？

考虑到很多为导管原位癌或浸润性癌,行细针定位手术活检

他莫昔芬作用机理是什么？

结合雌激素受体

乳房肿瘤切除术及放疗后局部复发该怎么办？

"补救性"乳房切除

他莫昔芬可以预防乳腺癌吗？

可以。在一个 13 000 名妇女的乳腺癌预防试验中,他莫昔芬可以将整个年龄段患病风险降低 50%

乳腺重建的方法有哪些？

TRAM 皮瓣、假体植入、背阔肌肌皮瓣

什么是 TRAM 皮瓣？

横行腹直肌肌皮瓣 Transverse Rectus Abdominis Myocutaneous flap

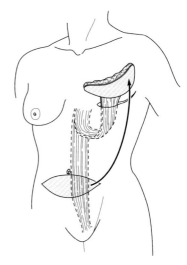

他莫昔芬有什么副作用？

子宫内膜癌(相对 2.5 倍风险)、深静脉血栓、肺栓塞、白内障、脸潮红、心境障碍

有什么办法可以降低高危妇女乳腺癌发病风险吗？

有,服用他莫昔芬 5 年可以将发病率降低 50%,但是伴随子宫内膜癌及血栓形成风险增加,必须根据个体差异来决定

说说以下乳腺癌情况的辅助治疗方案(指南有可能发生变化,注意参考最新指南)(ER=雌激素受体):

未绝经,淋巴结 +,ER–	化疗
未绝经,淋巴结 +,ER+	化疗及他莫昔芬
未绝经,淋巴结 –,ER+	他莫昔芬和(或)化疗
已绝经,淋巴结 +,ER+	他莫昔芬,± 化疗
已绝经,淋巴结 +,ER–	化疗,± 他莫昔芬

乳腺癌常用的化疗方案是什么？ (AC+T)= 多柔比星 / 环磷酰胺序贯紫杉醇或者多西他赛联合环磷酰胺

高危肿瘤即使淋巴结阴性也要化疗,这里高危指的是哪些方面？ 高危:

大小超过 2cm

大小 >1cm 且 ER/PR 阴性

淋巴管 / 血管浸润

细胞核分级(高)

S 期(高)

HER-2 阳性

导管原位癌

DCIS 指的是什么？ 导管原位癌 Ductal Carcinoma In Site

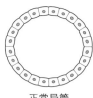

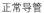
正常导管   导管原位癌

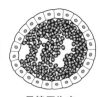

导管原位癌又叫什么？ 导管内癌

描述下 DCIS： 癌细胞在导管内,没有侵袭性(原位:细胞不穿过基膜层)

有哪些症状 / 体征？ 通常没有症状,无法触及

乳腺 X 线上有什么表现？	微小钙化
如何诊断？	粗针穿刺或手术活检
哪种组织类型恶性程度最高？	粉刺型
DCIS 淋巴转移的风险是多少？	<2%（通常出现在微小浸润时）
DCIS 主要风险是什么？	在同侧乳腺进展为浸润性导管癌
以下情况的 DCIS 该如何治疗：	
肿瘤小于 1cm（低级别）？	切除肿瘤，切缘距离肿瘤 1cm，± 放射治疗
肿瘤大于 1cm？	切除肿瘤并保证切缘距离肿瘤 1cm 或全乳房切除（无需腋窝淋巴结清扫）
什么是全乳房切除（单纯性）？	切除乳腺组织及乳头，不要做腋窝淋巴结清扫（浸润性的肿瘤需要做淋巴结清扫）
什么时候需要做单纯性乳房切除？	乳腺弥漫性受累（如：弥漫性微小钙化），直径大于 1cm 且存在放疗禁忌
DCIS 患者行腋窝淋巴结清扫有什么意义？	对于真正的 DCIS（即：没有微小浸润）没有意义；有人对高级别 DCIS 行前哨淋巴结清扫
DCIS 的辅助治疗有哪些？	1. 他莫昔芬 2. 乳房肿瘤切除术后放疗
DCIS 可以进展为哪侧乳腺癌？	乳腺癌直接（Directly）发生于 DCIS 侧的乳腺
他莫昔芬对 DCIS 有什么意义？	服用他莫昔芬 5 年可以将发病率降低 50%，但是伴随子宫内膜癌及血栓形成风险增加，必须根据个体差异来决定

原位小叶癌

什么是 LCIS？	小叶原位癌 Lobular Carcinoma In Site（肿瘤位于乳腺小叶内，无浸润性）

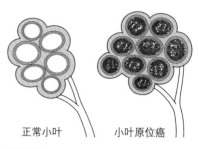

正常小叶   小叶原位癌

有哪些症状/体征?	无症状
乳腺X线上有什么表现?	无特殊表现
如何诊断?	活检时偶然发现
主要有什么风险?	双侧乳腺都有癌变风险
哪侧乳腺更易发展为浸润性乳腺癌?	双侧风险是一样的!（小叶原位癌是双侧乳腺发生乳腺癌的一个高危因素）
LCIS患者演变为乳腺癌的风险是多少?	诊断后20年内发生率约为30%
LCIS患者进展为哪种浸润性乳腺癌?	最常为浸润性导管癌,双侧乳腺的发病率一样
哪种药物可以降低LCIS的恶变风险?	服用他莫昔芬5年可以将风险降低50%,但是伴随子宫内膜癌及血栓形成风险增加,必须根据个体差异来决定
LCIS如何治疗?	密切随访（高危患者可以选择双侧单纯乳房切除）
DCIS和LCIS进展为乳腺癌时有什么区别?	LCIS可以进展为任何一侧乳腺癌 DCIS进展为同侧乳腺癌
LCIS可以进展为哪侧乳腺癌?	记忆:LCIS=Liberally（自由地）进展为任意侧乳腺癌

其他

年轻女性乳头流出血性分泌物最常见的原因是什么?	导管内乳头状瘤

30 岁以下女性最常见的乳房肿瘤是什么？	纤维腺瘤
什么是乳腺 Paget 病？	导管内癌细胞浸润皮肤引起乳头脱屑红疹 / 皮炎
乳房切除后如何重建乳房？	假体植入 TRAM 皮瓣

男性乳腺癌

男性乳腺癌发病率是多少？	占所有乳腺癌患者的比例 <1%（1/150）
诊断时的平均年龄是多少？	65 岁
危险因素有哪些？	雌激素水平升高 放射 雌激素水平升高引起的男性乳房发育 雌激素治疗 Klinefelter 综合征（XXY） *BRCA2* 携带者
良性的男性乳房发育是男性乳腺癌的高危因素吗？	不是
男性乳腺癌多为哪种类型？	几乎 100% 为导管癌（男性通常没有乳腺小叶）
有哪些症状 / 体征？	乳房肿块（大部分为无痛性），乳房皮肤改变（溃疡、凹陷），乳头分泌物（通常为血性或淡血性分泌物）
最常见的表现是？	乳房无痛性肿块
如何诊断？	活检及乳房 X 线检查
如何治疗？	1. 乳房切除 2. 腋窝淋巴结阴性时行前哨淋巴结清扫 3. 腋窝淋巴结阳性时行腋窝淋巴结清扫

乳腺良性疾病

引起乳头绿色、淡黄色或棕色溢液的最常见原因是什么？	纤维囊性病
乳腺创伤后引起乳腺肿块最常见的原因是什么？	脂肪坏死
什么是 Mondor 疾病？	乳房表浅静脉发生血栓性静脉炎
自发性泌乳（±月经）必须排除什么？	泌乳素瘤（检查是否怀孕及泌乳素水平）

乳腺叶状囊肉瘤

什么是乳腺叶状囊肉瘤？	起源于乳腺小叶间叶组织的肿瘤；大部分为良性（注意：肉瘤在这里命名不准确，因为大部分为良性的，约 1% 为乳腺癌）
该肿瘤的发病年龄通常为多少？	35~55 岁（通常较纤维腺瘤的发病年龄要大）
有哪些症状 / 体征？	可移动、光滑的乳腺肿块，检查时有点像纤维腺瘤，乳腺 X 线 / 超声表现
如何诊断？	粗针穿刺活检或切除活检
如何治疗？	如果为良性，扩大局部切除；如果是恶性，单纯乳房切除
腋窝淋巴结清扫有什么意义？	只有在临床检查发现淋巴结肿大时有意义，因为该肿瘤很少发生淋巴结转移（最常转移部位为肺部）
化疗有作用吗？	如果肿瘤大于 5cm 及 "间质增生活跃" 时考虑行化疗

纤维腺瘤

什么是纤维腺瘤？	乳腺良性肿瘤，由增生的间质和旋涡状排列的胶原组成

有哪些临床表现?	实性、可移动、边界清楚的圆形乳腺肿块,发病年龄通常小于 40 岁
如何诊断?	负压细针穿刺抽吸囊液、超声、粗针活检
如何治疗?	对较大的和生长的肿瘤行手术切除;较小的可以密切观察随访
该肿瘤有什么特点?	是 30 岁以下女性最常见的乳腺肿瘤

纤维囊性病

什么是纤维囊性病?	是乳腺最常见的良性病变,由乳腺纤维组织(质地韧)和囊性变组成
有哪些症状 / 体征?	随月经发生的周期乳房疼痛或触痛;纤维性(结节性)肿胀
如何诊断?	乳房查体、病史、抽吸为囊性(通常为草黄色或绿色液体)
有症状的纤维囊性病该如何治疗?	**不要吃含咖啡因物质** 镇痛药(NSAIDs) 维生素 E、月见草油(实在不行考虑用达那唑和口服避孕药)
如果出现囊性变如何处理?	细针穿刺引流:如果抽吸液为血性或抽吸后肿块仍存在,需要行手术活检 如果抽吸液为草黄色或绿色,密切随访即可;如果复发可再次行细针抽吸 如果复发两次,通常需要行手术活检

乳腺炎

什么是乳腺炎?	乳房表浅组织的感染(蜂窝织炎)
什么时候最常见?	哺乳期
最常见的致病菌是什么?	金黄色葡萄球菌
如何治疗?	停止哺乳并用吸乳器吸尽乳汁;热敷;抗生素

| 为什么对乳腺炎必须密切随访？ | 确保不是炎性乳癌 |

乳腺脓肿

病因有哪些？	乳腺导管扩张(乳腺导管狭窄)及乳腺炎
最常见的致病菌是？	哺乳期 = 金黄色葡萄球菌 非哺乳期 = 混合感染
如何治疗？	抗生素(如:双氯西林) 细针或切开引流及培养 如果反复发作必须切除受累的导管 如果在哺乳期使用吸乳器
什么是哺乳性乳腺炎？	哺乳时发生的乳房感染——最常见的致病菌是金黄色葡萄球菌;脓肿形成前用抗生素治疗
非哺乳期乳腺脓肿患者需要排除什么？	乳腺癌!

男性乳房发育

什么是男性乳房发育？	男性乳房增大
病因有哪些？	**药物** 毒品(大麻) 肝功能衰竭 雌激素水平升高 睾酮水平下降
对于老年患者需要注意鉴别哪种疾病？	男性乳腺癌
如何治疗？	停用可疑药物;纠正导致激素水平紊乱的潜在病因;如果保守治疗无效,行活检或皮下乳房切除(即:保留乳头)

第57章 内分泌

肾上腺

解剖

左侧肾上腺静脉引流到哪里？　左肾静脉

右侧肾上腺静脉引流到哪里？　下腔静脉（IVC）

正常肾上腺生理

CRH是什么？

促肾上腺皮质激素释放激素 Corticotropin-Releasing Hormone：由下丘脑前部释放，能促进垂体前叶释放 ACTH

ACTH是什么？

促肾上腺皮质激素 AdrenoCortico-Tropic Hormone：正常情况下由垂体前叶释放，促进肾上腺释放皮质醇

什么能负反馈抑制ACTH释放？　皮质醇

Cushing 综合征

什么是Cushing综合征？

皮质醇产生过多（记忆：Cushing's=Cortical）

最常见的原因是什么？　医源性（如：泼尼松治疗）

第二常见的原因是什么？

Cushing病（为最常见的非医源性病因）

什么是Cushing病？

垂体前叶释放过多的ACTH引起的 Cushing综合征

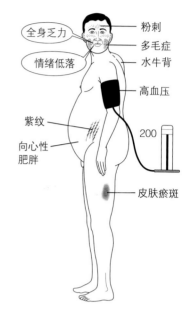

粉刺

多毛症

水牛背

高血压

全身乏力

情绪低落

紫纹

向心性
肥胖

200

皮肤瘀斑

异位 ACTH 的来源有哪些?	非垂体源性的肿瘤所产生的 ACTH,在这种情况下,肾上腺不受正常的负反馈调控,产生过量皮质激素
Cushing 综合征的主要症状和体征是什么?	向心性肥胖,多毛症,满月脸,皮肤痤疮,水牛背,紫纹,高血压,糖尿病,乏力虚弱,情绪低落,皮肤瘀斑,肌病
如何能在短时间内间接地测定皮质醇水平?	测尿中的皮质醇或者其代谢产物 17-羟皮质类固醇
如何直接测定皮质醇水平?	血清皮质醇水平(正常人早晨最高,午夜最低)
Cushing 综合征患者首先该做哪些检查?	电解质 血清皮质醇 尿游离皮质醇、尿 17-羟皮质类固醇 小剂量地塞米松抑制试验

什么是小剂量地塞米松抑制试验?

地塞米松是合成的皮质激素,可以通过负反馈调节使 ACTH 分泌减少,继而使皮质激素分泌减少;但 Cushing 综合征患者的皮质醇分泌不能反馈性抑制

小剂量地塞米松试验后该如何处理?

检查 ACTH 水平

血清 ACTH 能直接检测吗?

可以

当怀疑 Cushing 综合征时的诊断流程是怎样的?

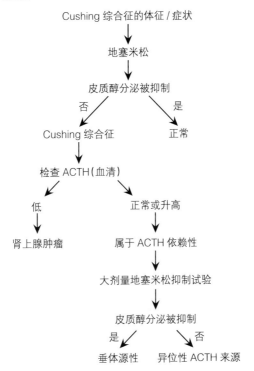

ACTH 依赖性的 Cushing 综合征中,如何鉴别垂体源性和异位性 ACTH 过多?

大剂量地塞米松抑制试验:

垂体源性——皮质醇分泌被抑制

异位性 ACTH 来源——皮质醇分泌不被抑制

总结以下情况下"Cushing 综合征"的实验室化验结果：

健康人群	血清皮质醇和 ACTH 正常,小、大剂量地塞米松抑制试验中皮质醇分泌均被抑制
Cushing 病(垂体分泌过多的 ACTH)	血清皮质醇及 ACTH 均升高,小剂量地塞米松试验不被抑制,大剂量地塞米松试验被抑制
肾上腺肿瘤	高皮质醇,低 ACTH,小、大剂量地塞米松试验不被抑制
异位性 ACTH 肿瘤	高血清皮质醇和 ACTH,小、大剂量地塞米松抑制试验均不被抑制

对于垂体源性和异位性 ACTH 肿瘤,检查结果模棱两可时该做什么检查?	双侧岩静脉取血,尤其是在静脉注射 CRH 后
异位 ACTH 肿瘤以哪个部位最常见?	超过 66% 为肺燕麦细胞癌(第二位是类癌)

以下肿瘤如何处理：

肾上腺腺瘤?	肾上腺切除(大部分是单侧的)
肾上腺腺癌?	外科手术切除(仅约 33% 的病人有机会手术)
异位性 ACTH 肿瘤?	如果可以则手术切除
Cushing 病?	经鼻蝶窦垂体腺瘤切除术

Cushing 综合征的患者术前必须给予什么药物?	皮质醇(一般为氢化可的松,直至口服激素替代)
哪些药物可以抑制皮质醇分泌?	1. 酮康唑 2. 美替拉酮 3. 氨鲁米特 4. 米托坦

抑制皮质醇分泌的机制：

酮康唑（一种抗真菌药物）	抑制 11-β 羟化酶和 17-20 裂解酶，抑制胆固醇侧链裂解
氨鲁米特（抗惊厥药物）	抑制胆固醇侧链裂解
米托坦	抑制 11-β 羟化酶和胆固醇侧链的裂解，导致肾上腺皮质细胞不可逆变化（可以用于药物性肾上腺切除）
美替拉酮	抑制 11-β 羟化酶
双侧肾上腺切除的并发症是什么？	Nelson 综合征——在双侧肾上腺切除病人中发生率约 10%
什么是 Nelson 综合征？	双侧肾上腺切除后导致垂体功能性腺瘤样增生，产生压迫症状和分泌过多的 ACTH，表现为视野受损、皮肤色素沉着、女性闭经、ACTH 水平升高 记忆：Nelson=Nuclear reaction in the pituitary（垂体内发生核反应）

肾上腺偶发瘤

什么是肾上腺偶发瘤？	因其他原因行 CT 检查时偶然发现的肾上腺肿瘤
发生率是多少？	在 CT 检查中约 4%（尸检中约 9%）
偶发瘤以哪种类型最常见？	无功能性腺瘤（>75%）
偶发瘤需要和哪些疾病鉴别？	无功能性腺瘤 嗜铬细胞瘤 肾上腺皮质癌 醛固酮瘤 转移性肿瘤 结节性增生
哪种偶发瘤是恶性的可能性大？	直径 >6cm 的实体肿瘤
如何治疗？	对于中、小型肿瘤处理存在争议，但对于直径大于 6cm 的实体肿瘤，几乎所有外科医生都同意行手术切除

什么情况下直径小于 6cm 的偶发瘤需进行手术?	MRI T2 为高信号 **分泌激素** = 高功能肿瘤 增大的囊性病变 看上去不像腺瘤
肾上腺肿块在活检或外科手术之前必须先排除什么肿瘤?	嗜铬细胞瘤(检查 24 小时尿儿茶酚胺,VMA,3- 甲氧基肾上腺素)

嗜铬细胞瘤

什么是嗜铬细胞瘤?	起源于肾上腺**髓质**和交感神经节(嗜铬细胞瘤系)的肿瘤,可以产儿茶酚胺(去甲肾上腺素 > 肾上腺素)
发病率是多少?	占高血压人群 1/500(美国人群的高血压发病率约为 10%)
哪个年龄段最易受累?	任何年龄都可以发病(儿童和成人);平均发病年龄 40~60 岁
高危因素有哪些?	MEN-Ⅱ,家族史,von Recklinghausen 病,von Hippel-Lindau 病
有哪些体征 / 症状?	典型的三联征: 1. **心慌** 2. **头痛** 3. **阵发性出汗** 另外,高血压(50%)、面色苍白→潮红、焦虑、体重下降、心动过速、高血糖

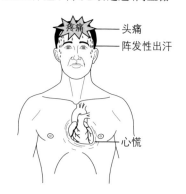

如何能记忆嗜铬细胞瘤的三联征?	记住嗜铬细胞瘤英文(PHEochromocytoma)的前三个字母,PHE 缩写为: Palpitation 心慌 Headache 头痛 Episodic diaphoresis 阵发性出汗
嗜铬细胞瘤最常见的表现是什么?	高血压
需要和哪些疾病鉴别?	肾血管性高血压,更年期,偏头痛,类癌综合征,子痫前期,神经母细胞瘤,焦虑,惊恐发作,甲状腺功能亢进,胰岛素瘤
需要做什么诊断性试验?	尿液筛查:3- 甲氧基 -4- 羟基苦杏仁酸(VMA),甲氧基肾上腺素,甲氧基去甲肾上腺素(儿茶酚类的降解产物) 尿 / 血清肾上腺素 / 去甲肾上腺素水平
其他异常的实验室指标有哪些?	高血糖(肾上腺素升高血糖,去甲肾上腺素降低胰岛素) 红细胞增多症(血管内容量的减少所致)
嗜铬细胞瘤哪个部位最常见?	肾上腺 >90%
嗜铬细胞瘤还可以发生在哪些部位?	主动脉旁体、胸腔(纵隔)、膀胱、阴囊

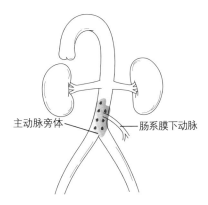

主动脉旁体 —— 肠系膜下动脉

哪些检查可以定位肿瘤?	CT,MRI,^{131}I- MIBG,PET-CT,奥曲肽显像(^{111}铟 - 喷曲肽扫描)
什么是 ^{131}I-MIBG?	^{131}碘 - 间碘苯甲胍
怎么记住 MIBG 和嗜铬细胞瘤?	记忆:MIBG=My Big=My Big Pheo= MIBG Pheo
^{131}I-MIBG 扫描原理是怎样?	^{131}I-MIBG 作为一种去甲肾上腺素类似物被肾上腺囊素疱摄取积聚在嗜铬细胞瘤内
PET 检查有什么作用?	对那些不积聚 MIBG 的嗜铬细胞瘤的定位诊断有一定价值
哪种扫描可以显示肾上腺皮质的嗜铬细胞瘤?	NP-59(一种胆固醇类似物)
如果 CT、MRI 或者 ^{131}I-MIBG 都没看到肿瘤,该如何定位?	下腔静脉内取样测定儿茶酚浓度(浓度梯度变化有助于瘤体定位)
肾上腺素浓度升高时肿瘤定位在哪里?	瘤体在肾上腺或者是肾上腺附近(比如主动脉旁体),因为非肾上腺来源的肿瘤不能使去甲肾上腺素甲基化形成肾上腺素
恶性的比例是多少?	约 10%
组织学能用于判断瘤体的性质吗?	不能,仅当肿瘤表现为侵袭性或者发生转移时才能判定肿瘤为恶性
嗜铬细胞瘤经典的"5 个 10"指的是什么?	10% 是恶性的 10% 是双侧的 10% 发生于儿童的 10% 是多发肿瘤 10% 是肾上腺外的
如何进行术前 / 药物治疗?	扩容:α 受体阻滞剂(如酚苄明、哌唑嗪)可以减轻儿茶酚胺介导的血管收缩及血管容量减少;诊断明确后尽早治疗,± β 受体阻滞剂

如何更好地记住酚苄明可以治疗嗜铬细胞瘤?	PHEochromocytoma(嗜铬细胞瘤)＝PHEnoxybenzamine(酚苄明)
如何外科治疗?	先结扎肿瘤的引流静脉(尽量降低儿茶酚胺释放/危象的发生),并尽量减少术中对肿瘤的挤压
围手术期并发症有哪些?	麻醉的难度:因操作引起的高血压危象(可以用硝普钠治疗)、肿瘤完全切除后的低血压、心律失常
对于嗜铬细胞瘤病人,必须排查什么疾病?	MEN Ⅱ(病变几乎全部是双侧的)
主动脉旁体是什么?	腹主动脉旁残留的胚胎时期的嗜铬细胞,正常情况下儿童时期萎缩,是肾上腺外嗜铬细胞瘤常见发病部位

Conn 综合征

什么是 Conn 综合征?	醛固酮产生增多引起的原发性醛固酮增多症
常见病因有哪些?	**肾上腺腺瘤**或者**肾上腺增生**;引起醛固酮分泌异常的原因:肾上腺腺瘤(66%)＞肾上腺增生＞肾上腺癌
醛固酮分泌的正常生理过程是怎样的?	肾小球入球小动脉血压下降、低钠血症或者高钾血症引起肾小球旁细胞分泌肾素 肾素使血管紧张素原转化为血管紧张素Ⅰ 分布在肺脏的血管紧张素转化酶将血管紧张素Ⅰ转化成血管紧张素Ⅱ 血管紧张素Ⅱ促进肾上腺球状带分泌**醛固酮**
醛固酮正常生理作用是什么?	引起肾脏保钠排钾,从而引起液体潴留、血压升高

有哪些体征 / 症状?	高血压、头痛、多尿、无力
最常见的提示 Conn 综合征的表现是什么?	1. 高血压 2. 低血钾
这种高血压有什么特点?	舒张期血压升高为主
Conn 综合征血清肾素水平如何?	正常或者下降!
高血压患者中 Conn 综合征发病率是多少?	1%
该做什么诊断性检查?	1. 血浆醛固酮浓度 2. 血浆肾素活性
比值超过多少时提示和原发性醛固酮增多症相关?	醛固酮 / 肾素比值 >30
什么是继发性醛固酮增多症?	指由于高肾素水平导致的醛固酮增多症(肾素使血管紧张素 / 醛固酮水平升高)
该做什么诊断性检查?	CT 扫描,肾上腺静脉采样测醛固酮浓度,盐水负荷试验
什么是盐水负荷试验?	静脉输注生理盐水可以使普通病人醛固酮水平下降,但不能使 Conn 综合征病人醛固酮下降
术前如何治疗?	螺内酯、补钾治疗
什么是螺内酯?	拮抗醛固酮的药物(作用于肾小管)
Conn 综合征的病因有哪些?	肾上腺腺瘤(66%) 双侧肾上腺特发性增生(30%) 肾上腺癌(<1%)
以下情况如何治疗:	
腺瘤?	单侧肾上腺切除(腹腔镜)
单侧肾上腺增生?	单侧肾上腺切除(腹腔镜)
双侧肾上腺增生?	螺内酯治疗(通常不手术)

原发性醛固酮增多症患者血浆肾素水平怎样?	正常或者降低(关键!)

Addison 病

什么是 Addison 病?	原发性肾上腺功能不全
电解质有哪些异常?	高钾血症、低钠血症
如何记忆 Addison 病?	记忆:ADDison 病 =ADrenal Down

胰岛素瘤

什么是胰岛素瘤?	起源于可以分泌胰岛素的 β 胰岛细胞的肿瘤
发病率如何?	是最常见的胰岛细胞肿瘤;约一半的胰腺 β 细胞肿瘤可以分泌胰岛素
相关的危险因素有哪些?	和 MEN-1 相关(PPP= 垂体 pituitary,胰腺 pancreas,甲状旁腺肿瘤 parathyroid)
有哪些体征 / 症状?	**主要为低血糖引起的交感神经症状:**心慌、发汗、手抖、易激惹、无力
有哪些神经系统症状?	性格改变、意识模糊、抽搐、昏迷
什么是 Whipple 三联征?	1. 禁食诱发低血糖症状 2. 症状发作时血糖 <50mg/dl 3. 给予葡萄糖后症状缓解
鉴别诊断有哪些?	反应性低血糖 胃切除术后的功能性低血糖 肾上腺功能不全 垂体功能低下 肝功能不全 孟乔森综合征(自己注射胰岛素) 非胰岛细胞肿瘤导致的低血糖 私自使用胰岛素或者口服降糖药物

首先要进行哪些实验室检查?	空腹血糖及胰岛素水平 C 肽和胰岛素原水平(如果怀疑私自注射胰岛素,胰岛素原及 C 肽无升高)
该进行哪些诊断性检查?	空腹低血糖伴胰岛素水平升高 **72 小时饥饿试验**:禁食状态下每 6 小时测血糖及胰岛素水平(可能发生低血糖危象,因此检测比较频繁)
空腹胰岛素 / 血糖比值多少时有诊断意义?	>0.4
哪些检查可确定肿瘤位置?	CT 扫描,动脉造影,超声内镜,静脉内取样(门静脉和脾静脉内取样测定胰岛素水平来定位肿瘤),术中超声
如何药物治疗?	二氮嗪,可以抑制胰岛素释放
如何手术治疗?	切除肿瘤
预后如何?	约 80% 的患者为良性的孤立腺瘤,这部分患者可通过切除肿瘤治愈

胰高血糖素瘤

什么是胰高血糖素瘤?	可以产生胰高血糖素的肿瘤
发生在哪里?	胰腺(一般在胰尾部)
有哪些症状?	**游走性坏死性红斑**(通常在腰部以下)、舌炎、口腔炎、糖尿病
皮肤上有哪些表现?	游走性坏死性红斑是红色的、牛皮癣样皮疹,波浪形边界,以躯干及四肢多见
实验室检查有哪些发现?	高血糖、低氨基酸水平、高胰高血糖素水平
血常规的典型表现是什么?	贫血
典型的营养状况是什么?	低氨基酸水平

胰高血糖素瘤需要做什么刺激试验?	甲苯磺丁脲刺激试验:静脉注射甲苯磺丁脲后刺激胰高血糖素升高
如何确定肿瘤位置?	CT 扫描
游走性坏死性红斑如何药物治疗?	生长抑素、静脉注射氨基酸
如何治疗?	手术切除

生长抑素瘤

什么是生长抑素瘤?	胰腺的肿瘤,可以分泌生长抑素
具有诊断意义的三联征是什么?	DDD: 1. Diabetes 糖尿病 2. Diarrhea 腹泻(脂肪泻) 3. Dilation 胆囊扩张伴有结石
如何诊断?	CT 扫描及检测生长抑素水平
如何治疗?	手术切除(不是剜除)
如果手术无法切除该如何治疗?	链脲菌素、达卡巴嗪、阿霉素

卓 - 艾综合征

什么是卓 - 艾综合征?	胃泌素瘤:胰腺(或其他部位)的非 β 胰岛细胞肿瘤,可以产生胃泌素,引起胃酸分泌过多,导致消化道溃疡形成
发病率是多少?	消化性溃疡病患者中发病比例 1/1000,近 2% 的患者为复发性溃疡
和哪种综合征有关?	MEN-I 综合征
ZES 患者合并 MEN-I 的比例是多少?	约 25%(75% 的 ZES 是散发的)
MEN-I 患者发生 ZES 的比例是多少?	约 50%
胃泌素瘤患者需要做什么检查来明确有无 MEN-I?	1. 钙离子水平 2. 甲状旁腺激素水平

有哪些症状/体征?	消化性溃疡、腹泻、体重下降、腹痛
引起腹泻的原因是什么?	大量的胃酸破坏消化酶
有哪些征象?	**消化道溃疡**(上腹部疼痛、呕血、黑便、血便),GERD,腹泻,**复发性溃疡**,非典型部位溃疡(如:空肠近端溃疡)
可能的并发症有哪些?	消化道出血/穿孔,胃出口梗阻/狭窄,远处转移
胃泌素增多时需要和哪些情况鉴别?	迷走神经切断术后 胃出口梗阻 G 细胞增生 恶性贫血 萎缩性胃炎 短肠综合征 肾衰竭 H_2 受体阻滞剂、PPI
哪些人需要检查胃泌素水平?	反复发作的溃疡、非典型部位溃疡(如:空肠)或药物治疗无效的溃疡、溃疡病术前
需要做哪些检查?	空腹胃泌素水平 餐后胃泌素水平 钙(筛查 MEN-I) 生化
不同情况下胃泌素水平是多少?	正常人空腹 =100pg/ml 卓-艾综合征患者空腹 =200~1000pg/ml 基础胃酸分泌(ZES>15mEq/h,正常人<10mEq/h
什么是肠促胰液素刺激试验?	静脉注射肠促胰液素后检测胃泌素;ZES 病人会出现反常性胃泌素升高
肠促胰液素刺激试验的典型表现是怎样?	实验室检查胃泌素水平改变: 正常人——胃泌素下降 ZES——胃泌素增高(超过 200pg/ml)

如何记忆 ZES 的诊断性刺激试验？

记忆："Secret Z-E GAS"（神秘气体）：SECRET in=Z-E GAStrin（分泌胃泌素）

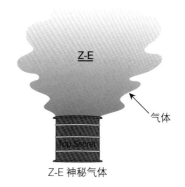

Z-E 神秘气体

哪些检查可以评估溃疡情况？

食管胃十二指肠镜、上消化道造影或两者联合

哪些检查可以定位肿瘤？

奥曲肽扫描（生长抑素受体扫描）、腹部 CT、MRI、内镜超声

哪个部位最常见？

胰腺

除了胰腺外最常见的部位是哪里？

十二指肠

还有其他哪些部位？

胃、淋巴结、肝脏、肾脏、卵巢

什么是 Passaro 三角？

又叫胃泌素瘤三角，由以下几个点围成：
1. 胆囊管 / 胆总管连接处
2. 十二指肠第二段和第三段交接处
3. 胰腺颈部

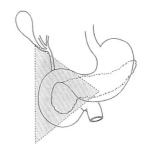

胃泌素瘤发生在 Passaro 三角的比例是多少?	约 80%
如果无法定位肿瘤,下一步该怎么做?	手术探查(如果肿瘤不在胰腺,打开十二指肠寻找),如果没有找到肿瘤则行近端胃迷走神经切断术
药物治疗有哪些?	H$_2$ 受体阻滞剂、奥美拉唑、生长抑素
以下情况需要怎么手术治疗:	
肿瘤位于胰头?	1. 剜除肿瘤 2. 如果主胰管受累则行 Whipple 手术
肿瘤位于胰体或胰尾?	胰腺远端切除
肿瘤位于十二指肠?	局部切除
无法切除肿瘤?	高选择性迷走神经切断
恶性所占的比例是多少?	66%
最常转移的部位是哪里?	肝脏
肝转移时如何治疗?	如果技术上可行,可考虑行手术切除
如果肿瘤位于十二指肠 / 胰头,且肿瘤太大难以局部切除时该怎么办?	Whipple 手术
以下手术预后怎样:	
完全性切除?	10 年生存率 90%
不全性切除?	10 年生存率 25%

多发性内分泌肿瘤

又叫什么?	MEN 综合征
什么是多发性内分泌肿瘤?	具有遗传倾向的多发的内分泌肿瘤
遗传方式是怎样的?	常染色体显性遗传(但外显率有明显差异)
哪些人需要行 MEN 筛查?	MEN 患者的所有家人

MEN-Ⅰ型

以哪个人名字命名?	Werner 综合征(记忆:Werner=Winner= 1 名 =Ⅰ 型)
哪条染色体基因有缺陷?	11 号染色体(记忆:Ⅰ=11)
最常见的肿瘤及发生率是多少?	甲状旁腺增生(≈90%)
	胰岛细胞肿瘤(≈66%)
	胃泌素瘤:卓 - 艾综合征(50%)
	胰岛素瘤(20%)
	垂体瘤(≈50%)

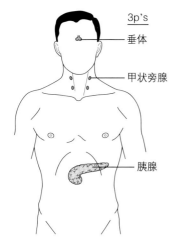

3p's
垂体
甲状旁腺
胰腺

如何记忆 MEN-Ⅰ?	记 忆:Ⅰ=Primary,Primary,Primary= PPP=Parathyroid,Pancreas,Pituitary
如何记住是哪几个 P?	所有的 P 后面有一个元音:PA、PA、PI
MEN-Ⅰ 发生甲状旁腺增生的比例是多少?	≈90%
MEN-Ⅰ 发生胃泌素瘤的比例是多少?	≈50%
其他哪些肿瘤和 MEN-Ⅰ 有关?	肾上腺(30%)及甲状腺(15%)腺瘤

MEN-Ⅱa 型

以哪个人名字命名?	Sipple 综 合 征(Sipple=Second=#2= type 2)
和哪个基因缺陷有关?	RET(reT=Two)

最常见的肿瘤及发生率是多少？	甲状腺髓样癌(100%)； 分泌降钙素 嗜铬细胞瘤(>33%)； 儿茶酚胺分泌过多 甲状旁腺亢进($\approx$50%)； 高钙血症
如何记忆 MEN-IIa 发生哪些肿瘤？	记忆:2 型 =2MPH (2 英里/每小时)=MPH= Medullary, Pheochromocytoma, Hyperparathyroidism
如何记忆 MPH 中 P 后面的字母？	P 后面接辅音 H (记住:MEN-I 中 P 后面接元音)
MEN-IIa 发生髓样癌的概率是多少？	100%
筛查 MEN-II 的最佳实验检查是什么？	1. 降钙素 2. 血钙水平 3. PTH 4. 儿茶酚胺和其代谢物(肾上腺素和去甲肾上腺素) 5. RET 基因检测

MEN-IIb

最常见的异常、发生率及症状有哪些？	"MMMP" 黏膜神经瘤 Mucosal neuromas(100%)—位于鼻咽、口咽、喉咽及结膜 髓样癌 Medullary thyroid carcinoma ($\approx$85%)—恶性程度比 MEN-IIa 型要高 马方综合征体型 Marfanoid body habitus (瘦长) 双侧嗜铬细胞瘤 Pheochromocytoma ($\approx$50%)
如何记忆 MEN-IIb 的表现？	MMMP(记忆:3M Plastics 3M 塑料)

如何记忆 MEN-Ⅱb 是马凡样体型？	记忆：TO BE marfanoid=ⅡB marfanoid
MEN-Ⅱ髓样癌的发生部位有什么特点？	通常是双侧发病（非 MEN-Ⅱ的患者常为单侧！）
MEN-Ⅱb 的有哪些表现？	黏膜神经瘤（如：嘴、眼） 马方综合征体型 高弓足 / 扁平足 便秘
MEN-Ⅱb 最常见的消化道症状是什么？	消化道神经节瘤病引起**便秘**
MEN-Ⅱa/b 患者发生双侧嗜铬细胞瘤的比例是多少？	≈70%（但整体而言嗜铬细胞瘤中双侧发病的比例只有 10%）
MEN-Ⅱa 和 MEN-Ⅱb 的主要区别是什么？	MEN-Ⅱa= 甲状旁腺增生 MEN-Ⅱb= 没有甲状旁腺增生（神经瘤、马方综合征体型、高足弓等）
甲状旁腺哪种疾病和 MEN-Ⅰ和MEN-Ⅱa 有关系？	**甲状旁腺增生**（需要切除所有甲状旁腺组织，然后在前臂自体移植部分旁腺）
ZES 患者合并 MEN-Ⅰ的比例是多少？	≈25%

第 58 章　甲状腺

甲状腺疾病

解剖

指出以下结构名称：

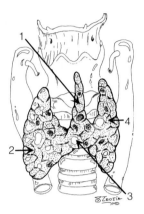

1. 锥状叶
2. 右叶
3. 峡部
4. 左叶

甲状腺的供血动脉：

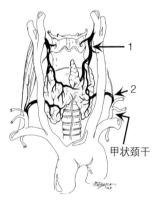

2 根动脉：
1. 甲状腺上动脉(颈外动脉的第一根分支)
2. 甲状腺下动脉(甲状颈干的分支)
   (甲状腺最下动脉很少见)

甲状腺的回流静脉：

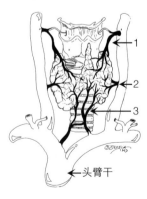

3 根静脉：
1. 甲状腺上静脉
2. 甲状腺中静脉
3. 甲状腺下静脉

从甲状腺峡部附近向舌骨方向生长的是甲状腺的哪一叶?	锥状叶
锥状叶出现的概率是多少?	约 50%
行甲状腺切除手术时,打开颈阔肌后首先看到的静脉是什么?	颈前静脉
锥状叶旁边的淋巴结叫什么?	Delphian 淋巴结组
什么是甲状腺峡部?	位于中线部位连接左右两叶的组织
连接甲状腺和气管的韧带叫什么?	Berry 韧带
什么是甲状腺最下动脉?	从主动脉或无名动脉发出的供应甲状腺下方的一根小血管
甲状腺最下动脉出现的概率是多少?	约 3%
甲状腺侧叶向后突出的部分叫什么?	Zuckerkandl 结节
甲状腺切除术时需要注意哪对神经?	喉返神经;在气管食管沟内走行,然后穿入环甲肌后方;该神经损伤后可以引起喉外展肌麻痹,单侧损伤引起声音嘶哑,双侧则引起气道梗阻
其他哪些神经在甲状腺手术时也有受损的风险,有什么临床表现?	喉上神经;损伤后病人会表现出声音低钝(无法发出高音)
哪位歌剧家甲状腺切除术时,喉上神经受到损伤?	传言说是 Amelita Galli-Curci,但没有客观的证据支持(Ann Surg 233:588,April 2001)

生理

什么是 TRH?	下丘脑分泌的促甲状腺激素释放激素;促进 TSH 的分泌
什么是 TSH?	垂体前叶释放的促甲状腺激素;促进甲状腺激素释放

什么是甲状腺激素？	T3 和 T4
哪种甲状腺激素活性更强？	T3
什么是负反馈？	T3 和 T4 负反馈作用于垂体前叶（使得 TSH 的释放减少）
T4 在哪里转化为 T3？	外周（如：肝脏）
左甲状腺素是什么成分：T3 还是 T4？	T4
左甲状腺素的半衰期有多长？	7 天
滤泡旁细胞分泌什么？	降钙素

甲状腺结节

甲状腺结节的发生率是多少？	约 5%
甲状腺结节的鉴别诊断有哪些？	结节性甲状腺肿 腺瘤 高功能腺瘤 囊肿 甲状腺炎 癌症 / 淋巴瘤 甲状旁腺癌
说出 3 种非甲状腺来源的颈部肿块：	1. 炎性病灶（如：脓肿、淋巴结炎） 2. 先天性病灶［如：甲状舌管（中线）、鳃裂（侧方）］ 3. 恶性病灶：淋巴瘤、转移瘤、鳞状细胞癌
甲状腺结节可以行哪些检查？	超声——实性或囊性结节 细针穿刺活检（FNA）→细胞学 ^{123}I 闪烁扫描——热结节或冷结节
具有诊断意义的检查是什么？	细针穿刺活检（FNA）
甲状腺结节 FNA 结果为假阴性的概率是多少？	约 5%

热结节和冷结节是什么意思?	结节摄取静脉注射的 ^{131}I 或 ^{99m}T **热结节**——^{123}I 摄取增多 = 功能性或高功能性结节 **冷结节**——^{123}I 摄取减少 = 非功能性结节
^{123}I 闪烁扫描检查的指征是什么?	1. FNA 无法诊断的多发结节,伴有 TSH 减低 2. 甲状腺结节伴有甲亢,TSH 减低
甲状腺抑制试验对于甲状腺结节有什么意义?	诊断及治疗;给予甲状腺激素抑制 TSH 分泌,一半的良性甲状腺结节会消失
评估甲状腺结节时,哪些情况提示甲状腺癌:	
病史?	1. 颈部辐射暴露 2. 家族史(甲状腺癌、MEN-Ⅱ) 3. 年龄小(尤其是儿童) 4. 男性 > 女性
体征?	1. 单发 2. 冷结节 3. 降钙素水平增加 4. 淋巴结增大 5. 质硬、不可移动结节
症状?	1. 声音改变(声带麻痹) 2. 吞咽困难 3. 不适感(颈部) 4. 生长很快
甲状腺增大最常见的原因是什么?	结节性甲状腺肿
结节性甲状腺肿的手术指征是什么?	影响外观、压迫症状、不能排除癌症
什么是 Plummer 病?	毒性结节性甲状腺肿

恶性甲状腺结节

冷结节为恶性的比例是多少？	成人≈25%
多发结为恶性的比例是多少？	约1%
如果病人有颈部辐射史、甲状腺结节、FNA阴性，该如何治疗？	大部分专家认为应该手术切除结节（因为辐射是高危因素）
甲状腺囊液被抽出来后怎么办？	送检细胞学检查

甲状腺癌

甲状腺癌的5种主要类型及发生比例：	1. 乳头状癌:80%（Popular=Papillary）
	2. 滤泡癌:10%
	3. 髓样癌:5%
	4. Hurthle细胞癌:4%
	5. 间变性/未分化癌:1%~2%
有哪些症状和体征？	肿块/结节，淋巴结增大；大部分甲状腺功能正常
诊断性检查有哪些？	FNA、超声、TSH测定、血钙水平、胸部X线、±^{123}I闪烁扫描
哪种癌基因和甲状腺癌有关？	Ras基因家族和RET原癌基因

乳头状癌

乳头状癌以什么著称？	是最常见的甲状腺癌（记忆：Papillary=Popular），占所有甲状腺癌的80%
环境危险因素有哪些？	辐射
平均发病年龄是多少？	30~40岁
性别比例是多少？	女＞男；2：1
组织学表现有什么特点？	沙粒小体
转移途径及速度怎样？	大部分经淋巴途径转移（颈部淋巴结病变）；转移速度很慢
对^{131}I摄取怎样？	摄取良好
10年生存率是多少？	约95%

以下情况该如何治疗：

直径 <1.5cm 且没有颈部辐射史？	可选择的方法： 1. 甲状腺叶切除及峡部切除 2. 甲状腺近全切 3. 甲状腺全切
直径 >1.5cm、双侧、颈部淋巴结转移或有颈部辐射史？	甲状腺全切

以下情况该如何治疗：

颈部一侧淋巴结肿大？	改良颈部淋巴结清扫（同侧）
中央？	中央淋巴结清扫

颈部淋巴结阳性影响预后吗？	不影响！
什么是乳头状癌的"侧方迷走甲状腺"？	用词错误——实际是乳头状癌的淋巴结转移
术后需要给予什么药物治疗？	甲状腺激素治疗，抑制 TSH
甲状腺乳头状癌术后可以考虑行什么治疗？	术后 ^{131}I 扫描可以定位残存的肿瘤组织及远处转移灶，可以进一步行 ^{131}I 治疗
甲状腺癌最常见的转移部位是哪里？	肺部
甲状腺乳头状癌的"7P"指的是什么？	Papillary Cancer： Popular 最常见 Psammoma bodies 沙粒小体 Palpable lymph nodes 可触及的淋巴结（淋巴转移最常见，见于 33% 的病人） Positive ^{131}I uptake ^{131}I 摄取阳性 Positive prognosis 预后很好 Postoperative ^{131}I scan to diagnosis/treat metastases 术后 ^{131}I 诊断并治疗转移灶 Pulmonary metastases 肺转移

滤泡癌

在甲状腺癌中所占的比例是多少?	约 10%
描述下结节的质地?	质韧、有包膜的
转移途径是什么?	血行转移,比乳头状癌恶性程度高
男女发病比例是多少?	1 : 3
对 ^{131}I 摄取怎样?	摄取良好
10 年生存率是多少?	约 85%
FNA 可以确诊吗?	不可以;病理确诊需要观察整个组织学结构特点
如何根据组织学特点判断是否为恶性?	包膜及血管侵犯
最常见的转移部位是哪里?	骨骼
如何治疗?	甲状腺全切
如果为恶性,术后可以考虑什么治疗?	术后 ^{131}I 扫描用于诊断及治疗
滤泡癌的"4F"指的是什么?	Follicular cancer 滤泡癌: Far-away metastases 远处转移(血行播散) Female(3 : 1)女性多见 FNA 无法确诊 Favorable prognosis 预后良好

甲状腺 Hurthle 细胞癌

什么是甲状腺 Hurthle 细胞癌?	来自 Hurthle 细胞的甲状腺癌
占甲状腺癌的比例是多少?	约 5%
起源于哪种细胞?	滤泡细胞
对 ^{131}I 摄取怎样?	无摄取

如何诊断?	FNA 可以识别该种细胞,但是否为恶性需要组织学检查(像滤泡细胞癌一样)
转移途径是什么?	淋巴转移 > 血行转移
如何治疗?	甲状腺全切
10 年生存率是多少?	80%

髓样癌

占甲状腺癌的比例是多少?	约 5%
常和其他哪种情况有关?	MEN Ⅱ 型;常染色体显性遗传
组织学有什么特点?	淀粉样变性(aMyloid=Medullary)
分泌什么物质?	降钙素(肿瘤标记物)
可以行什么刺激试验?	五肽胃泌素刺激试验(引起降钙素产生增多)
转移途径是什么?	淋巴转移及血行远处转移
如何确诊?	FNA
对 ^{131}I 摄取怎样?	摄取差
和哪种基因突变有关?	RET 原癌基因
男女发病比例是多少?	女性 > 男性;1.5 : 1
10 年生存率是多少?	无淋巴结转移时为 80% 有淋巴结转移时为 45%
所有髓样细胞癌患者需要做什么筛查?	MEN Ⅱ:嗜铬细胞瘤、甲旁亢
如果髓样细胞癌和嗜铬细胞瘤都存在,哪个先做手术?	嗜铬细胞瘤
如何治疗?	甲状腺全切及正中淋巴结清扫,如果一侧淋巴结阳性可以行改良颈部淋巴结清扫
什么是髓样癌的"4M"?	Medullary cancer 髓样癌:

MEN II

aMyloid 淀粉样变性

Median lymph node dissection 正中淋巴结清扫

Modified neck dissection 如果一侧淋巴结阳性行改良颈部淋巴结清扫

间变性癌

又叫什么？	未分化癌
什么是未分化癌？	约 75% 的未分化癌是从分化甲状腺癌发展来的(滤泡细胞癌最常见)
占所有甲状腺癌的比例是多少？	约 2%
男女发病比例？	女性 > 男性
组织学上有什么特点？	巨细胞、梭形细胞
对 ^{131}I 摄取怎样？	摄取非常差
如何诊断？	FNA(肿瘤体积大)
主要和哪种疾病鉴别？	甲状腺淋巴瘤(预后好很多)
以下情况该如何治疗：	
肿瘤体积小？	甲状腺全切 + 放疗 / 化疗
气道移位？	减瘤手术及气管造口,放疗 / 化疗
预后怎样？	很差,因为大部分患者就诊时就是IV期(5 年生存率为 3%)

其他

甲状腺全切后需要检监测哪个指标？	甲状旁腺损伤后会引起血钙降低;甲状腺切除时要注意保留甲状旁腺及其血供,如果血供受累,可以将甲状旁腺移植到胸锁乳突肌或前臂
术后出现呼吸困难时需要和哪些情况鉴别？	颈部血肿(床旁剪开缝线,清除血肿) 双侧喉返神经损伤

什么是乳头状癌的"侧方迷走甲状腺"？	用词错误—实际是**乳头状癌**的淋巴结转移

良性甲状腺疾病

甲亢最常见的原因是什么？	Graves 病
什么是 Graves 病？	弥漫性甲状腺肿伴有甲亢、突眼及胫前黏液水肿
病因是什么？	抗体刺激滤泡细胞上的 TSH 受体，引起甲状腺激素产生失调（比如：甲亢）
男女发病比例是多少？	女：男 =6：1
查体有什么特别发现？	突眼
如何诊断？	T3、T4 及抗 TSH 受体抗体增高，TSH 水平下降，^{131}I 广泛性摄取
Graves 病的治疗方法有哪些？	1. 药物阻断：碘剂、普萘洛尔、丙硫氧嘧啶、甲巯咪唑、卢戈氏液（碘化钾） 2. 放射性碘：最流行的治疗方法 3. 手术切除（双侧甲状腺次全切）
手术切除的指征有哪些？	怀疑有恶变，病人不配合或药物治疗无效，怀孕，儿童，或如果病人拒绝行放射性碘治疗
放射性碘或手术治疗 Graves 病的主要并发症是？	甲状腺功能减退
PTU 指的是什么？	PropylThioUracil 丙硫氧嘧啶
PTU 的作用原理是什么？	1. 抑制碘结合到 T4/T3 上（阻断过氧化物酶介导的氧化碘偶联） 2. 抑制外周 T4 转化为 T3
甲巯咪唑的作用机理？	只阻断碘结合到 T4/T3 上（阻断过氧化物酶介导的氧化碘偶联）

毒性结节性甲状腺肿

又叫什么？	Plummer 病

什么是毒性结节性甲状腺肿？	**多发**结节，其中一个或多个结节产生甲状腺激素，引起高功能性甲状腺（甲亢或"毒性"甲状腺状态）
哪种药物可以引起结节性甲状腺肿发生甲亢？	胺碘酮（任何碘剂或造影剂）
如何定位高功能结节？	^{131}I 放射性核素扫描
如何治疗？	甲状腺叶切除或近全切来切除高功能性结节
什么是 Pemberton 征？	由于巨大的甲状腺肿压迫，使得双手上抬时头部充血

甲状腺炎

急性甲状腺炎有什么特点？	甲状腺疼痛、肿胀；发热；表面皮肤红斑；吞咽困难
急性甲状腺炎病因有哪些？	细菌（通常为链球菌或葡萄球菌），通常是甲状舌管瘘或解剖变异引起的
如何治疗？	抗生素、脓肿引流、细针穿刺抽吸送检培养；大部分患者需要手术切除瘘管
亚急性甲状腺炎有什么特点？	甲状腺肿胀、压痛，常发生于上呼吸道感染之后，ESR 水平升高
亚急性甲状腺炎病因是什么？	病毒感染
亚急性甲状腺炎如何治疗？	支持治疗：非甾体类抗炎药，± 类固醇
什么是 De Quervain 甲状腺炎？	是病毒引起的亚急性甲状腺炎的另外一个名字（记忆：De QuerVain=Virus）
如何记忆急性和亚急性甲状腺炎的区别？	字母表上 B 在 V 的前面，所以细菌 Bacteria 较病毒 Virus 引起的要急，急性甲状腺炎 = 细菌，亚急性 = 病毒
急性化脓性甲状腺炎最常见的病因是什么？	链球菌或金黄色葡萄球菌

慢性甲状腺炎有哪两种类型?	1. Hashimoto 甲状腺炎 2. Riedel 甲状腺炎
Hashimoto 甲状腺炎有什么特点?	甲状腺质硬、坚韧,95% 为女性,淋巴细胞浸润
Hashimoto 甲状腺炎以什么著称?	在美国是引起甲减最常见的原因
病因是什么?	自身免疫性
诊断 Hashimoto 甲状腺炎需要做什么实验室检查?	抗甲状腺球蛋白抗体和抗甲状腺微粒体抗体
Hashimoto 甲状腺炎如何治疗?	如果出现甲减需要激素替代治疗(出现压迫症状和 / 或癌症不能除外时需要手术)
什么是 Riedel 甲状腺炎?	甲状腺良性炎症性增大伴**纤维化** 病人表现为无痛、增大的甲状腺 纤维化可能侵犯周围组织
如何治疗?	手术切除以解除气管压迫,必要时给予激素替代治疗——顽固性的可以给予类固醇 / 他莫昔芬治疗

第 59 章 甲状旁腺

解剖

甲状旁腺有几个?	一般有四个(上面两个,下面两个)
多少人有 5 个甲状旁腺?	约 5%(记忆:5=5%)
多少人只有 3 个甲状旁腺?	约 10%
下方甲状旁腺常位于哪个位置?	位于甲状腺后外侧,甲状腺下动脉下方
额外的甲状旁腺多位于哪里?	胸腺

多少人纵隔内会有甲状旁腺？	约 1%
如果术中只发现三个甲状旁腺，第四个可能藏在哪些地方？	甲状腺 胸腺/纵隔 颈动脉鞘 气管食管沟 食管后方
以下结构起源于胚胎时期的什么组织：	
上甲状旁腺？	第四咽囊
下甲状旁腺？	第三咽囊（跟我们直觉相反）
甲状旁腺的血供来源于哪里？	甲状腺下动脉
四个甲状旁腺由甲状腺下动脉唯一供血的比例是多少？	约 80%
什么是 DiGeorge 综合征？	先天性甲状旁腺和胸腺缺乏
住院病人高钙血症最常见的原因是什么？	癌症
门诊病人高钙血症最常见的原因是什么？	甲旁亢

生理

哪种细胞产生甲状旁腺激素？	主细胞
甲状旁腺激素有什么作用？	**提高血钙水平**（骨分解增强，消化道吸收增加，肾脏钙重吸收增加、磷排出增多），**降低**血磷水平
维生素 D 有什么作用？	增加肠道钙和磷的吸收
钙在哪个部位吸收？	十二指肠和空肠近端

甲状旁腺功能亢进

什么是甲状旁腺功能亢进？	甲状旁腺分泌的 PTH 增加；以高血钙、低血磷为主要特点

什么是继发性甲旁亢？

各种原因包括**肾衰竭**、**消化道钙吸收减少**、**佝偻病**或骨软化症引起的钙丢失增多，进而导致 PTH 增高；血钙水平通常是**低**的

什么是三发性甲旁亢？

继发性甲旁亢病因得到纠正后仍持续有 PTH 升高；这是由于 PTH 分泌细胞对血钙升高后的负反馈调节功能差所致

如何了解甲状旁腺情况？

手术
超声
MIBI 扫描
^{201}铊 - 铊减影扫描
CT/MRI
动脉造影（很少）
静脉血 PTH 水平（很少）

哪些患者术前需要行甲状旁腺定位？

甲旁亢复发患者**再次手术**时

甲旁亢最常见的原因是？

腺瘤（>85%）

甲旁亢的病因及发生比例是多少？

腺瘤（≈85%）
增生（≈10%）
癌症（≈1%）

在美国甲旁亢的发病率是多少？

约 1/4000~1/1000

甲旁亢的危险因素有哪些？

家族史、MEN-I 和 MEN-Ⅱa、辐射

甲旁亢有哪些症状和体征？

肾结石
骨痛、病理性骨折、骨膜下溶解
肌痛及无力、胰腺炎、痛风、便秘
精神活动异常（抑郁、食欲缺乏、焦虑）
其他症状：烦渴、体重下降、高血压（10%）、多尿、没精神

什么是"33 比 1"规律？

大部分甲旁亢患者血清氯和磷酸盐浓度比≥33

平片上原发性甲旁亢有什么典型表现?	骨膜下溶解(尤其是在手足;被认为是甲旁亢的特异性表现)
甲旁亢如何诊断?	实验室检查——PTH 升高(高钙血症、低磷血症、高氯血症);尿钙也要查,排除家族性低尿钙高血钙
什么是家族性低尿钙高血钙?	家族性(常染色体显性遗传)遗传的无症状性高血钙、低尿钙,伴或不伴 PTH 升高;相反甲旁亢所致的高血钙,将引起尿钙水平增高 **注意**:家族性低尿钙高血钙不是甲状腺旁腺切除术的手术指征

以下情况有几个腺体受累:

增生?	4
腺瘤?	1
癌症?	1
腺瘤为多发,并出现在一个以上腺体的比例是多少?	约 5%
高钙血症需要鉴别哪些疾病?	记忆:"CHIMPANZEES" 黑猩猩: Calcium overdose 钙剂过量 Hyperparathyroidism 甲状旁腺功能亢进(1°/2°/3°) Hyperthyroidism 甲亢、Hypocalciuric Hypercalcemia 低尿钙高血钙(家族性) Immobility/Iatrogenic(卧床制动、噻嗪类利尿剂) Metastasis/Milk alkali syndrome 转移癌 / 乳碱综合征(罕见) Paget 病(骨) Addison 病 /Acromegaly 肢端肥大症 Neoplasm 肿瘤(结肠、肺、乳腺、前列腺、多发性骨髓瘤)

Zollinger-Ellison 综合征

Excessive vitamin D　维生素 D 过量

Excessive vitamin A　维生素 A 过量

Sarcoid　肉瘤

高钙血症(一度甲旁亢)的初步治疗?	药物——静脉输液、呋塞米——不是噻嗪类利尿剂
对于无症状的一度甲旁亢多数推荐手术治疗,什么情况被认为是必须要手术?	肾功能不全(CR 下降 30%) 骨质疏松(T 评分 <-2.5) 年龄 <50 岁 血钙比正常值上限高 1mg/dl 以上 高尿钙(尿钙排出 >400mg/ 每天)

以下甲旁亢的确切治疗方案为:

增生引起的甲旁亢?	颈部探查切除所有甲状旁腺,保留至少 30mg 甲状旁腺组织植入前臂肌肉(当然要选择非惯用手)
腺瘤引起的甲旁亢?	手术切除腺瘤(送检冰冻活检)并活检增大的甲状旁腺(有些专家活检所有的甲状旁腺)
癌症引起的甲旁亢?	切除癌症、同侧甲状腺叶及所有增大的淋巴结(淋巴结转移时行改良根治性颈部淋巴结清扫)
继发性甲旁亢?	纠正钙、磷水平;行肾移植术(甲状旁腺无需手术)
三发性甲旁亢?	纠正钙、磷水平;如果**药物治疗无效**,行手术切除所有甲状旁腺,保留 30~40mg 植入前臂
为什么植入 30~40mg 甲状旁腺到前臂?	保留甲状旁腺功能;如果甲旁亢复发,很容易从前臂去除多余的甲状旁腺组织
增生引起的甲旁亢需要排除什么?	MEN Ⅰ型和 MEN Ⅱa 型

哪些癌症常常和高钙血症有关？	**乳腺癌转移**、前列腺癌、肾癌、肺癌、胰腺癌、多发性骨髓瘤
可触及的颈部肿块、高钙血症及 PTH 升高时最可能的诊断是什么？	甲状旁腺癌（大部分其他原因引起的甲旁亢不会引起甲状旁腺增大）

甲状旁腺癌

什么是甲状旁腺癌？	甲状旁腺原发性癌症
受累甲状旁腺一般是几个？	1
有哪些症状 / 体征？	高钙血症、PTH 升高、**可触及的**甲状旁腺（50%）、颈部疼痛、喉返神经麻痹（声音改变）、高钙危象（血钙水平常 >14）
常用的肿瘤标记物是？	人体绒毛膜促性腺激素（HCG）
如何治疗？	手术切除肿瘤、同侧甲状腺叶及淋巴结
由甲状腺癌引起的甲旁亢占所有原发性甲旁亢比例是？	1%

甲状旁腺切除术后并发症

甲状旁腺切除术后可能出现哪些并发症？	喉返神经损伤（单侧：声音改变；双侧：气道梗阻）、颈部血肿（如果呼吸受影响则床旁打开）、低血钙、喉上神经受损
什么是"骨饥饿综合征"？	手术治疗甲旁亢后，长期处于缺钙状态的骨头强烈吸收钙质，引起严重的低血钙
有哪些症状 / 体征？	口周刺痛、感觉异常、Chvostek 征 +、Trousseau 征 +、手足抽搐 +
甲状旁腺功能减退如何治疗？	急性：静注钙剂 慢性：口服钙剂及维生素 D

什么是异位甲状旁腺增生症？

颈部和纵隔多发小的高功能性甲状旁腺肿块——被认为是先天性残留或手术切除时播散种植所致

第 60 章　脾脏和脾切除

脾脏的供血动脉有哪些？

脾动脉(腹腔干的分支)和胃网膜动脉来源的胃短动脉

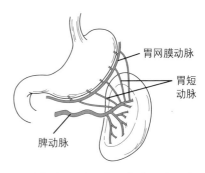

脾脏血液回流至哪里？

经脾静脉及胃网膜左静脉回流至门静脉

脾脏被哪个脏器"挠痒痒"？

胰腺尾部

副脾发生率是多少？

约 20%

脾脏里血小板占人体血小板的比例是？

33%

人类脾脏有什么功能？

过滤不正常的红细胞(和犬类的脾脏用来储存红细胞不一样！)，储存血小板，产生特夫素(Tuftsin)和血清灭菌蛋白(视蛋白)，产生抗体(尤其是 IgM)，是细胞吞噬作用的部位

什么是迟发性脾破裂?	钝挫伤引起的包膜下血肿或假性动脉瘤经过一段时间后再破裂;典型的发生在受伤 2 周后,表现为休克 / 腹痛症状
脾破裂 / 损伤会引起哪些症状 / 体征?	腹腔出血及 Kehr 征,左上腹疼痛,Balance 征
什么是 Kehr 征?	脾破裂时出现左侧肩部疼痛
什么是 Balance 征?	左上腹叩诊为浊音
什么是 Seagesser 征?	脾破裂时压迫膈神经,引起颈部压痛
如何诊断脾损伤?	**如果病情稳定**可以行腹部 CT;如果不稳定可以行腹腔灌洗(DPL)或应用超声评估(FAST)
如何治疗?	1. 单纯性脾脏损伤,没有脾门受累 / 完全破裂,病情稳定者可以行非手术治疗 2. 如果病情不稳定,DPL/FAST 评估后开腹行脾脏修补或脾脏切除 3. 择期手术病人可以考虑栓塞
什么是脾脏修补术?	保留脾脏的手术:用薇乔材质的补片包覆,加上止血材料或行部分脾切除,然后缝合(用于支撑)
其他脾脏切除的适应证有哪些?	
恶性疾病?	CT 无法确定分期的霍奇金病(罕见) 脾脏肿瘤(原发 / 转移 / 局部侵犯) 白细胞 / 非霍奇金淋巴瘤引起的脾亢
贫血?	骨髓纤维化伴髓样化生 遗传性椭圆形红细胞增多症 镰刀细胞性贫血(罕见,大部分自发性脾切除) 丙酮酸激酶缺乏 自身免疫性溶血性贫血

	遗传性球形红细胞增多症 地中海贫血(如:β- 重型地中海贫血, 又叫 Cooley)
血小板减少?	ITP(特发性血小板减少性紫癜) TTP(血栓性血小板减少性紫癜)
其他?	静脉曲张破裂出血伴有脾静脉血栓形 成,Gaucher 病,脾脓肿、顽固性脾囊 肿、脾亢、Felty 综合征
G6PD 缺乏是脾切除的适应 证吗?	不是
脾切除术后可能的并发症有 哪些?	血小板增多、膈下脓肿、肺不张、胰腺 炎性胃扩张、脾切除后极重度脓毒症 (OPSS),胰腺损伤(胰尾部)
为什么会出现 OPSS?	脾脏切除后,对菌血症、脑膜炎或肺炎 的易感性增加
成人 OPSS 的发生率是多少?	<1%
儿童 OPSS 发生率和整体死亡 率是多少?	发生率 1%~2%,死亡率 50%
OPSS 的典型临床表现是什么?	发热、嗜睡、普通感冒、嗓子疼痛、上呼 吸道感染后出现意识障碍、休克、昏 迷,50% 的病人在 24 小时内死亡
OPSS 相关的病原体是什么?	**有荚膜的细菌**:肺炎链球菌、奈瑟脑膜 炎球菌、流感嗜血杆菌
引起 OPSS 最常见的细菌是?	肺炎链球菌
如何预防 OPSS?	注射针对肺炎球菌、流感嗜血杆菌、脑 膜炎球菌的疫苗 对所有的轻度的感染/疾病均预防性 给予青霉素,如果发热进展需立即医 院治疗
脾切除术后病人注射疫苗的最 佳时机是什么时候?	如果可以,在**术前**就给;如果急诊手 术,可以术后 2 周再给

脾切除术后化验有什么异常？	白细胞增加 50%；明显的血小板增多；红细胞涂片正常
脾切除术后红细胞涂片有什么表现？	外周血涂片可以看到含铁小体、Howell-Jolly 小体及 Heinz 小体
血小板增多到什么程度需要治疗？	血小板计数 >100 万，大部分外科医生使用阿司匹林来治疗
引起脾静脉血栓形成的主要原因是什么？	胰腺炎
脾脏产生哪种调理素？	血清灭菌蛋白和特夫素（Tuftsin）
引起单纯性胃静脉曲张的原因是？	脾静脉血栓形成（常常为胰腺炎引起的）
脾静脉血栓引起的胃静脉曲张该如何治疗？	脾切除
哪些病人会出现脾功能降低？	溃疡性结肠炎患者
脾切除患者需要接种针对哪些细菌的疫苗？	肺炎球菌 脑膜炎球菌 B 型流血嗜血杆菌
什么是脾功能亢进？	脾脏功能过强 表现为三系降低（白细胞、红细胞、血小板） 脾脏增大（巨脾） 骨髓增生活跃（血液成分丢失引起的代偿性反应）
什么是巨脾？	增大的脾脏
什么是特发性血小板减少性紫癜（ITP）？	自身免疫反应引起的血小板破坏，导致出血和紫癜（90% 以上的患者为抗血小板 IgG 抗体）
引起 ITP 患者脾切除后改善不明显的最常见原因是什么？	漏掉了副脾

ITP 的 "4I" 指的是什么？	Immune etiology 免疫反应所致（IgG 抗血小板抗体）
	Immunosuppressive treatment 免疫抑制治疗（一开始使用类固醇）
	Immune globulin 免疫球蛋白
	Improvement with splenectomy 脾切除后改善（75% 的患者脾切除后血小板计数改善）
什么是 TTP？	血栓性血小板减少性紫癜 Thrombotic Thrombocytopenic Purpura
TTP 如何治疗？	血浆置换（脾切除是最后不得已的办法——很少采用）
门静脉高压患者查体时最常见的表现是什么？	巨脾

第 61 章　手术可纠正的高血压

手术可纠正的高血压指的是什么？	引起高血压的原因可以通过手术治疗
占所有高血压的比例是多少？	约 7%
哪些原因引起的高血压可以经手术纠正？	Cushing 综合征
	主动脉缩窄
	神经母细胞瘤 / 肿瘤
	颅内压增高
	Conn 综合征（原发性醛固酮增多症）
	甲旁亢 / 甲亢
	单侧肾实质性疾病
	肾动脉狭窄
	嗜铬细胞瘤

如何计算血压?	血压=血流量 × 阻力;所以增加流量、阻力或同时增加可以引起血压升高

第 62 章　软组织肉瘤和淋巴瘤

软组织肉瘤

软组织肉瘤是什么?	软组织肿瘤,起源于中胚层
Sarcoma(肉瘤)在希腊语中是什么意思?	"鱼肉"
肉瘤在哪个部位更常见:上肢还是下肢?	50% 的肉瘤见于四肢,下肢(大腿)发病率是上肢的 3.5 倍
肉瘤很常见吗?	占恶性肿瘤的 0.6%
诊断时的平均年龄是多少岁?	55 岁
危险因素有哪些?	放射 艾滋病(免疫抑制) 淋巴水肿 化学品暴露 各种综合征(如:Gardner/Li-Fraumeni)

说出以下组织来源的肉瘤名称:

脂肪	脂肪肉瘤
胃肠	**胃肠间质肿瘤 GastroIntestinal Stromal Tumor(GIST)**
肌成纤维细胞	恶性纤维组织细胞瘤
横纹肌	横纹肌肉瘤
血管内皮	血管肉瘤
成纤维细胞	纤维肉瘤

淋巴管	淋巴管肉瘤
外周神经	恶性神经鞘瘤或施万细胞瘤
AIDS	Kaposi 肉瘤
淋巴水肿	淋巴管肉瘤
有哪些症状和体征?	软组织肿块;压迫邻近组织引起疼痛,常常由于肿块受到小的创伤引起注意
肉瘤以哪种转移途径最常见?	血行转移(即:经血液循环发生转移)
哪个部位转移最常见,转移途径是什么?	肺,通过血行转移
术前需要做哪些检查?	胸部 X 线、± 胸部 CT、肝功能
成人最常见的 3 种恶性肉瘤是什么?	纤维组织细胞瘤(25%) 脂肪肉瘤(20%) 平滑肌肉瘤(15%)
儿童最常见的 2 种恶性肉瘤是什么?	横纹肌肉瘤(约 50%) 纤维肉瘤(20%)
哪种肉瘤最常转移至淋巴结?	恶性纤维组织细胞瘤
后腹膜最常见的肉瘤是哪种?	脂肪肉瘤
肉瘤局部侵犯有什么特点?	通常是沿着解剖层面侵犯,如筋膜、血管等
如何诊断?	影像学检查—MRI 在区分肿瘤组织和临近组织时比 CT 更好 肿块 <3cm:切除活检 肿块 >3cm:切取活检或粗针穿刺活检
什么是切除活检?	切除整个肿块送活检
什么是切取活检?	切取部分组织送检活检
如果怀疑肉瘤,切取活检的切口方向是怎样的?	纵向而不是横向,如果活检是阳性,可以沿原切口手术将肿瘤全部切除

什么是粗针穿刺活检?	粗针穿刺获取肿瘤中心组织(像土壤取样一样)
哪些因素决定肉瘤的组织学分级?	1. 分化程度 2. 核分裂数 3. 肿瘤坏死 1 级 = 分化良好 2 级 = 中度分化 3 级 = 分化很差

AJCC 对肉瘤的分期:

I 期	分化良好(1 级),不论大小,无淋巴结及远处转移
II A 期	<5cm,2 级或 3 级
II B 期	>5cm,2 级
III 期	淋巴结转移或 >5cm 且分级为 3 级
IV 期	远处转移
什么是假包膜,有什么重要意义?	为肉瘤的最外层部分,是受挤压的恶性细胞;显微镜下可以看到肿瘤细胞穿过假包膜侵犯临近组织结构—考虑到这点,手术时要切除更多的组织,不能像良性肿瘤那样仅做"剜除"
哪种因素和预后有关?	原发灶的**组织分级**
如何治疗?	手术切除加放疗(± 化疗)
切缘要保证多少的安全距离?	2cm(至少 1cm)
四肢肉瘤"保留肢体"手术指的是什么?	局部切除加放化疗,避免截肢
肺部转移时如何治疗?	如果是单个病灶可以行手术切除
随访时需要做哪些检查?	查体、胸部 X 线、复查原部位 CT/MRI 明确有无复发

乳腺癌腋淋巴结清扫后出现慢性淋巴水肿,并进一步恶变为淋巴管肉瘤,这叫什么综合征?	Stewart-Treves 综合征
哪种综合征和乳腺癌及软组织肉瘤相关?	Li-Fraumeni 综合征(P53 抑癌基因发生突变)

淋巴瘤

如何诊断?	颈部或腋窝淋巴结切除活检
哪一种细胞和霍奇金病的组织类型有关?	Reed-Sternberg 细胞
霍奇金病有哪四种组织学类型?	1. 结节硬化型(最常见;约占 50%) 2. 混合细胞型 3. 淋巴细胞为主型(预后最好) 4. 淋巴细胞消减型
霍奇金病在哪些情况下需要手术明确分期?	很少 大部分专家用 CT 扫描、PET 扫描、骨髓穿刺活检及其他直接的影像检查和活检
霍奇金病如何分期?	
Ⅰ期	单个淋巴结区域(记忆:I 期 =1 个淋巴结区域)
Ⅱ期	膈肌同侧 2 个或以上淋巴结区域(记忆:Ⅱ期≥2 个淋巴结区域)
Ⅲ期	膈肌上下均受累
Ⅳ期	广泛性和(或)播散侵犯
什么是 A 期霍奇金病?	无症状(记忆:A=Asymptomatic)
什么是 B 期霍奇金病?	有症状的:体重下降、发热、夜汗等(记忆:B=Bad)
"E"在分期上指的是什么?	淋巴结以外的地方受侵犯(E=Extralymphatic)

低分期和高分期分别如何治疗?	低分期 = 放疗 高分期 = 化疗
霍奇金病可以治愈的比例是多少?	约 80%

消化道淋巴瘤

什么是消化道淋巴瘤?	发生于消化道的非霍奇金淋巴瘤
胃淋巴瘤的危险因素有哪些?	幽门螺杆菌
有哪些症状 / 体征?	腹部疼痛、梗阻、消化道出血、消化道穿孔、乏力
小肠淋巴瘤该如何治疗?	手术切除,同时切除引流的淋巴结,然后行化疗
原发性消化道淋巴瘤最常发生在哪个部位?	胃 (66%)

第 63 章　皮肤病变

常见的皮肤癌症有哪几种类型?	1. 基底细胞癌 (75%) 2. 鳞状细胞癌 (20%) 3. 黑色素瘤 (4%)
最致命的皮肤癌症是哪种?	黑色素瘤
什么是恶性黑色素瘤?	"恶性"两个字是多余的! 所有的黑色素瘤都是恶性的!

鳞状细胞癌

什么是鳞状细胞癌?	发生于表皮细胞的癌症
最常见的发生部位是哪里?	头、颈和手

有哪些危险因素?	日晒、皮肤发白、慢性炎症、免疫抑制、着色性干皮病、砷剂
皮肤的癌前病变是什么?	光化性角化病
有哪些症状和体征?	凸起的、轻度色素沉着的皮肤病灶;溃疡／渗出;慢性结痂;发痒
如何诊断?	小病灶 - 切除活检 大病灶 - 切取活检
如何治疗?	小病灶(<1cm):切除,切缘距肿瘤0.5cm 大病灶(>1cm):切除,切缘距肿瘤1~2cm(大病灶可能需要皮瓣移植／皮肤重建)
发生转移的征象有哪些?	淋巴结肿大(切除受累的淋巴结)
什么是 Marjolin's 溃疡?	慢性炎症区域恶变成鳞状细胞癌(比如:慢性窦道、烧伤、骨髓炎)
预后怎样?	如果能全切则预后很好(95% 的治愈率);淋巴结阳性者大多死于转移性疾病
孤立性转移灶如何治疗?	手术切除

基底细胞癌

什么是基底细胞癌?	发生于表皮生发层细胞的癌症
有哪些危险因素?	日晒、白皮肤、放射、慢性皮炎、着色性干皮病
哪些部位最常见?	头、颈和手
有哪些症状／体征?	缓慢增长的皮肤肿块(慢性、鳞状);结痂;溃疡,伴或不伴色素沉积,被描述为"梨形"
如何诊断?	切除或切取活检

如何治疗?	手术切除,保留切缘距肿瘤 5mm(影响美观的区域 2mm)
转移的风险多大?	很低(局部复发)

其他

什么是表皮样囊肿?	良性的皮下囊肿,包含有表皮细胞(需要手术切除)和蜡状物质;临床上和皮脂腺囊肿难以区别
什么是皮脂腺囊肿?	充满皮脂(蜡状、糊状的物质)的良性皮下囊肿,是汗腺导管梗阻所致(需要将局部皮肤连同阻塞的汗腺一并切除);可能合并感染;比表皮样囊肿要少见
什么是光化性角化病?	日晒引起的皮肤癌前病变;外观是一个鳞状的皮肤病灶(手术切除可以降低 20% 的癌变风险)
什么是脂溢性角化病?	老年人良性色素病变;随访观察或手术切除(尤其是怀疑恶变时),刮除或局部用药
光化性角化病和脂溢性角化病的癌变可能性?	光化性角化病——癌前病变(20% 进展为癌症) 脂溢性角化病——良性病变
什么是皮肤的 Bowen 病?	原位鳞状细胞癌(手术切除就可以了)
什么是"Mohs"手术?	一种以 Mohs 医生命名的手术方法——反复地薄层切除皮肤,直到显微镜下提示切缘阴性——尽量减少不必要的皮肤切除(如:面部)

第 64 章　黑色素瘤

什么是黑色素瘤?	黑色素细胞恶变形成的肿瘤;黑色素细胞起源于神经嵴细胞
哪些人更容易患病?	金色/红色头发的白人、皮肤发白、雀斑、皮肤晒伤史、蓝/绿眼睛、光化性角化病 男性 > 女性
哪些部位最常见?	1. 皮肤 Skin 2. 眼睛 Eye 3. 肛门 Anus (记忆:SEA=Skin、Eye、Anus)
非裔美国人以什么部位最常见?	手掌、脚底(肢端雀斑样黑色素瘤)
哪些特征提示黑色素瘤?	通常是边界不规则、表面不平整、着色不均的色素病变 其他:色素病变颜色加深、出现卫星病灶、边缘不规则或表面凸起/凹陷、近期快速增大、表面溃烂或溃疡、皮肤瘙痒
什么是黑色素瘤的"ABCD"?	Asymmetry 不对称 Border irregular 边界不规则 Color variation 着色不均 Diameter>6mm & Dark lesion 直径>6mm 及深色病变
相关的危险因素有哪些?	18 岁前有严重的晒伤史、较大的先天性痣、家族史、种族(白人)、紫外线照射(太阳)、多发性非典型性痣
男女的发病部位有什么不同?	男性多见于躯干,女性多见于四肢

什么部位比较少见?	无皮肤区域,像女阴/阴道的黏膜、肛管直肠、眼睛脉络膜层
男性哪个部位最常见?	后背(33%)
女性哪个部位最常见?	腿(33%)
主要分为哪四种组织类型?	1. 表面扩散型 2. 恶性雀斑型 3. 肢端雀斑型 4. 结节型

解释以下术语:

表面扩散型黑色素瘤	阳光照射及未照射区域均可以发生;是黑色素瘤中**最常见**的类型(75%)
恶性雀斑型黑色素瘤	恶性细胞位于表浅层,多见于老年人的头或颈部 如果没有侵袭性,又叫"Hutchinson雀斑" 是侵袭性最低的类型,预后较好 占所有黑色素瘤的比例<5%
肢端雀斑型黑色素瘤	见于手掌、足底、甲下及黏膜 约占所有黑色素瘤的5%(是非裔美国人最常见的黑色素瘤类型,约占50%)
结节型黑色素瘤	垂直生长为主 病灶常常颜色很深 侵袭性最强/预后最差 约占所有黑色素瘤的15%
无黑色素型黑色素瘤	肿瘤起源于黑色素细胞,但缺乏色素
黑色素瘤最常见的类型是哪种?	表面扩散型黑色素瘤(约75%)
哪种黑色素瘤起源于Hutchinson雀斑?	恶性雀斑型黑色素瘤
什么是Hutchinson雀斑?	恶性雀斑型黑色素瘤呈放射性生长,没有垂直扩张(非侵袭性);多见于老年女性面部

分期

AJCC 对黑色素瘤是如何分
期的：

ⅠA	<1mm 没有溃疡
ⅠB	<1mm 伴有溃疡，或 1~2mm 没有溃疡
ⅡA	1~2mm 伴有溃疡或 2~4mm 没有溃疡
ⅡB	2~4mm 伴有溃疡或 >4mm 没有溃疡
ⅡC	>4mm 伴有溃疡
Ⅲ	淋巴结阳性
Ⅳ	远处转移

最常转移部位是哪里？	淋巴结(局部)
	远处：肺、肝、骨、心脏、脑
	比较特别的是黑色素瘤容易转移至小肠黏膜及远处皮肤
	脑转移是引起死亡的主要原因
转移途径是什么？	淋巴转移和血行转移
如何诊断？	切除活检(彻底切除)或大的病灶可以行切取活检(**注意**：早期诊断最重要)
削片活检有用吗？	没用
"前哨淋巴结"活检指的是什么？	在黑色素瘤周围将蓝色染料、放射性标记的胶样物质或一起注入；引流区域第一个显影的淋巴结就是"前哨淋巴结"，其病理结果可以反映该组淋巴结转移情况
什么时候应该行选择性淋巴结清扫？	具有争议——对于深度在 1~2mm 的可能有益，但没有证实；如果深度超过 1mm，通常会行前哨淋巴结活检
对于不同侵犯深度，手术切缘分别是多少？	

原位黑色素瘤	0.5cm 切缘
≤1mm 厚	1cm 切缘
1~4mm 厚	2cm 切缘
>4mm 厚	3cm 切缘
指端黑色素瘤该如何治疗?	截肢
可触及的转移淋巴结该如何治理?	淋巴结切除
和预后有关的因素有哪些?	侵犯深度及有无淋巴结转移是最重要的因素(表面扩散型黑色素瘤和恶性雀斑型黑色素瘤预后要好,因为它们水平生长的时间较长,容易早期发现;结节型预后最差,因为以垂直生长为主,早期发生转移)
黑色素瘤转移时需要做哪些检查?	查体、肝功能、胸部 X 线(根据具体情况行骨扫描 /CT/MRI)
小肠转移时该如何治疗?	手术切除防止出血 / 梗阻
哪种恶性肿瘤最有可能转移至小肠?	黑色素瘤
淋巴结转移时该如何手术治疗?	淋巴结切除
FDA 认证的辅助治疗药物是什么?	α-2b 干扰素(用于ⅡB/Ⅲ期肿瘤)
颅内转移无法切除时该如何治疗?	放疗
单纯肾上腺转移该如何治疗?	手术切除
单纯肺部转移该如何治疗?	手术切除
肛门黑色素瘤最常见的症状是什么?	出血
肛门黑色素瘤该如何治疗?	APR(腹会阴联合切除)或广泛切除(生存率较 APR 无差别,但局部控制更好)

转移时还有哪些实验性治疗方案?	1. 单克隆抗体治疗
	2. 化疗(如:达卡巴嗪)
	3. 疫苗
发生远处转移时的中位生存期是多少?	约 6 个月

第 65 章　外科重症监护

重症监护室(ICU)基础知识

ICU 的记录包括哪些内容?	按系统分: 神经系统(如:GCS、MAE、疼痛评分) 呼吸系统(如:机械通气参数) 目前生命体征(如:升压药、Swan 值) 消化系统(胃肠) 血液系统(血常规) 水电解质营养(如:生化、营养) 肾脏(如:尿量、尿素氮、肌酐) 切口及引流(如:体温、白细胞、抗生素) 评估 计划 (注意:每部分都还包括查体)
ICU 如何向上级医生汇报尿量?	24 小时尿量 / 夜间 / 最近 3 小时 = "24 小时尿量共 2000ml,其中夜间尿量 350ml,近 3 小时尿量分别为 45ml、35ml、40ml"
ICU 患者发热的可能原因有哪些?	中心静脉感染 肺炎 / 肺不张 泌尿系感染、脓尿症

	鼻窦炎
	深静脉血栓
	血栓性静脉炎
	药物热
	真菌感染、脑膜炎、伤口感染
	心内膜炎
导致 ICU 患者发生肺炎的细菌以哪种类型最常见？	革兰阴性杆菌
管理 ICU 患者时要考虑哪些方面？	营养
	镇痛
	镇静
	预防血栓
	床头抬高（预防肺炎）
	预防溃疡
	血糖控制

ICU 中你需要知道的公式和术语

什么是 CO？	心输出量（Cardiac Output）：心率 × 每搏量
正常 CO 是多少？	4~8L/min
哪些因素会增加 CO？	收缩力、心跳、前负荷增加；后负荷减少
什么是 CI？	心指数（Cardiac Index）：CO/ 体表面积
正常 CI 是多少？	2.5~3.5L/$(min \cdot m^2)$
什么是 SV？	每搏量（Stroke Volume）：心脏每跳动一次泵出的血量；简单说就是心室舒张期容积减去收缩期容积或 CO/心率
正常 SV 是多少？	60~100ml

什么是 CVP？	中心静脉压（Central Venous Pressure）：间接反映血管内容量
正常 CVP 是多少？	4~11
什么是 PCWP？	肺毛细血管楔压（Pulmonary Capillary Wedge Pressure）：间接反映左心房压力，可以估计血管内容量（左室充盈压）
正常 PCWP 值是多少？	5~15
什么是阴离子间隙？	$Na^+-(Cl^-+HCO_3^-)$
正常阴离子间隙是多少？	10~14
为什么阴离子间隙会增加？	未测定的阴离子由未测定的酸构成，和钠离子保持平衡
外科病人出现阴离子间隙增加的酸中毒原因有哪些？	饥饿 酗酒 乳酸酸中毒 尿毒症（肾衰） 酮症酸中毒
什么是 MODS？	多器官功能障碍综合征（Multiple Organ Dysfunction Syndrome）
什么是 SVR？	全身血管阻力（Systemic Vascular Resistance）： 　MAP-CVP/CO × 80
什么是 SVRI？	全身血管阻力指数（Systemic Vascular Resistance Index）：SVR/ 体表面积
正常 SVRI 值是多少？	1500~2400
什么是 MAP？	平均动脉压（Mean Arterial Pressure）：收缩压 +1/3（收缩压 - 舒张压） （注意：不是收缩压和舒张压的平均值，因为收缩压持续时间较舒张压要长）

什么是 PVR？	肺血管阻力（Pulmonary Vascular Resistance）：PA（平均值）–PCWP/CO×80（PA 是肺动脉压）
正常 PVR 值是多少？	100 ± 50
如何计算动脉血氧含量？	$Hb \times SaO_2 \times 1.34$
氧输送量的基本计算公式是怎样的？	CO× 氧含量
氧输送量的完整计算公式是怎样的？	$CO \times (1.34 \times Hb \times SaO_2) \times 10$
哪些因素可以增加氧输送量？	通过增加每搏量、心率提高心输出量；增加血红蛋白、氧饱和度提高氧含量
什么是混合静脉血氧饱和度？	SvO_2：简单说就是右心室或肺动脉内血液的氧饱和度；间接反映外周组织对氧气的需求
哪个实验室指标可以反映氧输送情况？	SvO_2（降低提示氧供不足）、乳酸（升高提示氧供不足）、pH（酸中毒提示氧供不足）、碱剩余
什么是 FENa？	钠排泄分数 Fraction Excretion of Sodium(Na^+)：$(U_{Na+} \times P_{Cr})/(P_{Na+} \times U_{Cr}) \times 100$
如何记忆 FENa 的计算公式？	记忆：You Need Pee（你想尿尿）=U(Urine)N(Na^+)P(Plasma)；$U_{Na+} \times P_{Cr}$ 作为分子，然后交换成 $P_{Na+} \times U_{Cr}$ 作为分母（Cr= 肌酐）
肾前性肾衰 FENa 值是多少？	<1.0；肾血流不足引起的肾衰竭（如：心源性、低血容量性、动脉阻塞等）

急性肾衰竭的实验室指标

尿素氮：肌酐

肾前性？	>20：1

急性肾小管坏死?	<20∶1
FENa:	
肾前性?	<1
急性肾小管坏死?	>1
尿渗透压	
肾前性?	>500
急性肾小管坏死?	<350
尿 Na^+	
肾前性?	<20
急性肾小管坏死?	>40
尿比重	
肾前性?	>1.020
呋塞米的作用持续多久?	6 小时
流量/压力/阻力的计算公式是什么?	压力 = 流量 × 阻力
酸碱的"10 与 0.08 规律"是什么?	$PaCO_2$ 每增加 10mmHg,pH 值下降 0.08
氧饱和度中"40、50、60 与 70、80、90 规律"指的是什么?	40、50、60 的 PaO_2 大致和 70、80、90 的氧饱和度一致
鼻导管吸氧情况下流量每增加 1L,FiO_2 可以提高多少?	约 3%
什么是单纯性呼吸性酸中毒?	低 pH 值(酸中毒)、$PaCO_2$ 增加、碳酸盐正常
什么是单纯性呼吸性碱中毒?	高 pH 值(碱中毒)、$PaCO_2$ 降低、碳酸盐正常
什么是单纯性代谢性酸中毒?	低 pH 值、碳酸盐降低、$PaCO_2$ 正常
什么是单纯性代谢性碱中毒?	高 pH 值、碳酸盐升高、$PaCO_2$ 正常
以下情况机体如何代偿:	
呼吸性酸中毒	碳酸氢盐升高

呼吸性碱中毒	碳酸氢盐降低
代谢性酸中毒	$PaCO_2$ 下降
代谢性碱中毒	$PaCO_2$ 上升
MOF 指的是什么？	多器官功能衰竭 Multiple Organ Failure
SIRS 指的是什么？	全身炎症反应综合征 Systemic Inflammatory Response Syndrome

外科 ICU 用药

多巴胺

不同剂量的作用：

低剂量 1~3μg/(kg·min)	++ 多巴胺受体；**扩张肾脏血管**（又叫：多巴胺肾性剂量）
中间剂量 4~10μg/(kg·min)	+α_1,++β_1；增强收缩力及部分血管收缩作用
高剂量 >10μg/(kg·min)	+++α_1 激动剂；收缩小动脉,后负荷明显增加
"肾性剂量"可以缓解肾衰吗？	不可以

多巴酚丁胺

| 作用于哪些部位？ | +++β_1,++β_2 |
| 有什么作用？ | 增强收缩力；升高心率；**降低外周血管阻力** |

异丙肾上腺素

| 作用于哪些部位？ | +++β_1 及 β_2 受体激动剂 |
| 有什么作用？ | 增强收缩力；升高心率；(+ 扩张骨骼肌和肠系膜血管) |

肾上腺素

| 作用于哪些部位？ | ++α_1 及 α_2、++++β_1 及 β_2 受体激动剂 |

有什么作用?	增强收缩力;升高心率
大剂量时有什么作用?	血管收缩

去甲肾上腺素

作用于哪些部位?	+++α_1 及 α_2、+++β_1 及 β_2 受体激动剂
有什么作用?	增强收缩力;升高心率;++ 升高血压
大剂量时有什么作用?	强烈收缩血管

加压素

有什么作用?	血管收缩(增加平均动脉压、外周血管阻力)
哪些情况可以用?	低血压时,尤其是对血管活性药物无效时(低剂量静注 0.01~0.04U/min)或高级生命支持时弹丸式注射(40U)

硝酸甘油

作用于哪些部位?	+++ 扩张静脉,+ 扩张动脉
有什么作用?	增加外周静脉容量,降低前负荷,扩张冠状动脉血管

硝普钠

作用于哪些部位?	+++ 扩张静脉,+++ 扩张动脉
有什么作用?	降低前负荷和后负荷(快速控制血压)
主要毒性反应是什么?	氰化物中毒

重症监护生理

解释以下术语:

前负荷	使心肌伸展至舒张末容量(舒张末压)的负荷 = 血管内容量
后负荷	心脏向外泵血遇到的负荷或阻力 = 血管张力 = 外周血管阻力

收缩性	心肌收缩的力量
顺应性	前负荷引起心脏扩张的能力
什么是 Frank-Starling 曲线？	在一定范围内，心输出量随着前负荷增加而增加
Starling 曲线斜率有什么意义？	提示前负荷对心输出量的影响程度
血氧含量的影响因素有哪些？	血氧含量主要由氧合的血红蛋白决定；因此，血氧含量主要和血红蛋白浓度及氧饱和度相关；溶解于血浆内的氧气作用很小
哪些因素影响混合静脉血氧饱和度？	氧气输送量（血红蛋白浓度、动脉氧饱和度、心输出量）及外周组织对氧的**摄取**
哪个指标是基于有氧代谢向无氧代谢转化来评估组织缺血的？	血清乳酸浓度

解释以下术语：

死腔	吸入的空气无法进行气体交换（比如：大气道内气体 / 气管插管没有毛细血管包绕）
分流	部分肺静脉血没有参加气体交换
哪些因素可以增加死腔？	过度通气（肺气肿、PEEP 过高）或灌注不足（肺栓塞、低心输出量、肺动脉痉挛）
分流比例高时，增加吸氧浓度对动脉氧分压有什么作用？	分流比例高时（>50%），改变吸氧浓度不会影响动脉氧分压，因为与氧气接触的血液已经达到最大氧合能力；所以增加吸氧浓度对氧分压没有意义（要降低吸氧浓度以防止氧中毒）
什么是 ARDS？	急性呼吸窘迫综合征（Acute Respiratory Distress Syndrome）；肺炎引起呼吸功能衰竭

诊断 ARDS 的 3 个指标?	"CXR" Capillary wedge Pressure 肺毛细血管楔压 <18 X-ray 胸部 X 线提示双侧浸润性改变 Ratio 比值:PaO_2 / FiO_2 <300(又叫 P/F 比值)
ARDS 如何分级:	
轻度?	P/F 比值 200~300
中度?	P/F 比值 100~200
重度?	P/F 比值 ≤100
ARDS 患者胸部 X 线有什么表现?	双侧毛玻璃样浸润性改变
如何记忆 PaO_2/ FiO_2 比值或 P/F 比值?	记忆:"PUFF 泡芙" 比值 =PF 比值 = PaO_2 / FiO_2
氧浓度多少时会发生氧中毒?	FiO_2>60%,连续超过 48 小时;因此,任何时候记住保持 FiO_2 在 60% 以下
如何设置机械通气参数可以降低 ARDS 死亡率?	低潮气量(<6ml/kg)及平台压 <30
引起二氧化碳蓄积的主要原因是什么?	低通气、死腔增加、二氧化碳产生增加(见于高代谢状态)
高碳酸血症病人为什么饮食 /TPN 中要减少碳水化合物比例?	呼吸商是 CO_2 产生和 O_2 消耗的比例,碳水化合物要高(1.0),脂肪最低(0.7)

血流动力学监测

为什么危重病人需要行有创动脉血压监测?	因为需要频繁测定血压、袖带血压计频繁测量后不准确、低血压时袖带血压计不准确、动脉血气监测 / 化验监测的需要

Swan-Ganz 导管可以测量哪些压力 / 数值?

CVP、肺动脉压、PCWP、CO、PVR、SVR、混合静脉血氧饱和度

说出 Swan-Ganz 各个波形有什么意义?

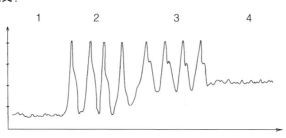

1. CVP/ 右心房
2. 右心室
3. 肺动脉
4. 楔压

PCWP 是什么的缩写?

肺毛细血管楔压 Pulmonary Capillary Wedge Pressure

PCWP 又叫什么?

楔压、肺动脉阻塞压 (PAOP)

PCWP 指的是什么?

球囊阻塞肺动脉后测量的肺毛细血管压力,由于肺血管没有瓣膜,所以该压力等于左心房内压力

左房压力基本和左室舒张末压相等;因此可以反映心脏前负荷及血管内容量

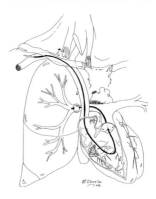

PCWP 主要用于什么情况？	间接测量前负荷 = 血管内容量
使用 Swan-Ganz 导管可以减少 ICU 病人死亡率吗？	不可以

机械通气

什么是通气？	气体通过肺部；通过测量 PCO_2 监测
什么是氧和？	氧气输送至肺泡；通过测量氧饱和度和 PO_2 监测
如何增加通气以减少 PCO_2？	增加呼吸频率 增加潮气量（分钟通气量）
什么是分钟通气量？	每分钟通过肺的气体量（潮气量 × 呼吸频率）
什么是潮气量？	每次呼吸进入肺内的气体量；机械通气时一般为 6~8ml/kg
通气和氧和有关系吗？	基本没有；氧饱和度 100% 时 PCO_2 可以为 150；氧饱和度根本不能反映 PCO_2 情况（关键！）
如何提高机械通气患者的 PO_2（氧和）？	增加 FiO_2 增加 PEEP
如何降低机械通气患者的 PCO_2？	增加呼吸频率 增加潮气量（即：增加分钟通气量）
描述以下通气模式：	
IMV	间歇指令通气：按一定的频率间断行指令通气；超过设定频率时病人也可以自己呼吸，无需呼吸机帮助
SIMV	同步间歇指令通气：由病人的呼吸触发的 IMV 模式，如果没有呼吸触发，则呼吸机按设定的频率进行通气
A-C	辅助 - 控制通气：病人呼吸触发后完成一次通气，或者如果病人没有呼吸，

呼吸机"辅助"病人按照预先设定的频率完成通气

和 IMV 模式相反,这种模式下的呼吸全是呼吸机完成的

CPAP	持续正压通气:呼吸机持续性(吸气和呼气时)给予正压通气,没有容量控制通气(病人自己呼吸)
PSV	压力支持通气:**吸气相一开始**就给予压力支持,通过克服呼吸循环通路阻力来减少患者吸气做功
APRV	气道压力释放通气:气道内压力从高水平间断释放至低气道压力(时间很短)
HFV	高频通气:小潮气量快速通气

低血容量或肺顺应性差时,正压通气有什么后果?　静脉回流及心输出量均降低

什么是 PEEP?　呼气末正压(Positive End Expiration Pressure):呼气末维持气道内正压;维持肺泡开放

什么是生理性 PEEP?　$5cmH_2O$ 的 PEEP;被认为是接近非插管病人声门关闭时引起的压力

增加 PEEP 有什么副作用?　气压伤(气道损伤 = 气胸),前负荷下降引起心输出量下降

呼吸机初步设置一般是怎样:

模式?	间歇指令通气
潮气量?	6~8ml/kg
呼吸频率?	10 次 / 分
FiO_2?	100% 然后逐渐下降
PEEP?	$5cmH_2O$

在此基础上,根据血气分析结果调整参数

正常 I∶E(吸呼比)是多少?	1∶2
什么时候使用反比通气(如∶ I∶E 为 2∶1 或 3∶1)?	肺顺应性差患者增加吸气时间,让肺泡复张
什么时候延长 I∶E(如∶I∶E 为 1∶4)?	COPD,使肺泡彻底排气(防止"重叠呼吸")
临床哪些情况会引起气道阻力升高?	气道或气管内插管梗阻、支气管痉挛、ARDS、痰栓、充血性心衰(肺水肿)
PEEP 有什么优点?	防止肺泡塌陷和闭锁,增加气体交换,增加肺顺应性,减少分流
PEEP 有什么缺点?	降低心输出量,尤其是低血容量患者;高 PEEP 会减少气体交换、降低肺顺应性、引起液体潴留、颅内压增高、导致气压伤
病人拔管前需要评估哪些指标?	病人神志清楚并能够保护气道,气体交换(PaO_2>70、$PaCO_2$<50),潮气量(>5ml/kg),分钟通气量(<10L/min),吸气末负压(<-20cmH₂O 或更低),FiO_2≤40%,PEEP 5,PH>7.25,呼吸频率<35,Tobin 指数<105
留置鼻胃管或经鼻气管插管的患者发热时要考虑什么?	鼻窦炎(鼻窦 CT 可以确诊)
血气"35~45"指的是什么	正常值: pH=7.35~7.45 PCO₂=35~45
哪些药物可以经气管内给药?	纳洛酮 阿托品 血管加压素 肾上腺素 利多卡因
气道压↑且尿量↓时要考虑什么情况?	1. 张力性气胸 2. 腹腔间隔室综合征

第66章　血管外科

动脉粥样硬化指的是什么?	发生于动脉的弥漫性疾病;在内膜和中膜内层内形成动脉粥样硬化斑块,包含胆固醇和脂质,常伴随有溃疡和平滑肌细胞增生
一般认为动脉粥样硬化是怎样发生的?	内膜损伤→血小板粘附→生长因子释放→平滑肌增生/斑块沉积
危险因素有哪些?	高血压、**吸烟**、糖尿病、家族史、高胆固醇血症、高低密度脂蛋白、肥胖、久坐的生活方式
动脉斑块以哪些部位最常见?	分叉点(颈动脉分叉)、血管固定的部位(Hunter管内的股浅动脉)
动脉搭桥手术成功需要哪些前提条件?	1. 流入道(如:主动脉通畅) 2. 流出道(如:腘动脉远端通畅) 3. 径流血管通畅(如:三分叉至足部的血管通畅)
确保血管外科手术安全的主要原则是什么?	确保手术部位血管的**近端**和**远端**都通畅!
"POTTS"血管是什么意思?	将血管阻断带绕血管两圈,如果拉紧的话就可以阻断血管
移植血管和病变动脉吻合时进针的方向是怎样的?	病变动脉从管腔由"内到外"进针,这样有助于**固定斑块**,移植血管从管腔由"外到内"进针
动脉分为哪三层?	1. 内膜 2. 中膜 3. 外膜
血管自身如何供血?	血管的滋养血管

什么是真性动脉瘤?	扩张部分包括血管壁完整三层结构(>2 倍正常管腔直径)
什么是假性动脉瘤?	扩张部分并没有完全包含三层血管壁(如:纤维素覆盖的血肿),通常和血管腔相通,血液在假性动脉瘤内形成湍流
什么是血管内修复?	先在动脉内插入一根导管,然后在管腔内置入人工材料

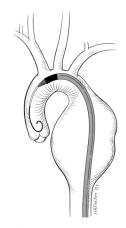 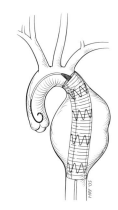

外周血管疾病

说出以下血管名称:

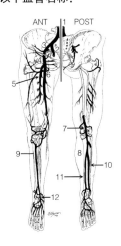

1. 主动脉
2. 髂内动脉
3. 髂外动脉
4. 股总动脉
5. 股深动脉
6. 股浅动脉
7. 腘动脉
8. 三分叉
9. 胫前动脉
10. 腓动脉
11. 胫后动脉
12. 足背动脉

如何记忆造影时膝关节以下血管的走行方向？	按"LAMP 灯"记忆 Lateral Anterior tibial 外侧为胫前动脉 Medial Posterior tibial 内侧为胫后动脉
什么是外周血管疾病（PVD）？	发生于下肢的动脉粥样硬化闭塞性征
下肢动脉粥样硬化闭塞最常见的部位是哪里？	股浅动脉经过 Hunter 管的部位
外周血管疾病有哪些症状？	间歇性跛行、静息痛、阳痿、感觉运动功能障碍、组织坏死
什么是间歇性跛行？	下肢疼痛、痉挛或两者都有，多见于腓肠肌，行走一定距离后发生；疼痛/痉挛在休息一定时间后得到缓解；这种情况反复发生
什么是静息痛？	足部疼痛，常发生在足趾远端；这种疼痛在休息的时候出现（一般在晚上，病人被痛醒）
怎样缓解静息痛？	坐在床边将脚下垂或站立；靠重力使缺血部位获得更多血液
如何鉴别血管性跛行和非血管性跛行，比如神经源性跛行或关节炎？	病史（大部分患者）及无创性检查；记住，血管性跛行在行走一定距离后出现，休息一定时间后又能缓解（和其他原因引起的跛行不一样）
下肢跛行需要和哪些疾病鉴别？	神经源性跛行（如：神经卡压/椎间盘）、关节炎、主动脉狭窄、腘动脉综合征、慢性间隔室综合征、神经瘤、贫血、糖尿病神经病变
外周血管疾病有哪些征象？	无脉、杂音、肌肉萎缩、毛发减少、指甲增厚、组织坏死/溃疡/感染

外周血管疾病性溃疡和静脉淤积引起的溃疡发生部位有什么不同？	外周血管疾病性溃疡——多发生于脚趾/足 静脉淤积性溃疡——内踝
是什么 ABI？	踝肱指数（Ankle to Brachial Index）；足踝部的收缩压和肱动脉部位收缩压比值；足踝部的血压是用多普勒超声测定的；ABI 指数的测定是无创的
正常、跛行、静息痛相对应的 ABI 是多少？	正常 ABI≥1.0 跛行 ABI<0.6 静息痛 <0.4
哪些人 ABI 值可能有错？	动脉发生钙化的病人，尤其是合并糖尿病的患者
什么是 PVR？	脉搏容量记录（Pulse Volume Recording）；下肢脉搏波形反映每次心跳泵入下肢的血流量 波形大时提示侧支血供良好 （是用袖带测量的无创检查）
慢性外周血管疾病术前需要做什么检查？	动脉造影（血管内注入造影剂然后行 X 线检查）明确病变部位，以选择最佳治疗方案（如：血管成形/旁路手术/内膜剥脱） 是外周血管疾病诊断的金标准
如何床旁护理外周血管疾病患者？	1. 羊毛皮（放脚后跟较好） 2. 足部支架（保证床单、毯子不接触足部） 3. 润肤露防止皮肤皲裂，皮肤裂开进一步发展可形成溃疡
外周血管疾病的手术适应证有哪些？	严重间歇性跛行，保守治疗无效，严重影响日常生活（如：因为跛行无法正常工作）

	组织坏死
	感染
	静息痛
跛行如何治疗?	大部分采用保守治疗,包括运动、戒烟、治疗高血压、饮食、阿司匹林、用或不用己酮可可碱
阿司匹林有什么作用?	抑制血小板(抑制环氧合酶,抑制血小板聚集)
己酮可可碱有什么作用?	增加红细胞的变形能力
间歇性跛行患者肢体坏死的风险是多少?	5% 在 5 年坏死(记忆:5%=5 年) 10% 在 10 年坏死(记忆:10%=10 年)
静息痛者肢体坏死的风险是多少?	超过 50% 的患者将来需要截肢
外周血管病患者手术后需要关注什么?	心脏功能情况,因为大部分外周血管病患者合并冠脉疾病 约 20% 的患者合并有腹主动脉瘤(AAA) 心梗是引起外周血管病术后死亡的最常见原因
什么是 Leriche 综合征?	腹主动脉分叉部位阻塞引起的双侧间歇性跛行、阳痿、腿部肌肉萎缩 记忆 "CIA" 中央情报局: 　Claudication 跛行 　Impotence 阳痿 　Atrophy 萎缩
严重的外周血管病治疗方案有哪些?	1. 旁路手术 2. 血管成形——球囊扩张 3. 内膜剥脱——切除病变血管的内膜及中膜 4. 手术补片成形术(狭窄处放置补片)

什么是股 - 腘旁路手术?

股浅动脉闭塞时行连接股动脉和腘动脉的旁路手术

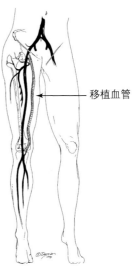

移植血管

什么是股 - 远端血管旁路手术?

连接股动脉和远端动脉(腓动脉、胫前动脉、胫后动脉)的旁路手术

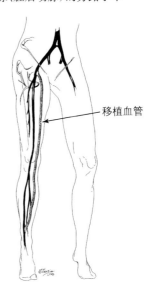

移植血管

哪种移植材料的通畅率最高？	自体静脉
什么是"原位"静脉移植血管？	大隐静脉基本保留在原位，结扎侧支，剪掉或用瓣膜刀破坏静脉瓣；如果静脉反转则可以直接用，瓣膜不会造成问题
膝关节以上股 - 腘旁路手术用哪种移植材料？	静脉或 Gortex 材料的移植物；静脉通畅性更好
膝关节以下股 - 腘旁路手术或者股 - 远端血管旁路手术用哪种移植材料？	必须用静脉移植物；人工材料发生血栓的概率过高
什么是干性坏疽？	组织发生干性的坏死，没有感染征象（"木乃伊"）
什么是湿性坏疽？	湿性的坏死组织，有感染征象
什么是蓝趾综合征？	由于近端动脉微小斑块脱落引起栓塞，引起间歇性脚趾(或手指)疼痛 / 颜色发蓝

下肢截肢

手术指征有哪些？	不可逆性缺血(血管重建没有希望)及无法重建血管的组织坏死、严重感染、严重疼痛，或病人不愿意行旁路手术
描述以下截肢平面：	1. 膝关节以上截肢 2. 膝关节以下截肢 3. 赛姆斯截肢 4. 经跗骨截肢 5. 经趾骨截肢

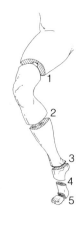

什么是 Ray 截肢术?	切除趾骨和跖骨头

急性动脉闭塞

什么是急性动脉闭塞?	突发的动脉闭塞,常由于栓塞所致;其他原因包括动脉粥样硬化病灶血栓形成、血管创伤
急性动脉闭塞典型的症状/征象有哪些?	6 个 "P" Pain 疼痛 Paralysis 运动障碍 Pallor 苍白 Paresthesia 感觉异常 Polar 低皮温 Pulseless 无脉
典型的栓塞导致动脉闭塞引起的疼痛有什么特点?	急性发病;病人可以很准确的告诉你疼痛发生的具体时间/地点
术前需要如何急诊处理?	1. 静脉注射肝素抗凝(首次弹丸剂量后持续静脉输注) 2. 动脉造影
栓子来源于哪里?	1. 心脏——85%(如:房颤引起的血栓,坏死的心肌、心内膜炎、黏液瘤上形成的血栓) 2. 动脉瘤 3. 动脉粥样硬化性斑块(动脉粥样硬化性闭塞)
导致心脏栓子形成最常见的原因是什么?	房颤
最常见的栓塞部位是哪里?	股总动脉(股浅动脉是动脉粥样硬化性闭塞最常见部位)
诊断性检查有哪些?	1. 动脉造影 2. ECG(明确有无心梗/房颤) 3. 心动超声(+/−)明确有无血栓形成、心梗、瓣膜赘生物

如何治疗？	直接切开取栓或 Fogarty 导管取栓(取栓失败时才考虑行旁路手术)
什么是 Fogarty？	Fogarty 球囊导管——尖端带有球囊的导管,可以充满生理盐水;用于取栓
如何使用 Fogarty 导管？	将导管尖端未充水的球囊通过栓子,然后将球囊充满水,并将导管往外拉出,球囊将栓子一起带出来
12F 的 Fogarty 导管直径有多少 mm？	很简单:F 值除以 π 或 3.14 就是直径 mm 数;所以 12F 的导管直径是 12/3=4mm
术后再灌注需要注意什么？	**筋膜室综合征**、高血钾、肾衰竭、肌红蛋白尿、心梗
什么是筋膜室综合征？	腿(小腿)被筋膜分隔成很多个腔室;再灌注后引起组织发生肿胀,腔室内压力升高,引起毛细血管血流减少、缺血及肌细胞坏死;腔室内压力达到 30mmHg 后就可以发生肌肉坏死
筋膜室综合征有哪些症状/体征？	典型征象包括疼痛,尤其是在脚被动屈/伸时,运动障碍,感觉异常及苍白;大部分病人的脉搏是存在的,因为收缩压远高于发生该综合征时的 30mmHg
患者脉搏正常时可以发生筋膜室综合征吗？	可以
如何诊断？	病史/怀疑,间隔室测压
筋膜室综合征如何治疗？	双侧小腿筋膜切开,打开小腿的四个腔室

腹主动脉瘤

又叫什么？	AAA,或 3A

什么是腹主动脉瘤?	腹主动脉扩张(超过正常管径的 1.5~2 倍),形成一个真性动脉瘤

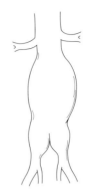

男女发病比例是多少?	约为 6∶1
到目前为止,哪些人群发病率最高?	男性白种人
最常见的原因是什么?	95% 由于**动脉粥样硬化**;5% 是由于炎症
哪个部位最常见?	肾血管以下(95%)
发病率是多少?	60 岁以上成人发病率为 5%
AAA 同时合并外周血管病的比例是多少?	20%
有哪些危险因素?	动脉粥样硬化、高血压、吸烟、男性、高龄、结缔组织病
有哪些症状?	大部分 AAA 没有症状,大部分是在医生常规查体时发现的;其他的表现为无法描述的上腹部不适或背部及腹部疼痛
睾丸疼痛这一症状对 AAA 有什么意义?	提示在后腹膜破裂并牵拉输尿管,放射性引起睾丸疼痛
破裂的危险因素有哪些?	动脉瘤越大风险越大,COPD,高血压,近期快速变大,有症状者

破裂的征象有哪些?	AAA 破裂的典型三联征: 1. 腹部疼痛 2. 搏动性腹部包块 3. 低血压
AAA 每年增长多少?	平均每年约 3mm(大血管瘤较小的增长要快)
为什么大的动脉瘤较小的更容易破,并且增长更快?	可能是由于 Laplace 法则(壁张力 = 压力 × 直径)
每年不同直径的 AAA 破裂风险是多少?	<5cm=4% 5~7cm=7% >7cm=20%
其他破裂的危险因素有哪些?	高血压、吸烟、COPD
主动脉分叉部在哪个水平?	肚脐水平;所以 AAA 检查时在需要在剑突和肚脐之间触诊
需要和哪些疾病鉴别?	急性胰腺炎,主动脉夹层,肠系膜缺血,心梗,溃疡穿孔,憩室、肾绞痛等
诊断性检查有哪些?	临床上可以用超声随诊 AAA;其他检查包括增强 CT 及动脉造影;动脉造影可以评估官腔通畅程度及髂血管 / 肾血管有无受累
动脉造影有什么缺点?	AAA 常有大的附壁血栓,由于造影只能看到管腔,会造成直径小的假象
腹部 X 线上 AAA 有什么表现?	动脉瘤壁上钙化,侧位时更清楚(又叫"蛋壳样"钙化)
手术修补 AAA 的指征有哪些?	AAA 直径超过 5.5cm,如果病人没有绝对的手术禁忌;另外破裂的 AAA、快速增大的 AAA、有症状 / 斑块血栓脱落

如何治疗?	1. 人造血管植入,血管内血栓去除后,将动脉瘤外膜包绕人造血管;**如果怀疑破裂,要立即行剖腹探查;没有时间做诊断性检查**

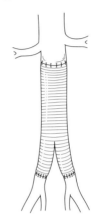

2. 血管内修复

什么是血管内修复?	导管经股动脉行血管内修复
为什么将人造血管用主动脉壁包绕?	降低肠子和人造血管之间发生瘘的概率
AAA 患者发生髂动脉严重闭塞或髂动脉瘤时该如何处理?	主 - 髂或主 - 双侧股动脉人造血管替代(分叉人造血管)
如果病人出现腹痛 / 搏动性腹部包块及低血压该如何治疗?	送病人去**手术室**,急诊行 AAA 修补术
如果病人既往有 AAA 病史,新发腹部及背部疼痛时该怎么处理?	CT 扫描: 1. 渗漏——直接去手术室 2. 没有渗漏——择期行修补术
以下类型 AAA 治疗的死亡率是多少?	
择期?	良好;<4% 的手术死亡率
破裂?	约 50% 的手术死亡率

AAA 择期修补术后发生死亡的主要原因是什么?	心梗
引起 AAA 的其他原因有哪些?	炎症性(结缔组织病),霉菌病(用词有误,因为大部分是细菌引起的,不是真菌)
正常主动脉平均直径是多少?	2cm
可能出现的手术并发症有哪些?	心梗、动脉粥样硬化栓塞、低血压、急性肾衰竭(尤其是动脉瘤累及肾动脉时)、输尿管损伤、出血
为什么 AAA 修补时要注意结肠缺血?	因为术中 IMA 常受累;如果侧支循环差,则病人会出现结肠缺血
结肠缺血有哪些表现?	粪便潜血阳性,或直肠指检指套有亮红色血液,腹泻,腹痛
结肠缺血时如何诊断?	结肠镜
结肠缺血发生在术后什么时候?	通常在术后 1 周
结肠缺血引起的乙状结肠坏死该如何治疗?	1. 手术切除坏死的结肠 2. 做 Hartmann 袋或黏膜瘘 3. 结肠造瘘
同时出现上消化道和下消化道出血时可能是什么并发症?	主动脉肠瘘(主动脉和十二指肠之间形成瘘)
其他术后并发症有哪些?	阳痿(交感神经损伤)、逆行射精、主动脉静脉瘘(和 IVC 相通)、移植物感染、**前脊髓综合征**
什么是前脊髓综合征?	典型表现为: 1. 截瘫 2. 膀胱 / 肠道功能障碍 3. 受累平面以下痛 / 温觉消失 4. **本体感觉保留**
前脊髓综合征时是哪根血管受累?	Adamkiewicz 动脉——供应脊髓前部

引起移植物感染的最常见原因是什么？	1. 金黄色化脓性葡萄球菌 2. 金黄色表皮葡萄球菌（通常较晚）
移植物感染伴有主动脉肠瘘时该如何治疗？	行解剖外旁路手术，切除移植的血管
什么是解剖外旁路移植物？	腋股旁路移植物——移植血管不是一个正常的血管走行途径；通常是从腋动脉到一侧股动脉，然后再到另一侧股动脉（股股旁路）

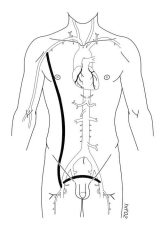

什么是血管内修复？	经皮在 AAA 近段和远端之间放入支架（通常经腹股沟）；创伤更小；远期预后不确定

AAA 修补术中常见的提问

哪根静脉横跨 AAA 近端颈部？	肾静脉（左）
哪部分小肠在 AAA 前面跨过？	十二指肠
哪根大静脉走行在 AAA 的左侧？	IMV
哪根大动脉起源于 AAA 中部并走行在其左侧？	IMA

哪根静脉在右侧髂总动脉后方走行?	左髂总静脉
哪根肾静脉更长?	左侧

肠系膜缺血

慢性肠系膜缺血

什么是慢性肠系膜缺血?	小肠血管长期闭塞引起的慢性小肠缺血;大部分由于动脉粥样硬化所致;由于有广泛的侧支循环,故通常累及2支或更多的血管
有哪些症状?	体重下降,餐后疼痛,由于进食后疼痛导致焦虑 / 害怕进食,± 粪便隐血,± 腹泻 / 呕吐
什么是"肠道绞痛"?	进食后由于肠道缺血引起的疼痛
有哪些征象?	腹部可以听到血管杂音
如何诊断?	动脉造影、多普勒、MRA
肠道供血来源于哪里?	1. 腹腔干动脉 2. SMA 3. IMA
动脉造影上有什么典型表现?	三支系膜动脉中有两支闭塞,第三支有动脉粥样硬化斑块狭窄
治疗方法有哪些?	旁路手术、血管内膜剥脱、血管成形、支架

急性肠系膜缺血

什么是急性肠系膜缺血?	突发的小肠急性缺血
病因有哪些?	1. 心脏来源的栓子引起的**栓塞** 2. 系膜动脉粥样硬化斑块**急性血栓形成**

引起心源性血栓的原因有哪些?	房颤、心梗、心肌病、瓣膜病 / 心内膜炎、机械瓣膜
哪种药物和急性肠系膜缺血有关?	洋地黄类药物
栓子容易进入哪根血管?	SMA
急性肠系膜缺血时有哪些症状 / 体征?	严重疼痛——典型表现为"**疼痛程度和查体不符**",肠坏死前没有腹膜炎体征,呕吐 / 腹泻 / 大便次数多,± 粪便隐血
急性肠系膜缺血时典型的三联征是什么?	1. 急性腹痛 2. 呕吐 / 腹泻或两种兼有 3. 房颤或其他心脏病史
诊断的金标准是什么?	肠系膜动脉造影
肠系膜动脉栓塞如何治疗?	Fogarty 导管取栓术,切除坏死的小肠,保留临近缺血状态的边缘肠管,必要时在 24~72 小时后再次行二次腹腔镜探查
急性血栓形成时如何治疗?	进入手术室前持续经动脉导管给予血管扩张剂罂碱,大部分外科医生会在腹腔干上方行腹主动脉和肠系膜动脉的搭桥或血管内膜剥脱术;肠切除 / 必要时二次手术探查

正中弓状韧带综合征

什么是正中弓状韧带综合征?	由于正中弓状韧带压迫腹腔干引起腹腔干狭窄,导致肠系膜缺血
正中弓状韧带由什么组成?	膈肌裂孔旁的纤维
有哪些症状?	餐后疼痛、体重下降
有哪些体征?	大部分病人有腹部杂音
如何诊断?	动脉造影

| 如何治疗? | 手术松解弓状韧带 |

颈部血管疾病

解剖

说出以下解剖结构名称:

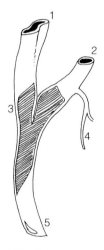

1. 颈内动脉
2. 颈外动脉
3. 颈动脉球
4. 甲状腺上动脉
5. 颈总动脉

(阴影区域:斑块形成最常见的部位)

| 有哪些症状/体征? | 一过性黑矇、TIA、RIND、CVA |

解释以下术语:

一过性黑矇	暂时性单眼失明("闭幕"):微小栓子栓塞视网膜动脉;是 TIA 的一个例子
TIA	短暂性脑缺血发作 Transient Ischemic Attachment:局灶性神经功能缺损症状,24 小时内缓解
RIND	可逆性缺血性神经功能障碍 Reversible Ischemic Neurologic Deficit:一过性神经功能障碍(不是永久的后遗症),持续 24~72 小时

CVA	脑血管意外 Cerebral Vascular Accident (脑卒中)：神经功能缺损，伴永久性脑损伤
TIA 患者发生 CVA 的风险是多少？	每年约 10%
无创的评估颈动脉疾病的方法是什么？	颈动脉超声 / 多普勒：可以明确大体部位及狭窄程度
评估颈动脉疾病金标准是什么？	动脉造影
颈动脉狭窄如何手术治疗？	颈动脉内膜剥脱（CEA)：切除病变血管的内膜和中膜，通常需要使用转流管
无症状患者什么时候可以考虑行 CEA？	颈动脉狭窄 >60%（如果狭窄 >80% 则获益最大）
有症状患者（CVA/TIA/RIND）什么时候可以行 CEA？	颈动脉狭窄 >50%
有症状患者在 CEA 术前除了动脉造影外还需要做什么检查？	头部 CT
对于双侧高度狭窄、无症状且是右利手的患者，哪一侧要行 CEA？	首先做左侧，保护优势半球及语言功能
CEA 术后最害怕的并发症是什么？	脑卒中（CVA）
CEA 术后可能出现哪些并发症？	CVA、MI、血肿、伤口感染、出血、低血压 / 高血压、血栓形成、迷走神经损伤（声音改变）、舌下神经损伤（舌头偏向损伤侧—"手推车"效应）、颅内出血
CEA 术后死亡率是多少？	约 1%
CEA 术后发生脑梗的概率是多少？	在 1%（无症状患者）到 5%（有症状患者）之间
术后需要用哪些药物？	阿司匹林（抑制环氧合酶抗血小板）

CEA 术后早期死亡的主要原因是什么？	MI
什么是"Hollenhorst 斑块"？	视网膜动脉内的微小栓子,看上去为明亮的缺损区域

CEA 术中常见的提问

颈部皮下需要切开的薄层肌肉是什么？	颈阔肌
颈内动脉在颅外的分支是什么？	没有分支
哪根静脉越过颈动脉分叉处？	面静脉
颈外动脉的第一支分支是什么？	甲状腺上动脉
横跨颈总动脉近端的肌肉是什么？	肩胛舌骨肌
横跨颈动脉远端的肌肉是什么？	二腹肌(记忆:颈总远端分为颈内和颈外二支 = 二腹肌)
哪根神经在颈动脉分叉远端 1cm 处横跨？	舌下神经;切断后会引起舌头向损伤侧偏移("手推车"效应)

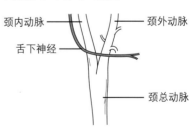

哪根神经在耳朵旁跨过颈内动脉？	面神经(缘支)
颈动脉鞘内有什么结构？	1. 颈动脉 2. 颈内静脉 3. 迷走神经(98% 位于后方,2% 位于前方) 4. 颈深淋巴结

锁骨下动脉盗血综合征

什么是锁骨下动脉盗血综合征？

左侧锁骨下动脉或无名动脉近端梗阻引起手臂无力及椎动脉供血不足；同侧手臂活动后血供需求增加，导致椎动脉逆行供血，引起椎基底动脉盗血

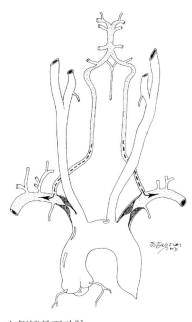

哪根血管闭塞最常见？

左侧锁骨下动脉

有哪些症状？

上肢疼痛、晕厥发作、眩晕、意识丧失、构音障碍、失明、共济失调

有哪些体征？

上肢血压下降、杂音（锁骨上）、椎基底动脉供血不足

如何治疗？

旁路手术或血管内放置支架

肾动脉狭窄

什么是肾动脉狭窄？

肾脏动脉血管发生狭窄，导致经过肾小球旁器的血流减少，激活肾素 - 血

管紧张素 - 醛固酮系统(肾动脉狭窄引起高血压)

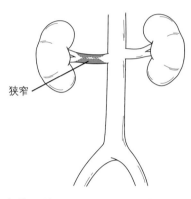

狭窄

发病率是多少?	在美国约 10%~15% 的人有高血压,其中≈4% 为可以纠正的肾血管性高血压,约 30% 的恶性高血压是肾血管狭窄引起的
狭窄的原因有哪些?	约 66% 是动脉粥样硬化(男性＞女性),约 33% 是肾动脉肌纤维发育不良(女性＞男性,平均年龄 40 岁,50% 为双侧病变) **注意:**另外一个原因是肾血管发育不良
肾动脉肌纤维发育不良的典型患者是哪类人群?	患有高血压的年轻女性
哪些患者需要考虑该疾病?	家族史、起病很早的高血压、药物治疗无效
有哪些症状/体征?	大部分没有症状,但会有头痛、收缩压增高的高血压、肋部血管杂音(50% 的患者会出现)、肾功能减退
诊断性检查方法有哪些?	
动脉造影	明确动脉走行及狭窄程度(金标准)

IVP	80% 的患者肾图显影会延迟(即:造影剂充盈延迟)
肾静脉肾素比值(RVRR)	如果患侧肾静脉肾素与对侧比值 ≥1.5,对单侧肾动脉狭窄具有诊断意义
卡托普利诱发试验	血压会下降
血清肾素水平都会升高吗?	不会:全身肾素水平只会在恶性高血压时升高,大部分病人血容量增加后稀释了肾素水平
有创性的非手术治疗方法有哪些?	经皮肾血管腔内成形术 / 支架: 　肌纤维发育不良:经皮肾血管腔内成形术 　动脉粥样硬化:经皮肾血管腔内成形术 / 支架
如何手术治疗?	切除、旁路手术、静脉 / 移植物植入或血管内膜剥脱
肾动脉狭窄引起的高血压禁用哪种抗高血压药物?	ACEI 类药物(会引起肾功能不全)

脾动脉瘤

病因有哪些?	女性——中膜增生不良 男性——动脉粥样硬化
如何诊断?	通常因为腹痛→B 超或 CT 检查,破裂后手术中发现,或行腹部 X 线检查时偶然发现蛋壳样钙化
破裂危险因素有哪些?	妊娠
哪些病人需要行手术切除?	怀孕,直径 >2cm,有症状,生育期女性
如何治疗?	手术切除,高风险患者(门静脉高压)可经皮导管动脉栓塞

腘动脉瘤

什么是腘动脉瘤?

由动脉粥样硬化引起的腘动脉瘤,也可由细菌感染引起,但很少见

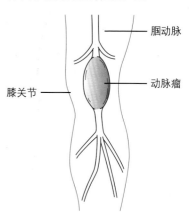

如何诊断?

通常通过查体→动脉造影、B 超

为什么要检查对侧腘动脉?

50% 的患者合并对侧腘动脉瘤

哪些情况可以考虑择期修补手术?

1. 直径≥2cm
2. 腔内血栓形成
3. 动脉畸形

为什么要检查其他的血管(尤其是腹主动脉)?

75% 的患者合并其他部位动脉瘤;其中一半位于腹主动脉 / 髂动脉

以下部位动脉瘤多大时需要手术修补:

胸主动脉	>6.5cm
腹主动脉	>5.5cm
髂动脉	>4cm
股动脉	>2.5cm
腘动脉	>2cm

其他

解释以下术语

"牛奶腿"	又叫股白肿,通常见于孕妇,髂静脉受到子宫外源性压迫所致(腿部因为皮下水肿呈白色)
股青肿	股青肿是指严重静脉流出道梗阻导致腿发青,广泛静脉血栓形成导致动脉血流减少
Raynaud 现象	指/趾动脉痉挛引起的指/趾颜色发生改变,通常因寒冷、情绪变化而诱发先变白(血管痉挛),然后变蓝(发绀),再变红(充血)
Takayasu 动脉炎	主动脉或主动脉分支动脉炎,导致狭窄/闭塞/动脉瘤 多见于女性
Buerger 病	又叫血栓闭塞性脉管炎,手和足小动脉发生闭塞;见于**年轻吸烟女患者**;常引起手指/足趾坏疽→截肢
Buerger 病如何治疗?	戒烟,± 交感神经切断术
什么是蓝趾综合征?	主动脉近端粥样硬化斑块形成的微小栓子脱落后导致脚趾变蓝、疼痛、缺血
什么叫反常性栓子?	静脉血栓经心脏缺损进入左心,以卵圆孔缺损最常见,然后进入外周动脉
多大的髂动脉瘤需要行手术修补?	直径 >4cm
什么是 Behcet 病?	一种遗传性的由于滋养血管缺乏引起的动脉瘤;合并口腔、眼睛及生殖器溃疡/炎症(日本及地中海区域发病率更高)

第三部分　外科专科

第 67 章　小儿外科

小儿外科学的座右铭是什么?	"小儿不是缩小的成年人!"
检查腹部压痛时,用什么方法分散患儿的注意力?	先用听诊器进行腹部听诊,然后用听诊器按压腹部,检查有无压痛

小儿静脉输液和营养

如何估计婴儿和儿童的血容量?	约 80ml/kg
儿童长期输液用什么液体?	含 5% 葡萄糖的 1/4 张生理盐水 + 20mmol KCl/L
为什么是 1/4 张生理盐水?	儿童(尤其小于 4 岁的儿童)尿液浓缩能力不佳,不能完全排除多余的钠
如何计算儿童输液速度?	每小时 4ml、2ml、1ml: 　体重的 10kg 部分:4ml/kg 　体重的 10~20kg 部分:2ml/kg 　体重的 20kg 以后部分:1ml/kg 例:一个 25kg 的儿童:$(4 \times 10 = 40)$ + $(2 \times 10 = 20)$ + $(1 \times 5 = 5)$,为 65ml/h
儿童最小尿量是多少?	$1 \sim 2 \text{ml}/(\text{kg} \cdot \text{h})$
测量尿量最好的方法是什么?	先收集一天总尿量,然后计算出每小时每公斤体重的尿量
成人和儿童对营养需求的主要区别是什么?	早产儿、婴儿、儿童每公斤体重每天需要更多的热量和蛋白质
根据年龄计算需要的热量:	
早产儿	$80 \text{Kcal}/(\text{kg} \cdot \text{d})$ 或更高
1 岁以下的儿童	约 $100 \text{Kcal}/(\text{kg} \cdot \text{d})$ $(90 \sim 120)$

| 1~7 岁儿童 | 约 85Kcal/(kg·d) (75~90) |
| 7~12 岁儿童 | 约 40Kcal/(kg·d) (30~60) |

根据年龄计算需要的蛋白质量：

1 岁以下的儿童	3g/(kg·d) (2~3.5)
1~7 岁儿童	2g/(kg·d) (2~2.5)
7~12 岁儿童	2g/(kg·d)
12~18 岁儿童	1.5g/(kg·d)
母乳中热量含量是多少？	20Kcal/30ml

小儿血容量

每公斤体重血容量：

新生儿	85ml
1~3 个月婴儿	75ml
儿童	70ml

胎儿血液循环

脐静脉的数量？	1（通常情况）
脐动脉的数量？	2
哪根脐血管运输含氧血液？	脐静脉
含氧血液通过哪个结构经肝脏进入下腔静脉？	静脉导管
含氧血液通过哪个结构从右心房到左心房？	卵圆孔
乏氧血液通过哪个结构从右心室到降主动脉？	动脉导管

胎儿的血液循环系统：

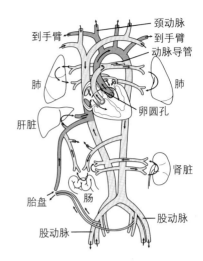

胎儿的以下结构将来形成什么？

静脉导管	静脉韧带
脐静脉	肝圆韧带
脐动脉	脐内侧韧带
动脉导管	动脉韧带
脐尿管	脐正中韧带
甲状腺舌管遗迹	盲孔
卵黄管残留	麦克尔憩室

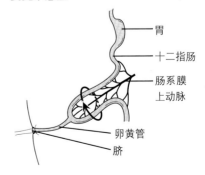

体外膜肺氧合

什么是体外膜肺氧合?	长期的心肺转流术 - 完全呼吸支持
体外膜肺氧合有几种类型?	静脉到静脉型:血液从静脉→氧合→回流到静脉
	静脉到动脉型:血液从静脉→氧合→回流到动脉(颈动脉)
适应证有哪些?	严重的缺氧,通常是因先天性膈疝、胎粪吸入、持续的肺动脉高血压、脓毒血症所引起的
禁忌证有哪些?	体重 <2kg、颅内出血(因为需要使用肝素)

颈部

小儿外科颈部包块的主要鉴别诊断有哪些?	甲状舌管囊肿(中线)、鳃裂囊肿、肿大淋巴结、脓肿、囊状水瘤、血管瘤、畸胎瘤 / 皮样囊肿、甲状腺结节、淋巴瘤 / 白血病(其他还包括甲状旁腺瘤、神经母细胞瘤、组织细胞增生症 X、横纹肌肉瘤、唾液腺肿瘤、纤维神经瘤)

甲状舌管囊肿

什么是甲状舌管囊肿?	甲状腺憩室移行后残留的组织。正常情况下(指胚胎发育过程)甲状腺组织从舌盲孔下行,穿过舌骨,到达最终位置 - 气管软骨前方

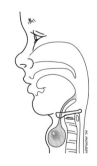

患者诊断时的平均年龄是几岁?	通常是 5 岁左右
如何诊断?	超声
有哪些并发症?	囊肿增大、继发感染、口咽或唾液腺之间形成瘘管;异位甲状腺组织可与之混淆,需行甲状腺 CT 扫描鉴别
它的解剖位置在哪里?	基本均位于中线
如何记忆甲状舌管囊肿的位置?	记忆:甲状舌管 = 舌头,沿中线伸出

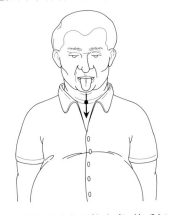

如何处理?	发生感染时需应用抗生素,然后切除包括囊肿、瘘管、舌骨中部以及舌盲孔周围部分组织(Sistrunk 术)
甲状舌管囊肿和鳃裂囊肿的解剖位置有什么区别?	甲状舌管囊肿:中线 鳃裂囊肿:中线一侧

喘鸣

什么是喘鸣?	由于气管或喉部梗阻,在呼吸的时候会发出尖锐而高调的声响
有什么临床表现?	呼吸困难、发绀、进食困难
鉴别诊断有哪些?	喉软骨软化病——婴儿喘鸣的主要原因,喉部支持组织发育不完全,通常具有自限性,也可在排除呼吸道禁忌后进行治疗

气管支气管软化——与喉软骨软化病相似,但包括整个气道

血管环和吊索——胸部大血管异常发育或位置异常,引起气管或支气管的阻塞

血管环有哪些症状?	喘鸣、劳力性呼吸困难或吞咽困难
如何做出血管环的诊断?	吞钡实验可显示典型的食管狭窄;B 超 / 血管造影
血管环如何治疗?	对有症状的患者可行血管环切除术

囊状水瘤

什么是囊状水瘤?	淋巴囊的先天畸形导致的淋巴管瘤
解剖位置在哪里?	发生在原始淋巴湖存在的部位,可存在于全身各部,常见于口底、颌下、或颈部、腋下、胸部
如何处理?	由于囊状水瘤可增大,故应尽早彻底手术切除,如果病变无法切除,可考虑硬化剂注射治疗
可能的并发症有哪些?	囊状水瘤增大,例如在口底或气管旁区域,可能会导致气道的阻塞,并且有浸润组织器官的趋势(尽管不是恶性的),增加了切除的困难与危险性

吸入性异物

哪根支气管更容易发生吸入性异物(左还是右)?	年龄 <4 岁:左右各占 50% 年龄 ≥4 岁:大多数进入右侧支气管,由于右侧支气管较直(角度小)
最常见的吸入性异物是什么?	花生
花生误吸会有什么危害?	类脂质肺炎
为什么吸入性异物会引起肺过度充气?	通过形成一个球形阀门(气体可以进入肺,但无法排出),在吸气相胸部 X 线片上表现为肺过度膨胀

如何从前后位胸部 X 线上区别硬币是在食管里还是在气管里？	如果在食管内，我们会看到硬币"正面"朝向我们，这是由于食管前后组织的压迫引起的 如果在气管里，我们会看到侧边投影，这是由于气管 U 型软骨及膜部引起的
如何处理食管或气管异物？	使用食管镜或支气管镜取出异物

胸部

肺部肿物的鉴别诊断有哪些？	支气管腺瘤（类癌瘤常见）、肺隔离症、肺母细胞瘤、横纹肌肉瘤、软骨瘤、错构瘤、平滑肌瘤、黏液腺腺瘤、转移瘤
纵隔肿瘤／肿物的鉴别诊断有哪些？	1. 神经源性肿瘤（神经节细胞瘤、神经纤维瘤） 2. 畸胎瘤 3. 淋巴瘤 4. 胸腺瘤 少见的：嗜铬细胞瘤、血管瘤、横纹肌瘤、骨软骨瘤

胸部畸形

哪种心脏畸形与胸部畸形有关？	二尖瓣脱垂（病人在术要前做心脏彩超）

漏斗胸

什么是漏斗胸？	胸骨向后凹陷的胸壁畸形

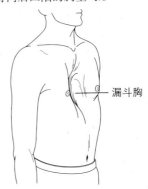

漏斗胸

病因是什么?	肋软骨异常、不协调生长
有哪些症状 / 体征?	通常无症状;可有精神沮丧、劳力性呼吸困难、胸痛
如何治疗?	打开软骨膜,切除异常软骨,在胸骨下放置支撑物,新的软骨会在软骨膜内正确的位置上重新长出,6 个月后移除支撑物
什么是 NUSS 手术?	取两侧腋前线第 5 肋间处横行小切口,胸腔镜下于第 5 或第 4(多数情况取第 5)肋间自胸骨后方置入 NUSS 棒(支撑钢板),抬高胸骨,不需要切除软骨(标准术式),一般 2 年后取出 NUSS 棒。

鸡胸

什么是鸡胸?	胸骨前凸的胸壁畸形,没有漏斗胸常见

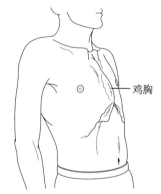

鸡胸

病因是什么?	肋软骨异常、不协调地生长
如何治疗?	打开软骨膜,去除异常软骨; 胸骨放置下支撑物; 新软骨在正常位置重新生长; 6 个月后移除支撑物

（译者注：这种术式不再采用，现多应用 NUSS 棒行微创手术矫形，有人称为"反 NUSS 手术"：同 NUSS 手术切口，于胸骨最高点水平线位置建立皮下隧道，将 NUSS 棒置入胸骨前方，下压胸骨，应用钛丝将 NUSS 棒两侧与肋骨捆绑固定，手术 2 年后取出）

不伴有食管气管瘘的食管闭锁

定义?	食管闭锁成一盲端
有哪些症状?	口腔分泌物多且食物不能下咽
如何诊断?	胃管无法置入,X 线片提示胃管盘绕于食管上段,腹部无气体影
初步的治疗措施是什么?	持续减压食管盲端、静脉补液(如拟行延期手术并进行食管延长,须先行胃造瘘术)
最终的治疗措施是什么?	一期食管吻合,常在术前行食管延长(如近、远端食管距离较远,可应用胃或结肠、空肠代食管)

合并食管气管瘘的食管闭锁

定义?	食管闭锁同时与气管间形成瘘管,占食管闭锁的 90%
发病率是多少?	约 1/3000~1/1500
分为几种类型:	
A 型	食管闭锁,不伴有食管气管瘘(8%)

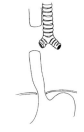

B 型　　　　　　　　　　　　食管上端与气管间形成瘘管,下端闭
　　　　　　　　　　　　　　锁(1%)

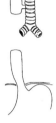

C 型　　　　　　　　　　　　食管上端闭锁,下端与气管相通形成
　　　　　　　　　　　　　　瘘管(85%),此型最常见

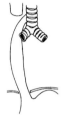

D 型　　　　　　　　　　　　食管上、下端均与气管形成瘘管(2%)

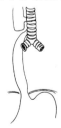

E 型　　　　　　　　　　　　食管无闭锁,仅有气管食管瘘,形成
　　　　　　　　　　　　　　"H 型"瘘管(4%)

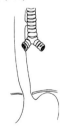

怎样记忆哪种类型最常见？	最常见的类型（Common）=C
有哪些症状？	口腔及咽部分泌大量黏液泡沫，并不断向口鼻外溢出（E 型不一定发生）
如何诊断？	胃管不能置入（不发生在 E 型中）； 平片显示导管卷曲在食管盲袋，经胃管注入造影剂或空气即可显示食管盲端； 腹部平片提示胃肠道内含有气体（提示气管食管瘘）
初步的治疗措施是什么？	减少吸入并发症： 1. 抽吸食管盲端（禁食 / 肠外营养支持） 2. 患儿保持头高位 3. 预防性应用抗生素
最终的治疗措施是什么？	开胸手术，通常经右胸切口，寻找到瘘管并结扎，如条件允许则行食管端端吻合
怎样延长食管近端？	延期食管吻合：可术前行胃造瘘，每日扩张延长食管盲端
哪种类型应该经颈部切口手术？	位置较高的"H 型"食管闭锁，可经颈部切口显露并结扎瘘管
食管气管瘘患儿应进行哪些检查？	确定食管气管瘘情况和伴发畸形：胸、腹部 X 线检查、肾脏超声、心脏超声（其余为体格检查）
可以伴发哪些畸形？	发生率为 10%： 脊柱或血管 肛门 心脏 气管食管瘘 食管闭锁 四肢和肾

	腰椎
	较常见的为脊椎、肛门、食管气管瘘、四肢
腹部 X 线表现为气体少有什么意义?	没有气体进入胃肠道,提示没有气管食管瘘

先天性膈疝

定义?	发育缺陷引起的横膈缺损,导致腹腔脏器经此缺损疝入胸腔
发病率是多少?	活产婴儿约 1/2100,男性多发
分几种类型?	胸腹裂孔疝和胸骨旁疝
和发生位置有什么关系?	Bochdalek 孔疝(胸腹裂孔疝):位于横膈后外侧,左侧较右侧多见 Morgagni 疝(胸骨旁疝):腹腔脏器由胸骨后方 Morgagni 孔突入胸腔形成疝,相对较少见
如何记忆胸腹裂孔疝的发生位置?	Bochdalek=Back to the Left(左侧后方)

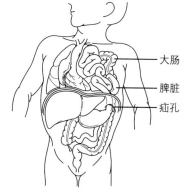

大肠

脾脏

疝孔

| 有哪些症状和体征? | 呼吸窘迫、发绀、患侧呼吸活动度降低、胸部可闻及肠鸣音、最强心音处移向右侧、叩诊呈浊音 |
| 对肺有什么影响? | 1. 肺发育不全
2. 肺动脉高压 |

常使用什么样的吸入剂？	吸入一氧化氮（扩张肺血管）可减少分流并减轻肺动脉高压
如何治疗？	行胃肠减压、气管插管、纠正酸碱平衡；如果生命体征平稳可行外科手术修补；如果生命体征不稳定，可应用NO 吸入及体外膜肺维持直至进入手术室

肺隔离症

什么是肺隔离症？	有单独血液供应但无正常气道的异常肺组织

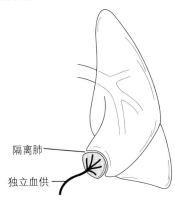

隔离肺

独立血供

分型：	
叶内型	隔离肺与邻近正常肺组织有同一脏层胸膜覆盖
叶外型	隔离肺与正常肺组织分离，有各自胸膜覆盖
不同分型如何治疗？	
叶外型	手术切除
叶内型	肺叶切除术

手术主要风险是什么?	来自横膈下的异位血管(如被切断会缩入腹腔引起大出血),可采用主动脉造影或彩色多普勒超声检查定位

腹部

小儿上消化道出血的鉴别诊断有哪些?	胃炎、食管炎、胃溃疡、十二指肠溃疡、食管静脉曲张、食管异物、鼻出血、凝血功能障碍、血管畸形、消化道重复畸形
小儿下消化道出血的鉴别诊断有哪些?	上消化道出血、肛裂、新生儿坏死性小肠结肠炎(早产儿)、肠扭转(通常 1 岁以内)、绞窄性疝、肠套叠、麦克尔憩室、感染性腹泻、肠息肉、炎症性肠病、溶血尿毒综合征、过敏性紫癜、血管畸形、凝血功能障碍
新生儿肠梗阻的鉴别诊断有哪些?	肠旋转不良合并中肠扭转、小肠闭锁、十二指肠隔膜、环状胰腺、肛门闭锁、无神经节细胞症(先天性巨结肠)、新生儿坏死性小肠结肠炎、肠套叠、麦克尔憩室、嵌顿疝、胎粪性肠梗阻、胎粪栓子梗阻、孕妇毒品滥用、孕妇低镁血症、败血症
婴幼儿便秘的鉴别诊断有哪些?	先天性巨结肠、胰腺囊性纤维性变、前置肛门、结肠息肉

腹股沟疝

美国小儿外科医生最常做的手术是什么?	腹股沟斜疝修补术
小儿哪种类型的腹股沟疝最常见?	斜疝
什么是腹股沟斜疝?	腹腔内容物在腹股沟三角外侧经腹股沟内环疝入腹股沟管

什么是腹股沟三角？	由腹壁下血管、腹股沟韧带、腹直肌鞘外侧缘围成的三角
哪种类型的疝经腹股沟三角形成？	由于腹壁薄弱经此处形成直疝（小儿极少发生，约 0.5%）
儿童腹股沟斜疝的发病率是多少？	约 3%
早产儿的发病率是多少？	高达 30%
男女发病比例是多少？	6∶1
腹股沟斜疝的危险因素有哪些？	男性、腹水、脑室 - 腹腔分流术、早产儿、家族史、胎粪性肠梗阻、腹壁缺损、尿道上裂、尿道下裂、结缔组织病、膀胱外翻、隐睾、胰腺囊性纤维性变
哪侧更容易受累？	右侧（约 60%）
双侧发病的比例是多少？	约 15%
有腹股沟斜疝家族史的人发病率是多少？	约 10%
有哪些症状和体征？	腹股沟区或阴囊肿物、精索增粗、丝质手套征
什么是丝质手套征？	手指在腹股沟韧带上方来回滑动有丝绸相互摩擦的感觉
为什么要做手术修补？	疝内容物肠管或卵巢有发生嵌顿坏死的风险，无法自愈
儿童腹股沟疝的手术方式？	疝囊高位结扎术（儿童不修补腹壁，这是和成人手术方式的一个很大不同点；高位是指结扎疝囊的位置紧邻腹膜腔）
哪些患儿需要 24 小时监护？	早产儿以及 3 个月龄以内的患儿
疝囊高位结扎术后复发率是多少？	约 1%

描述腹股沟斜疝修补术的步骤：	依次切开皮肤、皮下脂肪、Scarpa 筋膜、腹外斜肌腱膜，在腹股沟管外环口位置的前外侧寻及疝囊，钝性分离精索，在内环口位置结扎疝囊颈部，切除疝囊，将睾丸复位并确定其不会回缩，逐层关闭切口各层
解释以下术语：	
隐睾	睾丸未能正常下降至阴囊
鞘膜积液	阴囊内积存液体（积液存于鞘膜腔）
交通性鞘膜积液	鞘膜腔与腹腔相连通，当腹腔液体流入或流出时阴囊会相应的增大和缩小
非交通性鞘膜积液	鞘膜积液和腹膜腔不连通，阴囊大小不变
能通过透光试验鉴别腹股沟疝吗？	不能，小儿肠壁菲薄，透光试验常为阳性

腹股沟斜疝修补术中的经典提问

提睾肌来自哪部分肌肉？	腹内斜肌
腹股沟韧带源自腹壁哪块肌肉？	腹外斜肌
哪根神经与精索伴行？	髂腹股沟神经
精索由哪几部分组成？	1. 提睾肌 2. 输精管 3. 睾丸动脉 4. 睾丸蔓状静脉丛 5. 伴或不伴疝囊
疝囊由什么构成？	主要是腹膜或鞘状突的一部分
睾丸和附睾之间的陷窝叫什么？	Geraldi 陷窝
睾丸由什么组织牵引降入阴囊？	睾丸引带
腹股沟斜疝术中如何评估对侧情况？	很多外科医生在术中经患侧疝囊置入腹腔镜，探查对侧腹股沟区情况

保留在睾丸周围的鞘状突叫什么?	睾丸鞘膜
什么是 Littre 腹股沟疝?	疝内容物为麦克尔憩室
精索或睾丸表面的脂肪组织以外的橘黄色组织可能是什么?	异位肾上腺
男孩腹股沟疝最常见的内容物是什么?	小肠
女孩腹股沟疝最常见的内容物是什么?	卵巢、输卵管
女孩的腹股沟管中是什么结构?	子宫圆韧带
疝囊在腹股沟管哪个位置?	前内侧
什么是精索脂肪瘤?	腹膜外脂肪附着于精索上所形成的(由疝囊推挤导致),并不是真正的脂肪瘤,如果条件允许可手术切除
精索内血管与输精管的位置关系?	输精管位于精索血管的内侧
睾丸表明凸起的小块组织是什么?	睾丸附件,应当切除
什么是"蓝点征"?	睾丸附件扭转后邻近皮肤可出现蓝色斑点,称为蓝点征
输精管损伤应如何处理?	一期吻合修复
髂腹股沟神经横断应如何处理?	可不予处理,但有术者行断端结扎,以防止神经瘤形成
切断髂腹股沟神经有什么后果?	大腿内侧和阴囊或阴唇的感觉缺失,提睾反射丧失

脐疝

什么是脐疝?	脐环处筋膜缺损
危险因素有哪些?	1. 非洲裔婴儿 2. 早产儿

手术适应证有哪些？	1. 缺损 >1.5cm
	2. 发生嵌顿
	3. >4 岁

胃食管反流病

什么是胃食管反流病？	胃或十二指肠内容物反流入食管所造成的病理损害
病因有哪些？	食管下括约肌功能障碍 / 位置异常、食管裂孔疝、胃出口梗阻、不全性肠梗阻、脑瘫
有哪些症状和体征？	反流本身引起的症状，上呼吸道感染、肺炎、胃内容物吸入导致的喉痉挛，发育迟滞
如何诊断？	24 小时胃食管 pH 值监测、支气管镜检查、胃食管测压、胃镜检查、超声检查
支气管镜检查发现哪种细胞可以诊断反流物吸入？	载脂巨噬细胞（吞噬脂肪的巨噬细胞）
药物 / 保守治疗？	H_2 受体阻滞剂 少量多餐 / 米粉 体位疗法
手术适应证有哪些？	"SAFE" Stricture 食管狭窄 Aspiration, pneumonia/asthma 吸入性肺炎 / 哮喘 Failure to thrive 发育迟滞 Esophagitis 食管炎
手术方式？	Nissen 360° 胃底折叠术，可以用或不用胃造瘘管

先天性肥厚性幽门狭窄

| 什么是先天性肥厚性幽门狭窄？ | 幽门平滑肌肥厚致胃流出道梗阻 |

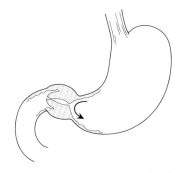

危险因素有哪些?	家族史,多为第一胎男性足月儿,非裔美国人发病率低
发病率是多少?	约每 750 个新生儿中发生 1 例,男女比例约 4∶1
平均发病年龄是几岁?	通常自生后 2 周龄到 2 个月龄
有哪些症状?	进行性加重的呕吐,最后表现为喷射性呕吐,呕吐物不含胆汁
有什么体征?	约 85% 的患儿上腹部可触及橄榄样肿块、低钾低氯性代谢性碱中毒、黄疸(10%)、胃蠕动波、反常性酸性尿、呕血(10%)
鉴别诊断有哪些?	幽门痉挛,牛奶过敏,颅内压增高,食管裂孔疝,胃食管反流病,肾上腺皮质功能不全,尿毒症,肠旋转不良,十二指肠闭锁,环状胰腺,十二指肠隔膜
如何诊断?	通常根据病史和查体即可诊断; 超声 - 提示幽门管延长(>15cm)及肌肉增厚; 如果超声无法诊断,可以行吞钡检查 - 表现为"线样征"或"双轨征"
初步的治疗措施是什么?	用 10% 葡萄糖生理盐水加 20mmol/L 氯化钾进行补液并纠正碱中毒(注意:婴儿肝糖原储存很少,因此用 10% 葡萄糖补液,补液并补充氯离子可以纠正碱中毒)

最终的治疗措施是什么?	幽门肌层切开术为标准术式
术后并发症有哪些?	十二指肠黏膜损伤、出血、切口感染、吸入性肺炎
术后如何恢复喂养?	术后 6~12 小时开始喂养,术后 24 小时过渡到全量配方奶粉喂养
跨过幽门表面的静脉叫什么?	Mayo 静脉

十二指肠闭锁

什么是十二指肠闭锁?	十二指肠发育过程中发生缺血或十二指肠再通失败导致的十二指肠完全梗阻或狭窄
发生在哪个位置?	85% 位于肝胰壶腹远端,15% 位于肝胰壶腹近端(呕吐物中不含胆汁)
有哪些体征?	呕吐物含胆汁(梗阻部位在壶腹部远端)、上腹胀
需要与哪些疾病相鉴别?	肠旋转不良、环状胰腺
如何诊断?	腹部平片显示"双泡征",两个气泡分别位于胃和十二指肠
如何治疗?	十二指肠 - 十二指肠菱形吻合术或十二指肠空肠吻合术
可能伴发哪些畸形?	50%~70% 合并心脏、肾脏或其他胃肠道畸形,30% 合并 21- 三体综合征

胎粪性肠梗阻

什么是胎粪性肠梗阻?	固体胎粪聚集导致的肠梗阻
发病率是多少?	约 15% 的囊性纤维化患儿发病
胎粪性肠梗阻患儿伴有囊性纤维化的比例是多少?	95%
有哪些症状和体征?	胆汁性呕吐、腹胀、不排胎粪、Neuhauser 征、腹膜钙化

什么是 Neuhauser 征?	亦称"肥皂泡征":半流质胎粪与气体混合,X 线片表现为右下腹呈毛玻璃样外观
如何诊断?	囊性纤维化家族史;腹部平片显示大小不等肠管扩张,但气液平面少见;钡灌肠可提示"小结肠"以及远端回肠内的凝结粪块
如何治疗?	70% 可用非手术治疗方式清除胎粪,即应用高渗液灌肠使胎粪与肠壁分离(成功率 60%)
如何外科治疗?	如果灌肠不能缓解,则需手术切开肠壁,术中经导管用乙酰半胱氨酸冲洗肠腔
在所有手术病例中都需要切除什么?	阑尾
需长期使用什么治疗?	胰酶替代治疗
什么是囊性纤维化(CF)?	一种遗传性疾病,由于上皮细胞氯离子转运缺陷导致汗腺、气道、胃肠道(胰腺和肠道)受累;通过发汗试验和基因检测来诊断
什么是 DIOS?	远端肠梗阻综合征(Distal Intestinal Obstruction Syndrome):合并囊性纤维化的年长患儿因肠内容物聚集引起的肠梗阻

胎粪性腹膜炎

什么是胎粪性腹膜炎?	宫内肠穿孔的征象;无菌的胎粪导致局部严重的炎症反应并形成钙化
有什么征象?	X 线片上可以看到钙化

胎粪栓梗阻综合征

什么是胎粪栓梗阻综合征?	不明原因的胎粪脱水形成"栓子"引起的结肠梗阻
它又叫什么?	新生儿左半小结肠综合征
有什么症状和体征?	腹胀、新生儿出生后24h内胎便未排出,X线片上显示肠管扩张并伴气液平面
非手术治疗方式有哪些?	灌肠既是诊断也是治疗方法,它能显示"小结肠"和扩张的结肠(通常在横结肠),并可排出大量的肠内容物
主要和什么疾病鉴别?	巨结肠
胎粪栓梗阻综合征与胰腺囊性纤维性变有相关性吗?	无关;不足5%的患儿合并囊性纤维化,而胎粪性肠梗阻的患儿几乎都合并囊性纤维化(95%)

肛门直肠畸形

什么是肛门直肠畸形?	远端消化道的畸形,一般称为肛门闭锁、肛管闭锁或直肠闭锁

肛门闭锁

什么是肛门闭锁?	先天缺乏正常的肛门结构(完全没有或仅存在瘘)
什么是"高位"肛门闭锁?	直肠末端在耻骨直肠肌以上
什么是"低位"肛门闭锁?	直肠末端在耻骨直肠肌以下
哪种畸形女性更常见?	低位类型
常伴发哪些畸形?	脊椎畸形、肛门直肠畸形、心血管畸形、气管食管瘘、食管闭锁、肾脏和四肢畸形、腰骶椎异常(气管食管瘘较常见)

有哪些症状和体征?	没有正常肛门结构,肛凹处皮肤瘘管或直肠膀胱瘘,泌尿道感染,直肠阴道或直肠尿道瘘,肠梗阻,腹胀,高氯性酸中毒
如何诊断?	体格检查;X 线片评估直肠气体平面(不够精确);会阴超声

治疗原则:

低位肛门闭锁合并瘘	肛门扩张及后期肛门成形术
高位肛门闭锁	结肠造口并结扎瘘管,通常在 1 岁行肛门成形术

巨结肠

又叫什么?	无神经节性巨结肠
什么是巨结肠?	直肠、结肠正常神经节细胞的缺如使病变肠段失去正常蠕动,出现神经源性肠梗阻
有哪些危险因素?	家族史;第二胎发病率为 5%
男女发病比例是多少?	4∶1
发生在哪个解剖部位?	80% 的病例无神经节细胞区的范围自齿状线向上延展至乙状结肠远端(10% 的病例累及脾曲,10% 的病例全结肠受累)
有哪些症状和体征?	腹胀和胆汁性呕吐;超过 95% 的患者在出生后 24 小时内不能排出胎便,缓解后可能会发生便秘、腹泻和生长缓慢
典型的病史是怎样的?	出生后 24 小时没有胎便排出
需要和哪些疾病鉴别?	胎粪栓梗阻综合征、胎粪性肠梗阻、新生儿腹膜炎、巨结肠类缘病、甲状腺功能低下,孕产妇滥用药物,孕产妇高镁血症(安胎药)

需要做什么影像学检查？	**X 线平片**：显示结肠扩张 **钡剂灌肠**：可显示痉挛段和扩张段，但是 3~6 周龄患儿的结果不典型；可显示钡剂潴留，超过 24~48 小时仍未完全排出（正常排泄时间为 = 10~18 小时）
如何确诊？	**直肠活检**：黏膜下抽吸活检有 90% 的准确率，评估 Auerbach 神经丛应行全层活检
什么是"结肠移行段"？	在钡剂灌肠上显示的在痉挛段和扩张段之间的移行部分
初步的治疗措施包括哪些？	新生儿病例可在移行段近端行结肠造口术，可为盆底发育和扩张段肠管缩窄赢得时间
在哪个节段行结肠造口？	结肠造口位置应在术中快速病理证实有正常神经节细胞的肠段

描述以下手术方式：

Swenson 术	肛管与正常肠管之间吻合（直肠切除）

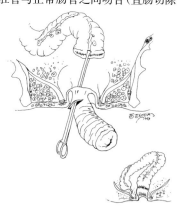

Duhamel 术	保留了无神经节细胞的直肠前壁作为排便反射区，使其与正常结肠的后壁吻合

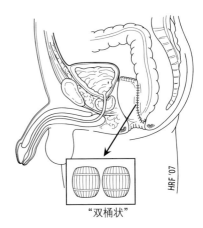

"双桶状"

| Soave 术 | 直肠黏膜剥离、结肠经直肠肌鞘内拖出切除,保留了无神经节细胞的直肠肌层 |

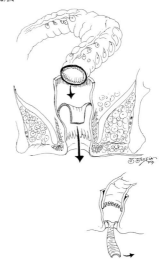

巨结肠手术治疗的新趋势是什么?

不做结肠造口,切除无神经节细胞的病变结肠(经快速病理证实),并同时行肠管拖出吻合(Boley 改良)

预后怎样?

总体生存率>90%,>96% 具有自限性,术后病人的症状随年龄增大而改善

肠旋转不良和中肠扭转

什么是肠旋转不良和中肠扭转?	正常肠旋转过程中止导致肠管的附着点及解剖位置异常
盲肠的解剖位置在哪里?	由于肠扭转不良,盲肠通常停留于右上腹
什么是 Ladd 索带?	盲肠和升结肠位置异常,位于右上腹,并发出纤维索带卡压十二指肠引起梗阻

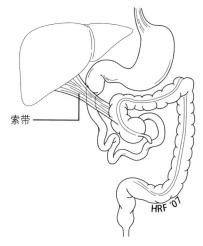

索带

HRF '07

发病年龄通常是几岁?	出生后一周发病率为 33%,出生后一个月为 75%,一岁内发病率为 90%
常见的临床表现?	主要为突然出现的胆汁性呕吐(婴儿胆汁性呕吐最常见于肠旋转不良)
为什么表现为胆汁性呕吐?	梗阻部位位于肝胰管壶腹远端
如何诊断?	上消化道造影可显示梗阻部位在十二指肠;钡灌肠可显示盲肠位于上腹部
可能有哪些并发症?	中肠扭转可引起肠坏死,须手术进行大范围肠切除,甚至可致命,因此早期诊断至关重要!

如何治疗?	静脉应用抗生素并进行液体复苏,尽早实施开腹手术,标准术式为 Ladd 氏手术;如果 24 小时内肠管严重缺血,可考虑二次剖腹探查以确定剩余肠管是否存活
什么是 Ladd 手术?	1. 逆时针复位扭转的中肠; 2. 松解 Ladd 索带; 3. 松解腹膜与盲肠、升结肠之间的膜状结构; 4. 切除阑尾
肠扭转复位时朝哪个方向,顺时针还是逆时针?	逆时针方向扭转肠管进行复位
手术后盲肠放置在哪里?	左下腹
婴儿胆汁性呕吐最常见的原因?	肠旋转不良伴中肠扭转

脐膨出

什么是脐膨出?	脐环处腹壁缺损导致腹腔脏器经此突出,脏器表面覆有囊壁
产前如何诊断?	孕 13 周可被胎儿超声发现,母亲血液中 AFP 值可升高
囊壁由什么组成?	腹膜和羊膜
脐膨出患儿哪个器官经常膨出腹壁,但几乎不经腹裂脱出?	肝
发病率是多少?	约每 5000 名新生儿中出现 1 例
如何诊断?	产前超声
有哪些并发症畸形?	肠旋转不良等
如何治疗?	1. 胃肠减压 2. 静脉输液 3. 预防性应用抗生素 4. 手术修补缺损

轻度缺损(<2cm)如何治疗? 直接缝合修补

中度缺损(2~10cm)如何治疗? 切除疝囊,置入硅胶补片使之成圆柱状(Silo袋),暂时容纳腹腔内容物,然后逐步减少Silo袋容积,使其完全回纳。此过程在4~7天内完成,最后修补缺损

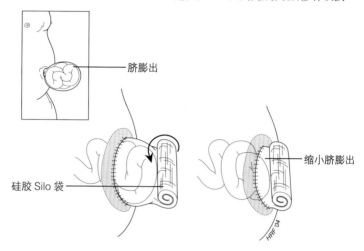

脐膨出

硅胶Silo袋

缩小脐膨出

重度缺损(>10cm)如何治疗? 皮瓣移植,或使用Betadine® 喷雾、红药水或磺胺嘧啶银涂抹缺损处,使之形成焦痂,随着长时间上皮化过程,缺损可在数月至数年时间修复

有哪些伴发畸形? 50%的患儿合并胃肠道、心血管系统、泌尿道、骨骼肌系统、中枢神经系统或染色体畸形

脐膨出是哪个"五联征"的一部分? 坎特雷尔(Cantrell)五联征

坎特雷尔五联征指的是什么? 横膈缺损(膈疝)
心血管系统畸形
脐膨出
心包畸形/缺失
胸骨裂

腹裂

什么是腹裂?	腹壁全层缺损而致内脏脱出,内脏表明无被膜覆盖
如何产前诊断?	孕 13 周后胎儿超声可发现,母亲血液中 AFP 升高
缺损位置在哪里?	脐的一侧
脐的哪侧多发?	右侧
缺损通常多大?	约 2~4cm
可能的并发症有哪些?	腹膜由于暴露于羊水而增厚水肿、肠旋转异常 其他并发症:体温过低、体液丢失、脓血症、低血容量和低灌注导致代谢性酸中毒、坏死性肠炎、粘连性肠梗阻
如何诊断?	产前超声
如何治疗?	基本治疗:术前胃肠减压、静脉补液以及静脉应用抗生素; 手术治疗:手术将内脏还纳入腹,并修补腹壁缺损,大的缺损可应用"Silo 袋" 分期修补
什么是"Silo 袋"?	硅胶 Silo 袋是临时容纳暴露在腹壁外的腹腔脏器,Silo 袋可随着时间推移慢慢缩紧
预后如何?	生存率大于 90%
可能合并哪些畸形?	与脐疝不同,除了肠闭锁,其他畸形相对少见,肠闭锁发生率在 10%~15%
与脐膨出的主要区别是什么?	脏器表面无囊膜覆盖; 并发畸形较少见; 脐带之外的腹壁缺损,脐的结构正常

脐膨出和腹裂回顾

脐膨出和腹裂的对比：

并发畸形方面的区别？	脐膨出普遍(50%),而腹裂不常见
有无腹膜或羊膜(囊)覆盖？	脐膨出有,腹裂没有
脐带的位置？	脐带位于脐膨出囊壁表面; 脐带位于腹裂左侧,两者之间有完整的皮肤
肠壁增厚？	腹裂常见、脐膨出少见(嵌顿除外)
肝脏膨出？	脐膨出常见、腹裂罕见
大的缺损？	脐膨出

阑尾炎

什么是阑尾炎？	阑尾管腔阻塞(粪石、淋巴组织增生)后形成盲端而引发炎症,最终导致阑尾壁坏死和穿孔
以什么著称？	是儿童最常见的需要急症手术的外科疾病
好发年龄？	3岁前很少见
常见的就诊原因是什么？	腹部牵涉痛或脐周疼痛后出现食欲缺乏、恶心和呕吐(注意:与胃肠炎不同,阑尾炎的疼痛先于呕吐出现,之后疼痛转移至右下腹,局部腹膜炎加重) 如果病人有食欲并且可进食,应怀疑阑尾炎的诊断
如何诊断？	病史和体格检查
有哪些症状和体征？	可有腹膜炎的表现:腹肌紧张、压痛、反跳痛,闭孔内肌和腰大肌试验阳性;如果出现穿孔,体温由低热进展为高热

需要和哪些疾病鉴别？	肠套叠、肠扭转、Meckel 憩室、克罗恩病、卵巢囊肿蒂扭转、腹腔囊肿或肿瘤、消化道溃疡穿孔、胰腺炎、盆腔炎、异位妊娠破裂、肠系膜淋巴结炎
肠系膜淋巴结炎常见的致病菌是什么？	小肠结肠炎耶尔森菌
与阑尾炎相关的实验室检查有哪些？	白细胞升高（>90% 的患者出现白细胞 >10 000/mm^3，多数出现核左移）
尿液分析有什么作用？	评估肾盂肾炎和肾结石的可能性，但应注意，由于继发输尿管炎症，阑尾炎患者也经常出现轻度血尿和脓尿
什么是"汉堡"征？	询问疑似阑尾炎的患者是否想吃汉堡或喜欢的食物；如果他们能进食，则应怀疑阑尾炎的诊断
影像学检查有哪些表现？	通常无特异表现；胸部 X 线检查以排除肺炎；腹部平片通常无特异性，但是钙化粪石检出率为 5%；超声、CT 检查
如何治疗？	**阑尾未穿孔**——及时行阑尾切除术并应用抗生素以避免穿孔； **阑尾已穿孔**——三联应用抗生素；液体复苏；及时行阑尾切除术；彻底冲洗腹腔脓液并行脓液培养；术后持续应用抗生素 5~7 天；根据情况可留置腹腔引流管
如果没有穿孔，抗生素需要使用多长时间？	24 小时
如果穿孔需要使用多长时间？	一般为 5~7 天，或者直到血白细胞及体温正常
如果检查发现阑尾正常，需要排除哪些疾病？	Meckel 憩室、克罗恩病、肠套叠、妇科疾病

阑尾穿孔发生概率是多少?	发病后 24 小时约为 25% 36 小时为 50% 48 小时为 75%

肠套叠

什么是肠套叠?	肠管套入相邻的远端肠管肠腔引起梗阻
为什么很重要?	是 2 岁内儿童小肠梗阻最常见的原因
发病年龄为通常多少岁?	婴儿初期,60% 的患者在 4~12 个月发病,80% 在 2 岁内发病
哪个部位最常见?	回肠末端,包括回盲瓣及升结肠
最常见的病因是什么?	肠壁淋巴滤泡增生,通常是套叠的起始部;多数患者有前驱病毒感染性疾病
有哪些症状和体征?	阵发性哭闹(腹痛),胆汁性呕吐,果酱样粪便,腹部平片显示右下腹肿块,而触诊右下腹未触及(Dance 征)
肠套叠鞘部指的是什么?	包绕肠管的肠段
肠套叠套入部指的是什么?	进入肠套叠鞘部的病灶或肠管
图中 1 和 2 分别指的是什么?	1. 肠套叠鞘部 2. 肠套叠套入部

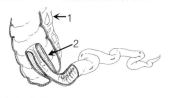

如何治疗?	空气或钡剂灌肠;85% 的患者可在流体静脉压的作用下复位;如果失败,则可进行开腹手术并通过推挤回肠使其复位
老年人发生肠套叠的原因是什么?	Meckel 憩室、肠息肉或肿瘤均为诱因

Meckel 憩室

什么是 Meckel 憩室?	连接卵黄囊和胚胎原始中肠的脐肠系膜管 / 卵黄管的残留
常见于什么部位?	回盲瓣近端 45~90cm 肠管的对系膜侧
主要鉴别诊断是什么?	阑尾炎
是真性憩室吗?	是,憩室壁中有肠壁的所有层次结构
发病率是多少?	尸检发现 2% 的人群患有该疾病,但是 >90% 的患者无症状
男女发病比例是多少?	男性发病率是女性的 2~3 倍
发病年龄通常为多少岁?	在出生后 2 年内最常见,但任何年龄段均可发病
可能有哪些并发症?	**肠出血(无痛性)——50%** 下消化道出血的患者中,年龄小于 2 岁者占 50%,出血由异位胃黏膜分泌胃酸→溃疡→出血所致 **肠梗阻——25%** 是成人最常见的并发症,可引起肠扭转和肠套叠 **炎症(± 穿孔)——20%**
患者中有异位组织的比例是多少?	>50%;通常为胃粘膜(85%),但也可见十二指肠、胰和结肠黏膜
Meckel 憩室中最常见的异位组织是什么?	胃黏膜
儿科疾病中仅次于异位胃黏膜的伴有肠道出血的疾病是什么?	肠重复畸形
儿童中引起下消化道出血的最常见的病因是什么?	伴异位胃黏膜的 Meckel 憩室
什么是"2s 原则"?	2% 的患者有症状 距回盲瓣约 2 英尺(约 60cm)处发生病变

	在 2% 的人群中发病
	绝大多数症状在 2 岁前出现
	2 个患者中的一个会伴有异位组织
	憩室约 5cm 长
	男女发病率之比为 2 : 1
什么是 Meckel 扫描?	检查 Meckel 憩室中是否有异位胃黏膜,静脉注射 ^{99m}Tc 后会被胃黏膜优先摄取

坏死性小肠结肠炎

英文简称是什么?	NEC
什么是坏死性小肠结肠炎?	肠黏膜坏死,常伴有出血;可能进展为透壁性肠坏死、休克、脓血症、甚至死亡
哪些人群容易发生?	**早产儿** 应激因素:休克、缺氧、RDS、阵发性呼吸暂停、脓毒血症、换血、PDA 和发绀型心脏病、高渗液喂养、红细胞增多症、吲哚美辛
病理机制是什么?	可能与内脏血管收缩与灌注减少、黏膜损伤以及细菌入侵有关
以什么著称?	是新生儿急诊剖腹探查的最常见原因
有哪些症状和体征?	腹胀、呕吐、血便或严重的便血、发烧、体温过低、黄疸、腹壁红斑(肠穿孔和脓肿均会造成)
影像学检查有什么表现?	位置固定的扩张肠段、肠壁积气(空气进入肠壁中)、气腹、门静脉积气(疾病的晚期表现)
实验室检查有什么表现?	红细胞比容、血糖及血小板减低
如何治疗?	大部分保守治疗: 1. 禁食

	2. 胃肠减压
	3. 静脉输液
	4. 静脉使用抗生素
	5. 必要时行呼吸机支持
手术指征有哪些？	膈下游离气体证实肠穿孔；腹腔穿刺阳性提示透壁性肠坏死
手术方式？	1. 肠切除 2. 肠造瘘
体重小于 1000 克的 NEC 肠穿孔的患者应如何处理？	留置腹腔引流管（不需剖腹手术）
门静脉积气或肠壁积气单独出现是 NEC 的特征表现吗？	不是
腹膜透析的适应证有哪些？	严重的血小板减少症、腹部膨隆、腹壁红斑、不明原因的病情进展
可能的并发症有哪些？	肠坏死、革兰氏阴性菌败血症、DIC、伤口感染、胆汁淤积、短肠综合征、肠狭窄、肠梗阻
预后怎么样？	生存率大于 80%

胆道

什么是"生理性黄疸"？	婴儿出生后两周内因非结合胆红素代谢异常导致的高胆红素血症
哪种酶负责胆红素的结合？	葡萄糖醛酸基转移酶
如何处理因"病理性黄疸"造成的高胆红素血症？	紫外线照射
Gilbert 综合征是什么？	部分葡萄糖醛酸基转移酶缺乏导致患者在二三十岁年龄段间歇出现黄疸
Crigler-Najjar 综合征是什么？	少数与葡萄糖醛酸基转移酶活性有关的基因缺失而引起的高胆红素血症、黄疸，甚至可导致核黄疸而死亡（通常在出生后一年）

胆道闭锁

什么是胆道闭锁?	肝外胆道闭锁
发病率是多少?	新生儿的发病率为 1/16 000
有哪些症状和体征?	持续性黄疸(生理性黄疸一般在两周内消退)、肝大、脾大、腹水以及门静脉高压的症状,陶土样大便,尿色深黄
实验室检查有什么表现?	持续存在的肝细胞性黄疸(即:直接胆红素与间接胆红素均升高),血清碱性磷酸酶水平升高
间接胆红素的"5 递增规则"指的是什么?	高胆红素患者从头到脚胆红素水平按 5mg/dl 进行性升高:头 =5mg/dl,躯干 =10mg/dl,腿 / 脚趾 =15mg/dl
需要和哪些疾病鉴别?	新生儿肝炎(TORCH 感染)、胆道发育不良
如何诊断?	1. 超声可排除胆总管囊肿并检查肝外胆管和胆囊; 2. HIDA 放射性核素扫描提示胃肠道不显影(应用苯巴比妥制剂); 3. 手术探查胆道和肝活检
如何治疗?	早期开腹手术,两月龄前实行改良的 Kasai 肝门空肠吻合术
什么是 Kasai 手术?	肝门部和小肠的吻合可使胆汁通过肝门纤维结构内的大量微小胆管流出
Kasai 手术无效该怎么办?	肝脏移植
术后可能的并发症有哪些?	胆管炎(表现为胆汁分泌减少、发热、白细胞数增多、黄疸反复),进展性肝硬化(表现为门静脉高压伴食管静脉曲张破裂出血、腹水、低蛋白血症、低凝血酶血症和脂溶性维生素 K、维生素 A、维生素 D、维生素 E 缺乏)

可能伴发哪些畸形?	25%~30% 的患者有其他异常,包括环状胰腺、十二指肠闭锁、肠旋转不良、多脾序列征、内脏转位和十二指肠前门静脉症;15% 的患儿有先天性心脏病

胆总管囊肿

什么是胆总管囊肿?	胆管的囊性扩大;最常见的出现在肝外导管,但也可以出现在肝内胆管
一般有哪些表现?	50% 的患者出现间歇性黄疸、右上腹部肿块、腹痛,也可能出现胰腺炎
可能的并发症有哪些?	胆石症、肝硬化、肝癌、门静脉高血压

解剖分型:

Ⅰ型?	肝总管和胆总管扩张,胆囊管汇入囊肿;最常见的类型(90%)

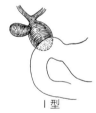

Ⅰ型

Ⅱ型?	胆总管憩室

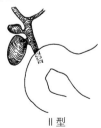

Ⅱ型

Ⅲ型?	胆总管出口末端囊性脱垂进入十二指肠

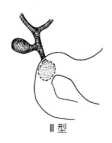

Ⅲ型

Ⅳ型？   多发囊肿,肝外、肝内囊肿均可出现

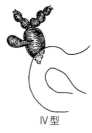

Ⅳ型

Ⅴ型？   单发或多发性肝内囊肿(独立病变,
                                   Caroli 病)

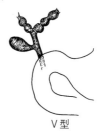

Ⅴ型

胆石症

什么是胆石症？   胆结石形成

小儿的常见病因？   病因不同于成人,最常见的原因是胆
                                   固醇结石,但来自于溶血性疾病的色
                                   素结石越来越多见

需要和哪些疾病鉴别？   遗传性球形红细胞增多症、地中海贫
                                   血、丙酮酸激酶缺乏症、镰状细胞病、
                                   囊性纤维化、长期肠外营养、生理性胆
                                   石症

| 危险因素有哪些? | 口服避孕药、早孕、家族史 |
| 如何治疗? | 所有小儿胆石症均应行胆囊切除术 |

环状胰腺

什么是环状胰腺?	一种胰腺先天发育畸形,将十二指肠完全包裹而引起肠梗阻
有哪些症状?	十二指肠梗阻
如何治疗?	跨越梗阻部位行十二指肠吻合术(勿切除胰腺!)

肿瘤

| 小儿腹部肿块的鉴别诊断? | 肾母细胞瘤、神经母细胞瘤、疝气、肠套叠、肠扭转、肠系膜囊肿、肠重复畸形、肝肿瘤(肝母细胞瘤 / 肝血管瘤)、横纹肌肉瘤、畸胎瘤 |

肾母细胞瘤

| 什么是肾母细胞瘤? | 起源于肾脏的胚胎性肿瘤 |

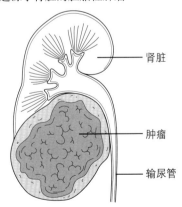

肾脏

肿瘤

输尿管

| 发病率是多少? | 非常罕见:美国每年仅有 500 例新发病例 |
| 诊断时的平均年龄是几岁? | 通常在 1~5 岁之间 |

有哪些症状?	除腹部肿块外无其他症状,20%的患儿有肿物微小钝性创伤
典型病史是怎样的?	常在穿衣或洗澡时发现
有哪些体征?	腹部肿块(大多不过腹中线);血尿(10%~15%),20%患者有高血压,与肾小球旁器受压相关;脐膨出-巨舌-巨体(Beckwith-Wiedemann)综合征的表现
哪种放射检查可以诊断?	腹部及胸部CT
分期:	
Ⅰ期	局限于肾脏,可被完整切除
Ⅱ期	超出肾脏,但仍可完全切除;包膜可能侵及肾周组织
Ⅲ期	切除后仍可残留无转移的肿瘤
Ⅳ期	血行转移(肺、淋巴结、脑)
Ⅴ期	双肾受累
最佳的预后指标?	取决于肿瘤分期与组织学类型,85%的患者组织学良好,15%的患者组织学类型较差;良好组织学类型的总生存率为85%
如何治疗?	根据疾病的分期行肾根治切除、化疗(低分期)和放疗(高分期)
新辅助治疗指的是什么?	术前行化疗或放疗可减小肿瘤的体积以达到手术切除的要求
常见的伴发畸形有哪些?	虹膜缺损、偏身肥大、脐膨出-巨舌-巨体综合征、神经纤维瘤、马蹄肾
什么是贝克威斯韦德曼综合征?	1. 脐缺陷 2. 巨舌 3. 巨人症 4. 内脏肥大

神经母细胞瘤

什么是神经母细胞瘤?	胚胎神经嵴来源的肿瘤

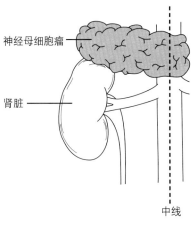

神经母细胞瘤

肾脏

中线

发生在什么部位?	**肾上腺髓质——50%** 腹主动脉椎旁神经节——25% 后纵隔——20% 颈部——3% 盆部——3%
哪种类型的肿瘤常伴发 Horner 综合征?	颈部及上纵隔肿瘤
发病率是多少?	约 7000~10 000 名新生儿中就有一例发病,是婴幼儿期最为常见的实体恶性肿瘤,也是儿童最为常见的非中枢神经系统实体瘤
诊断时的平均年龄为多少岁?	约 50% 在 2 岁前确诊 约 90% 在 8 岁前确诊
有什么症状?	小儿神经母细胞瘤的症状主要取决于肿瘤的部位,随疾病进展可出现贫血、生长发育障碍、体重下降、营养不良等症状

有哪些体征?	无症状腹部包块(约 50% 的患儿包块可触及)、呼吸困难(纵隔肿瘤)、Horner 综合征(颈部级上胸部肿瘤)、突眼(眼眶受累)、皮下肿瘤结节、高血压(20%~35%)
实验室检查有什么表现?	24 小时尿香草扁桃酸(VMA)、高香草酸(HVA)、24 小时尿 3- 甲氧肾上腺素(>85% 的病例会升高)、神经特异性烯醇、N-myc 致癌基因、DNA 倍增分析等
需要做哪些影像检查?	CT、MRI、I-MIBG、生长抑素受体扫描
腹部平片有什么表现?	钙化(约 50%)
如何确认有无骨髓侵犯?	骨髓穿刺
神经母细胞瘤与肾母细胞瘤发病部位有什么差异?	神经母细胞瘤常越过中线而肾母细胞瘤很少

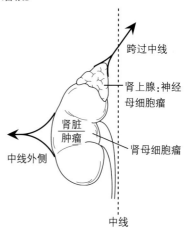

如何治疗?	取决于肿瘤的分期
如何分期:	
Ⅰ 期	肿瘤局限于原发器官
Ⅱ 期	肿瘤侵犯肾周组织,但未越过中线
Ⅲ 期	肿瘤越过中线

Ⅳ期	远处转移
ⅣS 期	婴儿的肿瘤原发灶一般不会越过中线,且其远处转移多见于肝脏、骨髓、皮肤及皮下组织

不同分期的治疗:

Ⅰ期	手术治疗
Ⅱ期	手术联合化疗 ± 放疗
Ⅲ期	手术联合化疗 / 放疗
Ⅳ期	术前化疗 / 放疗
ⅣS 期	对于微小病灶且无症状的患儿长期随访,肿瘤有自行退化可能

不同分期的生存率:

Ⅰ期	约 90%
Ⅱ期	约 80%
Ⅲ期	约 40%
Ⅳ期	约 15%
ⅣS 期	生存率 >80% ! 注意:这些肿瘤大部分是 Ⅰ期和 Ⅱ期伴有肝脏、骨髓或皮下组织转移的患儿,若年龄 <1 岁,有自愈倾向
哪个实验室检查指标可以提示预后?	异倍体预后良好! N-myc 癌基因拷贝数越少预后越好
哪一个癌基因和神经母细胞瘤相关?	N-myc 癌基因

横纹肌肉瘤

什么是横纹肌肉瘤?	高度恶性的横纹肌细胞来源的肉瘤
以什么著称?	是儿童最常见的肉瘤
年龄分布有什么特点?	双峰分布: 1. 2~5 岁 2. 15~19 岁

最常见发病部位？	1. 头颈部（40%） 2. 胃肠道（20%） 3. 肢端（20%）
有哪些症状和体征？	肿块
如何诊断？	组织活检、CT 扫描、MRI、骨髓检查
如何治疗？	
可切除？	外科切除，± 化疗和放疗
不可切除？	新辅助化疗 /XRT，随后外科切除

肝母细胞瘤

什么是肝母细胞瘤？	肝脏恶性肿瘤（起源于胚胎肝细胞）
平均诊断年龄是几岁？	出生后前 3 年
男女发病比例是多少？	2∶1
如何诊断？	体格检查 - 腹胀，右上腹可触及随呼吸活动而移动的肿块； 血清甲胎蛋白和铁蛋白升高（可作为肿瘤标记物）； 腹部 CT 扫描，通常用来评估肿物是否可切除
伴有甲胎蛋白升高的比例是多少？	大约 90%
如何治疗？	肝叶切除术或三叶切除术是首选（术后辅以化疗）；体积较大的肿瘤通常需要术前化疗，然后再行肝切除术
总体生存率是多少？	大约 50%
肝细胞瘤和肝母细胞瘤在发病年龄上有什么区别？	肝母细胞瘤发生在 3 岁以下儿童，肝细胞瘤发生在 3 岁以上儿童和青少年

小儿创伤

儿童患者死亡的主要原因是什么？	创伤

儿童肝脾损伤大部分怎么治疗？	保守治疗（即：非手术治疗）
引起创伤患儿类腹膜刺激征的最常见的原因是什么？	胃扩张（置鼻胃管）
如何估计儿童的正常收缩压？	80+2× 年龄（例如：5 岁儿童收缩压大约 90）
生命体征不稳定的创伤患儿的 20-20-10 液体复苏原则是什么？	首先补充 20ml/kg 乳酸钠林格液，随后如有必要再补充 20ml/kg 乳酸钠林格液；如果在第二次补液后患者仍不稳定，那么给予 10ml/kg 血液输入
什么样的 CT 扫描结果提示小肠损伤？	腹腔内未合并肝脾损伤的游离液体；游离气体、造影剂渗漏、肠壁增厚、肠系膜条纹征
十二指肠血肿如何治疗？	通过鼻胃管和全肠外营养保守治疗

其他小儿外科问题

婴儿胆汁性呕吐可能是什么原因？	肠旋转不良，除非证明是其他原因！（90% 肠旋转不良的患儿在 1 岁内出现症状）
TORCHES 指的是什么？	非细菌性胎儿或新生儿感染：弓形虫、风疹病毒、巨细胞病毒、疱疹病毒、梅毒
儿童常用镇静剂是什么？	水合氯醛
包皮环切术的禁忌证是什么？	尿道下裂，因为治疗这一畸形需要应用包皮做修复材料
脐疝修补的手术适应证有哪些？	缺损大于 1.5cm，年龄大于 4 岁；否则观察，因为大多数会自然闭合；如持续存在应在学龄前手术修补
隐睾发生癌症的几率是多少？	比正常睾丸高 10 倍
睾丸固定术的手术时机？	所有睾丸未下降的患儿 1 岁后进行睾丸固定术

哪些征象提示儿童虐待？	香烟烫伤、鞭伤、大腿后部和臀部烫伤、多发骨折/陈旧性骨折、生殖器创伤、未及时进行的健康体检
如何处理儿童虐待？	将病人**收住入院**
Dance 征是什么？	回结肠套叠的患者右下腹空虚
血管瘤如何治疗？	观察，因为大多数会自然消退
血管瘤手术适应证有哪些？	严重的血栓栓塞症、充血性心力衰竭、功能障碍（视力、呼吸）
血管瘤的治疗有哪些方案？	类固醇类药物、放疗、手术切除、血管栓塞
最常见的儿童肝脏良性肿瘤是什么？	血管瘤
什么是 Eagle-Barrett 综合征？	梅干腹；先天性腹部肌肉发育不良（非常松散和菲薄）
什么是 Pierre-Robin 综合征？	经典三联征： 1. 巨舌（伴有舌后坠） 2. 短小下颌骨（小颌畸形） 3. 腭裂
Pieere-Robinz 综合征需要重点关注什么？	舌后坠引起的气道阻塞
儿童最常见的恶性肿瘤是什么？	1. 白血病 2. 中枢神经系统肿瘤 3. 淋巴瘤
婴儿最常见的实体恶性肿瘤是什么？	神经母细胞瘤
儿童最常见的实体肿瘤是什么？	中枢神经系统肿瘤
患儿出现腹痛、血尿、关节痛和紫癜样皮疹时务必要考虑什么疾病？	过敏性紫癜；患者可出现黑便（50%）或大便潜血（75%）
Apley 定律指的是什么？	自脐部起始的慢性反复发作的腹痛，其持续时间越久，为器质性病变来源的可能性越大

引起儿童小肠梗阻的最常见原因是什么？	疝气
什么是脐尿管未闭？	脐尿管持续存在,使膀胱和脐存在持续的交通;脐部有尿液流出和反复发作的泌尿系感染
Replogle 管是什么？	供婴儿使用的带负压泵的 10F 鼻胃管(最初由 Replogle 医生设计用来抽吸食管闭锁患儿的食管盲袋)
A 和 B 代表什么？	婴儿窒息(Apnea)和心动过缓(Bradycardia)发作
腹部平片上的双泡征是什么？	腹部平片上显示的胃泡和十二指肠泡;十二指肠梗阻时可见(隔膜、环状胰腺、肠旋转不良、十二指肠闭锁等)
什么是 Poland 综合征？	胸大肌、胸小肌缺如;常伴同侧手畸形;乳头 / 乳腺 / 右乳腺发育不良
非典型淋巴结结核感染如何治疗？	手术切除结节
婴儿直肠流血最常见原因是什么？	肛裂
与十二指肠隔膜 / 闭锁 / 狭窄相关的染色体异常是什么？	21- 三体
哪种通过幽门进入肠道的异物必须通过手术取出？	电池!

强化回顾

以下疾患出现的最常见年龄是：

幽门狭窄？	2 周龄 ~2 月龄
肠套叠？	4 月龄 ~2 岁(大于 80%)
肾母细胞瘤(Wilms 瘤)？	1~5 岁
肠旋转不良？	出生至 1 岁(大于 85%)
神经母细胞瘤？	大约 50% 发生在 2 岁以内;超过 80% 发生在 8 岁以内

| 肝母细胞瘤? | 3 岁之前 |
| 阑尾炎? | 3 岁以后(但在任何年龄都要考虑!) |

第 68 章　整形外科

常用术语释义:

重睑成形术	眼睑手术 - 去除多余的皮肤 / 脂肪
面部拉皮提升术	通过发际 / 下巴 / 耳后切口,悬吊组织及去除多余的面部皮肤
FTSG	全厚皮片移植(Full Thick Skin Graft)
Langer 线	皮肤本身存在的张力最小的线(如前额线),垂直于 Langer 线的切口会比平行于 Langer 线的切口瘢痕更明显

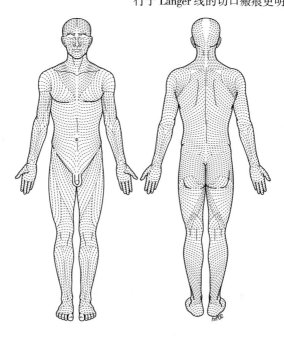

乳房成形术	乳房手术(缩小 / 增大)
多指畸形	出现多余的手指
鼻整形术	通过手术修复先天性鼻缺陷、鼻孔闭锁、外观畸形及创伤引起的畸形
STSG	中厚皮片移植(Split Thickness Skin Graft)
并指畸形	蹼状指

创面愈合

创面愈合分几个阶段？	1. 炎症期
	2. 上皮覆盖期
	3. 增生期
	4. 收缩期
每个阶段发生什么反应？	
炎性期？	首先出现血管收缩，随后出现血管舒张、毛细血管渗漏
上皮覆盖期？	上皮组织覆盖伤口
增生期？	成纤维细胞增生，胶原蛋白、弹力蛋白、网状蛋白积聚
收缩期？	成肌纤维细胞收缩伤口
伤口每天最大收缩多少毫米？	0.75mm/d

上皮形成

什么程度的细菌污染会影响上皮形成？	每克组织的微生物数量 >100 000(10^5)
表浅烧伤 / 伤口的上皮化从哪些部位开始？	汗腺和毛囊的内壁上皮
全层皮肤烧伤又是从哪里开始？	由于汗腺和毛囊完全破坏，上皮化从伤口边缘开始，范围 <1cm，这些上皮下面没有真皮
哪种恶性溃疡与长期存在的疤痕或烧伤相关？	马氏溃疡(烧伤疤痕癌)

伤口收缩

什么是成肌纤维细胞?	分化的成纤维细胞,生物学行为像平滑肌细胞,肉芽组织形成后将伤口边缘拉拢
哪种植皮收缩更明显,STSG 还是 FTSG ?	STSG 表面收缩率为 41%,FTSG 收缩很小
什么是肉芽组织?	开放性伤口形成的 4~6 天,由毛细血管床和成纤维细胞发展而成,为伤口的上皮化提供支撑;肉芽组织有抵抗细菌感染的作用
影响伤口愈合的局部因素有哪些?	血肿、血清肿、感染、缝合紧密程度、打结松紧、伤口活动 / 干扰(比如用手指戳它)
影响伤口愈合的全身因素有哪些?	贫血 营养不良 类固醇 癌症 辐射 缺氧 败血症 糖尿病
什么有助于类固醇治疗患者的伤口愈合?	维生素 A 能减少类固醇对伤口愈合副作用
伤口什么时候恢复到最大强度的 90% ?	大约 6 周

常用术语释义

裂伤	参差不齐,锯齿状的伤口
擦伤	表皮破损
挫伤	皮肤没有裂开的瘀伤
增生性瘢痕	原伤口边缘内增生形成的瘢痕

瘢痕疙瘩	增生的瘢痕肿瘤,逐渐增大超出原切口边缘
为什么不用聚维酮碘清洗裂伤伤口?	聚维酮碘对正常组织有害,而且对伤口的愈合具有抑制作用
最好用什么冲洗清洗伤口?	生理盐水冲洗,记住"稀释是解决污染最好的办法"

皮肤移植

什么是 STSG?	中厚皮片:包括表皮和部分真皮
有多厚?	10/1000~18/1000 英寸(25/1000~45/1000mm)
什么是 FTSG?	全层皮肤:包括整个表皮和真皮
皮肤移植的条件是什么?	基床血管化,避免直接移植到骨骼、肌腱上 细菌数 <100 000 尽量避免剪切作用和皮下积液
对于皮肤移植,筋膜和脂肪哪个更适合作为基底?	筋膜(血供丰富得多)
如何增加 STSG 表面面积?	制作成网格状(同时也有助于皮下血液/血清排出)
STSG 在前 24 小时如何获得营养?	毛细血管自吸

皮瓣

任意皮瓣的血供来自哪里?	真皮——真皮下血管网
轴型皮瓣的血供来自哪里?	直接皮肤动脉
举例说出轴型皮瓣及其供应血管:	额部皮瓣——颞浅动脉,常用于鼻再造 胸三角皮瓣——内乳动脉的第 2、3、4 前穿支,常用于头颈部创伤 腹股沟皮瓣——旋髂浅动脉,用于覆盖手和前臂的创伤

皮瓣坏死的最常见原因?　　静脉血栓

什么是单纯推进皮瓣?

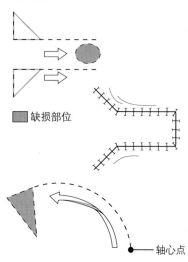

■ 缺损部位

什么是旋转皮瓣?

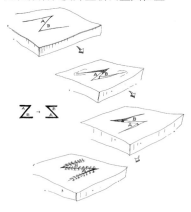

■ 缺损部位

什么是游离皮瓣?　　皮瓣原有血供中断,需要做血管吻合(显微镜下)

什么是 TRAM 皮瓣?　　腹直肌肌皮瓣(Transverse Rectus Abdominis Myocutaneous flap)

什么是"Z"成形术?　　延长瘢痕长度并重新调整其位置

什么是 V-Y 推进皮瓣？

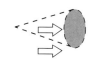 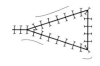

⬛缺损部位

第 69 章 手外科

手的手术由哪个科医生做？	整形科医生或骨科医生
手的骨骼包括几部分？	指骨 掌骨 腕骨
远侧指间关节指的是什么？	远端两节指骨之间的关节
中间指间关节指的是什么？	近端两节指骨之间的关节
近侧指间关节指的是什么？	掌指关节
手内在肌包括哪些部分？	蚓状肌、骨间肌
手指的内收和外展指的是什么？	各手指靠拢中线称为内收，各手指远离中线称为外展

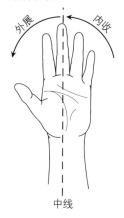

手外伤如何分区？

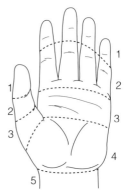

"无人之地"指的是哪部分区域？　远侧掌横纹至刚刚超出近侧指间关节的区域（2区）

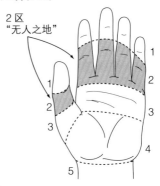

"无人之地"有什么意义？　这个区域的屈肌肌腱损伤后预后功能较差，需要手外科专家进行修复

手的感觉分布

尺神经的感觉支配区？

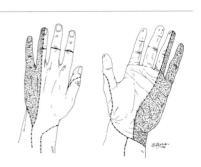

桡神经的感觉支配区？

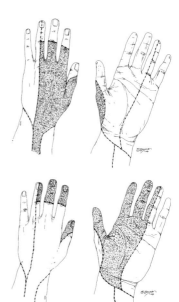

正中神经的感觉支配区？

如何检查桡神经支配的运动功能？	腕关节及掌指关节的背伸 拇指的内收及外展
如何检查尺神经支配的运动功能？	无法对抗阻力张开手指 检查食指和中指能否做交叉的动作
如何检查正中神经支配的运动功能有无受损？	用大拇指触摸小拇指（正中神经远端） 握紧检查者的手指（正中神经近端）
如何检查指深屈肌功能？	单独检查每个手指远侧指间关节的屈曲功能

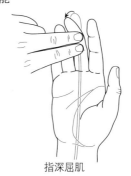

指深屈肌

如何检查指浅屈肌功能?	单独检查每个手指掌指关节的屈曲功能

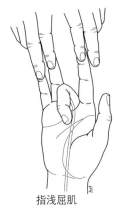

指浅屈肌

指动脉如何走行?	走行于手指的内侧和外侧
哪种手撕裂伤不能缝合?	人或动物的咬伤
手撕裂伤引起的出血可以用血管钳来夹吗?	不可以,因为神经和血管一同走行;如果出血不止可以先压迫,然后上止血带后再进行修复
什么是化脓性指头炎?	手指掌面尖端的感染,需要切开引流
什么是甲沟炎?	指甲两侧(甲襞)的感染,需要切开引流
什么是感染性腱鞘炎?	肌腱鞘发生的感染
什么是卡纳佛尔征?	感染性腱鞘炎的四个征象: 受累手指保持屈曲位 腱鞘掌面触诊时疼痛 肿胀(梭形) 被动伸展时疼痛
引起感染性腱鞘炎和甲沟炎最常见的细菌是?	金黄色葡萄球菌
人和动物咬伤如何处理?	清创、冲洗、抗感染,保持伤口开放
哪种细菌感染只见于人咬伤?	侵蚀艾肯菌

哪种细菌感染只见于狗和猫咬伤?	多杀巴斯德杆菌
手/腕部最常见的肿物是什么?	腱鞘囊肿
哪种指甲下肿瘤会引起剧烈疼痛?	血管瘤(指甲下)
什么是"拳击手骨折"?	第 4 或第 5 掌骨骨折
什么是"垂状指"损伤?	掌指关节水平的伸肌腱断裂

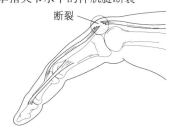

远指关节水平的伸肌腱损伤后的典型表现?	槌状指

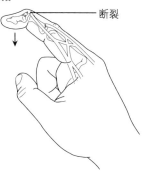

近指关节水平的伸肌腱损伤后的典型表现?	钮孔状畸形

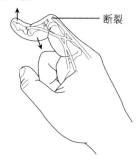

哪种骨折可以引起"鼻烟壶"疼痛?

舟状骨骨折,受伤初期X线很难发现,常需要过上一段时间(2周)才能在X线上有表现

可以引起缺血性坏死

如果怀疑有骨折,不管X线表现如何,都行石膏固定

夹板固定时手的"安全位"是怎样的?

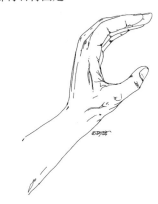

什么是 Dupuytren 挛缩?

手掌筋膜纤维化,引起挛缩,手指无法伸展

"猎场守护人的大拇指"指的是什么?

大拇指尺侧韧带损伤

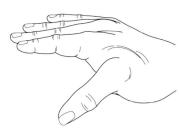

甲下血肿如何治疗?

在指甲上烧一个洞减压(用手持的热凝针)

腕管综合征

什么是腕管综合征?

正中神经在腕管受压

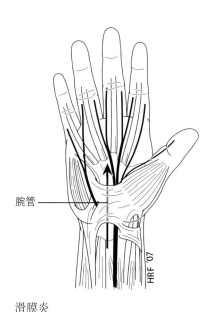

腕管

最常见的原因是什么?	滑膜炎
其他原因还有哪些?	正中动脉 孕期水肿 糖尿病 特发性 指端肥大症 肿瘤 甲状腺(黏液性水肿) 类风湿性关节炎 淀粉样变性 使用气钻 SLE
有哪些症状?	正中神经支配区域的麻木和疼痛
有哪些体征?	Tinel 征(正中神经上方叩击时引起症状),Phalen 试验(屈腕时引起症状),鱼际萎缩,Wartenberg 征
什么是 Wartenberg 征?	手处于休息位时,小指呈外展位,不能内收

需要做什么检查?	肌电图、神经传导检测
早期如何治疗?	非手术治疗,休息,手腕用夹板固定,非甾体抗炎药
手术指征有哪些?	症状难以缓解,鱼际萎缩,鱼际无力
需要做什么手术?	腕横韧带松解

第 70 章 耳鼻咽喉与头颈外科

术语释义:

嗅觉丧失	无法闻到气味
耳漏	液体从耳朵流出
吞咽困难	难以咽下
吞咽痛	吞咽时疼痛
癔球症	咽喉部或下颌关节有肿块的感觉
耳痛	耳痛(常为咽痛或颞下颌关节痛引起的放射性疼痛)
牙关紧闭	张口困难

解剖学

颅神经

I	嗅神经
II	视神经
III	动眼神经
IV	滑车神经
V	三叉神经
VI	外展神经

Ⅶ	面神经
Ⅷ	前庭蜗神经
Ⅸ	舌咽神经
Ⅹ	迷走神经
Ⅺ	副神经
Ⅻ	舌下神经

描述以下颅神经的运动／感觉功能：

Ⅰ	嗅觉
Ⅱ	视觉(感觉瞳孔反射)
Ⅲ	眼球运动,瞳孔括约肌,睫状肌(运动瞳孔反射)
Ⅳ	上斜肌运动
Ⅴ	运动:咀嚼(咀嚼肌) 感觉:面部、牙齿、鼻窦、角膜
Ⅵ	外直肌运动(外侧凝视)
Ⅶ	运动:面部表情肌,泪腺／舌下腺／下颌下腺 感觉:舌前／软腭,味觉
Ⅷ	听觉,平衡
Ⅸ	运动:茎突咽肌,腮腺,咽 感觉:舌后,咽,中耳
Ⅹ	运动:声带,心脏,支气管,胃肠道 感觉:支气管,心脏,胃肠道,喉,耳
Ⅺ	运动:斜方肌,胸锁乳突肌
Ⅻ	运动:舌肌,带状肌(颈袢支)

三叉神经(第Ⅴ对颅神经)分为哪三支?	1. 眼支 2. 上颌支 3. 下颌支

舌下神经(第XII对颅神经)切断时会发生什么情况?	伸舌时舌偏向患侧(手推车效应)
说出下颌下腺导管的名称	Wharton 管(口底)
说出腮腺导管的名称	Stensen 管(邻近上颌第二磨牙)
鼻部的血供来源?	1. 颈内动脉:眼动脉发出的筛前动脉和筛后动脉 2. 颈外动脉:上唇动脉(面动脉的分支)和蝶腭动脉(上颌动脉的分支)
说出组成鼻中隔后部的三块骨骼的名称	1. 筛骨(筛骨垂直板) 2. 犁骨(拉丁语称"plow") 3. 颚骨(一些人还包括上颌骨鼻嵴)
说出组成眼眶的 7 块骨骼的名称	1. 额骨 2. 颧骨 3. 上颌骨 4. 泪骨 5. 筛骨 6. 颚骨 7. 蝶骨
指出四条带状肌的名称	1. 甲状舌骨肌 2. 肩胛舌骨肌 3. 胸骨甲状肌 4. 胸骨舌骨肌
哪块肌肉横跨颈内动脉和颈外动脉?	二腹肌
颈部手术切口中哪块肌肉最先被切开?	颈阔肌
带状肌由哪条神经支配?	颈袢(XII)
何谓颈前三角和颈后三角?	胸锁乳突肌将颈部分成的两个区域。

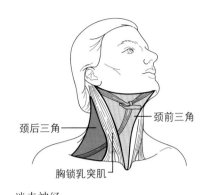

颈前三角

颈后三角

胸锁乳突肌

哪条神经在颈动脉鞘内与颈动脉伴行？	迷走神经
哪条神经在颈总动脉分叉上方约 1~2cm 处横过颈内动脉？	舌下神经
指出三块听小骨的名称	1. 锤骨 2. 砧骨 3. 镫骨
中耳由哪几部分组成？	咽鼓管,听小骨,鼓膜,乳突气房
内耳由哪几部分组成？	耳蜗,半规管,内听道

耳

外耳道炎（游泳者耳病）

什么是外耳道炎？	外耳道的弥漫性感染,常累及鼓膜
常见的病因是什么？	外耳道长期水液浸渍,外耳道鳞状上皮损伤（如游泳、佩戴助听器）
典型的致病菌是什么？	假单胞菌最多见,还有变形杆菌、葡萄球菌,偶有大肠杆菌、真菌（曲霉菌、念珠菌）和病毒（带状疱疹病毒、单纯疱疹病毒）
外耳道炎的体征/症状是什么？	耳痛;外耳及外耳道肿胀;充血;耳廓牵引痛;外耳道脱屑;耳漏

如何治疗?	保持外耳道干燥; 轻度感染,清理外耳道后用稀醋酸滴耳液治疗; 大多数感染需彻底清除碎屑,局部用含或不含氢化可的松的抗生素

恶性外耳道炎(MOE)

什么是恶性外耳道炎?	暴发型**细菌性**外耳道炎
它是一种恶性肿瘤吗?	不是
发生于哪些人?	最常见于血糖控制不佳的老年糖尿病患者(其他免疫缺陷患者并无本病倾向)
致病菌是什么?	常为铜绿假单胞菌
典型表现是什么?	外耳道骨部与软骨部交界处底壁肉芽组织增生
其他体征/症状是什么?	剧烈耳痛,耳道大量脓性分泌物,常有**骨质暴露**
诊断性检查有哪些?	1. CT 扫描:显示炎症和骨质侵蚀范围 2. ^{99}锝扫描:观察颞骨炎症过程 3. 镓标记的白细胞扫描:追踪和记录炎症消退过程
并发症有哪些?	侵犯周围结构导致蜂窝织炎,颞骨骨髓炎,乳突炎;继而导致面神经麻痹,迷路炎或脑脓肿
如何治疗?	控制糖尿病; 局部彻底清除病灶; 住院并静脉给予抗生素(抗假单孢菌:常用氨基糖苷类 + 青霉素)

外耳道肿瘤

哪种类型最常见?	以鳞状细胞癌最常见,也有基底细胞癌及黑色素瘤

常起源于哪个部位？	耳廓，偶起源于外耳道
相关的危险因素是什么？	强烈的日光曝晒
以下情况该如何治疗？	
局限于耳廓	常采用楔形切除
蔓延到外耳道	需行外耳道切除术或颞骨部分切除术
侵犯中耳	首选颞骨全切 + 淋巴结清扫术

鼓膜穿孔

病因有哪些？	常因（直接或间接）外伤所致或继发于中耳感染；常继发于掌掴伤（气压伤）、爆炸等
症状是什么？	耳痛，外耳道流血，传导性聋，耳鸣
体征有哪些？	穿孔周围有血凝块，鼓膜明显撕裂
如何治疗？	保持外耳道干燥 如有感染或污染征象，全身应用抗生素
预后如何？	大部分（90%）的穿孔能自行愈合，但大穿孔可能需要手术治疗（如脂肪、颞肌筋膜或耳屏软骨鼓室成形术）

胆脂瘤

什么是胆脂瘤？	中耳或乳突内的上皮样囊肿，这些囊肿内含脱落的鳞状上皮和角化物质；可分为先天性和后天性
病因是什么？	咽鼓管功能障碍导致中耳形成负压（后天原发性）或上皮从鼓膜穿孔处直接生长（后天继发性）
与其密切相关的其他疾病是什么？	慢性中耳炎
常见病史是什么？	慢性中耳感染伴长期耳流脓，脓液常有恶臭

胆脂瘤外观如何?	鼓膜后方可见灰白色、有光泽的角化物团块影或鼓膜内陷,常被描述为"珍珠样"病变
相关问题有哪些?	侵蚀听骨链导致传导性聋; 局部侵犯导致眩晕/感音神经性聋/面神经不完全/完全麻痹/中枢神经; 系统功能障碍/感染
如何治疗?	手术治疗(鼓室成形术/乳突根治术)目的在于彻底清除病变并重建听骨链

大疱性鼓膜炎

什么是大疱性鼓膜炎?	鼓膜及鼓膜邻近的外耳道深部皮肤疱疹性感染
致病微生物是什么?	不清楚,可能由病毒感染所致,因本病常与病毒性上呼吸道感染有关(有报道从本病中培养出肺炎支原体)
症状是什么?	突然发生的剧烈耳痛,低热,耳道血性分泌物
耳内镜检查可发现什么?	鼓膜表面或(和)外耳道壁可见红色大疱
听力是否影响?	很少影响,偶有可逆的感音神经性聋
如何治疗?	口服抗生素(如为肺炎支原体感染用红霉素); 可局部应用止痛药; 一般36小时内症状可逐渐缓解

急性化脓性中耳炎(OM)

什么是急性化脓性中耳炎?	中耳的细菌感染; 常发生于病毒性上呼吸道感染后; 可能与中耳积液有关
病因是什么?	咽鼓管功能障碍,细菌易从鼻咽部侵入中耳; 常与咽鼓管阻塞有关,但不能确定咽鼓管阻塞是感染的原因还是结果

易感因素有哪些?	青年,男性,奶瓶喂养,拥挤的生活环境(如托儿所),腭裂,唐氏综合征,囊性纤维化
致病菌是什么?	1. 肺炎链球菌(33%) 2. 流感嗜血杆菌 3. 卡他莫拉氏菌 4. 葡萄球菌 5. β- 溶血性链球菌 6. 铜绿假单胞菌 7. 病毒 / 培养结果阴性
6 个月以下婴儿的致病菌是什么?	1. 金黄色葡萄球菌菌 2. 大肠埃希菌 3. 克雷伯杆菌
症状是什么?	耳痛,发热,听力下降,患儿常挠耳朵,激惹;约 25% 患者可无症状
体征有哪些?	早期鼓膜充血;以后鼓膜膨隆,正常标志不清;晚期,鼓气耳镜检查可见鼓膜运动幅度降低
如果耳痛消失,可能发生了什么情况?	鼓膜穿孔
并发症有哪些?	鼓膜穿孔,急性乳突炎,脑膜炎,脑脓肿,硬膜外脓肿,迷路炎,若炎症复发或转为慢性,导致听力下降,将不利于言语和认知发育
如何治疗?	抗生素连用 10 天;一线用药是阿莫西林,如青霉素过敏,可选用复方新诺明或红霉素
常见病程如何?	一般 24~36 小时内症状逐渐缓解
鼓膜切开并放置 PE 管的指征有哪些?	1. 持续中耳积液超过 3 个月; 2. 糖尿病或免疫功能低下患者; 3. 半年内发病超过 3 次(特别是双侧发病)

什么是 PE 管?	鼓膜通气管
什么是贝佐尔德脓肿?	乳突炎症扩散,在胸锁乳突肌附着处深面形成的脓肿
慢性中耳炎的病原菌是什么?	混合感染;金黄色葡萄球菌;铜绿假单胞菌
慢性中耳炎的体征/症状是什么?	耳漏和听力下降

耳硬化症

什么是耳硬化症?	是一种遗传性疾病,其特点是镫骨底板周围骨质海绵状变性和硬化导致镫骨活动受限
遗传方式是什么?	常染色体显性遗传伴 1/3 不完全显性
症状是什么?	无耳痛;(一侧或双侧)进行性听力下降;耳鸣
常见发病年龄?	20~40 岁
如何确诊?	传导性聋,鼓膜完整,无中耳积液(若侵犯耳蜗骨质则可为混合性聋或感音神经性聋)
什么叫 Schwartze 征(施瓦策征)?	新生骨质血管增生使镫骨周围呈红色
如何治疗?	常选手术治疗(镫骨切除 + 假体植入);助听器或观察;如出现感音神经性聋或处于术前稳定期,可口服氟化钠治疗

其他

面瘫

如何定位病变部位?	核上性——因双侧皮质延髓束支配额肌,双侧额肌运动正常,只有对侧下部面肌瘫痪 颞骨内——同侧上下部面肌瘫痪,泪液减少,味觉改变,镫骨肌反射消失 茎乳孔远端病变——只有面肌瘫痪

病因有哪些?	贝尔麻痹 外伤 胆脂瘤 肿瘤(癌,颈静脉球体瘤) 膝状神经节带状疱疹病毒感染(亨特综合征) 周围性病变常见于腮腺肿瘤
双侧面神经麻痹的主要病因是什么?	莱姆病(伯氏疏螺旋体)

贝尔麻痹

什么是贝尔麻痹?	急性发作的单侧周围性面神经麻痹,不伴中枢神经系统、耳部及小脑脑桥角疾病(也就是病因不明)。

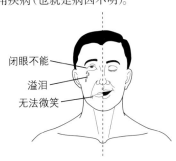

闭眼不能
溢泪
无法微笑

病程如何?	急性起病,3 周以内面瘫达到最大程度
发病率是多少?	是引起**单侧**不全性或完全性面瘫最常见的原因
发病机制是什么?	不明,被广泛认可的是病毒感染学说(单纯疱疹病毒),其次为神经缺血学说、免疫学学说
常见的前驱症状是什么?	上呼吸道感染

体征 / 症状是什么?	发病机理与面神经肿胀有关;可表现为面神经完全瘫痪,泪液分泌改变,患侧泪液分泌增多;鼓索神经以上病变时可有味觉改变、口干、听觉过敏
如何治疗?	未经任何治疗的贝尔麻痹患者中大部分 1 个月内自行恢复; 滴眼液保护眼睛,必要时胶带封闭眼睛; 大多数耳鼻喉科医师主张用类固醇激素和阿昔洛韦; 面瘫进展或检查提示面瘫加重可行面神经减压术
预后如何?	总的来说,90% 患者能完全恢复;95%~100% 的不完全瘫痪患者恢复后可无后遗症

感音神经性聋

什么是感音神经性聋?	由耳蜗和听神经病变而不是外耳和中耳病变引起的耳聋
症状是什么?	听力障碍,言语分辨率降低,耳鸣
体征是什么?	气导 > 骨导(林纳试验阳性); 韦伯试验偏向健侧; 听力图显示最常见的是高频听力下降
什么是韦伯试验和林纳试验?	**韦伯试验**:音叉置于颅面中线(声音较大侧 = 传导性聋患侧或感音神经性聋健侧) **林纳试验**:音叉置于乳突,然后置于外耳道口(传导性聋患者乳突区声音较大)
病因有哪些?	衰老(老年性聋) 急性或慢性强声刺激导致的声损伤 外淋巴瘘

先天性聋(TORCHES:母源性感染,Toxoplasmosis(弓形虫病),Rubella(风疹),CMV(巨细胞病毒),Herpes(疱疹病毒),and Syphilis(梅毒)

梅尼埃病

药物性 / 中毒性聋

听神经病

假性脑瘤

中枢神经系统疾病

内分泌紊乱

结节病

儿童最常见的病因是什么?	脑膜炎(细菌性)
如何治疗?	治疗潜在病因;助听器;唇语;耳蜗植入

眩晕

什么是眩晕?	感觉头部 / 身体或外界环境在运动(通常为旋转)
病因是什么?	左右前庭系统神经活动不对称
周围性眩晕的病史是怎样的?	眩晕剧烈,恶心,呕吐,常伴水平或旋转性眼震(快相朝健侧),其他内耳疾病症状(耳鸣,听力下降)
周围性眩晕的危险因素有哪些?	通常与耳部手术史,慢性耳溢液,耳气压伤或头部外伤有关
中枢性眩晕的病史是什么?	多见于脑干或小脑疾病;起病隐匿,眩晕较轻但更敏感,偶有垂直性眼震
诊断流程如何?	取决于中枢性和周围性眩晕的发病概率 详细的神经科和耳鼻喉科查体 梅毒患者需行 FTA(荧光法密螺旋体抗体吸附试验)/VDRL(性病研究实验室试验检查)

颞骨 X 线 /CT/MR 扫描

眼震电图

位置性试验

听力测试

最常见的病因是什么?

良性阵发性位置性眩晕(BPPV),某一特定头位时激发短暂阵发性剧烈眩晕

如何鉴别?

中枢性眩晕:椎基底动脉供血不足(常见于患有脊柱退行性病变的老年患者),延髓背外侧综合征,多发性硬化,癫痫,偏头痛

周围性眩晕:BPPV,晕动病,梅毒,梅尼埃病,前庭神经炎,迷路炎,听神经病,外淋巴瘘

什么是 Tullio 现象?

强声刺激诱发眩晕症状;典型的是耳梅毒

梅尼埃病

什么是梅尼埃病?

膜迷路障碍导致波动性感音神经性聋,发作性眩晕,眼震,耳鸣,伴或不伴耳内胀满感

典型三联征是什么?

耳聋、耳鸣、眩晕

病理生理变化是什么样?

不清楚,但多数专家认为是内淋巴生成过多 / 吸收障碍

如何治疗?

低盐饮食,利尿剂(噻嗪类),止吐药;有时可加用地西泮;80% 患者药物治疗有效,抗组胺药

手术指征是什么?

内科治疗无效或眩晕剧烈者可手术治疗(60%~80% 有效)

手术方式有哪些?

1. 内淋巴囊蛛网膜下腔分流术

2. 前庭神经切除术

3. 伴听力下降的严重患者:迷路切除术

血管球瘤

什么是血管球瘤？	一种发生于血管外膜层的缓慢进展的血管瘤样良性肿瘤，常与中耳内的舌咽神经和迷走神经有关
常见发病部位有哪些？	中耳，颈静脉球，舌咽神经和舌下神经走行区域
血管球瘤常见吗？	是最常见的颞骨良性肿瘤
如何治疗？	手术切除；难以手术切除或复发者可选放疗

鼻 - 鼻窦

鼻衄

什么叫鼻衄？	鼻腔出血
诱发因素是什么？	外伤，擤鼻，鼻窦感染，过敏性鼻炎或萎缩性鼻炎，血液病，肿瘤，环境因素（热、干气候，冬季）
常见病因是什么？	浅表黏膜血管破裂（前段出血为克氏静脉丛，后段出血为蝶腭动脉）
哪种类型最常见？	前段出血（90%），常为外伤引起
哪种类型最严重？	后段出血，常见于老年人或患有系统性疾病（高血压、肿瘤、动脉硬化）的患者
如何治疗？	直接压迫；如果失败可用纱条行前鼻孔填塞；必要时行后鼻孔填塞；但填塞物必须在 5 天内取出，以防并发感染
治疗鼻出血最后的手段是什么？	蝶腭动脉（后段出血）、筛前动脉（前段出血）结扎或栓塞
鼻腔填塞后常出现的感染性疾病综合征是什么？	中毒性休克综合征：金黄色葡萄球菌释放的外毒素导致的发热、休克、皮疹

| 如何治疗这种综合征? | 立即取出鼻前填塞物; |
| | 静脉输液、吸氧,使用金黄色葡萄球菌敏感抗生素 |

急性鼻炎

| 什么是急性鼻炎? | 鼻腔黏膜的炎症 |
| 最常见的病因是什么? | 上呼吸道感染;成人最常见的致病微生物是鼻病毒(其他非过敏性因素:鼻畸形和鼻肿瘤,鼻息肉,萎缩性鼻炎,免疫性疾病,血管运动因素) |

变应性鼻炎

症状是什么?	鼻塞,水样分泌物,晨起时阵发性喷嚏,鼻、结膜、腭等处发痒
本病的特点是什么?	起病早(20岁以前发病) 家族遗传性 其他过敏性疾病(湿疹、哮喘) 血清 IgE 升高 鼻分泌物涂片嗜酸性粒细胞增多
体格检查可发现什么?	鼻黏膜苍白、水肿,鼻甲呈蓝色,上盖有一薄层水样黏液; 儿童患者有时因反复"变应性敬礼"导致鼻部有一横行皱折
如何治疗?	避免接触变应原;抗组胺药;减充血剂; 严重患者可用类固醇激素或色甘酸钠 唯一能根治的方法是特异性脱敏治疗

急性鼻窦炎

| 典型的病史是怎样的? | 既往健康的患者出现进行性加重的上呼吸道病毒感染或变应性鼻炎,超过正常病程 5~7 天 |

症状是什么?	眶周压迫感 / 疼痛,鼻塞,鼻和鼻后部黏脓性分泌物,疲乏、发热,头痛
体征是什么?	受累鼻窦压痛;鼻腔脓性分泌物;可看到阻塞性病因(鼻中隔偏曲,骨棘,窦口鼻窦复合体狭窄);透视结果不可靠
病理生理变化是什么?	鼻窦黏膜纤毛运动变缓、黏膜水肿导致窦口阻塞,窦腔内氧分压降低,容易诱发细菌感染
致病微生物是什么?	超过 50% 患者细菌培养阴性,推测为病毒感染(起初);细菌培养最常见的有肺炎链球菌、金黄色葡萄球菌、A- 组链球菌和流感嗜血杆菌
如何治疗?	抗生素连用 14 天(常用青霉素 G、阿莫西林、希刻劳、奥格门汀);局部或全身应用减充血剂;生理盐水冲洗鼻腔
真菌性鼻窦炎如何治疗?	真菌性鼻窦炎常由毛霉菌引起,常见于免疫功能低下的患者;静脉使用抗真菌药物治疗(如两性霉素、卡泊芬净);手术清除坏死组织

慢性鼻窦炎

什么是慢性鼻窦炎?	鼻窦感染持续 4 周以上或反复发作的急性鼻窦炎,有间隔很短的无症状期
病理改变是怎样的?	急性鼻窦炎治疗不当导致的黏膜永久性改变,包括黏膜纤维化,息肉样变,纤毛运动变缓,骨质增生(CT 扫描可见骨密度增加)
症状有哪些?	慢性鼻塞,鼻后滴流,黏脓性分泌物,面部和眶周轻度压迫感 / 疼痛
主要致病微生物有哪些?	常为厌氧菌(如拟杆菌、韦荣球菌、鼻杆菌),也可有流感嗜血杆菌,草绿色链球菌,金黄色葡萄球菌,表皮葡萄球菌

如何治疗?	药物治疗:减充血剂,黏液促排剂,鼻用类固醇激素,抗生素;
	药物治疗无效,考虑内镜或开放手术干预
什么叫 FESS?	功能性鼻内镜鼻窦手术
鼻窦炎的并发症有哪些?	眶内蜂窝织炎(如有筛窦炎);
	脑膜炎、硬膜外脓肿或脑脓肿(如有额窦炎);
	海绵窦血栓性静脉炎(如有筛窦炎或蝶窦炎);
	骨髓炎(如果是额窦炎,又名波特头皮肿胀)

鼻腔鼻窦恶性肿瘤

常见发病部位?	上颌窦(66%)
	鼻腔
	筛窦
	额窦或蝶窦罕见
相关病理类型有哪些?	鳞状细胞癌(80%)
	腺癌(15%)
	不常见:肉瘤,黑色素瘤
原发于嗅上皮细胞的罕见肿瘤是什么?	嗅神经母细胞瘤,通常起于鼻腔顶部(筛板),可局部浸润
体征 / 症状是什么?	早期——鼻塞,血性分泌物,鼻衄
	晚期——局部疼痛,颅神经受损,面部/上腭不对称,牙齿松动
如何确诊?	CT 扫描能充分显示病变范围和局部侵犯情况;
	MRI 常用于显示软组织病变情况
如何治疗?	手术或手术 + 放疗
预后如何?	T_1~T_2 期 5 年生存率接近 70%

青少年鼻咽血管纤维瘤

什么是鼻咽血管纤维瘤?	是鼻腔内最常见的富含血管的肿块,局部有浸润性但无转移
常见的病史是什么?	青春期男孩出现鼻塞,反复大量鼻出血,可能有嗅觉丧失
常见的原发部位在哪里?	常原发于鼻腔顶部蝶腭孔上缘
肿物可转变为什么?	纤维肉瘤(少有报导)
如何确诊?	颈动脉造影,CT 扫描,活检易引起严重出血,列为禁忌
活检的适应征有哪些?	**没有!**
如何治疗?	经鼻侧切开或唇下上颌骨切开手术治疗,术前行颌内动脉结扎或栓塞以减少出血,术中控制性低血压麻醉;术前放疗可以缩小肿物

口腔和咽部

咽扁桃体炎

咽痛常放射至哪里?	耳
什么是咽扁桃体炎?	鼻咽或口咽伴或不伴内淋巴组织环(由腭扁桃体、舌扁桃体、咽扁桃体即腺样体)的急慢性炎症
病因有哪些?	急性炎症多为病毒(腺病毒、肠病毒、柯萨奇病毒、传染性单核细胞增多症为 EB 病毒感染)或细菌(A 组 β- 溶血性链球菌为主要病原菌)感染;慢性扁桃体炎常为混合感染,包括链球菌、葡萄球菌和卡他莫拉菌
症状是什么?	急性——咽痛,发热,局部淋巴结肿大,寒战,头痛,精神萎靡 慢性——张口呼吸,言语和吞咽困难,窒息,口臭

体征是什么？	病毒性——咽黏膜和扁桃体充血，可有分泌物，但较细菌性扁桃体炎少 细菌性——扁桃体肿胀、红肿，表面和隐窝可见黄白渗出物，颈淋巴结肿大
如何确诊？	全血细胞计数，咽拭子培养，单斑试验
可能有哪些并发症？	扁桃体周围脓肿（脓性扁桃体炎） 咽后脓肿（导致气道问题） 风湿热 链球菌感染后肾小球肾炎（β-溶血性链球菌感染）
如何治疗？	病毒性——有症状→对乙酰氨基酚，温盐水漱口，麻醉剂喷喉 细菌性——青霉素连用 10 天（青霉素过敏可用红霉素）
扁桃体切除术的适应症是什么？	继发于气道阻塞的睡眠呼吸暂停 / 心肺并发症； 疑有扁桃体恶性肿瘤； 扁桃体肥大导致咬合不正； 扁桃体周脓肿； 急性或慢性扁桃体炎反复发作。
可能的手术并发症是什么？	急性或迟发性出血

扁桃体周围脓肿

发病的临床因素？	反复发作的急性或慢性扁桃体炎治疗不当
相关的微生物是什么？	需氧和厌氧菌混合感染（可能对青霉素耐药）
起病部位是哪里？	始于扁桃体上极
症状是什么？	剧烈咽痛，流涎，吞咽困难，吞咽痛，张口困难，颈淋巴结肿大，发热，寒战，精神萎靡
对声音的经典描述是什么？	语言含糊不清，似口中含物

体征是什么?	扁桃体弓缘膨隆、充血、水肿,悬雍垂水肿并向对侧移位
如何治疗?	静脉用抗生素;手术切开引流;大多数专家推荐炎症消退后行扁桃体切除术

路德维希咽峡炎(脓性颌下炎)

什么是脓性颌下炎?	口底(舌下腺和颌下腺)感染和炎症
感染来源于哪里?	牙源性感染
如何治疗?	抗生素、紧急气道、切开引流

口腔癌

常见的病理类型是什么?	鳞状细胞癌(90%)
最常见发病部位是什么?	唇,舌,口底,齿龈,颊部,上腭
病因是什么?	与吸烟、饮酒及无烟烟草产品有关(吸烟和饮酒一起可增加致病风险)
下列情况的发生率是多少?	
局部转移	约 30%
第二原发肿瘤	约 25%
淋巴结转移	取决于肿瘤的大小和范围,大约有 10%~60% 有淋巴结转移,通常转移到颈内静脉二腹肌淋巴结、颌下淋巴结
远处转移	罕见
如何确诊?	详细的病史和体格检查;牙科评估;如下颌骨受累需行全景片或骨扫描;CT 扫描 /MRI 显示肿瘤的范围和有无淋巴结转移;细针穿刺活检(FNA)(常在 B 超引导下进行)
如何治疗?	小的病变可单独放疗,手术或放疗 + 手术;局限性病变通常手术治疗;

	较大的病变需综合治疗,可能需行下颌骨切除 + 颈淋巴结清扫
预后如何?	取决于肿瘤的分期、部位及来源: 　　舌癌:20%~70% 的生存率 　　口底癌:30%~80% 的生存率 头颈肿瘤患者手术成功后死亡的最常见原因是第二原发肿瘤(发生率约20%~40%) HPV 阳性的肿瘤预后较好

涎腺肿瘤

累及腺体的发病率是多少?	腮腺(80%) 颌下腺(15%) 小唾液腺(5%)
具有潜在恶性的肿瘤是什么?	**小唾液腺肿瘤**最多(80% 为恶性),腮腺最少(80% 为良性),**腺体越小,肿瘤越可能为恶性**
如何从病史、体格检查鉴别良恶性肿瘤?	良性——活动、无触痛、无淋巴结转移和面瘫 恶性——疼痛,肿块固定,有局部转移,不完全面瘫 / 完全面瘫
诊断流程是怎样的?	细针穿刺活检(FNA) 腮腺肿物**不作切除活检** 腮腺良性肿瘤首选腮腺浅叶切除
如何治疗?	彻底切除病变,尽量保留面神经 颈淋巴结转移行颈清扫术
术后放疗的指征有哪些?	恶性程度高的肿瘤; 复发的恶性肿瘤; 病变残留; 邻近结构侵犯; 任何 T_3~T_4 期的腮腺肿瘤
最常见的涎腺良性肿瘤是什么?	**多形性腺瘤**(良性混合瘤)66% 记忆:多形性 Pleomorphic= 流行性 Popular

常见发病部位是哪里？	腮腺
临床特点是什么？	肿瘤边界清楚且进展缓慢
第二常见的涎腺良性肿瘤是什么？	**沃辛瘤**（占所有涎腺肿瘤的 1%）
常见的发病部位是哪里？	95% 位于腮腺，3% 为双侧发病
描述下该病变	腮腺浅叶尾部缓慢生长的囊肿肿块，很少恶变
最常见的涎腺恶性肿瘤是什么？	**黏液表皮样癌**（占所有涎腺肿瘤的 10%）记忆：黏液表皮样 Mucoepidermoid= 恶性 Malignant 是最常见的腮腺恶性肿瘤 是第二常见的颌下腺恶性肿瘤
成人第二常见的涎腺恶性肿瘤是什么？	腺样囊性癌，是最常见的颌下腺和小唾液腺恶性肿瘤

喉的解剖

描述下三个区	1. 声门区：起于两侧真声带和假声带之间（位于喉室），延伸至声带缘下方 1.0cm 2. 声门上区：声门以上至舌骨上缘和会厌尖 3. 声门下区：声门下缘以下至环状软骨下缘
神经分布？	迷走神经：分为喉上神经和喉返神经 喉上神经支配声门上区感觉和咽下缩肌、环甲肌的运动； 喉返神经支配声门区和声门下区感觉和其余喉固有肌的运动

哮吼（喉气管支气管炎）

什么叫喉气管支气管炎？	喉和气管的病毒感染，常见于儿童（男 > 女）

常见病因是什么?	副流感病毒
哪个年龄段最常见?	6 个月 ~3 岁
是否具有季节性?	有,常暴发于秋季
诱发因素是什么?	发病前常有上呼吸道感染
典型症状是什么?	犬吠声(海豹样声),干咳
其他症状有哪些?	呼吸困难,低热
体征是什么?	呼吸急促,吸气性凹陷,吸气相延长,吸气性喘鸣,呼气性干啰音/哮鸣音
鉴别诊断有哪些	会厌炎,细菌性气管炎,异物,白喉,咽后脓肿,扁桃体周围脓肿,哮喘
如何确诊?	前后位颈部 X 线片显示"尖塔影",提示声门下狭窄;动脉血气显示低氧血症和高碳酸血症
如何治疗?	**保持患儿安静**(激动只会加重呼吸道梗阻);雾化;类固醇激素;外消旋肾上腺素雾化吸入可减轻水肿和气道阻塞
气管插管的适应证有哪些?	气道阻塞严重或患儿呼吸衰竭
常见病程如何?	3~4 天内缓解
可继发哪种感染?	继发性细菌感染(链球菌,葡萄球菌)

会厌炎

什么叫会厌炎?	会厌严重的、快速进展的感染

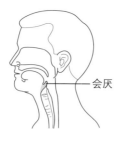 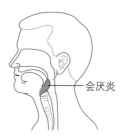

常见的致病微生物是是什么?	B 型流感嗜血杆菌
哪个年龄段儿童易患病?	2~5 岁儿童
体征 / 症状是什么?	急性起病,高热(40℃),语言含糊不清,吞咽困难(→流涎),无咳嗽,喜端坐前倾,全身中毒症状及喘鸣

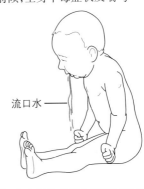

流口水 —

如何确诊?	通常无需直接观察会厌即可临床诊断(因检查可导致喉痉挛,加重梗阻)
如何治疗?	紧急气道支持:手术室气管插管或气管切开 药物治疗包括类固醇激素和静脉用抗生素抗流感嗜血杆菌

喉恶性肿瘤

发病率是多少?	约占所有恶性肿瘤的 2%; 男性多见
哪个部位最常发病?	声门区(66%)
其次是哪个部位?	声门上区(33%)
哪种类型预后最差?	声门下癌(罕见)
危险因素有哪些?	烟,酒
病理类型是什么?	90% 为鳞状细胞癌
症状是什么?	声嘶,咽喉痛,吞咽困难,吞咽痛,颈部肿块,耳痛(放射痛)

声门上型喉癌

好发哪个部位？	会厌喉面
常侵犯哪个区域？	会厌前间隙
扩散？	扩散至声门上其他部位，也可侵犯会厌谷或舌根
相关的转移方式是什么？	最易发生淋巴结转移
如何治疗？	早期＝放疗
	晚期＝喉切除术

声门型喉癌

好发哪个部位？	真声带前段
扩散？	侵犯甲状软骨，越过中线侵犯对侧声带，或侵犯声门旁隙
相关的转移方式是什么？	很少有淋巴结转移
如何治疗？	早期＝放疗
	晚期＝喉切除术

颈部肿块

婴幼儿常见的病因是什么？	先天性肿块（鳃裂囊肿、甲状舌管囊肿）
青少年常见的病因是什么？	炎症性肿块（颈淋巴结炎最多见），也有先天性肿块。
成年人常见的病因是什么？	恶性肿瘤（鳞状细胞癌最多见），尤其是无痛性固定肿块
什么是"80% 规律"？	一般来说，儿童颈部肿块 80% 为良性，40 岁以上成人 80% 为恶性
颈部肿块的七大主要症状有哪些？	吞咽困难，吞咽痛，声嘶，喘鸣（多提示上呼吸道阻塞），癔球症，发音障碍，耳部放射痛（通过三叉神经，舌咽神经或迷走神经）

诊断性检查包括什么？	详细的头颈部检查,间接喉镜,CT 扫描和 MRI
	细针穿刺活检进行组织学诊断
	切取活检对恶性肿瘤患者的生存不利,应慎用
鉴别诊断有哪些？	炎症性肿块:颈淋巴结炎,猫抓病,传染性单核细胞增多症,颈部间隙感染
	先天性肿块:甲状舌管囊肿(位于颈前正中,随舌的伸缩而上下移动)、鳃裂囊肿(位于颈侧)、皮样囊肿(位于颏下正中)、血管瘤、囊性水瘤
	新生物:原发性或转移性
原发灶不明的颈部淋巴结鳞状细胞癌需做哪些检查？	三重内镜(喉镜、食管镜、气管镜),可疑部位活检,PET
如何治疗？	先天性肿块及新生物需手术切除
	治疗恶性肿瘤最重要的是颈经典清扫术和颈改良性清扫术
头颈肿瘤的辅助治疗是什么？	术后化疗和放疗

根治性颈清扫术

涉及范围？	切除锁骨至下颌骨之间的**淋巴结**,包括胸锁乳突肌、**下颌下腺**、腮腺尾部、**颈内静脉**、**二腹肌**、**茎突舌骨肌**和**肩胛舌骨肌**,颈前三角和颈后三角的**筋膜**,副神经和颈丛感觉神经

改良性颈清扫术

涉及范围？	清扫颈 I~V 区淋巴结,保留以下三个结构之一:副神经、颈内静脉或胸锁乳突肌
禁忌证？	1. 已有远处转移
	2. 固定于不可切除的结构(如颈动脉)

选择性颈清扫术

涉及范围?	根据原发肿瘤的发生位置,保留颈 I~V区一个或多个淋巴结群
与改良性颈清扫术相比有什么优势?	根据原发肿瘤的位置及其转移的可能性行选择性颈清扫术

面部骨折

下颌骨骨折

症状是什么?　　　　　　　　　　面部畸形;疼痛;**咬合不正**;流涎

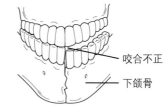

咬合不正

下颌骨

体征是什么?	牙关紧闭、骨折段移位、牙龈撕裂、口底血肿
可能的并发症是什么?	骨折畸形愈合或不愈合,骨髓炎,颞下颌关节强直
如何治疗?	减少张口活动 **MFF**= 颌间固定

面中部骨折

如何评估面中部骨折?	体格检查和 CT 扫描
分类:	
Le Fort Ⅰ	上颌骨横行骨折,骨折线位于上列牙根上方,亦横过翼突内侧板;上腭可活动,但鼻骨复合体是稳定的

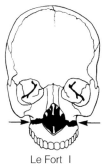

Le Fort Ⅰ

Le Fort Ⅱ　　　　　　　　骨折线经过上颌骨额突、眶底和翼突内侧板,面中部可活动

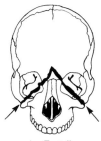

Le Fort Ⅱ

Le Fort Ⅲ　　　　　　　　**颅面完全分离**,与Ⅱ型的区别在于骨折线延伸到达鼻额缝、额颧缝

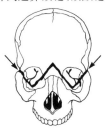

Le Fort Ⅲ

什么叫"三角部骨折"?　　　颧骨复合体骨折,包括四个骨折:

1. 额颧缝
2. 眶下缘
3. 颧上颌缝
4. 颧颞缝

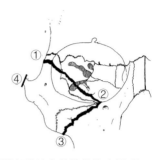

什么叫"暴裂性骨折"？	眼眶底壁的支柱结构发生暴裂 常有眼球内陷
什么叫"嵌顿"？	眼眶骨折中，眶周组织嵌顿于骨折处，包括眼外肌嵌顿；眼外肌运动受限（例如侧向移动）和复视
什么叫"移位"？	眼眶骨折后骨性眶缘明显移位（向下方或侧方）
单纯性下颌骨骨折多见吗？	不常见，因为下颌骨形成一个解剖环，95%以上的下颌骨骨折为复合骨折
下颌骨骨折最佳的 X 线片检查是什么？	全景片
鼻外伤（鼻骨骨折）需要排除什么，该如何治疗？	鼻中隔血肿；必须清除血肿，防止鼻中隔坏死

耳鼻喉科查房提问

从体格检查上如何鉴别外耳道炎和中耳炎？	外耳道炎有明显的耳廓牵拉痛
中耳炎的病因是什么？	最常见的病原体是肺炎链球菌和流感嗜血杆菌
外耳道炎的病因是什么？	铜绿假单胞菌
单侧的分泌性中耳炎必须考虑什么？	鼻咽癌
面瘫最常见的原因是什么？	贝尔麻痹，其病因不明

影响贝尔麻痹预后唯一的且最重要的因素是什么?	受累肌肉是否完全瘫痪(如果不完全瘫痪,95% 以上能完全恢复)
腮腺肿胀最常见的病因是什么?	流行性腮腺炎
什么是 Heerfordt 综合征?	腮腺结节病,表现为腮腺肿大、面瘫和葡萄膜炎
哪种系统性疾病会导致涎腺结石?	痛风
哪种涎腺结石最常见?	下颌下腺
什么是 Mikulicz 综合征?	任何原因导致的双侧腮腺、泪腺和下颌下腺肿大
喉的三大功能是什么?	1. 保护气道 2. 呼吸 3. 发声
什么叫环甲膜切开术?	切开环甲膜的一种紧急气道开放手术
指出气管切开术的四大适应证?	1. 长时间的机械通气(通常 >2 周) 2. 上呼吸道阻塞 3. 肺部排痰功能差,危及生命 4. 严重的阻塞性睡眠呼吸暂停
什么叫舌下囊肿?	来源于舌下腺的舌下潴留囊肿
什么叫 Frey 综合征?	耳颞神经综合征或味觉出汗综合征,咀嚼时耳颞神经支配区域面部潮红、疼痛、发汗
其产生的原因是什么?	耳颞神经切断后导致交感／副交感神经纤维异常再生,它们在进入腮腺过程中和与皮肤汗腺形成新的接触,因此当进食时会出汗
梅尼埃病的典型三联征是什么?	耳聋、耳鸣、眩晕(HTV)
最常见的后颅窝肿瘤是什么?常位于哪个部位?	听神经瘤,常发生在桥小脑角
最常见的鼻窦癌是什么?	上颌窦癌

原发于嗅上皮细胞的肿瘤是什么?	嗅母细胞瘤
头颈部肿瘤最常见的类型是什么?	鳞状细胞癌
头颈部肿瘤最重要的危险因素是什么?	酗酒和长期吸烟,HPV 相关肿瘤发病率增加
哪种涎腺肿瘤最常见?	腮腺肿瘤
最常见的涎腺新生物:	
良性?	多形性腺瘤
恶性?	黏液表皮样癌
哮吼典型临床特点是什么?	犬吠样或海豹样咳嗽
会厌炎的典型临床特点是什么?	语言含糊不清,端坐,**流涎**,全身中毒症状,高热,**前倾**
颈部肿块的诊断检查包括哪些?	**慎用切取活检**
	细针穿刺活检
	全面的头颈体格检查查体
什么是 Ramsay-Hunt 综合征?	带状疱疹病毒引起的的耳痛和面瘫
儿童、青少年及成人最常见的颈部恶性肿瘤是什么?	淋巴瘤
儿童头颈部最常见的原发恶性实体肿瘤是什么?	横纹肌肉瘤
咽痛常放射至哪个部位?	耳
耳鼻喉科哪种情况被描述为"鳄鱼泪"?	Frey 综合征
什么叫"Brown 征"	加压后(耳镜鼓气)鼓膜搏动停止,见于中耳肿块

快速回顾引起耳鼻喉科感染的最常见病因

哮吼?	副流感病毒
外耳道炎?	假单胞菌

会厌炎?	流感嗜血杆菌
恶性外耳道炎?	假单胞菌
腮腺炎?	葡萄球菌
急性化脓性中耳炎?	肺炎链球菌(33%)

第 71 章　胸外科

胸廓出口综合征(TOS)

什么是胸廓出口综合征?	神经血管在胸廓出口受压所引起的一系列症状: 1. 锁骨下动脉(动脉型 TOS) 2. 锁骨下静脉(静脉型 TOS) 3. 臂丛神经(神经型 TOS)
胸廓出口的边界是什么?	斜角肌、第一肋骨、锁骨
TOS 的病理生理机制是什么?	前斜角肌、中斜角肌及第一肋骨之间动力学改变导致异常压迫
病因有哪些?	1. 各种先天性的异常,包括颈肋、附着于第 1 肋的异常筋膜或前斜角肌发育异常 2. 创伤:锁骨或第 1 肋骨骨折、肱骨头脱位、挤压伤 3. 重复运动或过度运动(棒球手)
有哪些症状?	感觉异常(颈、肩、臂、手),90% 属于尺神经支配区域 无力(神经型 / 动脉型) 受累肢体末端发冷(动脉型) 水肿、静脉扩张、皮肤颜色改变(静脉型)

最常见的症状是什么?	神经受压症状 神经动脉混合型或单纯神经型 TOS 占 95%, 单纯动脉型或静脉型占 5%
哪根神经最易受累?	尺神经
有哪些体征?	Paget-von Schroetter 综合征—静脉血栓引起皮肤水肿、颜色改变及浅静脉扩张 肱动脉及桡动脉搏动减弱 感觉减退 / 感觉消失 偶尔出现尺神经支配区域肌肉萎缩 Adson 试验阳性 /Tinel 征阳性 水肿
什么是 Adson 试验?	**评估动脉代偿情况** 病人: 　1. 伸展颈部(抬头) 　2. 深吸气然后屏住 　3. 头转向患侧 医生: 　监测患侧桡动脉搏动情况 　上述操作过程中,如果桡动脉减弱或消失则为阳性
什么是 Tinel 征?	轻敲锁骨上窝时诱发肢体麻木
神经型 TOS 如何治疗?	1. 物理治疗 3 个月 2. 胸廓出口减压治疗——斜角肌切断、臂丛神经松解、第 1 肋切除
静脉型 TOS(Paget-von Schroetter 病)如何治疗?	溶栓治疗后尽早行胸廓出口减压,包括静脉松解
动脉型 TOS 如何治疗?	胸廓出口减压术,必要时行锁骨下动脉修补或重建术

胸壁肿瘤

最常见胸壁良性肿瘤类型及表现？	1. 骨软骨瘤（30%~50%）：肋骨干骺端无痛性肿块 2. 纤维发育不良（20%~30%）：疼痛性肿块或病理性骨折（后外侧肋骨） 3. 软骨瘤（15%~20%）：肋骨软骨关节处缓慢增大痛性肿块
胸壁良性肿瘤如何治疗？	广泛性切除，确保切缘正常
最常见胸壁恶性肿瘤是什么？	1. 恶性肿瘤局部侵犯（如乳腺癌或肺癌） 2. 胸壁转移瘤（如肾癌或结肠癌转移） 3. 原发性胸壁恶性肿瘤
原发性胸壁恶性肿瘤最常见的类型是什么？	1. 纤维肉瘤 2. 软骨肉瘤 3. Ewing 肉瘤 / 原始神经外胚层瘤（Ewing 肉瘤的一种恶性形式） 4. 孤立性浆细胞瘤
哪种胸壁肿瘤在 X 线下表现为"洋葱头"改变？	Ewing 肉瘤
哪种胸壁肿瘤在 X 线下表现为"日光放射状"改变？	骨肉瘤
胸壁恶性肿瘤如何治疗？	广泛切除，切缘距肿瘤 4~5cm，包括上下肋骨（如果累及）、邻近肌肉和（或）下方的胸膜 / 肺（如果有粘连）

胸膜疾病

胸腔积液

胸腔积液分哪两种类型？	1. 漏出液——充血性心衰、肾病综合征、肝硬化 2. 渗出液——感染、恶性肿瘤、创伤、胰腺炎

什么是胸腔积液的 Light 标准？只要其中一项成立即可判断为渗出液	1. 胸腔积液 / 血清蛋白比值 >0.5 2. 胸腔积液 / 血清 LDH 比值 >0.6 3. 胸腔积液 LDH 值超过血清正常值上限的 2/3
如何诊断？	胸腔穿刺，引流液化验，包括细胞学检查
如何治疗？	1. Pigtail 导管或胸管置入 2. 治疗潜在的疾病 3. 如果是恶性肿瘤性积液，可考虑硬化治疗
什么是脓胸？	感染性胸腔积液必须行引流，常留置胸管； 如果脓胸固化，可能需要行剥脱术
什么是剥脱术？	胸廓切开，去除肺表面的纤维板组织（就像给肺脱掉一层纤维样外皮）

自发性气胸

病因有哪些？	原发性（特发性或找不到原因），或者继发性（肺大疱、肺气肿，癌症少见）
哪种体型的人容易发生？	瘦、高个
如何治疗？	胸腔闭式引流
难治性、反复性及双侧气胸如何处理？	1. 胸腔镜下或开胸行物理或滑石粉胸膜固定术 2. 床边经胸管行滑石粉胸膜固定术
什么是月经性气胸？	胸腔内子宫内膜异位症引起的气胸

肺疾病

肺癌

每年因肺癌死亡的人数是多少？	160 000，是美国引起死亡的最常见的癌症

最主要危险因素是什么?	吸烟(85%)
接触石棉会增加吸烟者患肺癌的风险吗?	会
非吸烟患者肺癌以哪种类型为主?	腺癌
哪个肺叶发生率更高?	右 > 左,上叶 > 下叶
有哪些症状和体征?	慢性咳嗽 咯血、胸痛、呼吸困难 胸腔积液(提示胸壁侵犯) 声音嘶哑(喉返神经侵犯) 上腔静脉综合征 膈肌麻痹(膈神经侵犯) 远处转移症状 / 副肿瘤综合征 杵状指
什么是 Pancoast(肺上沟)肿瘤?	肺尖部或肺上沟的肿瘤,可以侵犯臂丛、交感神经节及椎体,导致疼痛、上肢无力及 Horner 综合征
什么是 Horner 综合征?	颈部交感神经链受损: 1. 瞳孔缩小 2. 同侧面部无汗 3. 眼睑下垂
最常见的5个胸腔外转移部位?	1. 脑 2. 骨 3. 肾上腺 4. 肝 5. 肾
什么是副肿瘤综合征?	与肿瘤有关,肿瘤远隔部位受影响而出现的一系列临床表现;可能是由于肿瘤具有内分泌活性而释放某些激素或其他不明原因引起的

说出五种常见的副肿瘤综合征:	1. 代谢:Cushing,SIADH,高钙血症
	2. 神经肌肉:Lambert-Eaton 肌无力,小脑共济失调
	3. 骨骼:肥大性骨关节病
	4. 皮肤:黑棘皮病
	5. 血管:血栓性静脉炎

放射学检查有哪些? 胸部 X 线,CT 扫描,PET 扫描

如何诊断?

1. 细针穿刺活检(CT 或透视下引导)
2. 支气管镜检查及镜下刷检、活检
3. ± 纵隔镜检查、纵隔切开、斜角肌淋巴结活检或开胸肺活检

以下肿瘤常见部位及自然病程:

鳞癌?　66% 为发生于肺门处的**中央型肺癌**;也可能是 Pancoast 肿瘤;生长缓慢,转移发生较晚;与吸烟有关(记忆:Smoking 吸烟 =Squamous 鳞癌)

腺癌?　周围型,生长速度快,伴血行 / 淋巴转移,与肺部疤痕形成有关

小细胞肺癌?　中央型,高度恶性,多数没机会手术

大细胞肺癌?　周围型多见,恶性非常程度高

肺癌的 TNM 分期:

T_0 ?　无原发性肿瘤

T_1 ?　肿瘤 ≤3cm

T_{1a} ?　肿瘤 ≤2cm

T_{1b} ?　2cm< 肿瘤 ≤3cm

T_2 ?　3cm< 肿瘤 ≤7cm,或满足以下任何一项:

1. 侵犯脏层胸膜
2. 主支气管受累,但距隆突距离超过 2cm
3. 肺叶阻塞性肺炎(不是整个肺)

T_{2a} ?	3cm< 肿瘤 ≤5cm
T_{2b} ?	5cm< 肿瘤 ≤7cm
T_3 ?	肿瘤 >7cm，或满足以下任何一项： 1. 侵犯胸壁、横膈、膈神经、纵隔胸膜或心包膜壁层 2. 主支气管受累，且距隆突距离 ≤2cm 3. 全肺阻塞性肺炎 4. 同一肺叶其他孤立瘤结节
T_4 ?	1. 侵犯心脏、大血管、气管、喉返神经、食管、椎体或隆突 2. 同侧其他肺叶出现孤立瘤结节
N_0 ?	无区域淋巴结转移
N_1 ?	支气管周围和(或)肺门周围及肺内淋巴结转移
N_2 ?	同侧纵隔和(或)隆突下淋巴结转移
N_3 ?	对侧纵隔、肺门淋巴结转移，任何一侧斜角肌或锁骨下淋巴结转移
M_0 ?	无远处转移
M_{1a} ?	1. 对侧肺叶孤立性瘤结节 2. 胸膜肿瘤或恶性胸膜腔种植
M_{1b} ?	远处转移
Stage ⅠA	T_1N_0(肿瘤 <3cm，无淋巴结转移，无远处转移)
Stage ⅠB	$T_{2a}N_0$(肿瘤 3~5cm，无淋巴结转移，无远处转移)
Stage ⅡA	T_1N_1、$T_{2a}N_1$(肿瘤 <5cm，且区域淋巴结转移) $T_{2b}N_0$(肿瘤 5~7cm，无淋巴结转移)

Stage ⅡB	$T_{2b}N_1$（肿瘤 5~7cm，且区域淋巴结转移） T_3N_0（肿瘤侵犯胸壁、膈肌、纵隔胸膜、膈神经、心包、或距离隆突≤2cm 的主支气管，无淋巴结转移）
Stage ⅢA	$T_{1-2}N_2$（肿瘤 <7cm，且同侧纵隔淋巴结或隆突下淋巴结转移） T_3N_{1-2}（T_3 且同侧纵隔或区域淋巴结转移） T_4N_{0-1}（肿瘤侵犯心脏、大血管、气管、食管、隆突或同一肺叶卫星灶，和（或）区域淋巴结阳性）
Stage ⅢB	$T_{1-4}N_3$（所有 N_3，如对侧肺门或纵隔淋巴结转移，或任何锁骨下 / 斜角肌淋巴结转移） T_4N_2（心脏、大血管、气管、食管或隆突侵犯，或同侧肺叶卫星灶和纵隔或锁骨下淋巴结转移）
Stage Ⅳ	所有 M_{1a} 或 M_{1b}
哪些非小细胞肺癌不适合手术治疗？	Stage Ⅳ，Stage ⅢB，肺功能差（FEV1 或 DLCO< 预测值 40%）
不同分期的非小细胞肺癌治疗方案如何选择？	
Stage Ⅰ？	手术切除
Stage Ⅱ？	手术切除 ± 化疗
Stage ⅢA	化疗及放疗 ± 手术切除
Stage ⅢB	化疗及放疗
Stage Ⅳ	化疗 ± 放疗
孤立的脑转移灶该如何治疗？	1. 手术切除 + 全脑放疗或立体定向放射治疗 2. 化疗 3. 再分期

4. 如果化疗有效,再行肺部原发灶切除

(有些学者认为脑转移灶切除后立即行肺部原发灶切除,**然后再**化疗)

不同分期的非小细胞肺癌患者治疗后预后如何(5 年生存率)?

$T_1N_0(IA)$	80%(手术治疗)
$T_2N_0(IB)$	40%~50%(手术治疗),如果只做放化疗为 20%
$N_1(IIB$ 或 $IIIA)$	30%~40%(手术 + 放化疗),如果只做放化疗为 15%~20%
$N_2(IIIB)$	20%(放化疗治疗或部分对化疗敏感者行手术治疗)
M_{1a} 或 $M_{1b}(IV)$	基本上为 0%

小细胞肺癌如何治疗?

化疗 ± 放疗,预防性全脑放疗(非常小的孤立性病灶可以手术切除)

肺癌的手术禁忌证有哪些?

上腔静脉综合征
锁骨上淋巴结转移
斜角肌淋巴结转移
气管隆凸受侵犯
小细胞肺癌(化疗 +/- 放疗)
肺功能差(FEV1<0.8L)
心肌梗死
肿瘤远处转移

术后 FEV_1 至少要达到多少?

FEV_1>800ml;因此对于行肺切除患者,术前 FEV_1>2L 是必需的
如果 FEV_1<2L,需要行肺通气和灌注扫描检查

什么是肥厚性肺性骨关节病?

手骨或长骨末端骨膜增生及新骨形成(见于 10% 的肺癌患者)

孤立肺结节(硬币样病变)

什么是孤立肺结节?	肺实质内 <3cm 的病灶(如果为 3cm 则称之为肿块),可以为良性(60%)或恶性(40%)

不同大小的恶性风险?

大小	风险
<3mm	0.2%
4~7mm	0.9%
8~20mm	18%
>20mm	50%

如何诊断?	胸部 X 线,胸部 CT
错构瘤在胸片上有什么表现?	"爆米花"样钙化
常见的良性孤立性肺结节有哪些?	1. 感染性肉芽肿(80%) 2. 错构瘤(10%)
恶性比例多高?	整体而言 5%~10%(但 50 岁以上恶性比例超过 50%)
性别是危险因素吗?	是的,男性发生孤立肺结节概率是女性 3~9 倍,而恶性风险是女性 2 倍
恶性的危险因素有哪些?	1. 大小:病变 >1cm 提示恶性可能,如果 >4cm,则高度提示恶性 2. 边界不清(日冕样放射状) 3. X 线随访发现肿瘤增大(如果 2 年内没有变化,则考虑良性可能性大) 4. 年龄增长
如何行组织病理诊断?	1. 胸部 CT 引导下行穿刺活检(适合直径 1cm 以上病灶) 2. 支气管镜检查,在 CT 及电磁感应导航下对肺结节做活检,也可以植入标记,辅助胸腔镜下做肺的楔形切除 3. 胸腔镜或开胸行肺楔形切除活检

孤立性肺结节合并肥大性骨关节病提示什么?	癌症的可能性 >75%
发生率是多少?	约 7% 肺癌患者可出现(2%~12%)
有哪些体征?	杵状指、X 线提示长骨骨膜肥厚

类癌

什么是类癌?	支气管胺前体摄取及脱羧细胞(Amine-Precursor Uptake and Decarboxylation, APUD)来源的肿瘤
在肺内的自然病程怎样?	生长缓慢(但也有恶性可能)
有哪些原发的局部表现?	因支气管梗阻或狭窄导致气喘及肺不张
容易和哪种疾病混淆?	哮喘
如何诊断?	支气管镜下表现为圆形的上皮覆盖的红 - 黄 - 紫肿块,突入支气管腔内
如何治疗?	手术切除(肺叶切除加淋巴结清扫)支气管袖状切除可以作为近端支气管病变的另一个选择
什么是支气管袖状切除?	环形切除支气管一个节段(包含有肿瘤),然后行残端的端端吻合,病变以下的肺叶得以保留
类癌彻底手术切除后预后(5 年生存率)怎样?	
淋巴结阴性	5 年生存率大于 90%
淋巴结阳性	5 年生存率 66%
最常见的肺良性肿瘤是什么?	错构瘤(正常细胞奇怪的组合)

肺隔离症

什么是肺隔离症?	异常的良性肺组织,具有独立血供(由**体循环供血**,供血动脉通常由胸主动脉发出),和正常的气管及支气管**不相通**

解释以下术语：

叶内型	隔离肺位于正常肺组织中间，被正常肺的脏层胸膜所覆盖，**由肺循环静脉引流**（多见于成人）
叶外形	隔离肺位于正常肺组织外，有自己的脏层胸膜，**体循环静脉引流**（多见于儿童）

肺脓肿

有哪些体征/症状？	发热、咳痰、败血症、乏力
诊断性检查有哪些？	胸部平片（CXR）：气液平 胸部CT：确定脓肿部位及和脓胸鉴别 支气管镜（明确有无肿瘤/脓液细菌培养）
如何治疗？	1. 抗生素和支气管镜下取标本培养及引流 2. 经皮引流 3. 如果保守治疗无效或高度怀疑癌症可行手术切除

咯血

什么是咯血？	支气管树内的出血
病因有哪些？	1. 支气管炎（50%） 2. 肿瘤（20%） 3. 结核（8%） 其他：支气管扩张、气管插管、创伤
大咯血如何定义？	>60ml/24h
有哪些诊断性检查？	胸部平片 支气管镜检查 支气管动脉造影
引起死亡的主要原因是什么？	窒息（不是出血性休克）

大咯血时常见的出血血管是哪根?	支气管动脉(不是肺动脉)
大咯血急诊如何处理?	1. 侧卧位,使出血侧肺朝下,保护健侧肺 2. 健侧气管内插入 8 号以上的气管导管(用于支气管镜检查和处理)——可以 ± 支气管镜辅助下将单腔导管插入健侧气管或采用带套囊的双腔气管导管,保护健侧肺 3. 纠正凝血功能障碍 4. 止血
止血的方法有哪些?	1. 支气管镜下球囊压迫止血,冰的生理盐水 500ml 冲洗,局部使用 1∶20 000 稀释的肾上腺素、血管加压素、凝血酶,和(或)激光治疗、电凝止血、氩离子凝固术、冷冻疗法 2. 动脉造影及选择性支气管动脉栓塞

纵隔疾病

纵隔解剖

不同纵隔腔有哪些结构?

前纵隔?	主动脉弓及升主动脉、大血管、胸腺、上段气管、食管、淋巴结
中纵隔?	心脏、下段气管及分叉、肺门、膈神经、淋巴结
后纵隔?	食管、降主动脉、胸导管、迷走及肋间神经、交感干、奇静脉及半奇静脉、淋巴结

纵隔肿瘤的主要鉴别诊断有哪些?

前纵隔?	胸腺瘤、畸胎瘤、甲状腺肿瘤、恶性淋巴瘤;另外还包括甲状旁腺肿瘤、脂肪瘤、动脉瘤
中纵隔?	支气管囊肿、心包囊肿、气管肿瘤、甲状腺结节或肿瘤、淋巴瘤、感染性疾病引起的淋巴结肿大、转移瘤、肉瘤、食管肿块向外突出、支气管肺癌
后纵隔?	神经源性肿瘤(神经节神经母细胞瘤、神经节瘤、神经鞘瘤或神经纤维瘤、副神经节瘤)、食管肿瘤或囊肿、膈疝、椎体病变

原发性纵隔肿瘤

胸腺瘤

位于哪个纵隔?	前纵隔
如何诊断?	CT 扫描

什么是胸腺瘤的 Masaoka 分期?

Ⅰ期?	肉眼及镜下显示包膜完整
ⅡA 期?	镜下显示包膜受到侵犯
ⅡB 期?	肉眼可见肿瘤侵犯周围脂肪组织,或粘附但没有侵犯纵隔胸膜,或侵犯心包
Ⅲ期?	肉眼可见肿瘤侵犯周围器官(心包、大血管或肺)
ⅣA 期?	胸膜或心包播散
ⅣB 期?	淋巴或血行转移

不同分期如何治疗?

Ⅰ期?	胸骨切开后手术全切(取心包前壁病理检查,评估切缘及分期)

Ⅱ期?	胸骨切开后手术全切(切除心包前壁)
Ⅲ期?	新辅助放化疗(提高手术全切可能性),然后重新分期,如果可以切除,行胸骨切开后手术全切
Ⅳ期?	放化疗
什么时候考虑行放疗?	切缘可疑或阳性时,Ⅱ期胸腺瘤术后是否常规放疗存在争议
哪种情况预后更好?	完全切除且切缘阴性,没有肿瘤细胞溢出
什么情况下可以考虑微创手术(如机器人、胸腔镜、经颈入路)?	只适应于非胸腺瘤(因为胸腺瘤需要保证包膜完整全切)
胸腺瘤患者中合并重症肌无力的比例是多少?	30%~45%
重症肌无力患者中合并胸腺瘤的比例是多少?	10%~15%
重症肌无力患者需要行胸腺切除吗?	需要,重症肌无力患者胸腺切除后**症状改善更明显**

畸胎瘤

什么是畸胎瘤?	起源于鳃裂细胞的肿瘤,肿瘤含有内、中、外三个胚层成分
什么是皮样囊肿?	由外胚层衍生物(如:牙齿、皮肤、毛发)构成的畸胎瘤
哪个年龄段更容易发生?	青少年多见,但可见于任何年龄段的人
发生在纵隔哪个部分?	前纵隔
典型 X 线表现是怎样的?	可以看到钙化或牙齿,肿瘤可能是囊性的
恶性比例是多少?	约15%
良性皮样囊肿如何治疗?	手术切除

恶性畸胎瘤如何治疗?	术前化疗,肿瘤标记物水平恢复正常后行手术切除
恶性畸胎瘤相关的肿瘤标记物有哪些?	AFP、CEA

神经源性肿瘤

发病率是多少?	在所有年龄段中,是**最常见**的纵隔肿瘤
发生在纵隔哪个部分?	后纵隔,脊柱旁沟
恶性比例占多少?	儿童:50% 成人:10%
组织学分哪几种类型(注意细胞起源及是否为良性或恶性)?	1. 神经鞘瘤或 Schwann 细胞瘤(良性)——起源于肋间神经的 Schwann 细胞鞘 2. 神经纤维瘤(良性)——起源于肋间神经,可以恶变为: 3. 神经纤维肉瘤(恶性) 4. 神经节细胞瘤(良性)——起源于交感干 5. 神经母细胞瘤(恶性)——也起源于交感干

淋巴瘤

发生在纵隔哪个部位?	任何部位,但多见于前上纵隔或中纵隔肺门部
纵隔淋巴结侵犯的比例是多少?	约 50%
有哪些临床症状?	咳嗽、发热、胸痛、体重下降、上腔静脉综合征、乳糜胸
如何诊断?	1. 胸部 X 线、CT 扫描 2. 纵隔镜或纵隔切开行淋巴结活检
如何治疗?	非手术治疗(化疗、放疗或联合)

纵隔炎

急性纵隔炎

什么是急性纵隔炎?　急性的化脓性纵隔感染

常见的 6 种病因

1. 食管穿孔(Boerhaave 综合征)
2. 术后伤口感染
3. 头颈部感染
4. 肺或胸腔感染
5. 肋骨或椎骨的骨髓炎
6. 远隔部位的感染

有哪些临床特征?　发热、胸痛、吞咽困难(尤其是食管穿孔患者)、呼吸窘迫、白细胞升高

如何治疗?

1. 广泛引流(胸腔镜或胸廓切开或经颈部行纵隔引流)
2. 治疗原发病
3. 抗生素

慢性纵隔炎

什么是慢性纵隔炎?　继发于慢性肉芽肿性感染引起的纵隔纤维化

最常见病因是什么?　荚膜组织胞浆菌

有什么临床特征?　50% 没有症状;症状常由临近组织受压所致:上腔静脉综合征、食管及气管狭窄、狭窄性心包炎

如何诊断?　胸部 X 线或 CT 可能有帮助,但是手术 / 活检能确诊

如何治疗?　抗生素;手术切除对治疗意义不大

上腔静脉综合征

什么是上腔静脉综合征?　上腔静脉梗阻,通常是外源性压迫所致

最常见原因是什么?	约 90% 为恶性肿瘤所致,肺癌是目前最常见原因,其他还包括胸腺瘤、淋巴瘤、霍奇金病
临床表现有哪些?	1. 面部、手臂、肩部皮肤颜色发蓝和水肿
	2. 中枢神经系统表现包括头痛、恶心、呕吐、视觉障碍、木僵、抽搐
	3. 咳嗽、声音嘶哑、呼吸困难
如何治疗?	治疗目标是改善临床症状及尽可能去除恶性病因:
	1. 抬高床头及吸氧
	2. 用激素和利尿剂治疗喉头水肿及脑水肿存在争议
	3. 立即放疗 ± 针对癌症病因的化疗(改善临床症状,但整体预后很差)
预后如何?	上腔静脉综合征所引起的死亡比例 <5%,但梗阻原因为恶性肿瘤的患者平均生存期 ≈7 个月

食管疾病

解剖要点

上、下食管括约肌的主要功能是什么?	上食管括约肌(UES):吞咽
	下食管括约肌(LES):防止反流
为什么食管静脉丛向下引流到胃静脉非常重要?	胃静脉是门静脉系统一部分,门脉高压可传递至食管静脉,引起食管静脉曲张
不同食管节段的肌纤维类型:	
近段 1/3	骨骼肌
中段 1/3	平滑肌 > 骨骼肌
远段 1/3	平滑肌

不同食管节段的血供：

近段 1/3　　　　　　　　　　甲状腺下动脉、肋间前动脉

中段 1/3　　　　　　　　　　食管动脉、支气管动脉

远段 1/3　　　　　　　　　　胃左动脉、左膈下动脉

食管长度是多少？　　　　　成人约 25cm（牙齿到下食管括约肌距离 40cm）

为什么食管吻合口漏比较常见？　食管缺乏浆膜层（和远端直肠类似）

哪根神经和食管一起走行？　迷走神经

Zenker 憩室

什么是 Zenker 憩室？　　　咽食管憩室；发生咽食管交界处上食管括约肌部位的假性憩室，憩室壁包含黏膜及黏膜下层，经环咽肌上三角区（Killian 三角）膨出

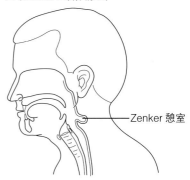

Zenker 憩室

有哪些临床症状/体征？　　吞咽困难、颈部包块、口臭、食物反流、胃灼热样感觉

如何诊断？　　　　　　　　钡餐造影

如何治疗？　　　　　　　　1. 一期行环咽肌切开及憩室切除术

2. 其他方法可考虑行环咽肌切开及将憩室固定在椎前筋膜，或将食管与憩室之间的壁闭合（憩室需要 ≥3cm，以匹配闭合器）

食管失弛缓症

什么是食管失弛缓症？	1. 吞咽过程中下食管括约肌无法松弛 2. 食管蠕动消失
公认的病因是什么？	1. 神经源性（Auerbach 神经丛、迷走神经或两者同时发生神经节变性），实质上可能是一种感染 2. 南美洲锥虫病（Chagas 病）
与哪种疾病有关？	食管滞留引起 Barrett 食管，进而发展为食管癌
有哪些临床症状？	进食固体及液体食物时均出现吞咽困难，进一步可出现反流，液体吞咽障碍逐步加重

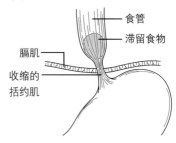

诊断性检查有哪些表现？	造影可见食管体部膨大，下方狭窄 **食管测压：**动力学研究提示吞咽时下食管括约肌松弛障碍及食管体部蠕动消失

弥漫性食管痉挛

什么是弥漫性食管痉挛？	食管体部剧烈的、非蠕动性的收缩，括约肌功能正常
与哪种疾病有关？	胃食管反流
有哪些临床症状？	自发性的胸痛，放射至后背、耳朵、颈部、下颌及手臂

鉴别诊断有哪些？	心绞痛
	神经官能症
	胡桃夹食管
相关的诊断学检查有哪些？	**食管测压**：动力研究提示重复、高幅度的食管收缩波，括约肌正常
	上消化道可能是正常的，但有 50% 的患者表现节段性痉挛或螺丝样食管内镜检查
典型的食管造影（UGI）是什么表现？	"螺丝样食管"
如何治疗？	药物治疗（抗反流、钙离子拮抗剂、硝酸盐类）
	对于难治性病人可行长段食管肌层切开

胡桃夹子食管

又叫什么？	高压性食管蠕动
什么是胡桃夹子食管？	非常剧烈的蠕动波
有什么症状？	自发性的胸痛，放射至后背、耳朵、颈部、下颌及手臂
鉴别诊断有哪些？	心绞痛
	神经官能症
	弥漫性食管痉挛
相关的诊断性检查有哪些？	1. 食管测压：动力研究提示重复的、高幅的收缩波，食管括约肌反应正常
	2. 上消化道造影检查可能正常（排除肿块）
	3. 内镜检查
如何治疗？	药物治疗（抗反流、钙离子拮抗剂、硝酸盐类）
	对于难治性病人可行长段食管肌层切开

食管反流

什么是食管反流？

由于下食管括约肌(LES)功能障碍引起胃内容物反流至食管下段

病因有哪些？

1. 下食管括约肌张力减低
2. 食管动力下降
3. 食管裂孔疝
4. 胃出口梗阻
5. 鼻胃管

说出 4 种相关疾病 / 因素

1. 滑动性食管裂孔疝
2. 吸烟和饮酒
3. 硬皮病
4. 内源性胃泌素水平下降

有哪些临床症状？

胸骨后方疼痛、胃灼热、食物反流，病人平躺及饱餐后加重

如何诊断？

Bravo pH 监测(无线胶囊 pH 监测器)提示食管下段有酸反流，可以持续 48 小时监测(传统为 24 小时)，而且耐受性更好

初步治疗方案是什么？

药物：H_2 受体阻滞剂，抗酸剂，甲氧氯普胺，奥美拉唑
床头抬高，少量多餐

哪四种情况需要手术治疗？

1. 药物治疗无效
2. 食管狭窄
3. 由于夜间误吸导致进行性肺功能不全
4. Barrett 食管

描述以下手术方式：

Nissen

360° 胃底折叠：胃底包绕食管折叠一圈

Belsey Mark IV

左胸入路，270° 胃底折叠(胃底折叠以重建下食管括约肌)

Hill	将食管周围的弓状韧带拉紧,同时将胃缝在膈肌上
Lap Nissen	腹腔镜下 Nlissen 手术
Lap Toupet	腹腔镜下经食管后方行胃底折叠术,范围小于 220° 到 250°,可以降低食管动力,缺点是术后容易再反流

什么是 Barrett 食管?　　由于反流原因,食管下段鳞状上皮被柱状上皮取代

有什么临床意义?　　癌前病变

如何治疗?　　严重反流病人需要行食管胃十二指肠镜检查及活检、H2 受体阻断剂及抗反流预防措施;如果有严重的异型增生,局部或小结节应该行内镜下黏膜切除术,对整个 Barrett 食管行射频消融;如果发现癌变应该根据分期行食管切除术

腐蚀性食管狭窄

哪些试剂喝下去后可以引起食管狭窄?　　碱液、烤箱清洁液、水槽清洁液、蓄电池液、氢氧化钠片

如何诊断?　　病史;尽早行食管镜检查评估损伤范围(<24 小时);但内镜只能评估溃疡损伤深度,水溶性造影剂造影才可以明确有无穿孔

初始治疗措施有哪些?
1. 禁食 / 静脉输液 /H$_2$ 受体阻断剂
2. 记住**不要**催吐
3. 糖皮质激素(具有争议——可能更适合于轻 / 中度溃疡),中度溃疡给予抗生素(青霉素 / 庆大霉素)
4. 深度溃疡给予抗生素
5. 10~14 天后行食道造影

如果狭窄加重如何处理？	用 Maloney 扩张器 / 球囊导管扩张 对于难治性病人可行食管切除，并将 胃或结肠上提代食管
如何行长期随访？	因为鳞癌发生率很高（尤其是合并溃 疡病人），每 2 年需要做一次内镜检查
什么是 Maloney 扩张器？	橡胶制成的充满水银的扩张器

食管癌

主要分哪两种类型？	1. 腺癌（胃食管交界处） 2. 鳞癌（食管大部分区域）
哪种组织类型最常见？	**全球：**鳞癌（95%） **美国：**腺癌
年龄及性别分布是怎样？	60 岁好发，以男性为主
致病因素有哪些(5)？	1. 吸烟 2. 饮酒 3. 胃食管反流 4. Barrett 食管 5. 辐射
有哪些临床症状？	吞咽困难、体重下降 其他症状包括胸痛、背痛、声音嘶哑、 远处转移症状
诊断措施有哪些？	1. 上消化道造影 2. 食管胃十二指肠内镜 3. 内镜超声 4. PET-CT 扫描
鉴别诊断有哪些？	食管平滑肌瘤、转移瘤、淋巴瘤、良性 狭窄、食管失弛缓、弥漫性食管痉挛、 胃食管反流
如何诊断？	1. 上消化道造影确定肿瘤部位 2. 内镜下行活检及评估肿瘤能否切除 3. 评估有无远处转移（胸部 X 线、 PET-CT 扫描、肝功能）

描述食管腺癌的分期：

Ⅰ期?

肿瘤：侵犯固有层、黏膜肌层、或黏膜下层（T_1）

淋巴结：阴性

Ⅱa期?

肿瘤：侵犯固有肌层（T_2）

淋巴结：阴性（N_0）

Ⅱb期?

1. 肿瘤：侵犯固有肌层（T_2）
   淋巴结：区域淋巴结阳性（N_1）
2. 肿瘤侵犯血管外膜，淋巴结阴性（T_3N_0）

Ⅲ期?

1. 肿瘤：侵犯血管外膜（T_3）
   淋巴结：区域淋巴结阳性（N_1）
2. 肿瘤：侵犯临近结构（$T_4 N_{任何}$）

Ⅳ期?

远处转移

不同分期如何治疗？

Ⅰ期?

食管切除 + 胃上提代替食管

Ⅱa期?

食管切除 + 胃上提代替食管

Ⅱb期?

1. 食管切除 + 胃上提代替食管或
2. 新辅助放化疗，重新分期后再做食管切除 + 胃上提代替食管

Ⅲ期?

新辅助放化疗，重新分期后再做食管切除 + 胃上提代替食管

Ⅳ期?

放化疗及食管支架植入改善症状

食管切除术有几种入路？

1. McKeown：开腹、右侧开胸、左侧颈部切口，经颈部行食管胃吻合术
2. Ivor Lewis：开腹、右侧开胸，经胸腔内行食管胃吻合术
3. 经膈手术：开腹、左侧颈部切口，经颈部行食管胃吻合术

（腹腔镜和（或）胸腔镜甚至机器人全微创手术开始应用）

手术死亡率是多少？	整体为 10% 每年手术量超过 13 的大型医学中心 <5%
放疗和(或)化疗有降低死亡率吗？	没有
术后并发症发生率？	约 33%(主要是吻合口漏、肺部并发症和房颤)
不同临床分期预后(5 年生存率)如何？	
Ⅰ期	66%
Ⅱ期	25%
Ⅲ期	10%
Ⅳ期	基本上 0%
对于术前新辅助治疗的患者,哪种病理表现和长期预后有关？	病理学完全缓解,如:没有肿瘤残余(发生率 25%~30%)

第 72 章　心脏大血管外科

缩写释义：

AI	主动脉瓣关闭不全 / 反流(Aortic Insufficiency/regurgitation)
AS	主动脉狭窄(Aortic Stenosis)
ASD	房间隔缺损(Atrial Septal Defect)
CABG	冠状动脉旁路移植术(Coronary Artery Bypass Grafting)
CAD	冠状动脉疾病(Coronary Artery Disease)
CPB	体外循环(CardioPulmonary Bypass)
IABP	主动脉内球囊反搏(IntraAortic Balloon Pump)

LAD	冠状动脉左前降支(Left Anterior Decending coronary artery)
IMA	乳内动脉(Internal Mammary Artery)
MR	二尖瓣反流(Mitral Regurgitation)
PTCA	经皮冠状动脉腔内成形术(Percutaneous Transluminal Coronary Angioplasty)
VAD	心室辅助装置(Ventricular Assist Device)
VSD	室间隔缺损(Ventricular Septal Defect)

术语释义

搏出量(SV)	指心脏每次搏动的泵血量(ml)(SV= CO/HR)
心输出量(CO)	指心脏每分钟的泵血量(ml)(CO= HR×SV)
心指数(CI)	心输出量(ml)/体表面积(m^2)
射血分数(EF)	每次泵出血量占左室容积的百分比:搏出量/心室舒张末期容积(正常范围55%~70%)
顺应性	容积变化/压力变化
体循环血管阻力(SVR)	体循环血管阻力=(平均动脉压 – 中心静脉压)/(心输出量 ×80)
前负荷	左室舒张末期压力或容积
后负荷	心脏收缩时遇到的血管阻力
肺循环血管阻力(PVR)	肺循环血管阻力=(平均肺动脉压 – 肺毛细血管楔压)/(心输出量 ×80)
平均动脉压(MAP)	平均动脉压=舒张压+1/3(收缩压 – 舒张压)
正常心输出量是多少?	4~8L/min
正常心指数是多少?	2.5~4/min

如何增加心输出量？	1. 机械辅助（主动脉内球囊反搏，心室辅助装置）
	2. 心率——增加心率
	3. 前负荷——增加前负荷
	4. 后负荷——降低后负荷
	5. 强心剂——增强收缩力
	6. 心律——正常窦性心律
冠脉供血主要发生在什么时候？	舒张期（66%）
说出三条主要的冠状动脉：	1. 左前降支（LAD）
	2. 旋支
	3. 右冠状动脉
哪三种电解质和心脏有关？	1. 钙离子（影响心肌收缩）
	2. 钾离子（心律不齐）
	3. 镁离子（心律不齐）

获得性心脏病

冠状动脉疾病（CAD）

什么是冠状动脉疾病？	冠状动脉血管发生动脉粥样硬化而引起的血管闭塞，病变呈节段性分布的特点使冠状动脉旁路移植术成为可能
发病率是多少？	冠状动脉疾病是西方国家的头号"杀手"，超过50%的病例为三支病变，包括左前降支、旋支、右冠状动脉
有哪些临床症状？	如果发生缺血（血流减少、血管痉挛、栓子形成、斑块破裂或混合性），病人可能表现为胸痛、压榨感、呼吸急促、恶心/上腹部疼痛、猝死或仅表现为乏力而无其他症状
哪些人容易发生无痛性心肌缺血？	糖尿病患者（自主神经功能紊乱）

危险因素有哪些?	高血压
	吸烟
	高胆固醇 / 血脂 (>240)
	肥胖
	糖尿病
	家族史
需要做哪些诊断性检查?	运动负荷试验 (± 铊)
	超声心动图
	定位运动异常的室壁部分
	瓣膜功能评估
	估计射血分数
	心导管行冠脉造影和左室造影 (最确切的方法)
如何治疗?	药物治疗 (β- 受体阻滞剂、阿司匹林、硝酸盐类、抗高血压药物), 血管成形 (PTCA),+/- 支架,外科手术搭桥

冠状动脉旁路移植术 (CABG)

什么是 CABG ?	冠状动脉旁路移植术 (Coronary Artery Bypass Grafting)

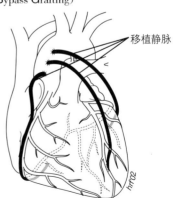

移植静脉

手术指征有哪些?	左主干病变
	≥2 支血管病变(尤其是糖尿病患者)
	对药物及 PTCA 治疗无效的不稳定性心绞痛
	梗死后心绞痛
	PTCA 后冠状动脉破裂、夹层、栓塞
CABG vs. PTCA ± 支架	CABG= 可以提高糖尿病患者及≥2 支血管病变的患者的存活率,短期并发症发生率增高
	PTCA= 降低短期并发症发生率,降低费用,减少住院日,具有可重复操作性,术后心绞痛发生率增高
该手术最常见的步骤是什么?	移植血管的选择(通常 3~6 支):以乳内动脉蒂移植和大隐静脉游离移植最常用(10 年通畅率分别为 95% 和 50%)
其他可以采用的血管有哪些?	桡动脉、腹壁下静脉
可能有哪些并发症?	出血
	心脏压塞
	心肌梗死、心律失常
	感染
	移植血管血栓形成
	胸骨裂开
	心包切开口综合征、脑卒中
手术死亡率是多少?	择期手术搭桥死亡率为 1%~3%(急性心肌梗死手术时为 5%~10%)
CABG 手术的病人都要服用哪种药物?	阿司匹林、β- 受体阻滞剂
非体外循环情况下可以行 CABG 吗?	可以,目前 CABG 在体外循环和非体外循环情况下均可以进行

心包切开后综合征

什么是心包切开后综合征？　　　心包切口后发生的心包炎（病因不明），发生在术后数周至 3 个月

有什么临床症状 / 体征？　　　发热
胸痛、房颤
全身不适
心包摩擦音
心包积液 / 胸腔积液

如何治疗？　　　NSAIDs，± 类固醇

心肌梗死后心包炎又叫什么？　　Dressler 综合征

体外循环（CPB）

什么是体外循环？　　　向机体提供氧合血流的装置，收集上、下腔静脉血液后回输入主动脉，血流绕道心、肺，心跳暂停后可以行开心手术、心脏移植、肺移植或心肺联合移植以及大血管近端手术

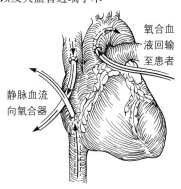

氧合血液回输至患者

静脉血流向氧合器

必须使用抗凝药吗？　　　是的，术前、术中均需要使用肝素

如何中和肝素？　　　鱼精蛋白

实施体外循环后如何调整心输出量？　　　心率、心律、后负荷、前负荷、强心剂、机械装置（IABP 和 VAD）

体外循环后导致心输出量下降的物理性原因有哪些?	心包填塞、气胸
心包填塞的病理生理机制是怎样?	心输出量↓,心率↑,低血压,**中心静脉压↑ = 楔压↑**
可能会出现哪些并发症?	血液有形成分破坏(尤其是血小板数量减少和功能下降) 胰腺炎(低灌注) 肝素反跳 脑血管意外 停机困难 操作并发症(手术技术) 心肌梗死
CABG 术后纵膈出血如何处理?	鱼精蛋白,↑PEEP,新鲜冰冻血浆,血小板,氨基己酸
什么是肝素反跳?	体外循环术后体内肝素水平升高引起低凝状态,是由于术后随着外周血流增加,残留在组织中的肝素再次缓慢进入血液循环所致
体外循环术后如何降低外周血管阻力?	病人保暖,给予硝普钠和多巴酚丁胺
体外循环后如果无法脱机怎么办?	强心剂(如:肾上腺素) 心室辅助装置(VAD)、主动脉内球囊反搏(IABP)
CPB 术后发生房颤的比例是多少?	高达 33%
术后房颤病人需要做哪些检查?	排除气胸(动脉血气、CT 扫描),酸中毒(动脉血气),电解质紊乱(实验室检查),心肌缺血(心电图),胸部 X 线检查
什么是 MIDCAB?	微创冠脉搭桥术(Minimally Invasive Direct Coronary Artery Bypass)——采用小的胸廓切口,在无体外循环条件下左侧乳内动脉直接和左前降支吻合

什么是 TMR？	激光心肌血运重建术（TransMyocardial laser Revascularization）：经腹股沟动脉插管进入心脏，用激光在心肌上打孔（形成心肌内血窦），让血液可以营养心肌
什么是 OPCAB？	非体外循环下冠状动脉旁路移植手术（Off Pump Coronary Artery Bypass）——正中胸骨切开但不需要体外循环

主动脉瓣狭窄（AS）

什么是主动脉瓣狭窄？	由于主动脉瓣叶破坏和钙化，导致左室流出道梗阻

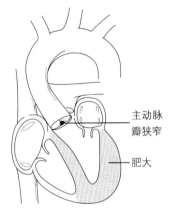

主动脉瓣狭窄

肥大

病因有哪些？	二叶式主动脉瓣钙化 风湿热 获得性钙化（70~80 岁）
有哪些临床症状？	心绞痛（如果不治疗，预期生存期为 5 年） 晕厥（如果不治疗，预期生存期为 3 年） 充血性心衰（如果不治疗，预期生存期为 2 年） 常常到晚期才有临床表现

如何记忆主动脉狭窄的并发症？	Aortic Stenosis Complications=Angina（心绞痛）Syncope（晕厥）CHF（充血性心衰）
有哪些体征？	杂音：右侧第二肋间收缩期递增递减性杂音，放射至颈动脉 左心室因肥厚而隆起或抬举
需要做哪些检查？	胸部 X 线，心电图、超声心动图 手术前需要行心导管检查
外科治疗方法有哪些？	用组织或人工瓣膜行瓣膜置换术
手术治疗的指征有哪些？	病人有症状、瓣膜横切面积 <0.75cm^2（正常为 2.5~3.5cm^2）和 / 或压力梯度 >50mmHg
人工机械瓣膜有哪些优缺点？	人工机械瓣膜更耐用，但需要终身抗凝治疗
具有手术指征但一般情况差的病人该如何治疗？	经皮球囊主动脉瓣成形术
为什么杂音大是一个好征象？	意味着压力梯度较大，提示左心功能良好
为什么主动脉瓣狭窄杂音随着时间延长会减弱？	意味着压力梯度下降，提示左心功能下降

主动脉瓣关闭不全（AI）

什么是主动脉瓣关闭不全？	主动脉瓣膜无法完全关闭（血液反流）
病因有哪些？	细菌性心内膜炎（金黄色葡萄球菌、草绿色链球菌） 风湿热（少见） 胶原性疾病导致瓣膜环扩大（尤其是马方综合征）
哪些病人容易发生？	二叶式主动脉瓣、结缔组织病

有哪些症状?	心律不齐和左室扩大引起心悸
	左心功能不全引起呼吸困难/端坐呼吸
	过度疲乏
	舒张压下降,冠脉血流减少引起心绞痛(注意:冠脉充盈主要发生在舒张期主动脉回缩时)
	Musset 征(点头运动)
有哪些临床体征?	收缩压↑
	杂音:胸骨左缘舒张期递减型吹风样杂音
	Austin-Flint 杂音:血液反流造成的杂音
	脉压增大:外周血管出现枪击音、水冲脉
	毛细血管搏动征
需要做哪些诊断性检查?	1. 胸部 X 线:用于随访心脏大小变化
	2. 超声心动图
	3. 心导管术(具有确诊价值)
	4. 经食管超声心动图(TEE)
如何治疗?	主动脉瓣膜置换
手术指征有哪些?	有症状病人(充血性心衰、夜间阵发性呼吸困难等),左室扩大,左心功能不全,EF 值下降,急性主动脉瓣关闭不全

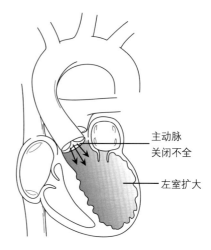

主动脉
关闭不全

左室扩大

预后怎样？	手术可以明显改善症状并延长寿命，手术风险低

二尖瓣狭窄（MS）

什么是二尖瓣狭窄？	患者大部分是由风湿热引起二尖瓣钙化、狭窄所致

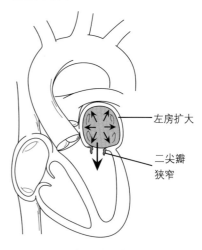

左房扩大

二尖瓣
狭窄

有哪些症状？　　　　　1. 左房压升高导致肺水肿，引起呼吸困难（例如：充血性心衰）

2. 咯血(很少会危及生命)

3. 左房扩大压迫喉返神经导致声音嘶哑

4. 心悸(房颤)

有哪些体征?	杂音:心尖部舒张期可闻及递增型隆隆样杂音
	脉搏不规则——心房扩大诱发房颤所致
	脑栓塞——左心房血栓脱落引起(房颤及二尖瓣口梗阻导致左心房内血栓形成)
需要做哪些诊断性检查?	超声心动图
	心导管术
哪些患者需要治疗?	1. 症状严重者
	2. 肺动脉高压及二尖瓣口面积小于 $1cm^2/m^2$
	3. 病人反复发生栓塞
治疗方法有哪些?	1. 二尖瓣分离术(开放手术)
	2. 经皮球囊二尖瓣成形术
	3. 瓣膜置换术
症状较轻的患者可用什么药物治疗?	利尿剂
预后怎样?	>80% 的患者手术成功后,存活时间超过 10 年

二尖瓣反流(MR)

什么是二尖瓣反流?	二尖瓣不能完全关闭
病因有哪些?	严重的二尖瓣脱垂(5% 的人都有某种程度的脱垂,女性多于男性)
	风湿热
	心梗后乳头肌功能不良或断裂
	腱索断裂

最常见的病因是什么?	风湿热(全世界范围内为第一位),腱索断裂 / 乳头肌功能不良
有哪些症状?	常常隐匿性起病,后期表现为呼吸困难、心悸、乏力
有哪些体征?	杂音:心尖部全收缩期杂音,放射至腋下
哪些患者需要治疗?	1. 有症状的患者 2. 左心室收缩末期直径 >45mm(左室扩大)
治疗方法有哪些?	1. 瓣膜置换术 2. 二尖瓣环成形术:将人工心脏瓣膜环缝合至扩大的二尖瓣环

人工瓣膜置换

什么是人工瓣膜置换?	用生物组织或机械瓣膜代替受损的心脏瓣膜
人工瓣膜有几种类型?	生物组织瓣膜和机械瓣膜
各有什么优缺点?	
生物组织?	无需抗凝,使用寿命较短(20%~40%的患者 10 年内需要重新换瓣),适合老年患者
机械瓣膜?	使用寿命更长(>15 年),但需要抗凝治疗
生物组织瓣禁用人群?	透析病人(钙化)、年轻人
机械瓣膜禁用人群?	孕妇或准备怀孕的人(抗凝的缘故),出血风险大的人(酗酒、消化性溃疡)
手术死亡率多少?	一般情况下为 1%~5%
人工瓣膜植入的患者进行牙科手术时需要注意什么?	使用抗生素
什么是 Ross 手术	用自体肺动脉瓣代替主动脉瓣(病人自己的瓣膜!)

感染性心内膜炎

什么是感染性心内膜炎?	心脏瓣膜的微生物感染
易感因素有哪些?	瓣膜病变、各种操作引起的菌血症、静脉使用药物
常见的致病菌有哪些?	草绿色链球菌:和正常瓣膜感染相关 金黄色葡萄球菌:和静脉使用药物有关 表皮葡萄球菌:和人工瓣膜有关
有哪些症状/体征?	杂音:新出现或杂音改变 皮肤瘀点 片状出血(见于指/趾甲) Ross 斑(见于眼底) Osler 结节(手掌和足底痛性突起) Janeway 病变(和 Osler 结节相似,不过是平的,而且无疼痛)
需要做哪些诊断性检查?	超声心动图,经食管超声心动图 连续血培养(具有确诊价值)
如何治疗?	根据药敏结果静脉使用抗生素,并延长使用时间
预后怎样?	感染可能会进展,需要瓣膜置换

先天性心脏病

室间隔缺损(VSD)

有什么特点?	是最常见的先天性心脏病
什么是室间隔缺损?	室间隔没有完全闭合;80% 的病例发生在膜部,导致左向右分流,引起肺动脉血流增加,如果肺动脉血流/主动脉血流 >2:1,则会出现充血性心衰

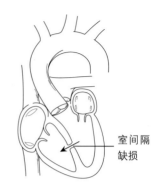

室间隔
缺损

什么是肺血管阻塞性疾病?	由于左向右分流(如:室间隔缺损)致肺动脉高压,进一步引起肺动脉增生
什么是 Eisenmenger 综合征?	由于肺动脉慢性改变及右心压力增高,导致不可逆的肺动脉高压,分流方向反转时会出现青紫(经室间隔缺损转变为右向左分流)
Eisenmenger 综合征如何治疗?	心肺联合移植是唯一的选择
室间隔缺损发病率是多少?	占所有心脏缺损性疾病30%(最常见的心脏缺损)

动脉导管未闭(PDA)

什么是动脉导管未闭?	生理性的右向左分流通道,胎儿期连接肺动脉和主动脉,越过胚胎肺脏;通常该通道在新生儿期仍存在

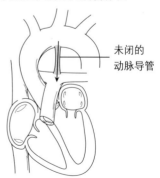

未闭的
动脉导管

哪些因素可以导致其闭合延迟?	低氧血症、前列腺素增加、早熟
有哪些症状?	常常无症状
	进食情况差
	呼吸窘迫
	充血性心衰合并呼吸道感染
需要做什么诊断性检查?	查体
	超声心动图(排除其他相关缺损)
	心导管术(很少需要)
有哪些药物可以治疗?	NSAID 类药物吲哚美辛
	前列腺素抑制剂(前列腺素会维持动脉导管开放状态)
手术方式?	6 个月 ~2 岁时行手术结扎或经心导管闭合

法洛四联征(TOF)

什么是法洛四联征?	漏斗部分隔在发育早期对合不良,导致以下四联征:
	1. 肺动脉狭窄 / 右室流出道梗阻
	2. 主动脉骑跨
	3. 右心室肥厚
	4. 室间隔缺损
有哪些症状?	缺氧发作(蹲踞体位可以增加外周血管阻力,从而增加肺循环血流)
有哪些体征?	发绀
	杵状指(趾)
	杂音:左侧第三肋间收缩期喷射性杂音
需要做哪些诊断性检查?	胸部 X 线:小的靴形心及肺血流减少
	超声心动图
预后怎样?	专科治疗中心存活率达 95%

特发性肥厚性主动脉瓣下狭窄（IHSS）

IHSS 是什么的缩写？	特发性肥厚性主动脉瓣下狭窄（Idiopathic Hypertrophic Subaortic Stenosis）
什么是 IHSS？	由于室间隔肥厚导致流出道梗阻
常见临床表现有哪些？	和主动脉瓣狭窄相似

主动脉缩窄

什么是主动脉缩窄？　　　　　胸主动脉缩窄，伴或不伴腔内"隔板"（皱褶的内膜）形成，多发生于动脉导管 / 动脉韧带附近

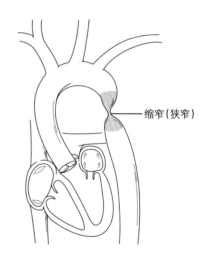

缩窄（狭窄）

分为哪三种类型？

1. 导管前型（如果不治疗，会引起婴儿死亡）
2. 导管旁型
3. 导管后型

合并心脏其他缺损的比例有多少？　　　　　60%（二叶式主动脉瓣最常见）

主要侧支循环是什么？　　　　　锁骨下动脉至乳内动脉，然后经肋间动脉至降主动脉

危险因素有哪些?	Turner 综合征,男性多于女性
有哪些症状?	头痛 鼻衄 下肢跛行
有哪些体征?	脉搏:下肢脉搏减弱 杂音: 1. 收缩期——因血流经过狭窄处形成湍流所致,常放射至肩胛下区 2. 连续性——由于侧支循环血管扩张所致
需要行哪些诊断性检查?	胸部 X 线:主动脉结节、缩窄段、狭窄后扩张形成"3"字症;肋骨切迹是由于侧支循环血管扩张后对骨质压迫所致 超声心动图 如果有心脏缺损可行心导管检查
如何治疗?	手术: 　缩窄段切除 + 端端吻合 　锁骨下动脉皮瓣 　人造血管补片成形(较少使用) 　人造血管搭桥 　成人可考虑血管内治疗
手术指征有哪些?	有症状的病人 3~4 岁以上的无症状病人
术后可能的并发症有哪些?	截瘫 "反常性"高血压 肠系膜动脉坏死性动脉炎(消化道出血)、Horner 综合征、迷走神经损伤
长期随访应注意什么?	主动脉夹层、高血压

大血管转位

什么是大血管转位？

主动脉发自右心室，而肺动脉发自左心室；如果没有动脉导管未闭、房间隔缺损或室间隔缺损维持血液左向右分流，病人无法存活

发病率是多少？

占所有心脏缺陷的 5%~8%

有哪些症状 / 体征？

大部分患者在新生儿期表现为发绀和充血性心衰（90% 以上在出生后第 1 天出现）

需要行哪些诊断性检查？

胸部 X 线："鸡蛋"形心脏
心导管检查（具有确诊价值）

如何治疗？

大动脉调转术——将主动脉和肺动脉调转，同时行冠状动脉移植

Ebstein 畸形

什么是 Ebstein 畸形？

三尖瓣下移至右心室，形成一个大的右心房和小的右心室，导致三尖瓣反流及右心室排血量减少

有哪些症状 / 体征？

发绀

有哪些危险因素？

如果母亲服用过锂剂，则发病率是一般人的 400 倍

血管环

血管环是什么？

有多种类型：起源于胚胎时期主动脉弓的主动脉 / 肺动脉发育异常，包绕并压迫气管 / 食管引起梗阻

需要做哪些诊断性检查？

吞钡检查、MRI

有哪些体征 / 症状？

由于气管受压引起的喘鸣最显著

发绀型心脏病

病因有哪些？	法洛四联征 永存动脉干 全肺静脉回流异常 三尖瓣闭锁 大血管转位

心脏肿瘤

最常见的良性肿瘤是什么？	成人为黏液瘤
最常发生在哪个部位？	最常见于左房，为带蒂肿瘤
有哪些体征/症状？	呼吸困难、栓塞
儿童最常见的恶性肿瘤是什么？	横纹肌肉瘤

大血管疾病

胸主动脉瘤

病因有哪些？	大多数由于动脉粥样硬化、结缔组织病所致
主要鉴别诊断是什么？	主动脉夹层
合并主动脉其他部位动脉瘤的几率是多少？	≈33%！（注意排除腹主动脉瘤）
有哪些症状/体征？	大部分无症状 胸痛、喘鸣、咯血(少见)、喉返神经受压
大部分是怎样发现的？	常规胸部 X 线检查
需要行哪些诊断性检查？	胸部 X 线、CT 扫描、MRI、主动脉造影
哪些人需要治疗？	直径 >6cm 有症状 直径快速增大 破裂
如何治疗？	人造血管替换、开放手术或血管腔内支架成形

胸主动脉瘤治疗后的严重并发症是什么？	截瘫（高达 20%） 前脊髓综合征
什么是前脊髓综合征？	该综合征包括： 　截瘫 　大小便失禁 　痛温觉消失
病因是什么？	Adamkiewicz 动脉闭塞，它是 T8~L4 之间的一支肋间动脉或腰动脉

主动脉夹层

什么是主动脉夹层？	主动脉内膜病变、撕裂，导致动脉管壁剥离；假腔形成后可能会再次撕裂，形成双腔主动脉
主动脉夹层有几种分类方法？	DeBakey 分类 Stanford 分类

描述 DeBakey 分类：

DeBakey Ⅰ型　　　　　　　累及升主动脉和降主动脉

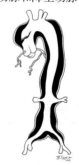

DeBakey Ⅱ型　　　　　　　仅累及升主动脉

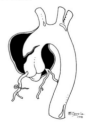

DeBakey Ⅲ 型	仅累及降主动脉

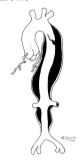

描述 Stanford 分类:

A 型	累及升主动脉(需要手术)± 降主动脉(包括 DeBakey Ⅰ 型和 Ⅱ型)

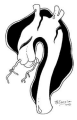

B 型	仅累及降主动脉(无需手术,除非合并其他并发症)(和 DeBakey Ⅲ型一致)

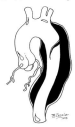

病因有哪些?	高血压(最常见)
	马方综合征
	二叶式主动脉瓣
	主动脉缩窄
	动脉中层囊性坏死
	主动脉近端动脉瘤

有哪些症状 / 体征?	**突发剧烈胸痛,常放射 / 撕裂至后背**;起病比心梗更加突然;疼痛部位随着撕裂的进展会发生转移;病人描述为**"撕裂样疼痛"**
注意其他三种并发症	1. 心包填塞;Beck 三联征——心音遥远、CVP↑及颈静脉怒张、血压下降 2. 主动脉瓣关闭不全—舒张期杂音 3. 主动脉分支闭塞 / 撕裂,导致相应区域缺血(例如:脉搏不对称、脑血管意外、截瘫、肾功能不全、肠缺血、跛行)
需要做哪些诊断性检查?	胸部 X 线: 　1. 纵膈增宽 　2. 胸腔积液 经食管超声心动图 CTA(CT 血管造影) 主动脉造影(诊断"金标准",但耗时间)
不同类型如何治疗?	
Ⅰ型和Ⅱ型(Stanford A 型)	手术治疗,因为有以下风险: 1. 主动脉瓣关闭不全 2. 冠脉及脑供血不足 3. 心脏压塞 4. 破裂
Ⅲ型(Stanford B 型)	药物治疗(控制血压),除非破裂或合并其他血管闭塞
描述Ⅰ型和Ⅱ型(Stanford A 型)的手术方式	在主动脉夹层近端切开血管,将人工血管与血管内膜及外膜连续环形缝合在一起(也可以行血管内治疗)
术前如何治疗?	用硝普钠和 β- 受体阻滞剂控制血压(例如:艾司洛尔);β- 受体阻滞剂可以降低剪切力

术后如何治疗?	终身控制血压,并监测主动脉大小
主动脉夹层患者发生心梗的原因是什么?	撕裂累及冠状动脉或其下方的左前降支
什么是夹层动脉瘤?	用词错误! 并不是动脉瘤

以下疾病的心电图表现是怎样的?

房颤?　　　　不规律且不规则

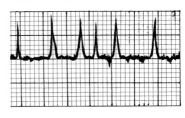

室性早搏?　　宽 QRS 波

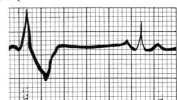

心室壁瘤?　　ST 段抬高

缺血?　　　　ST 段抬高 /ST 段压低 /T 波倒置

梗死?　　　　Q 波

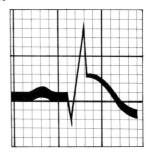

心包炎?　　　所有导联的 ST 段抬高

右束支传导阻滞？	宽 QRS 波及"兔耳朵"波形,或在 V1 或 V2 导联出现 R-R
左束支传导阻滞？	宽 QRS 波及"兔耳朵"波形,或在 V5 或 V6 导联出现 R-R
Wolff-Parkinson-White 综合征	Delta 波 =QRS 波起始部粗钝向上的部分
一度房室传导阻滞	P-R 间期延长(0.2 秒)
二度房室传导阻滞	QRS 波脱落;不是每一个 P 波引起一次心室收缩
文氏现象	二度房室传导阻滞时 P-R 间期逐渐延长,直到 1 个 QRS 波脱落
三度房室传导阻滞	房室完全分离;P 波和 QRS 波不相关

其他

什么是 Mondor 病	胸腹壁静脉血栓性静脉炎
什么是 VAD？	心室辅助装置(Ventricular Assist Device)
IABP 工作原理是怎样？	主动脉内球囊反搏装置顶端有一个球囊置于主动脉内,球囊在舒张期膨胀,这样可以增加舒张压并提高冠脉血流;收缩期球囊放气,造成一个负压,可以降低后负荷,提高收缩压
体外循环后使用利尿剂时需要监测哪种电解质？	钾
如何监测利尿脱水程度？	出入量、胸部 X 线、颈静脉怒张、水肿、每日体重变化
什么是 Austin Flint 杂音？	主动脉关闭不全时,由于舒张期血液反流形成湍流引起的杂音
人体哪个部位的血液氧和程度最低？	冠状窦
最常见的心脏肿瘤是什么？	转移瘤

第 73 章　移植外科

解释以下术语：

自体移植物	供体和受体是同一个人
同系移植物	供体和受体基因学上是一致的(同卵双胞胎)
同种异体移植物	供体和受体基因学上不一样,但是同一种属(如:从一个人移植到另一个人)
异种移植物	供体和受体属于两个不同种属(如:从猴子移植到人)
原位移植	供体被移植到正常的解剖部位(心脏、肝脏移植)
异位移植	供体被移植到另外一个解剖位置(肾脏、胰腺移植)
原位旁移植	供体被移植到原位器官附近
嵌合体	供体与受体组织细胞持续共存(可以减少或不用免疫抑制剂)

免疫学基础

什么是组织相容性抗原?	在人类白细胞抗原系统(HLA)中因人而异的细胞表面蛋白(和基因遗传有关)
为什么非常重要?	它既是免疫反应攻击的目标(I类抗原),也是引起免疫排斥反应的发起者(II类抗原)(即:区别自我和异体)
哪些细胞有 I 类抗原?	所有有核细胞
哪些细胞有 II 类抗原?	巨噬细胞、单核细胞、B 细胞、活化的 T 细胞、内皮细胞

人类的MHC基因产物叫什么？	人类白细胞抗原（Human Leukocyte Antigen，HLA）
MHC 基因复合体在哪条染色体？	6 号染色体短臂
什么是单体型？	染色体上 HLA 基因一起由父亲或母亲遗传给下一代，因此 2 个兄弟姐妹为同一单体型的概率为 25%
器官移植时 HLA 配型重要吗？	随着免疫抑制剂（如：环孢素）的发展，HLA 匹配的重要性被掩盖，但它仍然很重要；影响同种异体肾脏移植存活最重要的位点是 HLA-B 和 HLA-DR

细胞

T- 细胞

来源于哪里？	胸腺
有什么作用？	细胞介导的免疫 / 排斥反应
有几种类型？	Th（CD4）：辅助 T 细胞—协助 B 细胞转变成浆细胞
	Ts（CD8）：抑制性 T 细胞—调节免疫应答
	Tc（CD8）：细胞毒 T 细胞—接触并直接杀死细胞

B 细胞

有什么作用？	体液免疫
产生抗体的细胞叫什么？	由 B 细胞分化而来的浆细胞

巨噬细胞

什么是巨噬细胞？	实体组织内的单核细胞
有什么作用？	处理外源性蛋白并呈递给淋巴细胞
又叫什么？	抗原呈递细胞（Antigen Presenting Cell，APC）

简单描述抗体产生过程：	1. 巨噬细胞吞噬抗原后呈递给 Th 细胞，巨噬细胞产生 IL-1 分子
	2. Th 细胞产生 IL-2，Th 细胞发生增殖
	3. Th 细胞激活 B 细胞分化成浆细胞（IL-4 介导），浆细胞产生针对呈递的抗原产生抗体

免疫抑制

哪些人需要使用免疫抑制剂？	所有受体（自体移植和同系移植除外）
主要的免疫抑制剂有哪些？	三联疗法：类固醇、咪唑嘌呤、环孢素/他克莫司
其他药物有哪些？	OKT3、抗胸腺细胞丙种球蛋白、麦考酚酯
三联疗法有什么优点？	使用了三种免疫抑制药物，所以每种药物的剂量可以更低，降低了毒副作用
什么是"诱导治疗"？	大剂量的免疫抑制剂治疗，诱导机体产生免疫抑制

类固醇

哪种类固醇激素常用于移植？	泼尼松
有什么作用？	阻断巨噬细胞合成 IL-1，稳定巨噬细胞的溶酶体膜
有哪些毒性？	"类 Cushing 症"、秃头、横纹、高血压、糖尿病、胰腺炎、溃疡性疾病、骨软化、无菌性坏死（尤其是股骨头）
不同类型皮质醇的作用强度：	
氢化可的松？	1
泼尼松？	4
甲强龙？	5
地塞米松？	25

咪唑硫嘌呤

有什么作用？	药物前体被裂解成硫嘌呤,抑制 DNA 和 RNA 的合成,抑制细胞增殖(T/B 细胞)
有哪些毒性？	骨髓毒性(白细胞减少 + 血小板减少)、肝脏毒性、胰腺炎
什么时候药物需要减量？	WBC<4
药物之间相互作用要注意什么？	病人服用别嘌醇时需要减量,因为别嘌醇抑制的黄嘌呤氧化酶是分解咪唑硫嘌呤所必需的

环孢素

有什么作用？	"神经钙调蛋白抑制剂"通过抑制 Th 细胞减少 IL-2 的产生
有哪些毒性？	肝炎、多毛症、牙龈增生、高脂血症、高血糖、高血压、溶血性尿毒综合征、高钾血症、高钙血症、低镁血症、高尿酸血症、肾毒性、神经毒性(头痛、震颤)、肿瘤(淋巴瘤、Kaposi 肉瘤、皮肤鳞状细胞癌)
哪些药物可以引起环孢素血药浓度升高？	地尔硫䓬 酮康唑 红霉素、氟康唑、雷尼替丁
哪些药物可以引起环孢素血药浓度降低？	通过诱导 p450 系统:苯妥英、卡马西平、利福平、异烟肼、巴比妥类
环孢素引起的高血压该如何治疗？	可乐定、钙离子通道阻滞剂

抗胸腺细胞丙种球蛋白

有什么作用？	针对胸腺细胞、淋巴细胞的抗体(多克隆)
什么时候使用？	诱导时使用

有哪些毒性？	血小板减少、白细胞减少、血清病、寒战、发热、过敏反应、病毒感染风险增加、关节痛

OKT3

作用机制是怎样的？	是一种单克隆抗体，和 CD3 受体(T 细胞)结合
连续给药需要注意什么？	机体会产生相应抗体，且随着使用次数增多，OKT3 效果下降
什么是巴利昔单抗和达利珠单抗？	抗 CD25 的单克隆抗体

他克莫司

又叫什么？	普乐可复(FK506)
作用机制是怎样？	和环孢素类似——是一种"神经钙调蛋白抑制剂"，抑制 T 细胞及 IL-2 的产生
和环孢霉素相比，其作用强度如何？	作用强度是环孢素的 100 倍
有哪些副作用？	肾脏毒性和中枢神经系统毒性(震颤、抽搐、麻木、昏迷)、高钾血症、秃头症、糖尿病

西罗莫司

又叫什么？	雷帕霉素、雷帕鸣
作用机制是怎样？	和环孢素及他克莫司类似，但它不是抑制钙调蛋白，而是通过阻断 T 细胞的信号转导起作用
有哪些毒性？	高甘油三酯、血小板减少、伤口愈合问题、贫血、口腔溃疡

麦考酚酯

又叫什么？	骁悉
作用机制是怎样？	抑制单黄嘌呤核苷酸脱氢酶，从而抑制嘌呤的合成，减少 T 细胞、B 细胞的增殖；同时还抑制粘附分子和抗体产生

免疫抑制机制概述

不同药物分别作用在以下哪些环节？

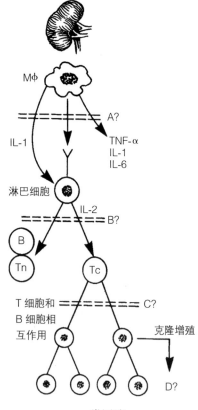

A?	类固醇
B?	环孢素 / 他克莫司

| C? | 硫唑嘌呤 / 麦考酚酯 |
| D? | OKT3/ 抗胸腺细胞丙种球蛋白 |

供体和受体配型

ABO 配型是怎么做的?	和血型鉴定一样的
淋巴细胞毒交叉配型的目的是什么?	检测血清里 HLA 抗体,对肾移植和胰腺移植最重要
如何操作的?	将受者血清和供者淋巴细胞及兔补体混合
HLA 配型很重要吗?	重要,尤其是肾移植和胰腺移植

排斥反应

排斥反应有几种方式?	两种:体液介导的和细胞介导的
排斥反应的四种类型及发生时间?	1. 超急性——在手术室内立即发生 2. 加速性急性——移植后 7~10 天 3. 急性——移植后几周到几个月 4. 慢性——移植后几个月到几年
超急性排斥反应的发生机制?	移植器官血流灌注后,受者体内抗移植物抗体立即识别外源性抗原
急性排斥反应的发生机制?	T 细胞介导的排斥反应
慢性排斥反应的发生机制?	细胞介导、抗体(体液)介导或两者兼有
如果发生超急性排斥反应该如何治疗?	切除移植的器官
急性排斥反应该如何治疗?	高剂量类固醇 /OKT3
慢性排斥反应该如何治疗?	没有什么特别治疗方法(不可逆)或重新移植

器官保存

| 适合器官保存的温度是多少? | 4℃——放置于冰块上面 |

为什么要保持低温?	低温降低了化学反应速率,降低能量消耗,减少缺氧和缺血带来的损伤
什么是 U-W 液?	University of Wisconsin 液体;器官从供体切下来之前用于灌注的液体
里面有什么成分?	磷酸钾、缓冲液、淀粉、类固醇、胰岛素、电解质、腺苷
它有什么作用?	延长器官的保存时间

器官取下至移植最长的保存时间

心脏?	6 小时
肺?	6 小时
胰腺?	24 小时
肝脏?	24 小时
肾脏?	长达 72 小时

肾脏移植

人体移植手术最早是什么时候开始的?	1954 年
谁做的?	Joseph E.Murray——1990 年医学诺贝尔奖获得者
肾脏移植的指征有哪些?	以下原因引起的不可以逆的肾衰竭:
	1. 肾小球肾炎(主要原因)
	2. 肾盂肾炎
	3. 多囊肾
	4. 恶性高血压
	5. 反流性肾盂肾炎
	6. Goodpasture 综合征(抗基膜综合征)
	7. 先天性肾脏增生
	8. Fabry 病
	9. Alport 综合征
	10. 肾皮质坏死
	11. 1 型糖尿病引起的肾脏损伤

什么是肾衰竭?	GFR< 正常值的 20% 到 25%, 当 GFR 下降到正常值的 5%~15% 时, 尿毒症症状开始出现(如:精神疲软、抽搐、神经病变、电解质紊乱)
肾移植最常见的原因是什么?	糖尿病(25%)

统计

肾脏供体的来源?	已故的捐献者(70%) 活体的捐献者(30%)
已故捐献者肾脏供体移植后存活率是多少?	HLA 匹配时 1 年存活率是 90%;HLA 不匹配时 1 年存活率为 80%;3 年存活率为 75%
活体捐献者肾脏供体移植后存活率是多少?	1 年存活率为 95%;3 年存活率为 75%~85%
需要做哪些配型检查?	ABO、HLA 分型
如果两侧都可以,优先选择哪一侧作为供体肾?	左侧——肾静脉更长,容易吻合
肾脏移植属于原位还是异位移植?	异位——腹股沟韧带以上,左下腹或右下腹的腹膜后区域
为什么选择此位置?	可以保留原有肾脏;更容易和髂血管吻合;输尿管更接近膀胱;活检时比较容易
异位肾移植需要做哪些吻合?	1. 肾动脉和髂动脉 2. 深静脉和髂静脉 3. 输尿管和膀胱

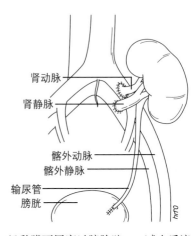

肾动脉

肾静脉

髂外动脉

髂外静脉

输尿管

膀胱

输尿管该如何处理?	经黏膜下层穿过膀胱壁——减少反流
肾脏移植后发生积液时需要鉴别哪些情况?	血肿 脓肿 尿液囊肿 淋巴囊肿
为什么保留原位肾脏?	减少切除肾脏带来的并发症
什么时候需要切除原位肾脏?	无法控制的高血压、肾脏脓毒症

排斥反应

排斥反应的警示信号是什么?	肌酐↑
肌酐升高时需要鉴别哪些情况?	梗阻、脱水、感染、毒性(环磷酰胺);还有淋巴囊肿、急性肾小管坏死
有哪些症状/体征?	发热、全身不适、高血压、同侧腿肿胀、移植部位疼痛、少尿
以下检查的目的是什么:	
多普勒超声?	明确肾脏局部周围有无积液、肾积水、血管血流情况
放射性核素扫描?	明确肾血流量及功能
活检?	区别排斥和环磷酰胺毒性

移植后肾功能恢复至正常需要多长时间?	活体肾移植——3~5 天 尸体肾移植——7~15 天

肝脏移植

第一例肝移植手术是谁做的?	Thomas Starzl(1963)
指征有哪些?	以下原因引起肝功能衰竭: 1. 肝硬化(成人肝移植的主要原因) 2. Budd-Chiari 综合征 3. 胆道闭锁(儿童肝移植的主要原因) 4. 新生儿肝炎 5. 慢性活动性肝炎 6. 药物引起的爆发性肝衰竭—对乙酰氨基酚 7. 硬化性胆管炎 8. Caroli 病 9. 亚急性肝坏死 10. 先天性肝纤维化 11. 先天性代谢性缺陷 12. 纤维板层肝细胞癌
什么是 MELD 评分?	"终末期肝病模型"是目前用于评估肝移植(尸体肝移植)等候名单中的先后顺序的一个公式,是基于 INR、胆红素及肌酐水平,如果患者是肝癌则增加额外的分数
需要做哪些配型?	ABO 血型
移植位置?	原位移植
引流胆汁的方法有几种?	1. 供体和受者的胆总管端端吻合 2. Roux-en-Y 胆肠吻合
什么是背驮式技术?	保留受体的下腔静脉;结扎供体的肝下下腔静脉;肝上下腔静脉和受体的肝静脉吻合(使受体原位肝移植过程中血流动力学更稳定)

活体肝移植是如何进行的？ 成人捐献左肝外侧叶给儿童或成人捐献右叶给另外一个成人

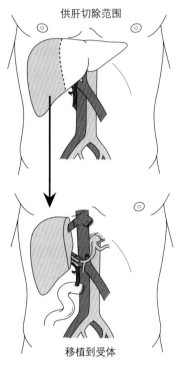

供肝切除范围

移植到受体

什么是劈离式肝移植？ 尸体供肝获取后被一分为二，分别移植给两个不同受者

慢性肝脏排斥反应又叫什么？ "胆管消失综合征"

排斥反应

哪些情况提示排斥反应发生？ 胆汁引流减少，血清胆红素升高，肝酶指数升高

哪些部位会发生排斥反应？ 排斥反应首先累及胆管上皮，然后是血管内皮细胞

以下检查的目的是什么：

　　多普勒超声？ 观察门静脉及肝动脉血流；排除血栓、吻合口漏、感染（脓肿）

胆道造影?	观察胆道情况
活检?	尤其是术后 3~6 周,这个时候要警惕 CMV 感染
肝移植会改善肝肾综合征引起的肾功能不全吗?	会

预后

1 年生存率是多少?	$\approx 80\% \sim 85\%$
需要重新肝移植的比例是多少?	$\approx 20\%$
为什么?	通常是由于移植肝脏功能衰竭、排斥反应、感染、血栓形成或原发疾病复发

胰腺移植

第一例胰腺移植手术是谁做的?	Richard C.Lillehei 和 William D.Kelly (1966)
手术指征有哪些?	1 型(青少年)糖尿病伴有严重并发症(肾衰竭、失明、神经病变)或血糖控制很差
需要做哪些配型?	ABO 血型、DR 配型(2 类抗原)
胰腺移植在哪里?	髂窝异位移植或原位旁移植
异位移植时胰管和什么吻合?	

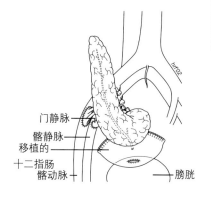

门静脉
髂静脉
移植的
十二指肠
髂动脉
膀胱

为什么？	从尿里面可以直接检测淀粉酶水平，明确胰腺功能情况（尿淀粉酶高时提示胰腺功能良好）
可能并发哪种电解质紊乱？	碳酸氢盐丢失
胰腺移植后最常见的并发症是什么？	血栓形成（#1），排斥反应
原位旁移植时胰管和什么吻合？	空肠
为什么？	位置近并且符合生理状态
原位旁移植时有什么优点？	内分泌产物经门静脉系统进入肝脏，外分泌产物进入消化道（无需补充碳酸氢盐）
哪些情况提示排斥反应发生？	血淀粉酶升高、高血糖、尿淀粉酶降低、移植部位压痛
为什么肾脏和胰腺一起移植？	肾功能可以更好提示有无排斥反应，胰肾联合移植比单纯胰腺移植预后要好
为什么血糖水不能很好反映有无排斥反应？	排斥反应晚期才会出现高血糖

心脏移植

第一例心脏移植手术是谁做的？	Christiaan Barnard（1967）
手术指征有哪些？	65岁以内获得性终末期心脏病患者—美国纽约心脏病学会心功能分级为Ⅳ级（任何日常活动都会有不适 = 6个月生存率为10%）
禁忌证有哪些？	急性感染 肺功能差 肺动脉阻力增加
需要做哪些配型？	ABO血型，心脏大小
移植心脏放在哪里？	原位移植，和心房、主动脉、肺动脉吻合

心脏移植时需要做哪些吻合?	供体的心房、肺动脉、主动脉和受体的心房、肺动脉及主动脉吻合

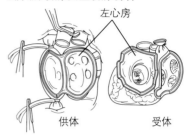

左心房

供体　　　　　　　　　受体

哪些情况提示排斥反应发生?	发热、低血压或高血压,T4/T8 比值升高
什么是冠状动脉病变?	慢性排斥反应引起小血管闭塞——通常需要重新移植
确诊排斥反应需要做什么检查?	心内膜活检——比临床症状 / 体征重要,病人常规需要活检
生存率是多少?	
1 年?	85%
5 年?	65%

小肠移植

什么是小肠移植?	小肠的移植
供体有几种类型?	活体移植、尸体移植
吻合:	
活体移植?	回结肠动脉和静脉
尸体移植?	SMA、SMV
指征有哪些?	短肠综合征、肠动力障碍性疾病患者无法耐受 TPN(肝功能衰竭、无静脉通路可用等)
除排斥反应以外术后常见的问题是什么?	移植小肠大量淋巴组织引起 GVHD(移植物抗宿主病)

对供体 CMV 感染情况有无要求?	如果受体 CMV 阴性,则供体必须是阴性
术后最常见的致死原因是什么?	脓血症
如何监测有无排斥反应?	内镜活检
哪些情况提示排斥反应?	水样腹泻

肺移植

第一例肺移植手术是谁做的?	James Hardy(1963)
手术指征有哪些?	一般来说,引起日常活动明显受限,预计生存期只有 12~18 个月的疾病: 肺纤维化 COPD 嗜酸性肉芽肿 原发性肺动脉高压 Eisenmenger 综合征 肺囊性纤维化
禁忌证有哪些?	未戒烟 感染活动期
移植前需要做哪些检查?	1. 肺——肺功能、通气 / 血流扫描 2. 心脏——超声、心导管、造影 3. 运动耐量试验
对供体有什么要求?	1. 55 岁以内 2. 胸片正常 3. 吸氧浓度 100% 且 PEEP 为 5cm 的情况下,肺动脉氧分压达到 300 4. 支气管镜检查没有脓性分泌物
需要做哪些吻合?	支气管、肺动脉、肺静脉(支气管动脉不需要吻合)

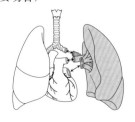

术后有哪些并发症？	支气管坏死 / 狭窄、再灌注损伤、肺水肿、排斥反应
哪四种情况提示排斥反应？	1. 动脉氧分压下降 2. 发热 3. 容易疲劳 4. X 线上提示浸润性改变
肺慢性排斥反应又叫什么？	闭塞性细支气管炎
生存率是多少？	
1 年？	80%
3 年？	70%

移植并发症

四大主要并发症是什么？	1. 感染 2. 排斥 3. 移植后淋巴增生性疾病 4. 类固醇副作用

感染

常见病原体有哪些？	DNA 病毒，尤其是 CMV、HSV、VZV
什么时候需要怀疑 CMV 感染？	移植手术 21 天以后
CMV 感染高峰期？	移植术后 4~6 周
CMV 感染有什么症状 / 征象？	发热、中性粒细胞减少、排斥反应征象；也可以表现为肺炎、肝炎、结肠炎
如何诊断？	活检可以和排斥反应相鉴别，血、尿培养
CMV 感染如何治疗？	更昔洛韦，用或不用免疫球蛋白；膦甲酸
更昔洛韦有什么副作用？	骨髓抑制
HSV 感染有哪些症状 / 征象？	疱疹病变、带状疱疹、发热、中性粒细胞减少、排斥反应

HSV 感染如何治疗?	使用阿昔洛韦,直到症状消失为止

恶性肿瘤

常见的肿瘤有哪些?	皮肤 / 唇癌(40%)、B- 细胞癌、女性宫颈癌、T 细胞淋巴瘤、Kaposi 肉瘤
移植后要注意哪种癌症?	皮肤 / 唇癌,尤其是基底细胞癌
移植后淋巴瘤和什么有关?	多次使用 OKT3 EBV 年轻人 > 老年人
如何治疗移植后淋巴增生性疾病?	1. 彻底停用免疫抑制剂 2. ± 放疗 3. ± 化疗

第 74 章　骨科

骨科术语

缩写释义:

ORIF	切开复位内固定
ROM	活动度
FROM	全活动度
ACL	前交叉韧带
PCL	后交叉韧带
MCL	内侧副韧带
PWB	部分负重
FWB	完全负重
WBAT	可耐受负重
THA	全膝关节成形术

THR	全髋关节置换术
TKR	全膝关节置换术
PROM	被动活动范围
AROM	主动活动范围
AFO	踝足矫形器
AVN	缺血性坏死

术语释义

旋后	掌心向上
旋前	掌心向下
跖屈	足部低于踝关节
足背屈	足部高于踝关节
内收	朝向躯体运动
外展	远离躯体运动
内翻	足底朝向中线
外翻	足底朝向外侧
掌屈	手通过腕关节朝向屈肌腱运动
腕背屈	手通过腕关节朝向伸肌腱运动
同种异体骨	来源于捐献者的骨头
复位	将骨折或关节恢复到原来的位置的操作
闭合复位	非手术切开的复位
开放复位	手术切开复位
固定	复位后通过内置或者外置金属（例如：髓内钉、钢板、螺钉等）固定来获得骨折稳定
胫骨针	固定在胫骨上的针，为股骨或骨盆骨折提供牵引附着点

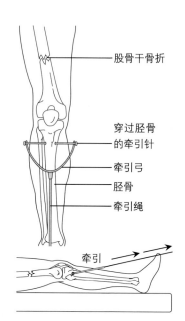

不稳定骨折或脱位	如果不固定会发生进一步变形的骨折或脱位
内翻	顶点远离中线的肢体畸形（例如：膝内翻 =O 型腿；与外翻相对，这个词也可用于描述骨折移位）

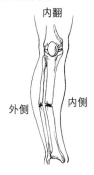

外翻	顶点朝向中线的肢体畸形（例如：膝外翻 =X 型腿）

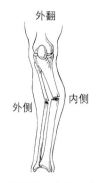

脱位	组成关节的关节面完全失去正常的对应关系
半脱位	组成关节的关节面发生移位,但关节面仍有部分接触
关节成形术	全关节置换(一般能维持10~15年)
关节融合术	通过去除关节面将关节融合
截骨术	切除骨质(通常是楔形切除)以重建关节面
骨不连	骨折不愈合

解释以下名词:

骨干	长骨的主干
干骺端	长骨膨大的两端
生长骨骺板	生长板,只出现在未成熟骨中

创伤总则

描述肢体骨折的规范查体?	1. 观察整个肢体(例如:开放、成角、关节损伤情况) 2. 神经系统(感觉、运动) 3. 血运(例如:脉搏、毛细血管灌注)
需要完善哪种 X 线检查?	两个角度(也包含骨折相邻的上下关节)

如何描述骨折？	1. 皮肤状态（开放的还是闭合的）
	2. 骨骼（近端、中段、远端）
	3. 骨折类型（例如：粉碎型）
	4. 移位（脱位、成角、旋转）

如何描述骨折移位和(或)成角？   描述向内、外、前、后移位及骨折远端相对近端的成角大小

说出以下编号所指的结构：

1. 骨干
2. 干骺端
3. 骨骺线
4. 骨骺

骨折

定义以下骨折类型：

闭合性骨折	骨折处皮肤完整／血肿
开放性骨折	骨折处有伤口，骨折块通过伤口与外界相通，感染风险高（注意：过去称之为"复合骨折"）
简单骨折	只有一条骨折线，骨折块为两块
粉碎性骨折	骨折块超过两块的骨折

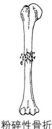

粉碎性骨折

节段性骨折　　　　在同一节段发生的两处完全性骨折

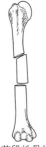

节段性骨折

横行骨折　　　　骨折线与骨长轴垂直

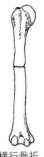

横行骨折

斜形骨折　　　　骨折线与骨长轴成斜角

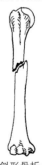

斜形骨折

螺旋性骨折　　　　骨折面绕骨长轴发生旋转骨折,由扭转暴力导致

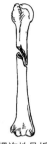

螺旋性骨折

纵行骨折	骨折线与骨长轴平行
嵌入骨折	压缩性作用力导致的骨折,骨的末端嵌入邻近干骺端但未发生移位
病理性骨折	异常骨(例如:肿瘤侵犯或发生骨质疏松的骨)发生的骨折
应力性骨折	周期性负荷压力引起的骨折
青枝骨折	一侧皮质骨断裂发生的不完全性骨折,见于儿童

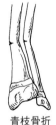

青枝骨折

隆起骨折	儿童的骨质受到撞击性损伤,骨皮质发生隆起但未断裂(又称隆凸样骨折)

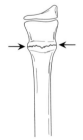

隆起骨折

撕脱性骨折	与肌腱相连的部分骨质从母体发生分离,形成小的骨碎片

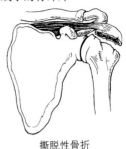

撕脱骨折

关节周围骨折	骨折靠近但未累及关节
关节内骨折	骨折线经过关节面(通常需要切开复位内固定)

描述以下特殊类型骨折:

Colles 骨折	伴有背侧移位和成角的桡骨远端骨折,通常是由于摔倒时腕关节背伸、手掌着地所致(一种常见的骨折)

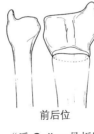
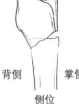

背侧　掌侧

前后位　　　　　　侧位

Smith 骨折	"反 Colles 骨折"—伴有掌侧移位和成角的桡骨远端骨折,通常是由于摔倒时腕关节掌屈、手背着地所致(不常见)
Jones 骨折	第五跖骨基底部骨折
Bennett 骨折	第 1 掌骨基底部骨折合并第 1 腕掌关节脱位或半脱位

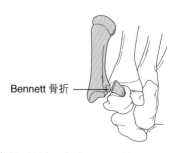

Bennett 骨折

拳击手骨折	掌骨颈骨折,常常指的是第 5 掌骨颈骨折

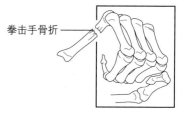

拳击手骨折

Nightstick 骨折	尺骨骨折
Clay shoveler 撕脱性骨折	颈 6 和颈 7 棘突骨折
Hangman 骨折	颈 2 椎弓根骨折
股骨颈骨折	骨折线通过股骨颈
Monteggia 骨折	尺骨上 1/3 骨折合并桡骨头脱位
Galeazzi 骨折	桡骨中下 1/3 骨折合并下尺桡关节脱位
胫骨"平台"骨折	胫骨近端骨折

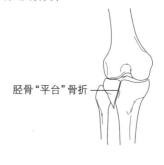

胫骨"平台"骨折

Pilon 骨折	胫骨远端骨折

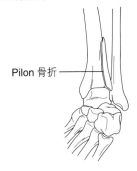

Pilon 骨折

Pott 骨折	腓骨远端骨折
Pott 病	脊柱结核

创伤骨科

骨科急症主要有哪些?	1. 开放性骨折 / 脱位
	2. 血管损伤(例如:膝关节脱位)
	3. 骨筋膜间室综合征
	4. 神经损伤,尤其是脊髓损伤
	5. 急性骨髓炎 / 化脓性关节炎——当呼吸受影像时
	6. 髋关节脱位——需要立即复位,否则患者会发生缺血性坏死;"在 X 线透视下复位"
	7. 持续出血的骨盆骨折(腹带、外固定)
处理开放骨折最常见的风险是?	感染
死亡率最高的骨折是?	骨盆骨折(开放性骨盆骨折死亡率超过 50%)
哪些因素决定了损伤程度 (3 个)?	1. 年龄——不同年龄段肌肉骨骼系统的薄弱点:
	儿童——骺板
	青少年——韧带
	老年人——干骺端

	2. 暴力方向
	3. 暴力强度
开放复位的适应证有哪些?	骨不连
	开放性骨折
	血运损伤
	关节面对位对线不良
	Salter-Harris Ⅲ 或 Ⅳ 型骨折
	需要早期下床活动的创伤患者
开放性骨折的 Gustilo-Anderson 分型:	
Ⅰ型	小于 1cm 的撕裂伤
Ⅱ型	超过 1cm 的轻微软组织损伤
ⅢA 型	伴有大块组织失活 / 缺如、污染的开放性骨折
ⅢB 型	伴有大块组织失活 / 缺如和广泛骨膜撕脱、污染以及无充分软组织覆盖的骨折
ⅢC 型	伴有需要修复的血管损伤的骨折
开放性骨折初步处理的五个步骤是?	1. 预防性使用抗菌谱包含革兰氏阳性和革兰氏阴性以及厌氧菌在内的Ⅳ代抗生素: Ⅰ型——头孢唑林(先锋唑啉) Ⅱ型或Ⅲ型——头孢西丁 / 庆大霉素 2. 手术清创 3. 注射破伤风抗毒素 4. 伤后 6 小时内用无菌冲洗液冲洗伤口 5. 骨折切开复位固定(例如:使用外固定)
开放性胫腓骨骨折冲洗时用低压还是高压?	低压
肱骨骨折容易损伤哪些结构?	桡神经、肱动脉

前臂双骨折时需采取什么措施?	由于需要精细运动,因此必须行切开复位内固定
股骨骨折传统的治疗方案是什么?	牵引 4~6 周
新技术是什么?	髓内钉置入
髓内钉有哪些优势?	术后立即活动,降低并发症发生率和死亡率
胫骨骨折需要重点关注什么?	识别筋膜间室综合征
解剖学上的"鼻烟壶"处疼痛提示什么?	手舟骨骨折(又称舟状骨骨折)
成人病理性骨折最常见病因是?	骨质疏松

筋膜间室综合征

什么是筋膜间室综合征?	筋膜间室内压力增高导致缺血性坏死
如何诊断筋膜间室综合征?	临床上需要监测筋膜间室内压力(特别是对于昏迷患者);筋膜间室内压力大于 40mmHg 是筋膜切开的适应证(30~40mmHg 属于灰色区间)
筋膜间室综合征的病因有哪些?	骨折、血管损伤、再灌注损伤、衣着过紧,任何肌肉骨骼损伤后均可能发生
前臂筋膜间室综合征的常见病因有哪些?	肱骨髁上骨折、肱动脉损伤、桡 / 尺动脉损伤、挤压伤
什么是 Volkmann 挛缩?	筋膜间室综合征的后遗症;前臂坏死的肌肉被纤维组织取代后形成屈曲挛缩
筋膜间室综合征的最常见发生部位是?	腓肠肌(包含四个筋膜间室:前间室、外侧间室、后浅间室、后深间室)
哪些情况下需要立即关注是否存在进行性的筋膜间室综合征?	1. 儿童的肱骨髁上骨折 2. 胫骨近端或胫骨干骨折 3. 电灼伤 4. 动 / 静脉损伤

筋膜间室综合征有哪些症状？	疼痛、感觉异常、麻痹
筋膜间室综合征有哪些征象？	被动活动时疼痛(非受伤部位)，发绀或苍白，感觉减退(知觉下降、两点辨别觉下降)，间室坚硬
筋膜间室综合征患者是否可触及或通过多普勒超声检测到桡动脉搏动？	是！
筋膜间室综合征的并发症有哪些？	肌肉坏死、神经损伤、挛缩、肌红蛋白尿
骨科患者发生进行性筋膜间室综合征的初步处理是？	劈开管型石膏，去除过紧衣着，将肢体放置与心脏同一高度
筋膜间室综合征的确定性治疗方法是？	在条件允许的情况下，4 小时(最迟 6~8 小时)内行筋膜切开术

各种创伤并发症

说说如何评估以下神经的运动和感觉功能：	
桡神经	腕关节背伸、手指背伸；感觉：拇指和食指之间
尺神经	小指外展；感觉：小指远端尺侧面
正中神经	拇指屈曲和对掌；感觉：食指远端桡侧面
腋神经	臂外展；感觉：上臂三角肌外侧
肌皮神经	屈肘；感觉：前臂外侧
外周神经损伤后如何处理？	尚有争议，虽然清洁的撕裂伤可能原位修复，但需要 6~8 周时间(EMG 肌电图)
常常合并跟骨骨折的骨折是？	腰椎骨折(常常是坠落伤所致)

臂丛神经包括哪些?	记忆:A.M.RUM(早晨的朗姆酒)=Axillary腋神经,Median正中神经,Radial桡神经,Ulnar尺神经,Musculocutaneous肌皮神经
外周神经损伤手术探查指征有哪些?	1. 骨折复位后神经功能丧失 2. 8周后肌电图上无神经再生迹象（神经移植）

脱位

肩

哪种类型最常见?	95%是前脱位（后脱位常常与癫痫发作或电休克有关）
哪两个结构存在损伤风险?	1. 腋神经 2. 腋动脉
如何诊断?	肩峰下软组织凹陷
治疗的三步骤是?	1. 逐步牵引复位 2. 内旋位制动3周 3. 关节活动度训练（ROM训练）

肘

哪种类型最常见?	后脱位
哪三个结构存在损伤风险?	1. 肱动脉 2. 尺神经 3. 正中神经
如何治疗?	复位后夹板固定7~10天

髋

髋关节脱位后什么时候复位?	立即复位,降低缺血性坏死风险;"在X线台上复位"
髋关节脱位最常见病因是?	高速创伤

髋关节脱位哪种类型最常见? 是?	后脱位——"仪表板脱位"——常常伴有髋臼后缘骨折
哪些结构存在损伤风险?	坐骨神经;股骨头血供——缺血性坏死(AVN)
如何治疗?	闭合或开放复位

膝

膝关节脱位哪种类型最常见?	前脱位或后脱位
哪些结构存在损伤风险?	腘动静脉,腓神经——特别是后脱位时,前交叉韧带,后交叉韧带(注意:需要行动脉造影)
如何治疗?	立即尝试复位(不要等待 X 线检查),动脉修复,韧带修复(延期或一期)

膝关节

膝关节的 5 条韧带是?	1. 前交叉韧带(ACL)
	2. 后交叉韧带(PCL)
	3. 内侧副韧带(MCL)
	4. 外侧副韧带(LCL)
	5. 髌韧带

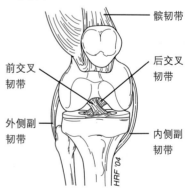

检查前交叉韧带撕裂的 Lachman 试验怎么做?	一只手固定大腿,另一只手试图向前移动胫骨

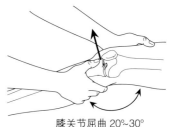

膝关节屈曲 20°~30°

膝关节的半月板是什么？	胫骨平台的软骨表面(内侧和外侧半月板)；通常通过关节镜下去除撕裂的软骨碎片对其进行修复
什么是 McMurray 征？	常见于内侧半月板损伤：内旋并屈曲膝关节时引起膝关节内侧疼痛
膝关节"不幸三联征"是？	膝关节外侧损伤导致： 1. 前交叉韧带(ACL)撕裂 2. 内侧副韧带(MCL)撕裂 3. 内侧半月板损伤
什么是"绞锁膝"？	半月板损伤后移位并嵌入膝关节使得膝关节无法完全伸直
什么是"桶柄状撕裂"？	半月板纵行撕裂,通常呈现"C"形
侧副韧带和半月板损伤中,内侧还是外侧更常见？	内侧

跟腱撕裂

跟腱撕裂的征象有哪些？	腓肠肌剧烈疼痛,腓肠肌肿胀,能触及跟腱断端,由于姆屈肌尚完整,患者常常能够进行有限的跖屈；患者常常听到"砰"的弹响声
跟腱是否受损的检查	Thompson 试验：挤压腓肠肌引起足跖屈

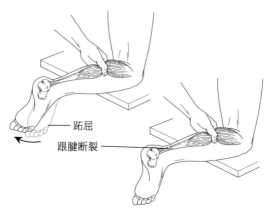

跖屈

跟腱断裂

跟腱断裂如何治疗?	年轻患者——手术修复
	老年患者——多数可使用支具固定

肩袖

组成肩袖的 4 块肌肉是?	冈上肌
	冈下肌
	小圆肌
	肩胛下肌
肩袖撕裂常常发生在哪个年龄段?	40 多岁(41~50 岁)
常见的病史是?	间断肩痛,尤其是头顶部的活动之后疼痛,随后撕裂部位出现一段时间的急性疼痛;外展困难
如何治疗?	大部分患者:对症性镇痛治疗
	后期:如果仍有肌肉功能障碍,则存在手术修复指征
什么是 Volkmann 挛缩?	继发于**前臂筋膜间室综合征**的前臂屈肌挛缩
Volkmann 挛缩的常见病因是?	肱动脉损伤,**肱骨髁上骨折**,尺 / 桡骨骨折,挤压伤等

其他

术语释义：

Dupuytren 挛缩	掌筋膜增厚和挛缩；发病率随年龄增加
Charcot 关节	外周神经疾病引起的关节炎
网球肘	肱骨外上髁肌腱炎，典型的见于网球运动员
人工草皮趾	跨指过伸（跨短屈肌腱断裂），典型的见于足球运动员
胫腓骨疲劳性骨膜炎	训练引起的前间室高压（筋膜间室综合征），见于跑步者
跟骨骨刺	足底筋膜内异常骨质生长造成的足底筋膜炎，典型的见于跑步者和徒步者
警棍骨折	尺骨骨折
Kienbock 病	月骨缺血性坏死
什么是创伤性骨化性肌炎？	深部肌肉钝挫伤后异常骨质沉积于肌肉中（良性）
为什么"石膏锯"可以切开石膏但不会损伤到皮肤？	它是一种"摆"锯（由 Dr. Homer Stryker 于 1947 设计完成），前后来回切割质硬物体但不损伤皮肤

骨科感染

骨髓炎

什么是骨髓炎？	骨髓腔和相邻骨质的炎症 / 感染
最常见病原体是？	新生儿：金黄色葡萄球菌、革兰阴性链球菌 儿童：金黄色葡萄球菌、流感嗜血杆菌、链球菌 成人：金黄色葡萄球菌

	免疫功能不全 / 药物成瘾者:金黄色葡萄球菌、革兰氏阴性菌 镰状细胞患者:沙门菌
一般成人骨髓炎患者分离出的最常见病原体是?	金黄色葡萄球菌
镰状细胞疾病患者发生骨髓炎时最常分离出的病原体是?	沙门菌
体格检查有哪些体征?	压痛、活动受限、肿胀
诊断步骤是?	病史和体格检查,穿刺,血培养,全血细胞计数,血沉,骨扫描
如何治疗?	抗生素或者同时手术引流
Marjolin 溃疡	发生于骨髓炎慢性窦道上的鳞状细胞癌

化脓性关节炎

什么是化脓性关节炎?	以滑膜炎为始发,若未经处理最终将发展为关节软骨破坏的关节炎症
最常见病原体是?	除了常见于成人的淋球菌外,其他与骨髓炎相同
体格检查可见到哪些体征?	关节疼痛,活动受限,关节肿胀,关节皮温高
诊断步骤是?	穿刺(寻找脓液,脓液培养,革兰氏染色),X 线,血培养,血沉
治疗方案是?	通过穿刺减压并使用Ⅳ代抗生素;髋关节,肩关节及脊柱则必须切开,清创以及引流

骨肿瘤

成人最常见骨肿瘤类型是?	转移瘤
最常见来源是?	乳腺、肺、前列腺、肾脏、甲状腺以及多发性骨髓瘤

常见表现是?	骨痛或病理性骨折
最常见的原发性恶性骨肿瘤是?	多发性骨髓瘤 (45%)
骨肿瘤的鉴别诊断有哪些?	转移瘤 原发性骨肿瘤 代谢紊乱 (例如:甲状旁腺机能亢进) 感染
良性骨肿瘤有哪些 (8 种)?	1. 骨软骨瘤 2. 内生软骨瘤 3. 孤立性 / 动脉瘤性骨囊肿 4. 骨样骨瘤 5. 成软骨细胞瘤 6. 纤维黄色瘤 7. 骨纤维结构不良 8. 非骨化性纤维瘤
恶性骨肿瘤有哪些 (7 种)?	1. 多发性骨髓瘤 2. 骨肉瘤 3. 软骨肉瘤 4. 尤文肉瘤 5. 骨巨细胞瘤 (局部恶性) 6. 恶性黑色素瘤 7. 转移瘤
良恶性骨肿瘤的对比:	
大小	良性——<1cm 恶性——>1cm
骨反应	良性——硬化性骨反应 恶性——骨反应较小
边缘	良性——边缘锐利 恶性——边界不清
侵袭性	良性——仅限于骨质内 恶性——常常侵及周围组织
多数小儿骨肿瘤是良性的还是恶性的?	80% 是良性的 (最常见的是骨软骨瘤)

多数成人骨肿瘤是良性的还是恶性的?	66% 是恶性的(最常见的是转移瘤)
诊断的四个步骤是?	1. 体格检查 / 实验室检查 2. 影像检查 3. CT 和(或)核素扫描 4. 活检
恶性肿瘤的影像学特征有哪些?	尺寸大 进行性骨破坏,边界不清 对肿瘤无骨反应 侵及软组织
良性肿瘤的影像学征象是?	尺寸较小 边界清楚 对肿瘤有骨反应(骨膜硬化) 无扩展——限于骨质内

以下肿瘤特殊的影像学表现:

骨肉瘤?	日光放射征
骨纤维结构发育不良?	多疱溶骨性破坏;"毛玻璃样"
尤文肉瘤?	"葱皮征"
骨肿瘤的主要治疗方案是?	无论良性还是恶性均行手术治疗(切除加清创),多数恶性肿瘤还需放化疗作为辅助治疗

骨肉瘤

好发于哪个年龄段?	10~20 岁
性别分布有什么特点?	男性 > 女性
好发什么部位?	约 66% 发生于股骨远端和胫骨近端
影像学的必要条件是?	肿瘤内的某个部位有骨形成
如何治疗?	手术切除(尽可能保肢)加化疗
5 年生存率是多少?	约 70%
最常见转移部位?	肺脏

哪种良性骨肿瘤最常见?	骨软骨瘤:起源于软骨,存在恶变可能
什么是软骨肉瘤?	软骨起源的恶性肿瘤;常见于中老年人,对放化疗均不敏感

尤文肉瘤

最常见表现是什么?	疼痛,受累区域肿胀
好发于什么部位?	膝关节周围(股骨远端、胫骨近端)
好发于哪个年龄段?	在 20 岁以前的各年龄段均匀分布
影像学表现有什么特征?	溶骨性病变伴有称为"葱皮征"的分层钙化的骨膜反应;肿瘤中心区域可形成液化坏死,常易与化脓性坏死相混淆(特别是伴有发热、白细胞增多、骨痛的儿童)
5 年生存率是多少?	50%
尤文氏肉瘤类似骨髓炎的表现是什么?	骨囊肿
什么是孤立性骨囊肿?	肱骨近端的充满液体的囊肿,好发于 5~15 岁的儿童
最常见表现是什么?	无症状,多因病理骨折后意外发现
如何治疗?	激素注射
什么是动脉瘤样骨囊肿?	膨胀性生长造成局部破坏的出血性病变,不发生转移
最常见表现是什么?	疼痛和肿胀;很少发生病理性骨折
如何治疗?	刮除并植骨

关节炎

如何根据退变分类?	骨性关节炎 创伤性关节炎
骨性关节炎有什么特点?	Heberden 结节 /Bouehard 结节 好发于髋、膝和脊柱,对称性分布

什么是 Bouchard 结节?	由于软骨或骨的生长而增大的近端指间关节
什么是 Heberden 结节?	由于软骨或骨的生长而增大的远端指间关节
什么是创伤性关节炎?	关节创伤后形成的关节炎
退变性关节炎的治疗方案（3项）?	1. 急性发作使用 NSAIDS，但不作为长期治疗方案 2. 皮质类固醇局部注射 3. 手术
风湿性关节炎有什么特点?	侵袭性血管翳攻击关节软骨素的一种自身免疫性疾病；80% 的患者类风湿因子(抗 -IgG/IgM)阳性；女性发病率是男性的 3 倍；皮肤结节(例，风湿结节)
什么是血管翳?	覆盖在关节滑膜表面的炎性渗出液
风湿性关节炎的典型手部表现是?	手腕：桡偏 手指：尺偏
关节疾病 / 骨病的手术治疗方案有哪些?	1. 关节成形术 2. 关节融合术 3. 截骨术
痛风和假性痛风的主要区别是什么?	痛风：尿酸沉积造成的非双折射、针状晶体 假性痛风：焦磷酸钙沉积造成的双折射、方形晶体
什么是 Charcot 关节?	外周神经疾病造成的关节炎

小儿骨科

小儿骨科与成人骨科的主要区别是什么?	儿童：骨的弹性和愈合能力高(因此许多骨折采用闭合复位，而成人骨折则可能需要切开复位内固定)，骨骺(薄弱点)

儿童独有的骨折类型是?	青枝骨折
	隆起骨折
	骨骺骨折

Salter-Harris 分型

| 该分型用于描述什么? | 描述涉及骨骺的儿童骨折 |
| 该分型体现了哪种风险? | 潜在的生长停滞 |

定义以下术语:

Salter Ⅰ	骨骺分离
Salter Ⅱ	骨骺分离伴干骺端骨折
Salter Ⅲ	骨骺骨折
Salter Ⅳ	骨骺和干骺端骨折
Salter Ⅴ	骺板挤压性损伤

描述以下骨折的 Salter-Harris
分型:

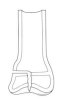

Salter Ⅲ

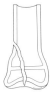

Salter Ⅳ

Salte Ⅰ

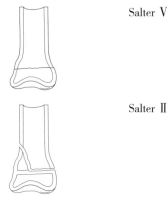

如何通过简单数字来帮助记忆 （N= 正常）
Salter 分型?

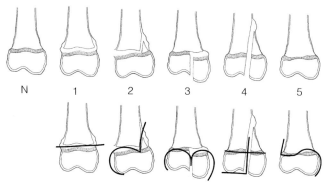

为什么儿童骨折时需要注意生长板?	在儿童肌肉骨骼系统中,生长板是"薄弱连接";骨折累及长骨生长板可能会影响正常生长发育,因此需要特别关注生长板
儿童长骨斜形或螺旋形骨折时需要注意什么?	可能是虐待儿童,必须调查其他虐待迹象
股骨骨折复位的常规做法是?	允许复位后存在少量重叠,因为如果没有重叠,损伤后血供增加会导致受累下肢长于对侧;复位后人字形石膏固定

儿童韧带损伤有什么特别之处?	多数"韧带"损伤实际上是累及生长板的骨折
哪两种骨折的筋膜间室综合征发生率高?	1. 胫骨骨折 2. 肱骨髁上骨折(Volkmann 挛缩)

先天性髋关节脱位

流行病学上好发于哪些人?	女性 > 男性,初生儿,臀位,1/1000 新生儿
双侧先天性髋关节脱位的比例是多少?	10%
如何诊断?	Barlow 试验,Ortolani 征 需要影像学检查确诊
什么是 Barlow 试验?	检查不稳定的髋关节:患者仰卧位,膝关节屈曲 90°,髋关节屈曲,向后方推股骨,髋关节发生脱位(记忆:push Back=Barlow)
什么是 Ortolani 征?	检查者将髋关节屈曲外展、大粗隆上抬,从而使脱位的股骨头复位回髋臼过程中产生弹响;检查脱位的髋关节(记忆:Out=Ortolani's)

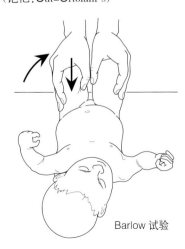

Barlow 试验

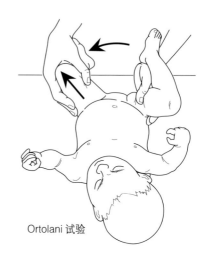

Ortolani 试验

如何治疗？	帕米利克背带——维持髋关节复位并屈曲在 100° ~110°

脊柱侧凸

脊柱侧凸的定义？	部分脊柱向侧方弯曲 　非结构性：姿势调整后可纠正 　结构性：无法纠正
有哪三种治疗方案？	1. 观察 2. 支具（Milwaukee 支具） 3. 手术
脊柱侧凸手术适应证有哪些？	1. 呼吸系统受累 2. 快速进展 3. 侧弯 >40° 4. 支具治疗失败

其他

术语释义：

Legg-Calvé-Perthes 病	儿童的股骨头特发性缺血性坏死

股骨头骨骺滑脱症	儿童股骨近端骨骺移位；股骨近端骨骺外旋并前移，但仍在髋臼内(**注意：髋关节疼痛的儿童常常主诉为膝关节疼痛**)

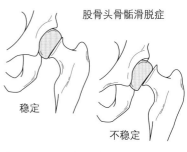

股骨头骨骺滑脱症

稳定

不稳定

Blount 病	特发性的胫骨内翻畸形
保姆肘	桡骨小头脱位(牵拉幼儿手臂造成)
高尔夫球肘	肱骨内上髁炎
Osgood-Schlatter 病	反复强力收缩股四头肌导致的胫骨结节骨骺炎；见于骨骺未闭合的青少年症状较轻病例的治疗方案：限制活动严重病例的治疗方案：石膏固定
小儿骨肿瘤以哪种最常见？	骨软骨瘤(记住，80% 的小儿骨肿瘤是良性的)

第 75 章 神经外科

颅脑外伤

发病率是多少？	美国每年发生头部外伤 500 000 例，其中 70 000 例为致死性损伤
颅脑外伤引起的死亡在所有外伤性死亡中的所占比例是多少？	50%

节段性分布：

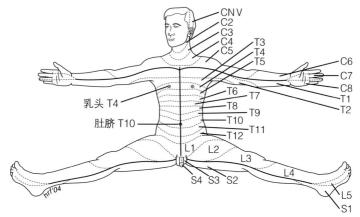

| 什么是格拉斯哥昏迷评分(GCS)？ | 是一种客观评估脑外伤患者意识水平的方法 |

GCS 评分系统

眼睛　　　　　睁眼反应

4——自动睁眼

3——呼唤睁眼

2——疼痛刺激睁眼

1——无反应

（记忆："四目相对 = 眼睛 4"）

运动　　　　　运动反应

6——按指令动作

5——刺痛定位

4——刺痛回缩

3——去皮层强直体位

2——去大脑强直体位

1——无反应

（记忆："六缸发动机 = 运动 6"）

语言　　　　　言语反应

5——回答正确且有条理

4——回答含糊不清

3——不合适的词汇

2——发出无意义的声音

1——无反应

（记忆："呜呜发音 = 语言 5"）

GCS 评分多少以下属于昏迷？	<8（记忆："8 点以前要来上班，不要昏睡过去了"）
单侧瞳孔散大、光反应消失提示什么？	局部占位性病变引起同侧脑疝及动眼神经受压
双侧瞳孔散大固定提示什么？	弥漫性颅内压升高
哪四种征象提示颅底骨折？	1. 熊猫眼征——眶周瘀斑 2. Battle 征——耳后瘀斑 3. **鼓室积血** 4. 脑脊液鼻漏 / 耳漏
颅脑损伤患者初步影像学评估包括哪些？	1. 头部 CT（如果有意识丧失或 GCS<15） 2. 颈椎 CT 3. 胸 / 腰椎前后位及侧位片
颅脑损伤患者行 CT 检查需要增强吗？	不需要！
颅内压正常值是多少？	5~15mmHg
颅内压高于多少时需引起注意？	>20mmHg
决定颅内压高低的因素有哪些（Monroe-Kelly 假设）？	1. 脑组织 2. 血液 3. 脑脊液
什么是 CPP ？	脑灌注压（Cerebral Perfusion Pressure）= 平均动脉压—颅内压（正常 CPP>70）
什么是 Cushing 反应？	颅内压升高后引起的一系列生理反应： 1. 血压升高 2. 心率变慢 3. 呼吸变慢

脑外伤后行颅内压监测的指征有哪些？	1. GCS<9 2. 意识水平改变或无意识患者合并多系统损伤 3. 意识水平下降伴有局灶性神经系统体征
什么是 Kocher 点？	颅内压探头植入的体表标记点

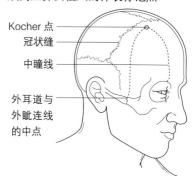

Kocher 点
冠状缝
中瞳线
外耳道与外眦连线的中点

非手术降低颅内压的方法有哪些？	1. 抬高床头 30°（需排除脊柱损伤） 2. 甘露醇（渗透性利尿）、呋塞米、限制液体量 3. 过度通气（控制 PCO_2） 4. 镇静 5. 药物性麻痹 6. 脑室造瘘（脑脊液引流）
为什么过度通气可以降低颅内压？	通过降低 PCO_2 使脑血管收缩（使得颅内血容量减少）
颅内压升高治疗方式的首字母缩写？	"ICP HEAD" Intubate（插管） Calm（镇静） Place drain/Paralysis（脑室引流/肌松） Hyperventilate（过度通气，$PCO_2 \approx 35$） Elevate head（抬高头） Adequate blood pressure（保持 CPP 高于 70） Diuretic（利尿，如甘露醇）

衣领太紧会使颅内压升高吗?	会的(静脉回流障碍)
为什么长时间过度通气是危险的?	可能导致严重的血管痉挛及缺血性脑梗死! **只能间断短期使用**
什么是 Kjellberg? (发"shellberg"音)	双额去骨瓣减压术后将切除的颅骨冷冻起来,将来可以用来修补颅骨缺损用
对于昏迷的患者,如何通过颅神经检查定位损伤平面?	不同颅神经按顺序从脑干发出: 角膜反射存在(CN 5+7)提示脑桥无受损;咽反射存在(CN 9+10)提示延髓上段功能正常(**注意**:CN 6 麻痹常常是假的定位征象)
脑外伤后癫痫发作时如何紧急处理?	苯二氮䓬类药物(劳拉西泮)
重型颅脑损伤后如何预防癫痫发作?	用苯妥英钠治疗 7 天
脑外伤后出现低钠血症时需要注意什么?	需要排除抗利尿激素分泌异常综合征(SIADH);记住,SIADH= 血钠水平常常会降低(Sodium Is Always Down Here)

硬膜外血肿

什么是硬膜外血肿?	颅骨和硬脑膜之间形成的血肿
是怎样引起的?	常常和颅骨骨折有关,骨折碎片损伤脑膜动脉
哪根血管和硬膜外血肿有关?	脑膜中动脉(MMA)
硬膜外血肿最常见的体征是什么?	超过 50% 的患者有同侧瞳孔扩大
硬膜外血肿患者的典型病史是怎样的?	首先意识丧失,随后有一段"中间清醒期",之后神经功能再次恶化

硬膜外血肿典型的 CT 表现是怎样的？	双凸状（透镜样）血肿

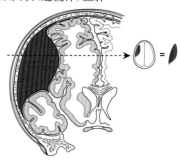

治疗硬膜外血肿的手术方式是什么？	手术清除血肿
硬膜外血肿手术指征？	任何有临床症状的硬膜外血肿或血肿厚度 >1cm

硬膜下血肿

什么是硬膜下血肿？	血肿集聚在硬脑膜下方
是怎样引起的？	硬脑膜窦和脑皮质表面之间的"桥"静脉撕裂或脑组织损后引起皮质血管破裂出血
硬膜下血肿分为哪三种类型？	1. 急性——损伤后 48 小时内出现症状 2. 亚急性——损伤后 3~14 天出现症状 3. 慢性——损伤 2 周或更长时间后才出现症状
硬膜外和硬膜下血肿如何治疗？	必须降低占位效应（压力），常常需要行开颅血肿清除

硬膜下血肿典型的 CT 表现是怎样的？	弧形的、新月形的血肿

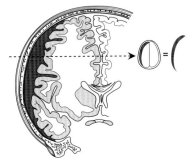

创伤性蛛网膜下腔出血

指的是什么？	颅脑外伤引起的蛛网膜和软脑膜之间的出血
如何治疗？	抗血管痉挛及密切观察

脑挫伤

什么是脑挫伤？	脑实质的挫伤伴出血
冲击性损伤和对冲性损伤指的是什么？	冲击伤——着力点部位的损伤 对冲伤——着力点对侧部位的损伤
什么是 DAI？	弥漫性轴索损伤（Diffuse Axonal Injury）（脑实质剪切性损伤），由快速减速性损伤所引起的，死亡率高达 33%，长期昏迷
诊断 DAI 最好的检查方法是什么？	MRI
钝性损伤后哪种情况可以表现出神经功能缺损，但头颅 CT 正常？	DAI、颈动脉损伤

颅骨骨折

什么是凹陷性颅骨骨折？	骨折引起的单个或多个颅骨碎片被挤到颅骨内板下方

手术指征有哪些？	1. 伤口污染需要清创
	2. 严重变形
	3. 脑组织受压
	4. 开放性骨折
	5. 脑脊液漏
开放性颅骨骨折如何治疗？	1. 抗生素
	2. 预防性抗癫痫治疗（苯妥英钠）
	3. 手术

脊髓损伤

一般分哪两种类型？	1. 完全性——损伤平面以下运动、感觉功能完全消失
	2. 不全性——损伤平面以下部分功能保留
什么是"脊髓休克"？	所有反射及运动功能消失、低血压、心动过缓
什么是"马鞍回避"？	骶神经功能保留：肛门括约肌功能正常、脚趾屈曲功能正常、肛周感觉存在
初步的评估/干预措施有哪些？	1. ABC——保持气道通畅，必要时使用呼吸机
	2. 维持血压（静脉输液，必要时使用升压药）
	3. 插鼻胃管——避免误吸
	4. 导尿
	5. 大剂量激素冲击——伤后 8 小时内使用可以改善预后
	6. 全面颈椎 X 线检查，如果怀疑低位椎体损伤也需要检查
诊断性检查包括哪些？	平片、CT、MRI
脊髓损伤急诊手术指征有哪些？	不稳定椎体骨折 外源性压迫导致的不全性损伤 脊髓硬膜外或硬膜下血肿

脊髓损伤在什么情况下可以使用大剂量激素冲击治疗?	**存在争议**:脊髓钝挫伤伴神经功能缺损(甲泼尼龙:大剂量冲击治疗 30mg/kg,随后 5.4mg/kg 静脉维持 23 小时)
有证据表明激素治疗对脊髓穿透伤有效吗?	没有

描述以下综合征:

脊髓前综合征　　皮质脊髓束及外侧脊髓丘脑束受累,截瘫,痛 / 温觉消失,触觉、震动觉及本体感觉保留

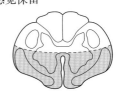

脊髓中央综合征　　下肢感觉、运动功能部分保留,上肢无力症状明显

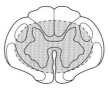

Brown-Sequard 综合征　　脊髓半切损伤导致同侧肌力减退、及触觉和本体感觉消失,对侧痛 / 温觉消失

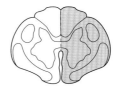

脊髓后综合征　　脊髓后部损伤导致远端本体觉障碍

术语释义:

Jefferson 骨折　　轴向负荷所引起的**寰椎**(C1)弓骨折(不稳定骨折)

Hangman 骨折	由于过伸引起**枢椎**(C2)椎弓根骨折，通常为稳定骨折 记忆：犯人吊死(Hangman, C2)在杰斐逊(Jefferson, C1)(美国总统)雕像下方
齿状突骨折	枢椎(C2)齿状突的骨折(张口齿状突 X 线检查可以发现)
阴茎异常勃起	脊髓损伤后阴茎持续勃起
Chance 骨折	椎体的横断性骨折
Clay Shoveler 骨折	C7 棘突骨折
齿状突骨折分型	A：Ⅰ型——骨折线穿过齿状突尖部 B：Ⅱ型——骨折线穿过齿状突基底部 C：Ⅲ型——骨折线穿过 C2 椎体

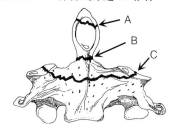

肿瘤

概论

中枢神经系统肿瘤发病率是多少？	约占所有恶性肿瘤 1%；是第三位引起 15~34 岁患者死亡的恶性肿瘤；是第二位引起儿童患者死亡的恶性肿瘤
成人 / 儿童原发性肿瘤常发生在什么部位？	成人约 66% 为幕上，约 33% 为幕下；儿童正好相反
脑内环形强化灶的鉴别诊断有哪些？	转移瘤、脓肿、多形性胶质母细胞瘤(GBM)、淋巴瘤

脑肿瘤可以带来哪些不良反应？	1. 颅内压增高
	2. 占位效应，压迫颅神经
	3. 侵犯脑实质，破坏核团 / 纤维束
	4. 局灶性癫痫
	5. 瘤周 / 瘤内出血
脑肿瘤患者有哪些临床症状和体征？	1. 神经功能缺失（66%）
	2. 头痛（50%）
	3. 癫痫发作（35%）
	4. 呕吐（早晨比较典型）
如何诊断？	CT 或 MRI 是标准的检查手段
手术治疗指征有哪些？	1. 获取组织病理学诊断
	2. 缓解颅高压
	3. 缓解占位压迫引起的神经功能症状
	4. 试图切除局限性的肿瘤
成人最常见的颅内肿瘤是什么？	转移性肿瘤最常见； 原发性肿瘤中第一位是胶质瘤（50%）， 第二位是脑膜瘤（25%）
儿童患者哪三种肿瘤最常见？	1. 髓母细胞瘤（33%）
	2. 星型细胞瘤（33%）
	3. 室管膜瘤（10%）

胶质瘤

什么是胶质瘤？	是各种神经胶质细胞来源肿瘤的统称（如：星型细胞、室管膜细胞、少突胶质细胞）
低级别胶质瘤有什么特征？	核异型性、高有丝分裂率、T2 加权像为高信号、CT 增强扫描无强化
成人最常见的原发性脑肿瘤是什么？	多形性胶质母细胞瘤（GBM）（记忆：GBM=Greatest Brain Malignancy）
有什么特征？	边界不清、发生于大脑半球白质、具有高度侵袭性、播散速度极快

平均发病年龄是多少?	50 岁
如何治疗?	手术减瘤,术后放疗
预后如何?	不治疗,>90% 患者诊断后 3 个月内死亡;
	治疗,>90% 患者诊断后 2 年内死亡

脑膜瘤

起源于哪层细胞?	蛛网膜帽细胞
危险因素有哪些?	辐射 2 型神经纤维瘤病 女性
组织病理学表现有哪些特征?	砂粒小体(同心圆样钙化)、涡轮样结构("洋葱皮样"形状)
根据什么判断其组织学恶性程度?	对脑实质的侵犯情况
发病的高峰年龄是多少岁?	40~50 岁
性别比例是多少?	男：女 =1：2
临床表现有哪些?	因肿瘤位置而异;外侧大脑凸面肿瘤可以引起局灶性神经功能缺损症状或头痛;蝶骨嵴脑膜瘤可以表现为癫痫发作;后颅窝脑膜瘤表现为颅神经受损症状;嗅沟脑膜瘤表现为嗅觉缺失
如何治疗?	术前栓塞及手术切除

小脑星型细胞瘤

发病的高峰年龄是多少岁?	5~9 岁
常发生在哪个部位?	多见于小脑半球,其次是小脑蚓部
有哪些临床症状 / 体征?	常表现为单侧小脑症状:同侧肢体不协调或辨距不良(患者容易倒向肿瘤一侧),以及眼球震颤和共济失调,颅神经症状(尤其是 CN Ⅵ和Ⅶ)也比较常见

| 治疗及预后情况如何? | 75% 的患者肿瘤可以全切治愈,总体来说 5 年生存率超过 90% |

髓母细胞瘤

发病的高峰年龄是多少岁?	前 10 年(3~7 岁)
起源于哪种细胞?	小脑外颗粒细胞
常发生在哪个部位?	儿童位于小脑蚓部,青少年及成人位于小脑半球
有哪些临床症状 / 体征?	头痛、呕吐及其他颅内压增高的表现,躯干性共济失调也常见
治疗及预后情况如何?	目前最佳治疗手段包括手术减瘤、脑和脊髓放疗、化疗,5 年生存率 >50%

垂体瘤

| 哪种类型最常见? | 泌乳素瘤 |
| 泌乳素瘤最常见的临床表现是什么? | 双颞侧偏盲(外侧视野缺损) |

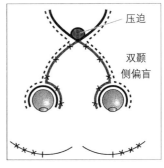

泌乳素瘤患者血泌乳素水平为多少?	泌乳素水平 >300mg/L 可以诊断为泌乳素瘤(>100mg/L 为异常)
用什么药物治疗?	溴隐亭
手术方式?	经蝶垂体肿瘤切除(适应于溴隐亭治疗无效者)
术后复发如何治疗?	放疗

血管神经外科

蛛网膜下腔出血(SAH)

常见病因是什么?

大多数是**创伤**引起的;非创伤性蛛网膜下腔出血以**囊状动脉瘤**破裂最常见,其次是脑动静脉畸形

什么是颅内囊状动脉瘤?

Willis 环附近的血管向外囊状扩张,以血管分叉处常见

颅内囊状动脉瘤好发于哪些部位?

前交通动脉最多见(30%),其次是后交通及大脑中动脉

哪种疾病患者发生颅内动脉瘤的风险更大?

多囊肾及结缔组织病(如:马方综合征)

什么是动静脉畸形(AVM)?

一种先天性的血管结构异常,**动脉**与**静脉**直接相通,两者之间缺乏毛细血管网络

多发生在什么部位?

>75% 发生于幕上

SAH 有哪些临床症状与体征?

典型的症状是"**一生中最严重的头痛**";脑膜刺激征:颈部疼痛、Kernig 征及 Brudzinski 征阳性;偶尔也会表现为意识丧失、恶心、呕吐、畏光

SAH 应该做哪些检查?

如果怀疑 SAH,首先应该行头颅 CT 检查明确蛛网膜下腔有无出血;腰椎穿刺可以看到黄变的脑脊液,如果 CT 已经明确这个不是必需的;需要进一步行脑血管造影,明确有无动脉瘤或 AVM

SAH 可能出现哪些并发症?

1. 脑水肿导致颅内压增高
2. 再出血(出血后 24~48 小时内最常见)
3. **脑血管痉挛**(致残及致死的最常见原因)

脑血管痉挛如何治疗?	尼莫地平(钙离子拮抗剂)
动脉瘤如何治疗?	手术动脉瘤夹夹闭是主要治疗方法,其他的方法包括球囊闭塞或弹簧圈栓塞

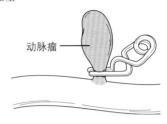

动脉瘤

AVM 如何治疗?	病灶大部分在脑表面时可通过手术治疗;术前栓塞可以缩小 AVM 的体积;若手术无法切除,对直径 <3cm 的病灶可以行放射治疗(伽玛刀)

脑内出血

脑内出血指的是什么?	指脑实质内的出血
病因有哪些?	主要病因是高血压 / 动脉粥样硬化疾病,导致 Charcot-Bouchard 动脉瘤(较细的终末动脉上的小管状动脉瘤)形成;其他病因包括凝血障碍性疾病、AVM、淀粉样变性、肿瘤出血及创伤
发生在哪些部位?	66% 发生在基底节区,壳核是最常见部位
血肿破入脑室的比例是多少?	66%
常见的临床表现有哪些?	66% 表现为昏迷;大的壳核出血典型表现为对侧偏瘫、偏身感觉障碍、侧方凝视、失语、同向性偏盲
哪种检查可以确诊?	CT 扫描
手术指征有哪些?	动眼神经麻痹、进行性意识改变
预后怎么样?	预后差,尤其是伴有脑室、间脑受累者

脊柱

腰椎间盘突出

什么是腰椎间盘突出?	椎间盘中心部分(髓核)突破纤维环向外突出,导致离开椎管的神经根受压
哪根神经会受压?	该节段下方的神经根(如:L4/5 椎间盘压迫从 L5-S1 椎体之间出来的 L5 神经)
好发于哪些人?	中老年人
常见病因是什么?	随着年龄的增长,后纵韧带和纤维环弹性消失
好发于什么部位?	L5~S1(45%) L4~L5(40%)
常见症状是什么?	下腰痛

有哪些体征:

L5~S1?	踝反射减弱 足跖屈无力 后背 / 臀中区域至小腿后方及足外侧疼痛 同侧直腿抬高试验阳性
L4~L5?	股二头肌反射减弱 足伸肌无力
L3~L4?	膝反射减弱或消失、股四头肌无力、下腰部 / 臀部疼痛、大腿外侧及前方疼痛 髋部 / 腹股沟区域至大腿后外侧、腿外侧、足趾内侧区域疼痛
如何诊断?	CT 扫描、CT 脊髓造影或 MRI
如何治疗?	保守治疗——卧床休息及镇痛 手术治疗——半椎板部分切除及椎间盘切除(切除疝出的椎间盘)

急诊手术指征有哪些?	1. 马尾综合征
	2. 进行性运动功能障碍
什么是马尾综合征?	椎间盘突出压迫 S1、S2、S3、S4 神经根,导致大小便失禁、会阴 / 臀部"马鞍样麻木"、下腰痛、坐骨神经痛
什么是"坐骨神经痛"?	放射性或神经根疼痛

颈椎间盘疾病

颈椎间盘疾病指的是什么?	本质上和腰椎间盘突出有相同的病理改变,只是发生在颈部;椎间盘压迫同节段出椎管的神经根(如:C6/7 椎间盘压迫从 C6/7 椎间孔出来的 C7 神经根)
哪些节段常见?	C6~C7(70%)
	C5~C6(20%)
	C7~T1(10%)
有哪些临床症状和体征:	
C7?	肱三头肌反射 / 肌力减弱、前臂伸肌力量减弱
	疼痛从颈部沿肱三头肌放射至食指和中指
C6?	肱二头肌反射及肱桡肌反射减弱
	前臂屈曲无力
	疼痛从颈部放射至前臂桡侧及大拇指
C8?	指间肌无力,第 4/5 手指疼痛
如何诊断?	CT 或 MRI
如何治疗?	经前方或后方行椎间盘切除,必要时行椎体融合
椎间盘碎片压迫中央颈髓会引起哪些症状?	脊髓病变综合征,包括压迫平面的下运动神经元体征及远端的上运动神经元体征;如 C7 压迫导致双侧肱三头肌反射消失及双下肢反射亢进、阵挛、Babinski 征阳性

什么是 Spurling 征?	让患者头部转向患侧,头顶施加轴向压力会引起放射痛

脊髓硬膜外脓肿

病因有哪些?	以皮肤感染经血行播散最常见;其他病因还包括远隔部位的脓肿/感染、尿路感染、术后感染、脊椎手术、硬膜外麻醉
与哪种内科疾病最具相关性?	糖尿病
最常见的三个部位依次是?	1. 胸椎 2. 腰椎 3. 颈椎
哪种病原体最常见?	金黄色葡萄球菌
有什么症状/体征?	发热;受累区域在屈曲/伸展时剧烈疼痛;进行性肢体无力,最后导致截瘫;15% 患者背部有疖
如何诊断?	首选 MRI
哪种检查是禁忌?	腰穿,细菌可能随脑脊液播散,引起脑膜炎
如何治疗?	手术引流及合适的抗生素
预后如何?	取决于患者术前的一般情况;严重的神经功能缺损(如:截瘫)难以恢复;15%~20% 的患者会死亡

小儿神经外科

脑积水

什么是脑积水?	脑脊液增多伴脑脊液间隙扩大的异常状态
哪三种原因常见?	1. 脑脊液产生增多 2. 脑脊液吸收减少 3. 脑脊液循环的正常通路被堵塞(90%)

正常情况下每天脑脊液产生量是多少？	约 500ml
正常脑脊液量是多少？	成年人平均约 150ml
"交通性"与"非交通性"脑积水的定义？	交通性——侧脑室与蛛网膜下腔的脑脊液通路正常 非交通性——脑脊液通路在脑室系统内或出口处完全性或不全性梗阻
引起脑积水的特殊病因有哪些？	先天性畸形 中脑导水管狭窄 脊髓脊膜突出 肿瘤阻塞脑脊液通路 炎症导致脑脊液吸收功能障碍 蛛网膜下腔出血 脑膜炎 脉络丛乳头状瘤导致脑脊液产生增多
有哪些症状/体征？	颅内压增高症状：头痛、恶心、呕吐、共济失调、头围超过同龄人或正常范围
如何诊断？	CT、MRI、头围测量
如何治疗？	1. 解除病因 2. 行脑室腹腔分流或脑室心房分流术
如果不治疗预后如何？	50% 死亡；幸存者智商下降（平均 IQ=69）；神经系统后遗症：共济失调、下肢轻瘫、视力障碍
治疗可能出现哪些并发症？	1. 堵塞/分流障碍 2. 感染
什么是脑外脑积水？	由于脑萎缩导致的脑脊液空间增大，并非由于脑脊液吸收或分泌功能异常引起
什么是"分流系列"？	指一系列覆盖整个分流管长度范围的 X 线检查——明确有无分流管破裂/打结等引起分流异常的原因

脊柱裂 / 神经管缺陷

发病率是多少？   在美国活产婴儿发生率约 1/1000

种族 / 性别分布有什么特征？   白种人、女性多见

什么是隐性脊柱裂？   脊椎后部发育缺损

有什么症状 / 体征？   多无症状，可能合并其他脊柱畸形，常在做 X 线检查是偶然发现

最常见的具有临床意义的缺损是什么？   脊髓脊膜膨出：神经根和脊髓经椎体后方缺损向外突出；包绕神经组织的囊可能是完整的，但多数情况下不完整，致使中枢神经系统暴露于外界环境

好发于哪些部位？
1. 腰椎
2. 下胸椎
3. 上骶椎

有哪些症状 / 体征？   轻者骨骼畸形，重者彻底的运动、感觉丧失；大小便功能受累情况难以评估，大多数是受累的，对患者生活影响很大

如何治疗？   开放性的脊髓脊膜突出需要立即手术，以防止感染

预后如何？   经手术治疗后约 95% 的患者生存期超过 2 年，如果不手术则只有 25%

胎儿期哪种维生素可以降低神经管缺损发生率？   叶酸

颅缝早闭

什么是颅缝早闭？   颅骨之间的一条或多条颅缝提前闭合

发病率是多少？   在美国活产婴儿为 1/200

分哪几种类型？   根据闭合的颅缝名字命名（如：矢状缝、冠状缝、人字缝）；矢状缝早闭占 50% 以上；可出现多条颅缝早闭，颅缝也可部分或完全受累

如何诊断?	查体可以发现融合形成的骨嵴,颅缝活动度下降;X 平片可以发现融合的颅缝透光度消失,但该检查 + 并非诊断所必须
什么时候需要手术?	多数是因为外貌的缘故,因为颅骨变形会随着年龄增长继续加重;偶尔有小孩因为脑发育空间受限,导致颅内压增高
手术时机如何把握?	常常在 3~4 个月时手术;过早麻醉风险大;过晚颅骨畸形过于严重,颅骨可塑性下降,导致手术难度增大
手术死亡率是多少?	<1%

其他

神经外科术后脑膜炎常见于哪种细菌感染?	金黄色葡萄球菌(皮肤正常菌群)
"一生中最严重的头痛"是哪种疾病的典型临床表现?	自发性蛛网膜下腔出血
哪种疾病的典型表现为"中间清醒期"?	硬膜外血肿
高血压脑出血最常见于什么部位?	壳核
什么是 Horner 综合征?	颈部交感神经链受损: 瞳孔变小 同侧面部无汗 眼睑下垂
第三对神经麻痹指的是什么?	记忆:动眼神经(第三对)做三件事 1. 复视 2. 眼睑下垂 3. 瞳孔散大
什么是 Millard-Gubler 综合征?	脑桥梗死: 1. Ⅵ神经麻痹 2. Ⅶ神经麻痹 3. 对侧偏瘫

什么是脊髓空洞症？　　　　　脊髓中央出现病理性空洞改变

第 76 章　泌尿外科

常用术语释义：

膀胱造影	在膀胱中注入造影剂进行 X 线检查
输尿管支架	在膀胱镜下植入输尿管的塑料管道，用于输尿管的支撑和引流
膀胱镜	内窥镜的一种，通过尿道进入膀胱，可以直视下检查膀胱壁
经皮肾造瘘术	将导管经皮肤穿刺进入肾盂，输尿管远端梗阻时可以采用此办法引流尿液
逆行肾盂造影	在输尿管内向上注入造影剂至肾脏，然后在 X 线下成像
逆行尿道造影	直接向尿道逆行注入造影剂并行 X 线成像，常用于排除尿道损伤，特别是外伤患者
戈氏钳	包皮环切术中用到的一种器械，对龟头有保护作用
睾丸钟摆畸形	与阴囊附着的睾丸引带先天性缺如
Fournier 坏疽	糖尿病患者会阴部广泛的组织坏死、感染
Foley 导管	末端是直的导尿管，经尿道放置进入膀胱
Coude 导管	基本上也是导尿管，只是末端是弯的，适用于前列腺增生的患者
耻骨上导管	在耻骨联合上方经皮穿刺进入膀胱的导尿管
包皮炎	阴茎包皮感染
鞘膜积液	液体集聚在鞘膜腔内

交通性鞘膜积液	鞘膜腔内液体与腹腔内液体相通,积液量可随着引流的改变而变化

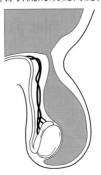

非交通性鞘膜积液	鞘膜腔内液体与腹腔内液体不相通,鞘膜积液大小不会变化

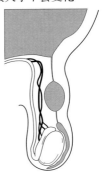

精索静脉曲张	精索内蔓状静脉丛到精索静脉的部分异常扩张,被形象描述为"一袋蠕虫"
精液囊肿	扩张的附睾和输精管
附睾炎	附睾感染
Prehn 征	附睾炎时上抬睾丸可以减轻疼痛
TRUS	经直肠超声(TransRectal UltraSound)
DRE	直肠指检(Digital Rectal Examination)
睾丸炎	睾丸的炎症、感染

假两性畸形	遗传学上表现为男或女,而生殖器为部分或完全相反的性别表现
尿急	突发的、强烈的想排尿的感觉
尿痛	小便时疼痛的感觉(通常为尿道灼热感)
尿频	小便次数较正常情况多
多尿	小便总量较正常情况多
夜尿	夜间醒来需要起床小便
排尿等待	解小便等待时间延长
气尿	尿液中混有空气一起经尿道排出
脓尿	尿液中有白细胞,尿路感染 >10 个 / 高倍视野
隐睾	睾丸没有下降到阴囊
IVP	静脉肾盂造影:造影剂经静脉注入后进入肾脏集合系统,然后进行 X 线检查(IntraVenous Pyelogram)
血尿	尿液中有红细胞
Retzius 间隙	膀胱前腹膜外解剖间隙
遗尿	睡觉时不自主的排尿
尿失禁	排尿无法控制
TURP	经尿道前列腺电切除术
PVR	残余尿(PostVoid Residual)
阴茎异常勃起征	指阴茎持续勃起伴有疼痛的状态
包皮嵌顿	包皮后翻并卡住阴茎
包茎	包皮无法向后翻起
龟头炎	阴茎龟头的炎症 / 感染
龟头包皮炎	阴茎龟头及包皮的炎症 / 感染
UTI	泌尿道感染(Urinary Tract Infection)

Peyronie 病	由于阴茎体部异常纤维化,导致勃起时向背侧弯曲
BPH	良性前列腺增生(Benign Prostatic Hyperplasia)
尿道上裂	尿道口开口于阴茎的背侧
尿道下裂	尿道口开口于阴茎的腹侧,可发生在阴茎的前部、中部或后部
阳痿	阴茎无法达到勃起状态
不育	无法生育
睾丸附件	退化残留的睾丸组织
VUR	膀胱输尿管反流(VesicoUreteral Reflux)

阴囊解剖

阴囊的解剖层次是怎样的?

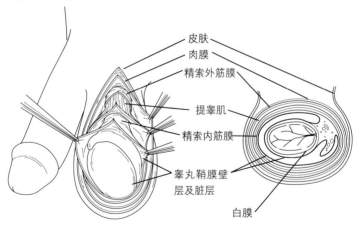

泌尿外科鉴别诊断

阴囊肿块的鉴别诊断有哪些?　肿瘤、扭转、附睾炎、鞘膜积液、精液囊肿、精索静脉曲张、腹股沟疝、睾丸附件、外伤后睾丸肿胀、非睾丸肿瘤(睾丸旁肿瘤,如:横纹肌肉瘤、平滑肌肉瘤、脂肪肉瘤)

引起血尿的原因有哪些？	膀胱癌、外伤、尿路感染、化疗或放疗后膀胱炎、结石、肾脏病变、良性前列腺增生
对于没有外伤/放化疗的患者，引起肉眼血尿最常见的原因是什么？	膀胱癌
膀胱出口梗阻的鉴别诊断有哪些？	良性前列腺增生(BPH)、异物、尿道狭窄、尿道瓣膜
输尿管梗阻的鉴别诊断有哪些？	结石、肿瘤、医源性(缝合)、狭窄、妊娠、放射性损伤、后腹膜纤维化
肾脏肿瘤的鉴别诊断有哪些？	肾细胞癌、肾肉瘤、肾腺瘤、血管平滑肌脂肪瘤、血管外皮细胞瘤、肾嗜酸细胞瘤

肾细胞癌

肾细胞癌指的是什么？	最常见的肾脏实体肿瘤(90%)，起源于肾近端小管上皮细胞
流行病学情况如何？	主要集中在 40~60 岁人群，男女比例是 3∶1，占成人肿瘤的 5%
双侧同时发生的概率是多少？	1%
有哪些危险因素？	男性、吸烟、Von Hippel-Lindau 综合征、多囊肾
有哪些临床症状？	疼痛(40%)、血尿(35%)、体重下降(35%)、腰部肿块(35%)、高血压(20%)
肾细胞癌三联征是什么？	1. 腰痛 2. 血尿 3. 可触及肿块(只有 10%~15% 的患者同时出现三联征)
如何发现的？	由于其他原因行影像学检查(CT/MRI/B 超)时偶然发现的

有哪些放射学诊断方法？	1. 静脉肾盂造影（IVP） 2. 腹部增强 CT
美国抗癌协会（AJCC）对肾细胞癌如何分期的？	
Ⅰ期？	肿瘤 <2.5cm，无淋巴结及远处转移
Ⅱ期？	肿瘤 >2.5cm，局限于肾脏，无淋巴结及远处转移
Ⅲ期？	肿瘤侵犯下腔静脉或肾静脉，局部淋巴结转移但直径 <2cm，并且无远处转移
Ⅳ期？	远处转移，或局部淋巴结转移且直径 >2cm，或肿瘤侵犯肾周 Gerota 筋膜
远处转移时需要做哪些检查？	胸部 X 光检查（CXR）、静脉肾盂造影（IVP）、肝功能检查、钙离子浓度
常见的转移部位？	肺、肝、脑、骨，瘤栓进入肾静脉或下腔静脉并不少见
特殊的播散方式是什么？	瘤栓子进入下腔静脉腔内
如何治疗？	根治性肾切除（切除整个肾脏、肾上腺及 Gerota 筋膜），适应于 Ⅰ~Ⅳ 期的肿瘤
根治性肾切除时哪个腺体被一起切除？	肾上腺
转移性肾细胞癌有哪些特殊的治疗方法？	1. α- 干扰素 2. 淋巴因子激活的杀伤细胞（LAK）和白细胞介素 -2（IL-2）
肾细胞癌合并肝功能受损叫什么综合征？	Stauffer 综合征
成人左侧精索静脉曲张应该注意什么？	左侧肾细胞癌——左侧睾丸静脉注入左肾静脉

膀胱癌

发病率是多少?	占泌尿系恶性肿瘤第 2 位 男女比例为 3∶1 白种人发病率高于黑种人
最常见的组织病理类型是什么?	移行细胞癌——90%;其他的为鳞癌或腺癌
危险因素有哪些?	**吸烟**、工业致癌剂(芳香胺类)、血吸虫病患者、卡车司机、石油工人、环磷酰胺
临床症状有哪些?	**血尿**,伴或不伴刺激症状(如尿痛),尿频
典型的临床表现?	"无痛性血尿"
诊断性检查有哪些?	尿常规及培养、静脉肾盂造影、膀胱镜行细胞学检查及组织活检
美国抗癌协会(AJCC)对膀胱癌如何分期的?	
0 期?	表浅,膀胱原位癌
Ⅰ 期?	侵犯上皮下结缔组织,无淋巴结及远处转移
Ⅱ 期?	侵犯浅的或深的固有肌层,无淋巴结及远处转移
Ⅲ 期?	侵犯膀胱周围组织,无淋巴结及远处转移
Ⅳ 期?	淋巴结转移及远处转移,伴或不伴腹壁、盆腔壁侵犯
不同分期如何治疗?	
0 期?	TURB 及膀胱内灌注化疗
Ⅰ 期?	TURB

Ⅱ~Ⅲ期?	根治性膀胱切除、淋巴结清扫、前列腺 / 子宫 / 卵巢 / 阴道前壁切除、尿路改道（如回肠代膀胱）+/− 化疗
Ⅳ期?	± 膀胱切除及**全身化疗**
膀胱部分性切除的手术指征?	表浅的、孤立的、基底部边缘距膀胱内孔道 3cm 以上
什么是 TURB?	经尿道膀胱切除（**T**rans**U**rethral **R**esection of the **B**ladder）
TURB 术后复发怎么办?	再次行 TURB 及膀胱内灌注化疗（丝裂霉素 C）或卡介苗（**B**acillus **C**almette-**G**uerin，BCG）
卡介苗治疗膀胱癌的机制是什么?	灭火的结核疫苗——通过激活免疫系统反应而起作用的

前列腺癌

发病率是多少?	泌尿生殖系统**最常见**的肿瘤（美国每年新发 >100 000 例）；是美国男性发病率最高的肿瘤；是第二位引起美国男性死亡的肿瘤
流行病学情况如何?	"老年男性病"，70~79 岁男性尸检发病率为 33%，80~89 岁男性为 66%，黑种人发病率较白种人高出 50%
组织病理类型?	腺癌（95%）
有哪些临床症状?	多数无临床症状；常在直肠指检时发现可触及的结节；70% 的病例起源于前列腺**外周带**，并向中央发展；所以梗阻症状出现较晚
诊断时已发生转移的比例是多少?	40% 的患者就诊时已发生远处转移，表现为骨骼疼痛及体重下降
常见的转移部位有哪些?	成骨性病灶、肺、肝、肾上腺

引流的淋巴结有哪些?	闭孔淋巴结和下腹部淋巴结
Batson 静脉丛有何临床意义?	脊髓静脉丛,颅骨/脑转移的途径
早期诊断的措施有哪些?	1. 前列腺特异性抗原(PSA)检测—敏感性及特异性最高的肿瘤标志物 2. 直肠指检(DRE)
什么时候需要进行 PSA 水平检测?	存在争议: 1. 所有 >50 岁男性 2. 如果一级亲属有前列腺癌病史或为非裔美籍男性,则 >40 岁
前列腺癌患者中 PSA 水平升高的比例是多少?	约 60%
影像学检查方法?	经直肠超声检查(TURS)
如何确诊?	经直肠穿刺活检
什么是 Gleason 评分?	组织学分级评分 2~10: 　分数低 = 高分化 　分数高 = 低分化
如果直肠指检正常,什么时候需要行经直肠穿刺活检?	PSA>10 或经直肠超声检查结果异常
美国抗癌协会(AJCC)对前列腺癌如何分期的?	
Ⅰ期?	肿瘤侵犯不超过前列腺一叶的 50%,无淋巴结及远处转移,PSA<10,Gleason 评分≤6
Ⅱ期?	肿瘤局限在前列腺内,侵犯不超过前列腺一叶的 50%,同时 PSA>10 或者 Gleason 评分 >6;或侵犯超过前列腺一叶的 50%,无淋巴结及远处转移
Ⅲ期?	肿瘤突破前列腺包膜或侵犯精囊,无淋巴结及远处转移
Ⅳ期?	肿瘤侵犯邻近结构(除了精囊以外),或淋巴结转移,或远处转移

根治性前列腺切除术切除范围?	1. 前列腺 2. 精囊腺 3. 输精管壶腹部
什么是雄激素剥夺治疗?	1. 双侧睾丸切除或 2. 促黄体激素释放激素(LHRH)类似物治疗
LHRH 类似物的作用机制是怎样的?	抑制脑垂体 LH 的合成和分泌,进一步减少睾丸睾酮的产生
不同分期如何治疗?	
Ⅰ 期?	根治性前列腺切除
Ⅱ 期?	根治性前列腺切除,± 淋巴结清扫
Ⅲ 期?	根治性前列腺切除,± 雄激素剥夺治疗
Ⅳ 期?	雄激素剥夺治疗,放疗
全身性转移时如何药物治疗?	雄激素剥夺治疗
对年龄 >70 岁且伴随其他疾病的患者,早期前列腺癌治疗的最佳方案是什么?	放射治疗

良性前列腺增生

简称什么?	BPH
是什么疾病?	老年男性病(平均年龄 60~65 岁),前列腺逐渐增大,导致尿道出口梗阻症状
正常前列腺大小是多少?	20~25mg
BPH 发生在前列腺哪部分?	尿道周围 (注意:前列腺癌多发生在外周带)
有哪些临床症状?	梗阻性症状:尿等待、尿无力、夜尿增多、间断性排尿、尿路感染、尿潴留

如何诊断?	病史,直肠指检,残余尿测定,尿液分析、膀胱镜、超声
需要做哪些实验室检查?	尿常规、PSA 水平、尿素氮、肌酐
鉴别诊断有哪些?	**前列腺癌**(如,结节性的)——活检 神经源性膀胱—神经系统疾病病史 急性前列腺炎—腺体发热、触痛 尿道狭窄—逆行尿路造影、性传播疾病(STD)病史 结石 尿路感染
治疗方案有哪些?	药物治疗——α-1 受体阻断剂 内分泌治疗——抗雄激素治疗 外科治疗——TURP、TUIP、开放性前列腺切除 经尿道前列腺球囊扩张术
为什么 α 受体阻断剂有效?	1. 减少尿道括约肌张力 2. 降低前列腺包膜张力
保列治是什么?	非那雄胺:5-α 还原酶抑制剂,阻断睾酮向双氢睾酮转化;缩小前列腺或减慢前列腺增生进展
高特灵是什么?	特拉唑嗪:α-1 受体阻断剂,通过松弛前列腺平滑肌而改善尿流情况
BPH 的手术指征有哪些?	取决于梗阻程度: 　尿潴留 　肾积水 　尿路感染 　临床症状严重
什么是 TURP?	经尿道前列腺切除(TransUrethral Resection of Prostate)
什么是 TUIP?	经尿道前列腺切开术(TransUrethral Incision of Prostate)

BPH 患者术后标本中会发现恶性成分的比例是多少?	高达 10%
TURP 可能的并发症有哪些?	早期: 排尿障碍 出血 血凝块引起的梗阻性尿潴留 尿路感染 尿失禁

睾丸癌

发病率是多少?	少见,在美国每年每 100 000 男性中有 2~3 个新发病例
以什么著称?	年轻成年男性(20~40 岁)最常见的实体肿瘤
危险因素有哪些?	隐睾(6% 的睾丸肿瘤患者既往有隐睾病史)
什么是隐睾?	睾丸未能下降至阴囊里面
睾丸固定术后能睾丸癌的危险因素会消失吗?	不能
临床症状有哪些?	多数病人表现为无痛性肿块,睾丸肿大或质硬,常因腹股沟外伤时偶然发现
以急性鞘膜积液为表现的比例是多少?	10%
以远处转移症状(背痛、厌食)为表现的比例是多少?	约 10%
如何分类?	生殖细胞肿瘤(95%) 　精原细胞癌瘤(约 35%) 　非精原细胞癌(约 65%) 　　胚胎细胞癌 　　　畸胎瘤 　　　混合性生殖细胞肿瘤

	绒毛膜癌
	非生殖细胞肿瘤(5%)
	间质细胞瘤
	支持细胞瘤
	性腺胚细胞瘤
主要根据什么分类选择治疗方案?	精原细胞瘤和非精原细胞瘤
睾丸肿瘤的标记物有哪些?	1. β-HCG 2. AFP
肿瘤标记物与肿瘤类型有什么关系?	β-HCG——升高见于绒毛膜癌(100%)、胚胎癌(50%),很少见于单纯的精原细胞瘤(10%);非精原细胞瘤(50%) AFP——升高见于胚胎癌及卵黄囊肿瘤;非精原细胞瘤(50%)
精原细胞瘤和非精原细胞瘤的肿瘤标记物表现形式有何区别?	非精原细胞瘤常常(=90%)AFP阳性和/或β-HCG水平升高 精原细胞瘤很少(=10%)AFP阳性
哪种肿瘤AFP几乎不会升高?	绒毛膜癌和精原细胞瘤
哪种肿瘤β-HCG几乎都升高?	绒毛膜癌
精原细胞瘤β-HCG升高的比例是多少?	只有10%
非精原细胞瘤β-HCG水平升高的比例是多少?	约65%
还有哪些肿瘤标记物会升高,适合于哪种肿瘤的随访?	乳酸脱氢酶(LDH),癌胚抗原(CEA),人绒毛膜生长促乳素(HCS),谷酰转肽酶(GCT),胎盘碱性磷酸酶(PLAP)
诊断性检查方法有哪些?	查体、阴囊超声、肿瘤标志物检测、胸部X线检查、CT(胸/盆/腹)

美国抗癌协会如何对睾丸癌行 TMN 分期：

Ⅰ期？	不论肿瘤大小,无淋巴结及远处转移
Ⅱ期？	淋巴结转移,无远处转移,不论肿瘤大小
Ⅲ期？	远处转移(不论有无淋巴结侵犯,不论肿瘤大小)

| 睾丸肿瘤的初始治疗方案是什么？ | 经腹股沟睾丸切除术(经腹股沟切口行睾丸切除) |

如何根据精原细胞瘤分期确定治疗方案？

Ⅰ~Ⅱ期？	经腹股沟睾丸切除及腹膜后淋巴结放疗
Ⅲ期？	睾丸切除术及化疗
Ⅰ期精原细胞瘤治愈率是多少？	95%
哪种类型对放疗最敏感？	精原细胞瘤(记忆：Seminoma=Sensitive to radiation)
为什么不经阴囊切口行睾丸切除？	可能导致肿瘤在阴囊内种植播散
腹膜后淋巴结清扫的主要并发症是什么？	勃起功能障碍

睾丸扭转

| 什么是睾丸扭转？ | 指由于精索的扭转(扭曲),引起静脉回流受阻,进一步导致动脉闭塞→睾丸缺血 |
| 典型的病史是怎样的？ | 突发阴囊疼痛,常常在运动或轻微外伤后出现 |

什么是"钟摆畸形"？	双侧睾丸缺乏与阴囊相连的引带（自由摆动像钟的铃铛一样）

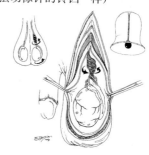

有什么临床症状？	阴囊疼痛，耻骨弓上疼痛
有什么体征？	睾丸触痛明显、肿胀、抬高；透光试验阴性；提睾反射消失
鉴别诊断有哪些？	睾丸外伤、腹股沟疝、附睾炎、睾丸附件扭转
如何确诊？	手术探查，超声（实体肿块）及多普勒血流测定，^{99m}Tc 扫描（核素检查）
如何治疗？	手术复位并将双侧睾丸固定于阴囊
起病后多长时间内复位有效？	<6 小时效果最佳，>90% 可以挽救
24 小时后能挽救的比例是多少？	<10%

附睾炎

什么是附睾炎？	附睾的感染性炎症
有什么症状/体征？	睾丸肿胀、触痛、尿痛、阴囊疼痛、发热、寒战、阴囊肿块
病因是什么？	来自尿道的细菌感染引起
以下不同类型患者中常见的致病菌是什么：	
老年人/儿童？	大肠埃希菌
年轻男性？	性传播疾病（STD）相关细菌：淋球菌、衣原体

主要鉴别诊断是什么?	睾丸扭转
诊断措施有哪些?	尿常规,尿培养,如果怀疑性病行涂片,+/– 多普勒超声或核素检查来排除睾丸扭转
如何治疗?	抗生素

阴茎异常勃起征

什么是阴茎异常勃起征?	阴茎持续性勃起
常见病因有哪些?	低血流量:白血病、药物(如:哌唑嗪)、镰刀型红细胞病、勃起功能障碍治疗不当
	高血流量:阴部动脉瘘,常由外伤所致
一线治疗方案是什么?	1. 吸出阴茎海绵体中的血液
	2. α- 肾上腺素制剂

勃起功能障碍

什么是勃起功能障碍?	阴茎无法勃起
6 大主要病因是什么?	1. **血管性**:血流减少或阴茎海绵体血流渗漏(最常见的原因)
	2. **内分泌性**:睾酮水平低
	3. **解剖性**:勃起解剖结构异常(如:Peyronie 病)
	4. **神经源性**:神经损伤(如:前列腺手术后、糖尿病)
	5. **药物性**(如:可乐定)
	6. **心理性**:焦虑等(非常少见)
需要做哪些实验室检查?	快速血糖测定(排除糖尿病及糖尿病神经病变)
	血清睾酮
	血清泌乳素

结石病

发病率是多少?	10 人中有 1 人有结石
危险因素有哪些?	饮用水质差、炎症性肠病(IBD)、高钙血症、肾小管酸中毒、小肠改道手术
结石有哪四种类型?	1. 草酸钙/磷酸钙结石(75%)——继发于高钙血症(小肠吸收↑、肾脏重吸收↓、骨质重吸收↑) 2. 磷酸铵镁(MgAmPh)结石(15%)——感染性结石;见于尿素分解杆菌(变形杆菌属)引起的尿路感染,可能导致鹿角形结石,尿液 pH 值偏高 3. 尿酸结石(7%)——透光性结石(记忆:Uric=Unseen);见于痛风、Lesch-Nyhan 综合征、慢性腹泻、肿瘤,尿液 pH 值偏低 4. 胱氨酸结石(1%)——具有遗传易感性
哪种类型结石腹部平片(AXR)无法显示?	尿酸结石(记忆:Uric=Unseen)
哪种类型结石和尿路感染有关?	磷酸铵镁结石(记忆:Struvite=Sepsis)
哪种类型结石见于炎症性肠病/小肠改道患者?	草酸钙结石
结石病临床症状有哪些?	剧烈疼痛,病人无法静坐,肾绞痛(典型疼痛表现为肾/输尿管区疼痛并放射至睾丸或阴茎),血尿(记住,具有腹膜炎体征的患者常常一动不动)
典型的表现是什么?	腰痛、腹部 X 线可见结石、血尿

如何诊断?	腹部平片(90% 为不透光结石),IVP,尿液分析及培养,尿素氮/肌酐,血常规
血尿合并脓尿有何意义?	结石合并感染
如何治疗?	镇痛剂,加强补液,观察 进一步处理:体外震波碎石(ESWL),输尿管镜,经皮碎石术,开放手术;代谢性分析预防复发
哪些需要手术治疗?	尿路梗阻 持续尿路感染 肾功能不全
哪些结石患者不适合门诊治疗?	怀孕,糖尿病,梗阻,严重脱水,剧烈疼痛,尿脓毒症/发热,肾盂肾炎,既往有泌尿道手术史,孤立肾
常见的三个梗阻部位?	1. 肾盂输尿管连接部(UPJ) 2. 输尿管膀胱连接部(UVJ) 3. 输尿管与髂血管交叉处

尿失禁

常见的尿失禁分型?	压力性尿失禁,充溢性尿失禁,急迫性尿失禁
术语释义:	
压力性尿失禁	当咳嗽、举物、运动等时候即有小便流出;多见于女性,继发于多次分娩后盆底松弛
充溢性尿失禁	膀胱排空功能障碍;可能是由于膀胱出口梗阻(BPH 或尿道狭窄)或逼尿肌张力低
急迫性尿失禁	由于逼尿肌功能不稳定导致小便流出,见于中风、痴呆、帕金森病等患者

混合性尿失禁	压力性及急迫性尿失禁都存在
遗尿	儿童尿床
如何诊断?	病史(包括用药史),查体(包括盆腔/直肠检查),尿常规,残余尿测定,尿流动力学,需要时行膀胱镜/膀胱尿道造影
什么是"Marsheall 试验"?	女性压力性尿失禁患者,膀胱充盈时取截石位,嘱其咳嗽时有尿液漏出
以下疾病如何治疗:	
压力性尿失禁	膀胱颈部悬吊
急迫性尿失禁	药物治疗(抗胆碱能药物,α-受体激动剂)
充溢性尿失禁	自行导尿,手术解除梗阻,α-受体阻断剂

尿路感染

病因有哪些?	上行性感染,尿道器械操作,女性性生活
哪三种致病菌比较常见?	1. 大肠埃希菌(90%) 2. 变形杆菌属 3. 克雷白氏杆菌属,假单胞菌属
危险因素有哪些?	结石、梗阻、反流、糖尿病、怀孕、导管/支架植入
有哪些临床症状?	下尿路感染——尿频、尿急、尿痛、夜尿 上尿路感染——背/腰痛、发热、寒战
如何诊断?	临床症状,尿液分析(白细胞 >10/ 高倍视野,尿培养菌落数 $>10^5/\text{ml}$)

什么时候需要做检查?	男性患者首次感染后(除非留置导尿管)
	处于青春期之前的女性患者首次肾盂肾炎后
如何治疗?	下尿路:口服抗生素 1~4 天
	上尿路:静脉抗生素 3~7 天

其他泌尿外科问题

为什么要行睾丸固定术?	降低钝性损伤的发生率
	使查体随访更容易
BPH 发生于前列腺哪部分?	尿道周围
前列腺癌发生于前列腺哪部分?	外周带
前列腺癌骨转移引起哪种类型骨病变?	成骨性的病变(不透 X 线的)
肾细胞癌就诊时转移率是多少?	约 33%
肾细胞癌最常见的远处转移部位是哪里?	肺
儿童最常见的肾脏实体肿瘤是什么?	Wilms 瘤
哪种肾结石是透 X 线的?	尿酸结石(记忆:Uric=Unseen)
什么是后尿道瓣膜?	是婴儿和新生儿最常见的尿道梗阻性病变;只发生于男性;见于尿道前列腺部远端
术中发现的最常见的膀胱内肿物是什么?	导尿管——不要被骗了!
左侧性腺(如:睾丸)静脉引流至哪里?	左肾静脉
右侧性腺静脉引流至哪里?	下腔静脉(IVC)
外伤患者尿道损伤的体征有哪些?	"高骑式、漂浮" 的前列腺,尿道出血,严重的骨盆骨折,阴囊瘀斑

如何评估外伤患者尿道损伤情况?	逆行尿路造影(RUG)
术中如何评估输尿管有无横断?	静脉注射靛蓝,然后在术野观察有无蓝色尿液流出
对曾经做过腹膜后放疗的患者,怎样确认输尿管?	输尿管导管
创伤所致的小的腹膜外膀胱破裂如何治疗?	导尿
创伤所致的腹膜内膀胱破裂如何治疗?	手术
输尿管损伤患者尿常规红细胞阴性的比例是多少?	33%
肾乳头坏死的典型病史是怎样的?	糖尿病患者服用非甾体类药物(NSAID)或病人患有镰刀型细胞贫血
什么是 Fournier 坏疽?	会阴部坏死性筋膜炎,多种微生物感染,糖尿病是主要危险因素
和前列腺手术相关的特有的出血问题是?	TPA 和尿激酶释放(用 ε-氨基己酸治疗)
什么是阴囊"蓝点"征?	睾丸附件扭转体征
什么是 Peyronie 病?	由于阴茎体部异常纤维化,导致勃起时向背侧弯曲
什么是输尿管囊肿?	输尿管扩张——内镜下切开或手术切除
什么是"三腔"灌洗导尿管?	用来灌洗和引流的导尿管

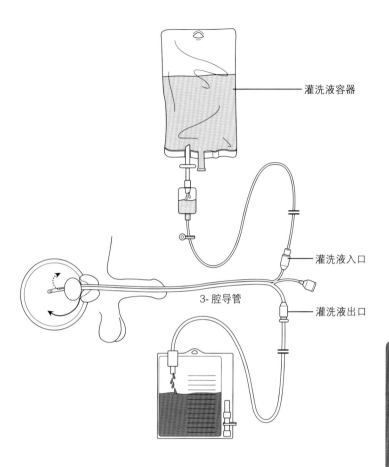

灌洗液容器

灌洗液入口

灌洗液出口

3- 腔导管

第四部分 重点回顾及小案例

第 77 章 临床小案例

以下病例最可能的诊断:

1. 女性,60 岁,既往长期雌激素替代治疗,突发阴道流血 —— 子宫内膜癌

2. 儿童,8 岁,突发阴囊区疼痛,透过阴囊皮肤可以看到一个小的"蓝色斑点" —— 睾丸附件扭转

3. 女性,22 岁,突发下腹部疼痛,伴有低血压、心动过速,经阴道超声可见附件肿块、腹腔游离液体 —— 异位妊娠破裂

4. 男性,70 岁,为皮革厂退休工人,吸烟,出现无痛性肉眼血尿 —— 膀胱移行细胞癌

5. 男性,22 岁,发现右侧阴囊积水,伴有血清 β-HCG 水平升高 —— 睾丸癌

6. 女性,28 岁,遭遇高速、侧向的交通事故,生命体征稳定,胸部 X 线提示纵隔增宽 —— 胸主动脉损伤

7. 女性,55 岁,既往有糖尿病史,反复出现肾盂肾炎,尿素氮和肌酐水平升高,IVP 提示肾脏集合系统有缺损 —— 肾乳头坏死

8. 男性,31 岁,右侧腹部疼痛,放射至阴囊,伴有肉眼血尿,右肾积水,腹部 X 线无明显异常　　尿酸性肾结石

9. 女性,18 岁,发热伴肋脊角压痛、侧腹部肿块,尿常规可见白细胞、红细胞和革兰阴性杆菌　　肾脓肿

10. 男性,65 岁,腹股沟区疼痛,经直肠行前列腺检查后出现感染性休克　　细菌性前列腺炎

11. 男性,19 岁,因腹股沟疝气手术行硬膜外麻醉,术后出现背部疼痛、发热,下肢感觉和运动功能减退　　硬脊膜外脓肿

12. 女性,30 岁,胸背部疼痛,X 线提示胸椎椎体破坏,结核菌素试验阳性　　Pott 病(脊柱结核)

13. 男性,22 岁,交通事故导致右侧视神经横断,3 周后出现对侧视力下降　　交感性眼炎

14. 29 岁糖尿病患者,合并慢性细菌性鼻窦炎,突发抽搐、发热及右侧肢体无力　　脑脓肿

15. 男性,28 岁,间断性眩晕、听力减退、耳鸣,主观感觉有耳朵肿胀　　梅尼埃综合征

16. 女性,16 岁,严重咽喉部疼痛、悬雍垂侧向移位、扁桃体肿胀、化脓性链球菌阳性　　Quinsy 脓肿(扁桃体周围脓肿)

17. 女性,60 岁,甲状腺肿物活检可见滤泡细胞,伴有包膜及血管浸润　　甲状腺滤泡细胞癌

18. 女性,42 岁,甲状腺肿物活检提示淀粉样改变,伴有高钙血症　　甲状腺髓样细胞癌

19. 男性,25 岁,甲状腺肿物活检可见砂粒体　　甲状腺乳头样癌

20. 甲状腺功能减退,质地和木头一样硬,气管受压　　Riedel 甲状腺炎

21. 女性,17 岁,上呼吸道感染病史,随后出现发热、颈部疼痛、吞咽困难、甲状腺触痛、链球菌培养阳性　　急性化脓性甲状腺炎

22. 女性,28 岁,表现为甲状腺触痛、甲状腺功能减退、抗甲状腺微粒体抗体升高、抗甲状腺球蛋白抗体升高　　桥本甲状腺炎

23. 女性,45 岁,右侧乳头发痒伴乳房肿块 6 个月　　Paget 病 (浸润性导管癌累及乳头)

24. 男性,60 岁,乳头有分泌物　　男性乳腺癌

25. 女性,36 岁,右侧乳房撞到门把手后出现乳房肿块　　脂肪坏死

26. 女性,39 岁,双侧乳头出现乳汁样分泌物、外侧视野缺损及垂体占位　　泌乳素瘤

27. 女性,28 岁,单侧乳头出现绿 - 棕色样分泌物,月经前会增加　　乳腺纤维性囊性病

28. 女性,18 岁,车祸外伤,GCS 评分多少以下为昏迷　　8

29. 男性,40 岁,车祸外伤,被医务人员心肺复苏救活后 GCS 评分是多少?　3 :睁眼 =1,运动 =1,语言 =1

30. 女性,20 岁,车祸外伤后可以睁眼、只能发音、对疼痛刺激有逃避反应,GCS 评分是多少?　10 :睁眼 =4,运动 =4,语言 =2

31. 女性,滑雪时发生意外,气管插管、疼痛刺激无睁眼、去皮层状态　5T:睁眼 =1,插管 =1T,运动 =3

32. 男性,28 岁,高速车祸伤,下腰椎骨折、大小便失禁、下肢肌力及感觉均减退　马尾综合征

33. 女性,24 岁,脊柱骨折后截瘫,但触觉及深感觉保留　脊髓前综合征

34. 男性,29 岁,约 14 米高处坠落伤,左侧痛温觉消失,右侧瘫痪及深感觉消失　Brown-Sequard 综合征

35. 女性,18 岁,跳水后颈椎骨折,肛周感觉正常,下肢感觉及运动功能减退　脊髓中央综合征

36. 女性,50 岁,无痛性突眼,伴有和脑膜相连的肿瘤　脑膜瘤

37. 24 岁患者,重度吸烟,开始表现为足部疼痛,后出现足趾的坏死　Buerger 病

38. 女性,55 岁,小腿跛行,造影提示腘动脉“沙漏样”狭窄,超声可见腘窝囊性病变　腘动脉囊性变性

39. 女性,65 岁,单纯服用华法林治疗房颤,突发急性下肢深静脉血栓　华法林导致蛋白 C/S 减少,使机体处于高凝状态

40. 女性,56 岁,上厕所时痔疮 二度内痔
和粪便一起脱出,但可以自
行回纳

41. 男性,67 岁,吸烟,因慢性 腹直肌鞘血肿
深静脉血栓服用华法林治
疗,剧烈咳嗽后出现左下腹
疼痛,查体发现左下腹一个
包块

42. 女性,34 岁,痔疮和粪便一 三度内痔
起脱出后无法自行回纳,需
要用手推回去

43. 女性,56 岁,放屁后痔疮 四度内痔
脱出

44. 男性,61 岁,突发右眼疼痛 开角型青光眼
及视物模糊,可以看到"环
形光晕",感有恶心

45. 女性,23 岁,打篮球时左眼 视网膜脱落
受到撞击,伤后视物模糊,
可以看到闪光,物体漂浮在
中间

46. 女性,61 岁,左侧头部外伤 颞浅动脉炎
史,左侧颞部疼痛伴肿胀,
吃东西时左侧下颌疼痛,
ESR 升高

47. 儿童,2 岁,左眼"疲劳"伴 视网膜母细胞瘤
有视力下降,检查发现"红
反射"消失

48. 男性,34 岁,木匠,握锤子 腕管综合征
的手(右手)协调功能下降,
半夜突发右手疼痛及拇
指、食指、中指麻木

49. 男性,16 岁,右膝疼痛伴发热,X 线提示股骨远端日光样病灶及骨膜隆起形成的三角 —— 骨肉瘤

50. 男性,72 岁,吸烟及高血压病史,突发左眼失明,持续 20 分钟后缓解,左侧颈动脉可闻及杂音 —— TIA(一过性黑矇)

51. 男性,67 岁,低血压、腹痛、腹部搏动性包块 —— 腹主动脉瘤破裂

52. 女性,67 岁,吸烟,进食后腹部疼痛 3 个月,体重下降 11 公斤,腹部无压痛 —— 慢性肠系膜缺陷

53. 男性,45 岁,长期左下肢肿胀,逐步发展为左侧内踝溃疡 —— 静脉瘀积性溃疡

54. 儿童,6 岁,婴儿时期有发绀病史,杵状指,剧烈活动后出现焦虑、呼吸频率增快、发绀、蹲下后可以缓解 —— 法洛四联症

55. 男性,57 岁,阑尾切除术后第 2 天出现意识模糊,心率及收缩压波动明显,氧饱和度 99%,红细胞比容正常,电解质正常,胸部 X 线正常 —— 酒精戒断综合征

56. 女性,54 岁,有胃食管反流病史,食管远端活检提示柱状上皮细胞 —— Barrett 食管

57. 女性,56 岁,酗酒后在急诊室输注 5% 葡萄糖生理盐水,出现意识模糊、走路不稳、无法侧向凝视 —— Wernicke 脑病

58. 女性,34 岁,胃旁路手术后第 1 天出现发热,听诊可闻及爆裂音　肺不张

59. 男性,24 岁,溃疡性结肠炎病史,因腹泻服用复方地芬诺酯片治疗,随后出现发热、腹痛,腹部压痛明显,X 线检查提示结肠扩张明显　中毒性巨结肠

60. 男性,28 岁,非血性腹泻、低热、腹痛、直肠周围脓肿、肛瘘　克罗恩病

61. 男性,45 岁,去南美旅行接触克氏锥虫后出现吞咽困难　Chagas 病

62. 女性,54 岁,吞咽困难(进食固体和液体都困难)及间断性胸痛,晚上睡觉后感觉食物向上反流,吞咽时检测食管下端括约肌压力升高,食管蠕动消失　失弛缓症

63. 男性,28 岁,腹股沟肿块、呕吐,腹部 X 线提示肠道气液平面　腹股沟疝嵌顿

64. 女性,19 岁,高速车祸伤,在现场时 GCS 评分 15 分,送入医院急诊室后出现昏迷,GCS 评分 3 分　硬膜外血肿及"中间清醒期"

65. 头部外伤患者颅脑 CT 提示"新月形"血肿　硬膜下血肿

66. 头部外伤患者颅脑 CT 提示"双凸形"(透镜样)血肿　硬膜外血肿

67. 男性,21 岁,高速车祸伤后　　尿道损伤
骨盆明显不稳,尿道出血,
直肠指检提示前列腺浮于
高位

68. 女性,45 岁,高速车祸伤后　　左侧横膈破裂
出现腹痛、气短,左侧呼吸
音减低,胸部 X 线提示鼻胃
管蜷曲在左侧胸腔

69. 56 岁患者,高速车祸伤后　　连枷胸——"反常呼吸"
出现严重气短,查体发现吸
气时左侧胸壁向内移动,而
不是向外移动

70. 67 岁患者,高速车祸伤,　　颅底骨折——Battle 征和熊猫眼征
GCS 评分 5 分,双侧眶周
淤斑,左侧乳突瘀斑,左侧
外耳道可见清亮液体流出

71. 股骨骨折,呼吸困难,精神　　脂肪栓塞综合征
状态改变,心动过速,皮肤
瘀点

72. "鼻烟壶"疼痛　　舟状骨骨折

73. 肢体屈曲 / 伸展时疼痛,疼　　肢体筋膜室综合征
痛程度和损伤程度不符

74. ICU 患者,34 岁,开腹手术　　腹腔间隔室综合征
后出现尿量减少、气道压力
增高、CVP 降低,胸部 X 线、
EKG 正常

75. 脑损伤后出现低氧血症,没　　神经源性肺水肿
有肺损伤

76. 单纯脑损伤后出现凝血功　　脑凝血活酶
能异常

77. 腹部中线伤口持续引流出淡黄色液体　筋膜裂开

78. 术后第 1 天伤口感染呈鲜红色　链球菌感染

79. 术后第 1 天伤口疼痛，流出青铜色液体　梭状杆菌感染

80. 儿童，8 岁，有奔跑或鼻出血后跛行的病史，出现左下肢脉搏减弱和头痛　主动脉缩窄

81. 女性，6 岁，紫癜性皮疹、腹痛、血尿及关节疼痛　Schonlein-Henoch 紫癜

82. 反复肺部感染，X 线提示肺部浸润性改变，浸润区域没有支气管影　肺隔离症

83. 男性，29 岁，吸烟，手指坏死　Burger 病

84. 滑雪者手指皮肤从白色变成蓝色，又变成红色　雷诺现象

85. 腹腔镜胆囊切除术后第 3 天出现发热，伴有右上腹积液，胆道没有扩张　胆汁瘤（最常见的原因是胆囊管残端漏）

86. 腹腔镜胆囊切除术后第 7 天，出现黄疸伴有肝内胆管扩张　胆总管被夹闭或横断

87. 女性，21 岁，发热、下腹部疼痛、白细胞升高、宫颈举痛阳性　盆腔炎

88. 女性，45 岁，充血性心衰、收缩期杂音、房颤、心房肥厚　二尖瓣狭窄

89. 女性，33 岁，黄疸、发热、右上腹疼痛、低血压、意识模糊　化脓性胆管炎

90. 女性,29 岁,腹股沟韧带下　　股疝
　　方有一包块

91. 女性,43 岁,间断性右上腹　　胆绞痛
　　及右侧肩胛下方疼痛 4 个
　　月,每次持续 2 小时左右

92. 男性,19 岁,摩托车车祸　　腘动脉血栓形成
　　导致膝关节脱位,伤后
　　足背动脉消失

93. 女性,34 岁,胃旁路手术后　　吻合口漏
　　第 2 天出现心动过速和腹
　　部隐痛

94. 老年男性,下肢缩短、内翻　　髋关节脱位

95. 女性,28 岁,服用避孕药,　　肠系膜上静脉血栓形成
　　腹痛症状和查体不相符,B
　　超提示肠系膜上动脉通畅

96. 22 岁孕妇,左上腹疼痛伴　　脾动脉瘤破裂
　　低血压

97. 胃空肠吻合术后患者餐后　　倾倒综合征
　　出现心动过速、腹泻、腹痛

98. 女性,27 岁,月经后出现皮　　中毒性休克综合征
　　疹、低血压、发热

99. 跛行、阳痿、大腿萎缩　　Leriche 综合征

100. 男性,56 岁,静脉使用肝　　HIT(肝素诱发的血小板减少)
　　素治疗房颤,出现血小板
　　减少

101. 男性,56 岁,酗酒,鼻胃管　　再进食综合征
　　重新喂食后出现低血钾、
　　低血磷、低血镁

102. 男性,39 岁,脐周静脉曲张、　　门静脉高压
　　痔疮、巨脾

103. 男性,58 岁,吸烟,既往有 小细胞肺癌病史,出现低 钠血症   SIADH

104. 女性,28 岁,全结肠切除 及回肠造瘘术后,造瘘口 引流增多及心电图上出现 U 波   低钾血症

105. 男性,51 岁,酒精性肝硬 化患者,血钠水平在 1 小 时内从 127 纠正至 140, 之后出现神经系统症状和 体征   脑桥中央髓鞘溶解

第 78 章 外科典型案例诊断

以下情况的正确诊断是什么?

1. 老年女性出现小肠梗阻及胆道 积气   胆石性肠梗阻

2. 绝经后女性再次出现阴道流血   子宫内膜癌

3. 腹痛程度和查体不相符   肠系膜缺血

4. 说话时像口里含着"热土豆"一样   会厌炎或扁桃体周围脓肿

5. 胸痛"撕裂"至后背   主动脉夹层

6. 压榨性胸痛,就像胸口压了块 大石头一样   心肌梗死

7. 新生儿出现胆汁样呕吐物   肠旋转不良

8. 2 个月内大小的婴儿出现非胆 汁样呕吐物   幽门狭窄

9. 儿童反复出现"果酱养"大便   肠套叠

10. 出生后 24 小时内没有解出胎粪　　Hirschsprung 病

11. 左侧胳膊活动时发生晕厥　　锁骨下动脉盗血综合征

12. 钝性创伤后检查发现鼻胃管蜷曲在左侧胸腔内　　膈肌破裂

13. 新生儿无法插入胃管　　食管闭锁

14. 新生儿肠道没有气体　　食管闭锁

15. 腹部 X 线提示腹腔内有游离气体　　脏器穿孔

16. 钝挫伤后出现 GCS<8 分、脑脊液耳漏　　颅底骨折

17. 腹痛、腰部肿块、血尿　　肾细胞癌

18. 急性精索静脉曲张及血尿　　左侧肾脏肿瘤

19. 骨肿瘤病理提示"洋葱样"改变　　Ewing 肉瘤

20. 游走性坏死性红斑　　胰高血糖素瘤

21. 新生儿出现肠壁积气　　坏死性肠炎

22. 空肠溃疡　　卓 - 艾综合征

23. 甲状腺肿块，病理可见砂粒体　　甲状腺乳头状癌

24. 颈部脓肿伴有硫磺样颗粒流出　　放线菌感染

25. 甲状旁腺肿大及高钙血症　　甲状旁腺癌

26. 腹部压痛伴搏动性肿块　　腹主动脉瘤破裂

27. 创伤患者出现吸气后颈静脉怒张　　心脏压塞（Kussmaul 征）

28. 创伤患者出现高血压、心动过缓　　颅内压升高后出现的 Cushing 反应

29. 创伤患者出现低血压、心动过缓　　脊髓损伤

第 79 章　并发症案例

以下情况的正确诊断是什么?

1. 女性,39 岁,3 年前因胃溃疡穿孔行毕 Ⅱ 式手术,现间断出现上腹部疼痛,呕吐出大量胆汁样物体后疼痛缓解　　输入袢综合征

2. 开腹胃旁路减肥术后第 2 天,患者出现呼吸急促、气短,氧饱和度 86%,动脉血气 $PO_2=52$,$CO_2=30$,心电图和胸部 X 线正常　　肺栓塞

3. 女性,42 岁,乳腺癌患者,在行深静脉穿刺过程中突发气短,穿刺同侧呼吸音减弱　　气胸

4. 男性,77 岁,腹腔镜胆囊切除术后出现下腹肿块、意识模糊、尿线变细　　尿潴留

5. 女性,56 岁,1 年前因十二指肠损伤行胃空肠吻合术,进食后出现心动过速、头晕、腹痛　　倾倒综合征

6. 21 岁患者,因"枪弹伤"行小肠切除,术后出现心动过速、发热、伤口有绿色胆汁样渗液　　吻合口漏及肠外瘘

7. 男性,28 岁,因创伤性动脉闭塞 7 小时行搭桥手术,术后出现足部被动屈曲时小腿严重疼痛、感觉异常、足 / 趾活动减少,足背动脉可以触及　　小腿筋膜室综合征

8. 女性,45 岁,2 周前因右侧乳　　胸长神经损伤后引起的翼状肩
腺浸润性导管癌行乳腺癌根治
术,诉右侧肩胛骨向外翘起

9. 女性,28 岁,因输卵管结扎手术　　硬脊膜外脓肿
行硬膜外麻醉,术后第 3 天出
现背痛、发热、白细胞升高

10. 男性,80 岁,阑尾切除术后出　　腮腺炎
现发热、右侧面部疼痛及白细
胞升高

11. 男性,18 岁,术后第 1 天出现　　伤口梭状芽孢杆菌感染
发热、伤口疼痛、青铜色渗出
及捻发音

12. 65 岁患者, 吸烟, 既往因　　肾上腺危象——肾上腺皮质功能
COPD 间断给予抗生素、泼尼　　不全
松、沙丁胺醇治疗,结肠切除
术后出现低血压、头晕和发
热,红细胞比容及腹部查体
正常

13. 女性,38 岁,既往有糖尿病,因　　难辨梭菌性结肠炎
蜂窝织炎给予广谱抗生素治
疗,持续 2 周后出现发热、大
量腹泻、腹部疼痛

14. 女性,59 岁,吸烟,腹主动脉瘤　　心肌梗死
修补术后第 4 天出现低血压、
心动过速、多发室性早搏

15. 女性,67 岁,腹主动脉瘤修补　　缺血性结肠炎
术后第 5 天出现血性腹泻

16. 女性,48 岁,子宫切除术中突　　恶性高热
然出现呼末二氧化碳分压升
高、高热、心律不齐、酸中毒及
高钾血症

第 80 章 出血相关案例

以下病人应该给予哪种血制品或药物?

注:血小板单位为 (/μl),除以 1000 换算为 (×10⁹/L) 单位

1. 女性,18 岁,高速车祸伤致硬膜下血肿 及连枷胸,血小板 =189 000,纤维蛋白 原 =400,离子钙 =2.8,PT=23(INR=3.4), PTT=35 新鲜冰冻血浆

2. 男性,44 岁,从脚手架上坠落摔伤,CT 提示腹腔内游离气体,准备行开腹探查 术,血小板 =25 000,PT=13,PTT=38, 纤维蛋白原 =200 血小板

3. 患者前列腺切除术后出现弥漫性渗血, 血小板 =200 000,PT=13,PTT=39 氨基己酸(抗纤溶制剂)

4. 女性,56 岁,冠脉搭桥术后 1 小时,纵 隔持续出血,手术医生确定术中止血 牢靠,病人全身温暖,血小板 178 000, PT=12.9,PTT=38 首先给予鱼精蛋白,再根 据情况给予新鲜冰冻血浆

5. 67 岁肝功能不全患者,因病情需要行 开腹探查术,术中出现渗血明显并进 行性加重,PT 和 PTT 均正常,血小板 300 000,纤维蛋白原 49.7 冷沉淀——提供纤维蛋 白原

6. 肝功能不全及营养不良的患者出现 PT 延长,给予多次输注新鲜冰冻血浆后改 善不明显 维生素 K

7. 8 岁儿童,既往有 A 型血友病,自发性 瘀斑及鼻出血 Ⅷ因子

8. 7 岁儿童,既往有 B 型血友病,右侧关 节腔内大量出血 Ⅸ因子

9. 女性,23 岁,既往有 von Willebrand 病,　首先给予去氨加压素,再
出现出血并发症　　　　　　　　　根据情况给予冷沉淀

第 81 章　外科诊断性激发试验及影像检查

诊断性激发试验:

说出以下疾病的诊断性激发试验:

甲状腺髓样癌?	胃泌素刺激试验(也可以用钙)
胰岛细胞瘤?	饥饿试验
卓 - 艾综合征?	促胰液素刺激试验
肾上腺功能不全?	ACTH 刺激试验(促肾上腺皮质激素 $250\mu g$)
原发性醛固酮增多症?	卡托普利试验(血浆醛固酮 >15μg/dl)或钠负荷试验(血浆肾素活性无抑制)
垂体源性 vs 肾上腺源性的皮质醇增多症?	1. 大剂量地塞米松抑制试验:大部分垂体源性的会受到抑制 2. 美替拉酮试验:大部分垂体源性的会出现 ACTH 升高

影像检查:

说出以下疾病定位诊断的影像检查:

甲状旁腺功能亢进	^{99m}Tc 甲状旁腺显像
Meckel 憩室	^{99m}Tc 扫描
Conn 病	CT,肾上腺静脉取血检测醛固酮和皮质醇水平

嗜铬细胞瘤	间碘苄胍（MIBG）
胰高血糖素瘤	CT
类癌	^{111}In 标记的奥曲肽显像，间碘苄胍（MIBG）
垂体腺瘤	增强 MRI
胃泌素瘤	^{111}In 标记的奥曲肽显像，CT，内镜超声，MRI

第 82 章　外科实验室检查

说出以下情况相关的实验室检查
结果：

抗利尿激素分泌异常综合征（SIADH）的生化结果	低钠血症
尿崩症的生化结果	高钠血症
肾上腺皮质功能不全的生化结果	高钾血症和低钠血症
类癌瘤综合征的实验室检查结果	5-HIAA（5- 羟吲哚乙酸）
嗜铬细胞瘤的实验室检查结果	尿 VMA（香草扁桃酸）
甲状腺髓样细胞癌的实验室检查结果	降钙素
原发性醛固酮增多症的生化结果	低钾血症（醛固酮有保钠排钾的作用）
MEN- I 的生化结果	胃泌素升高（胃泌素瘤） 高钙血症、甲状旁腺功能亢进

MEN-II 的生化结果	高钙血症(甲状腺髓样细胞癌／甲状旁腺功能亢进)、甲状旁腺激素升高、降钙素升高
使用呋塞米后相关的生化检查变化	低钾血症
使用两性霉素后相关的生化检查改变	低钾血症
洋地黄中毒相关的生化结果	低钾血症
幽门狭窄引起的生化改变	低氯性碱中毒

第83章　外科疾病的药物治疗

以下外科疾病的药物治疗：

嗜铬细胞瘤	α 受体阻滞剂
卓 - 艾综合征	奥美拉唑
类癌瘤	赛庚啶
硬纤维瘤	他莫昔芬
食管静脉曲张破裂出血	生长抑素
尿崩	去氨加压素
恶性高热	丹曲林
游走坏死性红斑	奥曲肽
胰腺瘘	生长抑素
β 受体阻滞剂过量	高血糖素
苯二氮䓬药物过量	氟马西尼
麻醉镇痛药物过量	纳洛酮
黑色素瘤转移	干扰素
肝素过量	鱼精蛋白

第 84 章　以人名命名的临床征象

以下病例所描述的征象:

1. 男性,14 岁,头部被棒球棍
   打伤,GCS4 分,查体时可见
   乳突后方有一大片瘀斑
   　　　　　　　　　　　Battle 征

2. 女性,26 岁,汽车失控发生
   车祸伤,GCS8 分,CT 提示
   颅底骨折,查体可见双侧眶
   周瘀斑
   　　　　　　　　　　　熊猫眼征

3. 女性,35 岁,3 层楼高处坠
   落伤,双侧呼吸音清,心音减
   弱、低血压、颈部颈静脉怒
   张,胸部 X 线正常
   　　　　　　　　　心包积液引起的 Beck 三联征

4. 女性,28 岁,因右上腹疼痛
   行 B 超提示胆总管结石,伴
   有发热、间断性寒战,黄疸
   明显
   　　　　　　　　　　　Charcot 三联征

5. 男性,80 岁,近期乏力伴体
   重下降明显,查体可见明
   显黄疸,B 超可见胆囊明显
   增大
   　　　　　　　　　　　Courvoisier 征

6. 女性,27 岁,产后 2 个月出
   现右上腹疼痛、发热及白细
   胞 140 000,查体时将手放
   在右侧肋缘下方,患者吸气
   过程中会因疼痛突然停止
   　　　　　　　　　　　Murphy 征

7. 女性,85 岁,小肠梗阻及大腿内侧疼痛　　　Howship-Romberg 征

8. 女性,42 岁,肥胖,因右上腹痛来急诊,黄疸、低血压及发热,胡言乱语,只能说出自己名字　　　Reynold 五联征

9. 男性,50 岁,因心悸、出汗及多次晕厥来就诊,发作时行血糖检测为 46,喝橘子汁后症状好转　　　Whipple 三联征

10. 男性,55 岁,运动员,既往有反复消化性溃疡病史,因发热、右下腹疼痛来急诊,腹部 X 线提示腹腔内游离气体,CT 增强提示造影剂从十二指肠渗出　　　Valentino 征

11. 女性,65 岁,心梗后血流速度减慢,既往有血管炎和蛋白 C 缺乏病史,下肢和上肢深静脉血栓形成　　　Virchow 三联征

12. 男性,59 岁,胃十二指肠镜提示胃肿块,活检病理提示胃腺癌,左侧锁骨上淋巴结明显增大　　　Virchow 淋巴结

13. 女性,18 岁,盆腔炎进一步培养提示为淋病,因右上腹疼痛就诊,开腹探查发现肝脏和腹壁广泛粘连　　　Fitz-Hugh-Curtis 综合征

14. 男性,68 岁,收容所内长期
卧床患者,因腹胀来就诊,
腹部 X 线提示整个结肠明
显扩张,泛影葡胺灌肠提示
肠道压力很低,没有梗阻
表现

Ogilvie 综合征(急性假性结肠梗阻综合征)

15. 男性,56 岁,多次出现干呕
后严重呕吐,随后出现剧烈
胸痛,皮下有捻发音,心脏
听诊时可以听到"吱吱"声

Boerhaave 综合征(特发性食管破裂综合征)

重点快速回顾

外科临床案例 Top 100

1. 老年女性,小肠梗阻,胆道积气　　胆石性肠梗阻

2. 老年女性,大腿内侧疼痛　　闭孔疝(Howship-Romberg 征)

3. 腹痛,低血压,腹部搏动性肿块　　腹主动脉瘤破裂

4. 腹部疼痛和体征不相符　　肠系膜缺血

5. 手臂疼痛,手臂活动后晕厥　　锁骨下动脉盗血综合征

6. 服用 ACEI 药物后出现肌酐升高　　肾动脉狭窄

7. 儿童颈部中线区域包块　　甲状舌管囊肿

8. 儿童颈部侧方区域包块　　鳃裂囊肿

9. 挤压伤后小便颜色变深　　肌红蛋白尿

10. 呕吐,胸痛放射至后背,纵隔积气　　特发性食管破裂综合征

11. 下消化道出血 + 锝扫描　　梅克尔憩室

12. 皮肤潮红,腹泻,右心衰　　类癌

13. 气尿,左下腹疼痛　　结肠膀胱瘘

14. 硬纤维瘤,骨瘤,结肠癌　　Gardner 综合征

15. 上腹部疼痛放射至后背,伴腰部瘀斑　　出血性胰腺炎

16. 胰腺炎及上腹部肿块　　胰腺假性囊肿

17. 果酱样脓液的肝脓肿　　阿米巴肝脓肿

18. 右上腹疼痛,有旅行及羊接触史　　包虫囊肿

19. 水母头　　门静脉高压

20. 女性,45 岁,右上腹疼痛 12 小时,发热,白细胞升高　　急性胆囊炎

21. 老年女性,无痛性肿大的胆囊　　胰腺癌(Courvoisier 征)

22. 女性,服用避孕药,发现肝脏肿物　　肝腺瘤

23. 肝脏肿块伴中央瘢痕　　局灶性结节性增生

24. 胰腺肿块,胆囊结石,糖尿病,腹泻　　生长抑素瘤

25. 年轻男性右上腹杂音及充血性心衰　　肝血管瘤

26. 排便时剧烈疼痛　　肛裂

27. 腹痛,腹泻,肛裂　　克罗恩病

28. 心电图上显示高尖 T 波　　高血钾

29. 口腔黏膜色素沉着　　黑斑息肉病

30. 左下腹疼痛,发热,大便习惯改变　　憩室炎

31. 尿 5- 羟吲哚乙酸浓度升高　　类癌

32. 习惯性腹痛、呕吐、腹胀,结肠近端扩张　　乙状结肠扭转

33. 婴儿出现喷射性呕吐　　幽门狭窄

34. 新生儿 24 小时内没有排胎粪　　先天性巨结肠

35. 婴儿出现胆汁样呕吐物　　肠旋转不良

36. 新生儿腹壁缺陷,脐带从囊上发出　　脐膨出

37. 青少年膝关节疼痛,X 线上为洋葱头样改变　　尤文肉瘤

38. 肺毛细血管楔压 <18,胸部 X 线提示双肺浸润性改变,$PaO_2 : FiO_2 < 300$　　急性呼吸窘迫综合征(ARDS)

39. 气道压增高,尿量减少,膀胱压力 >25mmHg　　腹腔间隔室综合征

40. 新生儿无法插入鼻胃管　　食管闭锁

41. 一只眼创伤性失明,2 周后对侧眼睛失明　　交感性眼炎

42. 瞳孔缩小,上睑下垂,无汗　　Horner 综合征

43. 颅脑外伤患者,在急诊室时神志清楚,随后出现意识不清　　硬膜外血肿("中间清醒期")

44. "这辈子最厉害的头痛"　　蛛网膜下腔出血

45. 血尿、腰痛及腹部肿块(可以触及)　　肾细胞癌

46. 60 岁,白人,男性,无痛性血尿　　膀胱癌

47. 右上腹疼痛,黄疸,发热　　胆管炎

48. 上腹部疼痛放射至后背部,伴有恶心、呕吐　　胰腺炎

49. 胸部撕裂样疼痛放射至后背　　主动脉夹层

50. 40 岁男性患者术后第 2 天出现心动过速、高血压及意识不清　　酒精戒断

51. 马方综合征体型及黏膜神经瘤　　MEN Ⅱ-b

52. 砂粒体　　甲状腺乳头样癌

53. 硫磺样颗粒　　放线菌感染

54. 甲状腺肿瘤伴组织淀粉样改变　　甲状腺髓样癌

55. 可触及的颈部肿块及高钙血症　　甲状旁腺癌

56. 高血压,出汗(发作性),心悸　嗜铬细胞瘤

57. 空肠溃疡　卓-艾综合征

58. 垂体瘤,胰腺肿瘤,甲状旁腺肿瘤　MEN-Ⅰ

59. 游走坏死性红斑　胰高血糖素瘤

60. 甲状腺髓样癌,嗜铬细胞瘤及甲状旁腺功能亢进　MEN Ⅱ-a

61. 顽固性低血钾,静脉补钾无效　低血镁

62. 新生儿肠壁积气　坏死性肠炎

63. 儿童跨中线的腹部肿块　神经母细胞瘤

64. 儿童<4岁,腹部肿块未跨过中线　Wilms瘤

65. 果酱样大便及腹部绞痛　肠套叠

66. 股骨骨折,呼吸衰竭,瘀斑,神志改变　脂肪栓塞

67. 听力减退,耳鸣,眩晕　梅尼埃病

68. 青少年男孩出现鼻塞及反复鼻出血　青少年鼻咽部血管纤维瘤

69. 儿童<5岁,直立坐着不停流口水,说话时像口里含着一个热土豆一样　会厌炎

70. 心绞痛,晕厥,充血性心衰　主动脉狭窄

71. 吸烟者,石棉接触史,出现胸膜炎引起的胸痛　间皮瘤

72. 髁上骨折伴前臂屈肌挛缩　Volkmann挛缩

73. 胫骨骨折,"疼痛程度与骨折不相符",足部被动运动时疼痛,脉搏可以触及　骨筋膜室综合征

74. 25 岁男性,发现肝脏肿块伴纤维间隔,没有肝炎和肝硬化病史 — 纤维板层肝细胞癌

75. 心电图表现为 T 波压低,U 波出现 — 低钾血症

76. 脑桥中央脱髓鞘 — 低钠血症纠正过快

77. 烦渴,多尿,便秘 — 高血糖

78. Ⅷ因子缺乏 — A 型血友病

79. 腹痛,发热,低血压,高钾血症,低钠血症 — 肾上腺功能不全(艾迪生危象)

80. 大量小便及高钠血症 — 尿崩

81. 尿渗透压增高,低钠血症,血浆渗透压降低 — SIADH

82. 静脉注射抗生素,发热,腹泻 — 难辨梭菌性结肠炎

83. 牙龈出血及伤口裂开 — 维生素 C 缺乏

84. 发热,中心静脉管道,高血糖 — 中心静脉管道感染

85. 阑尾切除术后第 7 天出现发热、腹痛 — 腹腔脓肿

86. 进展性捻发音、发热、血疱 — 坏死性筋膜炎

87. 术中高热 — 恶性高热

88. 意识模糊,共济失调,眼肌麻痹 — Wernicke 脑病

89. 气管移位,呼吸音减弱,过清音 — 张力性气胸

90. 低血压、心音减弱、颈静脉怒张 — 心包积液

91. 4 根肋骨两端骨折,肺挫伤 — 连枷胸

92. 耳漏及 Battle 征 — 颅底骨折

93. 消化道溃疡,进食后疼痛缓解 — 十二指肠溃疡

94. 呕吐、干呕、上腹部疼痛 　　食管贲门部黏膜撕裂

95. 术后第 1 天发热,伤口出现 　梭状芽孢杆菌感染
青铜色渗液及压痛

96. 便血及里急后重感 　　　　直肠癌

97. 上消化道出血,黄疸,右上 　胆道出血
腹疼痛

98. 胆囊结石,上腹部疼痛放射 　胆石性胰腺炎
至后背,呕吐

99. 18 岁女性乳头出现血性分 　导管内乳头状癌
泌物

100. 易激惹、出汗、无力、发抖、 　胰岛细胞瘤
心悸